探索人体奥秘

吕 虎 华 萍 邓荣根 徐爱玉 编著

U0296176

科学出版社

北 京

内 容 提 要

人们,尤其青少年充满好奇心,富有求知欲望,不仅对历史积淀的文化知识和日益发展的科学知识感兴趣,愿意学习,而且对许多人体本身的奥秘更加关注。本书以正常人体形态结构、生理、常见疾病及性生理、性心理和涉及性人文知识为主线,渗透人格、道德和法规。书中主要介绍了人体基本结构、功能、衰老、健康与疾病、优生优育、青春期生理、心理保健、性生理与性心理、生活方式与健康等容易引起人们困扰,导致生理和心理伤害的问题。本书内容丰富,语言通俗流畅,可读性较强。全书分为3篇15章,内容涉及人体基本组织、体被系统、感觉器、运动系统、消化系统、呼吸系统、泌尿系统、生殖系统、心血管系统、内分泌系统、神经系统组成的形态、结构、功能、衰老和相关的90余种常见疾病及预防保健、优生与优育、青春期保健、性卫生与常见的性传播疾病、性与社会、家庭、家庭急救、营养与健康、心理因素与健康等医学身心健康知识。

本书可作为非医学高等院校大学生、研究生健康知识普及读物,大中专学校相关教师、学生工作者参考书与师资培训教材,以及大众家庭健康保健的参考书。

图书在版编目(CIP)数据

探索人体奥秘/ 吕虎等编著. —北京:科学出版社,2008
ISBN 978 - 7 - 03 - 022828 - 4

Ⅰ. 探… Ⅱ. 吕… Ⅲ. 人体-青年读物 Ⅳ. R32 - 49

中国版本图书馆 CIP 数据核字(2008)第 130748 号

责任编辑:潘志坚/ 责任校对:谭宏宇
责任印制:黄晓鸣/ 封面设计:一 明

科 学 出 版 社 出版
北京东黄城根北街 16 号
邮政编码:100717
http://www.sciencep.com

南京展望文化发展有限公司排版
广东虎彩云印刷有限公司印刷
科学出版社发行 各地新华书店经销

*

2008 年 9 月第 一 版 开本:889×1194 1/16
2024 年 1 月第二十次印刷 印张:14 3/4
字数:510 000

定价:68.00 元

前　　言

生命对于人类不是简单的生存,而是创造和发展的过程。人类是一个极富创造性的群体,他们的出现使整个地球改变了面貌。人们的好奇心与探索精神推动着社会不断发展与科学技术的不断进步,而人体本身的形态结构、机能与生命活动,如生长、发育、生殖、健康、疾病、信息的感知与处理等,对人们而言都充满着趣味性和神秘感。

作者从 2000 年以来就一直面向大学生开设健康教育课程,向学生们介绍关于人体形态结构、机能、疾病、健康保健方面的知识,同时也接受了许多学生和其他人士咨询其面临的各种各样的生理、心理困扰。目前,人们对自己的健康更加关心,不少人很希望能有一本能较为深入了解人体结构、机能、健康与保健知识的书籍。在 2006 年底,作者与本校相关领导谈到考虑编写一本健康知识普及读物时,得到了他们的高度重视与大力支持,于是就开始组织相关专家进行本书的写作。

本书力求通俗易懂和较为全面地介绍人体结构、机能、健康、衰老、疾病、优生优育等内容,使非专业人士能读懂本书并较为深入地了解人体的健康、疾病与保健知识。由于本书并不是医学专业书,因此在内容编排上与医学专业书有所区别,如疾病涉及的主要病变器官或组织分列于相关章节加以介绍,将性生理、性心理与相关伦理法规等列于青春期保健中介绍,以便读者查阅。同时,尽可能做到每个章节在相互联系的同时又相对独立,只要感兴趣,从任何一章开始阅读都能有所收获。

本书编写过程中得到很多同仁和朋友的热诚关心和帮助,得到了各位作者所在单位领导的支持,同时参阅了大量医学专业资料,在此致以衷心的感谢。由于本书内容涉及面非常广泛,加之作者水平所限,在对知识的把握和处理方面如有疏漏和不当之处,敬请各位专家及读者赐教并批评指正。

吕　虎

2008 年 6 月

目　　录

第一篇　　探索人体奥秘

第1章　人体基本组织

—————————————— 9 ——————————————

第2章 体被系统

第3章 感觉器

第4章 运动系统

第5章 消化系统

第6章 呼吸系统

第7章 泌 尿 系 统

第8章 生 殖 系 统

第9章 心 血 管 系 统

第三篇　生活与健康

第13章　青春期保健

第14章　家庭急救

第15章 生活与健康

—— 210 ——

人们,尤其青少年充满好奇心,富有求知欲望,不仅对历史积淀的文化知识和日益发展的科学知识感兴趣,愿意学习,而且对许多人体本身的奥秘更加关注,更感诱惑。这是青少年的特点之一,也是人们从婴幼儿到儿童、再到少年、青年,最后发展成为一个健康、成熟的人的一种动因。虽然人们已经学习和掌握了众多的人文与科学知识,但人体本身却给人们留下了许多奇异的奥秘。

为什么有些人皮肤洁白而另一些人要黑一些?为什么男女会有不同的体臭?为什么女性的乳腺能分泌乳汁而男性的乳腺不能?人体如何从外界获得各种信息?经常看书就会产生近视吗?为什么有些人身材高大健壮而有些人身材矮小?人为什么会感到饥饿与寒冷?为什么必须呼吸才能生存?为什么人要吃食物?食物又是怎样被消化吸收的?是什么使人体处于一种高度协调的状态?为什么会形成高血压?为什么不良的情绪与社会环境会导致人体生病?孩子是怎么形成的?为什么有些人渴望成为父母却不能如愿,而有的人一次可以生下几个孩子?怎样才能使我们的后代更加健康?激素是怎么回事?人们会面临着什么样的健康问题?性病是怎样产生和传播的?碰到意外伤害该如何去救治?……所有这一切,对人们都充满着趣味性和神秘感。

0.1　探索人体奥秘

人体是由200多种庞大的细胞群与细胞间质共同构成的有机体。细胞是组成人体结构和功能的基本单位,数量众多、形态多样;每种细胞具有各自的结构特征、代谢特点和功能活动。许多形态相似、功能相同或相近的细胞借助于细胞间质结合在一起,构成组织。细胞间质由细胞产生,营造细胞生存的微环境,对细胞起支持、联络、保护和营养等作用;对细胞增殖、分化、运动和信息传递产生重大影响。人体内的组织有四大类,即上皮组织、结缔组织、肌组织和神经组织。几种不同的组织构成具有一定形态、完成特定生理功能的器官,如心、肝、肾、肺等。许多功能相关的器官连接在一起构成系统,共同完成某一方面的功能,如运动、感觉、呼吸、消化、泌尿、生殖、内分泌等。人体的器官、系统虽然都具有各自特定的功能,但在神经、内分泌的调节下,相互联系、紧密配合,共同构成一个完整统一的人体。

0.1.1　人体的组成与功能

按人体形态,可将人体分为头、颈、躯干和四肢四大部分。头的前面称面,颈的后部称项。躯干又分为胸、腹、盆、会阴和背等部分,背的下部也称为腰。四肢分上肢和下肢,上肢分肩、臂、前臂和手,下肢分臀、大腿、小腿和足。

根据功能的不同,人体可分为体被系统、运动系统、消化系统、呼吸系统、泌尿系统、生殖系统、脉管系统、感觉器、神经系统、免疫系统和内分泌系统等。其中消化系统、呼吸系统、泌尿系统、生殖系统的大部分器官在体腔内,并借助一定的管道直接或间接与外界相通,故总称为内脏。

体被系统包括皮肤及附属器和乳腺。皮肤覆盖于人体的表面,由表皮和真皮组成(平均厚度分别为0.1 mm、1～2 mm),并借皮下结缔组织与深部组织相连。皮肤具有屏障、保护、排泄、吸收、调节体温、感觉和参与免疫反应等功能。构成表皮的细胞有两类,一类是角质形成细胞,是构成表皮的主体细胞;另一类是非角质形成细胞,其中的黑素细胞生成黑色素,黑色素有吸收紫外线、保护深层组织免受辐射伤害的作用,也是决定皮肤颜色的重要因素之一。在阳光作用下,黑素细胞产黑色素能力增强,因此阳光照射可使皮肤变黑。

皮肤内有毛、皮脂腺、汗腺、指(趾)甲等由表皮衍生的皮肤附属器。皮脂腺分泌皮脂,具有防止皮肤水分蒸发及防御功能。汗腺又分为外泌汗腺和顶泌汗腺,外泌汗腺分泌汗液,帮助机体散热和排泄部分代谢废物;顶泌汗腺分泌浓稠乳状物,经过细菌分解后,常有一种特殊的气味,俗称狐臭。乳腺是皮肤上最大的腺体,是人和哺乳动物特有的结构。女性乳腺构成女性的第二性征,在哺乳期可分泌乳汁,为新生儿提供营养。

运动系统由骨、骨连接和骨骼肌三部分组成。成人约有206块骨,借骨连接构成人体的支架,称骨骼。每块骨都有特定的形态和特有的血管、神经,它不仅能不断进行新陈代谢和生长发育,并具有不断改建自身结构、修复损伤和再生能力。骨还具有造血、储备钙和磷的功能。骨的基本形态是由遗传因素决定的,然而其形态构造细节,在整个生长发育过程中受内、外环境影响,不断发生变化。神经、内分泌、营养、疾病及其他物理、化学因素等都影响骨生长发育。神经系统调节骨的营养过程,功能加强时(如锻炼),可促使骨发育正常,骨质增生,骨坚韧粗壮;反之,长期废用则骨质变得疏松。人体全身骨骼肌共有 650 余块,每块肌肉都有特定的位置、形态、结构和辅助装置,有丰富的血管、淋巴管分布和神经支配。肌的形态构造各异,根据肌的外形一般分为长肌、短肌、扁肌和轮匝肌四种。骨骼肌是运动系统的动力部分,肌肉附着于骨表面,与骨骼共同赋予人体基本形态,完成支持人体、保护内脏的功能。在神经系统的调控下,以骨为支架、关节为枢纽,通过骨骼肌的收缩和舒张,牵动骨骼产生运动。

　　人体生命活动需要不断从食物中获得营养,当食物被人体摄取后,先要被消化分解成为小分子物质(如氨基酸、葡萄糖、脂肪酸等),然后营养成分被机体所吸收,再由血液运送到各组织和器官而被利用;不能吸收的食物残渣,则形成粪便被排出体外。这些功能就是由消化系统来完成的。消化系统由消化管和消化腺组成。消化管包括口腔、咽、食管、胃、小肠(十二指肠、空肠、回肠)、大肠(盲肠、结肠、直肠)、肛门。消化腺有两种类型,大消化腺为独立的器官,包括唾液腺、肝、胰;小消化腺是位于消化管壁内的小腺体,如唇腺、胃腺、肠腺等。消化管肌肉的收缩活动将食物磨碎,并使食物与消化液充分混合,以及将食物不断地向消化道下方推送;消化腺分泌的各种消化酶将蛋白质、脂肪和糖类物质分解成可被吸收的小分子物质。这两种方式同时进行、相互配合。人体消化吸收的主要部位是小肠,大肠的主要功能是形成粪便。

　　营养物质的代谢需要消耗 O_2,并产生 CO_2。为确保机体新陈代谢正常进行,机体必须不断从外界摄取 O_2,并将代谢产生的 CO_2 排出体外。进行气体交换是呼吸系统最主要的功能。呼吸系统由呼吸道和肺组成。呼吸道是传送气体的通道,肺泡是气体交换的场所。

　　机体在新陈代谢过程中会产生大量的代谢废物需要不断地排出体外,以保持身体内环境的稳定和平衡;排泄机体代谢产生的废物的功能由泌尿系统完成。泌尿系统由肾、输尿管、膀胱、尿道组成。肾是泌尿系统最为重要的器官,主要功能是形成尿液,清除血液中代谢废物、多余水分、无机盐等,对保持人体内环境相对稳定和平衡起重要作用。此外,肾还具有内分泌功能,如产生促红细胞生成素,分泌肾素、激肽释放酶、前列腺素,形成羟胆钙化醇即活性维生素 D_3 等激素类物质调节机体生命活动。肾功能障碍或丧失,大量代谢废物不能排出体外时,可危及生命。

　　心血管系统的主要功能是物质的运输,即将消化系统吸收的营养物质、肺吸收的氧、内分泌系统分泌的激素运送到全身器官的组织细胞,同时将组织细胞的代谢产物及二氧化碳运送到肾、肺和皮肤,排出体外,以保证机体新陈代谢不断进行和维持机体内环境相对稳定。脉管系统还具有重要的内分泌功能,可合成、分泌多种激素和生物活性物质,这些激素和生物活性物质参与体内多种功能的调节。心血管系统由心、动脉、毛细血管和静脉组成,血液在其中流动。心是推动血液流动的动力,也是连接动脉和静脉的枢纽。

　　生殖系统由生成生殖细胞(精子、卵子)、繁育新个体、分泌性激素等功能的一组器官构成,包括男性生殖系统和女性生殖系统,两者共同完成人类繁育的功能。其中卵巢和睾丸分别是女性和男性最重要的生殖器官,具有产生生殖细胞、分泌性激素的功能,对男女性征的维持具有关键作用。子宫是胎儿发育的场所。

　　感受器是机体接受内、外环境刺激的结构。感受器接受刺激后,将刺激转变为神经冲动,经神经传入中枢神经系统,到达大脑皮质,产生相应的感觉。因此,感受器是人类认识世界的物质基础。感受器结构形式多样,一般都比较简单,如游离神经末梢(感受痛觉和温度觉)、触觉小体(感受触觉)、环层小体(感受压力觉和振动觉)等。有些感受器有复杂的附属结构,称感觉器,如眼(感受光刺激)、耳(感受声音等刺激)。

　　为适应不断改变的内外界环境,保持机体内环境的相对稳定,人体必须依赖于神经、内分泌和免疫系统的相互配合与调控,使器官系统活动协调一致,共同担负起机体代谢、生长、发育、生殖、运动、衰老和病态等生命现象。内分泌系统是机体重要的调节系统,与神经系统在结构和功能上密切相关,相互影响。神经系统基本活动方式是反射。反射可分为条件反射和非条件反射两大类。非条件反射是生来具有的反射,如防御反射、觅食反射、性反射等,这类反射对机体生存与种系繁衍具有重要意义。条件反射是在出生以后通过训练逐渐建立起来的反射,可以建立也可以消退。条件反射的建立扩大了生物体的适应范围,使之具有更大的灵活性,能更好地适应内、外环境的变化。

0.1.2　健康与疾病

　　在人的生命过程中,不可避免地会发生这种或那种的疾病。然而,健康与疾病之间并无明显的界限,有时还可以相互转化。人们,尤其是医务工作者必须在一定范围内区别健康和疾病。那么,何为疾病? 何为健康? 人为什么会生病? 有哪些因素可以导致人体疾病? 疾病是怎样产生的? 发生疾病后的结局又是如何? 又该如何预防疾病? 这些都是人们值得关注的问题。

0.1.2.1　健康与疾病

1　健康　健康是医学中的一个重要的概念,从广义而言,医学不仅研究疾病,同时也研究如何保持人类的身心健康。"预防为主"的卫生工作方针已经说明医学对健康的重视。

健康(health)不仅是没有疾病或病痛,而且是要具有健全的身体状态、心理状态、精神状态(社会行为与道德等)及适应能力。换句话说,一个健康的人必须具有在他本人所处环境中进行有效活动和工作的能力,并能够与环境保持协调关系。根据这个定义,健康的标志应该包括头脑清楚,思维不乱,能够回忆往事(健康最主要的标志),能吃能喝(营养适度,饮食平衡),能睡(睡眠的质量较高),二便通畅,腿脚利索,反应敏捷等。

2　疾病　疾病(disease)是指机体在一定条件下,受某些特定因素的损害作用,导致机体自稳调节紊乱,而发生的有一定规律的异常生命活动的过程。患病的机体内环境被破坏,并出现功能、代谢和形态结构的改变,表现出一定的症状、体征和社会行为异常,机体与环境的协调发生障碍。疾病的这一概念有以下特征:① 疾病的发生有一定的病因,没有病因是不会发病的,有些疾病的病因未明只是目前尚未找到病因。② 疾病能导致机体内环境稳态破坏,一旦机体内环境稳态恢复,健康也随之恢复。③ 疾病会引起机体功能、代谢、形态结构的改变;这些变化程度不同,有时因变化较轻而难以察觉。④ 疾病可表现出一定的症状、体征和社会异常行为;疾病发生后可影响人的劳动能力、工作效率和精神、心理活动。⑤ 疾病始终存在损伤与抗损伤的斗争,斗争的结果决定疾病转归的方向。

几个与疾病相关的基本术语:

症状:是指患者主观感受到疾病引起的异常感觉,如疼痛、发热、恶心、眩晕等。

体征:是指医务人员或患者自己检查发现的、疾病引起的客观表现,如血压异常、体温变化、皮肤黏膜溃疡等。

综合征:是指存在于特定疾病中的一组复合的、有内在联系的症状和体征,如肾病综合征、呼吸窘迫综合征、经前期综合征等。

病理状态:指疾病遗留下来的、发展非常缓慢的或相对稳定的局部结构改变,如瘢痕。

3　亚健康状态　亚健康(sub-health)是存在于健康(第1状态)和疾病(第2状态)之间的状态(第3状态),又称为次健康。它至少包含3个相区别而延续的过程:心身轻度失调状态、潜临床状态、前临床状态。特别值得关注的是,目前国内人群中亚健康状态的人数比例有逐年上升的趋势。

0.1.2.2　导致疾病发生的因素

导致疾病的因素(简称病因)是指能引起机体疾病,并赋予该病以特征或特异性的因素;而疾病发生的条件是指病因作用于机体的基础上,影响疾病发生因素。如营养不良、过度疲劳、吸烟酗酒、精神心理异常等可加强病因作用、促进疾病发生的条件因素,称之为诱因。也有些条件可阻碍疾病发生,如锻炼、良好的精神心理状态、均衡的营养状态等因素可阻碍疾病发生。病因是机体发病必不可少的,条件在疾病发生中起到重要作用。如果只有条件而没有病因,则永远不会发病。但有时只有强烈的病因作用于机体,即使没有条件参与也可发生疾病,如高温烧伤、高压电击伤等。

引起疾病的因素很多,大致可归纳为以下几类:

1　物理因素　能致病的物理因素主要有以下种类:① 一定强度的机械力(如创伤、骨折);② 温度(如烧伤、中暑、冻伤);③ 电;④ 电离辐射(放射病);⑤ 气压(如低气压引起高原病、高压氧导致氧中毒)。

2　化学因素　如一氧化碳、四氯化碳、氰化物、农药等各种化学毒剂。

3　生物因素　各种病原微生物(细菌、病毒、真菌、立克次体、衣原体、支原体、螺旋体)和寄生虫感染是最常见的生物致病因素。生物毒素(如肉毒毒素、破伤风毒素、霍乱毒素等)也是重要的致病因素。

4　营养因素　营养素是生命活动必需的,营养素摄入不足和营养过剩都可引起疾病。如维生素C缺乏引起坏血病,维生素D缺乏引起佝偻病、软骨病,碘缺乏引起地方性甲状腺肿,锌缺乏可导致生长发育停滞、性成熟受抑制、伤口愈合不良等。长期大量摄入高热食物(尤其是脂肪),可引起肥胖病、动脉硬化、高血压等。

5　遗传与先天性因素　基因变异、染色体畸变,以及先天性因素引起的胚胎发育不良等都可导致疾病发生。

6　免疫因素　免疫功能过强可导致超敏反应疾病、自身免疫病,免疫缺陷则易发生肿瘤和各种感染等。

7　精神、心理、社会因素　人体自身的精神和心理因素也可以引起许多疾病,而不良的精神、心理因素大多来源于有害的社会因素。这些由心理社会因素为主引起的躯体疾患,称身心疾病。近年来,身心疾病日益受到人们的重视。精神因素,如长期焦虑、悲伤、恐惧、紧张过度等不良情绪可引起神经衰弱、高血压、消化性溃疡、甲状腺功能亢进、冠心病、糖尿病、肿瘤等。心理应激源、心理特征、情绪反应、行为因素等同样会导致以上身心疾病的发生。政治、经济制度,生活、学习、工作环境等因素均与疾病的发生发展密切相关。

8 年龄与性别 也是影响疾病发生和发展的重要因素。如儿童易患呼吸道和消化道传染病,老人易患心脑血管疾病、恶性肿瘤等;女性易患泌尿系感染、甲状腺功能亢进、癔病等,而男性则易患动脉粥样硬化、胃癌、大叶性肺炎等。

0.1.2.3 疾病的经过与转归

多数疾病都有一个明显的发生、发展和转归的过程。医学临床上一般将疾病的全过程分为潜伏期、前驱期、症状明显期(发病期)和转归期(恢复期)四个时期。这四个时期在传染性疾病过程中表现尤其明显。

潜伏期指病因开始作用于机体到患者出现最初(非典型性)症状为止的一段时期。各种传染病都有潜伏期,短则几天,长达几年;一些非传染病也有潜伏期。在潜伏期内,机体可通过动员各种防御力量(抗损伤机制)与病因作斗争。此期如防御机能战胜病因,则疾病中止于潜伏期而不发病;反之疾病继续发展进入前驱期而出现明显症状。

前驱期是指非典型性症状出现开始,到典型症状出现为止的阶段。此期常见的症状有全身不适、乏力、发热、畏寒、头痛、食欲不振等,这些表现往往成为患者就诊的信号。这些早期症状有助于疾病的早期发现、诊断和治疗。

进入发病期后,多数疾病出现典型症状和体征。此期的维持时间和轻重程度随不同疾病和机体状态而各有特点。

转归期即疾病走向最终的结局阶段。疾病的最终结局有两个——康复和死亡。

疾病的结局如何,主要取决于损伤和抗损伤反应力量的对比、治疗措施的及时程度和力度等。

1 康复 康复是疾病良好的转归。根据康复程度不同,可分为完全康复和不完全康复。

完全康复即病因消除,症状消失;受损组织细胞的功能、代谢和形态结构完全恢复正常;机体对内外环境的适应能力恢复正常。

不完全康复是致病因素及其损害并未完全消失,但病理损害得到控制;主要症状消失,但机体仍遗留不同程度的形态结构异常和功能、代谢障碍,只有通过代偿功能才能维持相对正常的生命活动。

值得指出的是,完全康复并不意味着机体完全恢复到以前的状态,或者说完全康复不是机体的"复原",而是形成一个新质的机体。除了恢复到病前的健康状态外,还在不同程度上获得了新的免疫力,甚至是终身免疫力。不完全康复者虽然依靠代偿功能而维持正常的生命活动,而且可以和正常人一样地生活与工作,但其代偿储备是比较低下的,在负荷较大或过大时则不能完全维持正常的代偿,并有可能转为失代偿状态。因此,对不完全康复者,应根据病情的轻重予以适当的保护和照顾。

2 死亡 死亡是疾病不幸的转归结局,是生命活动的中止,也是生命的必然规律。死亡可分为生理性死亡和病理性死亡两种。生理性死亡又称为"老死",是由于机体器官的自然老化而导致的生命自然中止。比较生物学研究显示,人的自然寿命为140～160岁,但现实中超过100岁者极少,这意味着绝大多数的死亡都是由于疾病引起的病理性死亡。

死亡的概念有两种:脑死亡(brain death)和传统的死亡(traditional death)。

传统死亡的概念是将死亡看成是一个过程,而不是瞬间发生的事情。死亡的过程可分为三个阶段:① 濒死期:生命垂危,主要器官功能衰竭,随时都有可能走向死亡;② 临床死亡期:生命全部外部表现消失,即自主呼吸、心跳停止,反射活动消失;③ 生物学死亡期:所有器官功能完全丧失。

长期以来,人们一直将呼吸停止、心跳停止、瞳孔散大并固定作为死亡的标志。然而,随着心、肺复苏技术不断提高和普及,当全脑功能完全不可逆停止,自主呼吸、心跳完全停止,依靠人工复苏心跳和呼吸,从而出现了"活躯体、死脑子"的反常现象。这种反常现象极大地冲击了人们对死亡的传统认识。众所周知,一旦脑的功能永久性停止,机体生命也必定中止。因此,学者们提出了更为科学的现代死亡概念——脑死亡。

脑死亡是指机体作为一个整体功能的永久停止,包括大脑皮层功能和脑干功能的丧失。判断脑死亡的依据主要有:自主呼吸停止;不可逆昏迷;脑神经反射消失;瞳孔散大或固定;脑电波消失,呈平直线;脑血液循环完全停止。

采用脑死亡的概念具有极大的科学和社会意义,脑死亡概念可精确判断死亡时间,可减少因无效抢救而造成的人力和物力的巨大浪费,并为器官移植提供更好的材料。目前,有些发达国家在器官移植中采用了脑死亡的概念。

0.1.3 青春期保健

青春期的身心健康对于个体一生的健康状态具有关键意义。青春期从生长突增、第二性征发育开始,经月经初潮/首次遗精,至生殖功能基本成熟为止,是机体的形态和功能、心理行为及人格等方面全面发育和发展的时期。青春期少年在身体急剧变化的同时,心理和行为也发生深刻的变化。表现为从半幼稚、半成熟的状态发展为成熟状态。青春期是独立性和依赖性、自觉性和幼稚性错综复杂的时期,是自我意识发展最重要时期,是理想和世界观形成的重要时期。然而,由于青少年心理发育尚未成熟、社会经验缺乏、自我控制能力不足,他们是需要成人帮助的人群。

青春期生长突增以及伴随而来的性器官和第二性征的发育是在神经、内分泌系统，以及特别是性激素作用下的结果。青春期男女性心理活动主要围绕性征、性欲和性行为而展开，并受生理发育和生活环境的影响。在青春期发育过程中，男女青年会面临许多困扰他们的生理和心理的健康问题。因此，开展青春期的生理、心理健康教育，帮助青少年克服面临各种困扰是备受人们关注的问题。

0.1.4　优生与优育

生育后代是生物的一种生理现象，是种群延续的需要，也是任何生物生命活动的重要组成部分。从这个意义上来说，生育孩子同样是人类生活中的一个重要环节。一个人一生中是否生育孩子，生几个孩子，每个孩子间隔几年等是个人自由决定的，也是个人不可剥夺的公民基本权利。然而数千年来在人类社会中，生育不仅仅被看成传宗接代的源泉，也被看成个人对未来的选择和个人生活幸福与希望所在。尤其是生活在贫困之中的人们更是这样。于是生孩子往往成为他们的一种选择，因为多一个孩子就多一份劳动力，也就意味着多了一份财产、多了一份养老的依靠，孩子之间也多了一份帮助。在这种生育心理的支配下，包括中国在内的很多发展中国家和地区的人类自身生产正陷入一种盲目的状态。

当今世界，人类已经真正陷入了人口危机、环境危机和粮食危机之中，而这三大危机的核心就是人口危机。中国长期以来一直是世界上第一人口大国，目前人口总数超过13亿，约占全球人口的22%。然而，中国的人居资源又相对缺乏，耕地面积仅占世界的7%，人均不足1.22亩，只有世界平均水平的1/4，并且以每年30万公顷的速度递减；人均粮食占有量只有美国的1/5左右；人均淡水资源仅有世界平均水平的1/4。显而易见，中国如果不采取计划生育政策，国家将难以承受沉重的人口的重负，人民生活水平也难以得到提高。因此，中国的人口控制政策不仅符合中国自身的利益，也符合世界的利益。就家庭而言，避孕和计划生育不仅使人们摆脱养育多个子女的劳动负担与精神负担，而且可以减少养育子女的各项开支，有利于家庭的金钱积累，提高家庭生活质量。

控制人口数量、提高人口质量是人口政策的两个重要组成部分。现实生活中，不论是社会还是个人，都总是希望所生下的孩子有健康的体魄和更高的素质。人口素质通常是指人的思想品德、科学文化水平和身体健康状况3个方面的内涵。调查显示，老年性痴呆患者发病率与受教育程度成反比，并且受教育程度越高，发病年龄也越迟。因此，提高人口质量有时候比控制人口数量显得更为重要。20世纪90年代，新加坡为提高人口质量曾经规定：持有高等教育文凭的女性，生第1个孩子薪水增加50%，生第2个孩子薪水增长10%，生第3个孩子薪水增加15%；没有受过教育的女性生第2个孩子就要被罚款。虽然制定这样"优生"法规的国家极少，但其影响却非常大。很多人认为这是一条强制"优生"的良好道路。在我国，这种措施是否恰当和值得推广尚有待商榷。但就身体素质来看，希望提高优质人口比例，减少劣质人口出生，最为有效的办法是采取有效的生物医学预防措施，以及制定出相关的政策法规，以保证生物医学措施得到有效执行。生物医学预防措施有2级：第1级预防措施是胚胎形成前的预防措施，主要包括禁止近亲结婚、婚前检查、婚前指导、遗传咨询、控制环境不利因素对胎儿的影响等；第2级预防措施是产前诊断，以判别胎儿是否具有严重的遗传缺陷或疾病，并及时做出是否需要堕胎的决定。如此可有效地降低人群中出现不利基因或基因型的比率，使民族人口质量得以提高。

0.2　本书常用的一些术语

人体的结构非常复杂，为描述各部位结构关系时有共同的准则，医学上统一规定了标准姿势、方位、轴和面等方面的术语。

0.2.1　标准姿势

标准姿势也称解剖学姿势（anatomical position），是为了说明人体局部或器官的结构位置关系而规定的一种姿势。标准为身体直立，两眼平视，上肢下垂于躯干两侧，手掌向前，下肢并拢，足尖向前（图0.1）。不论人体实际位置如何，或只是身体的一部分，在描述人体各部位相互关系时都以标准姿势为依据。

0.2.2　方位描述

以标准姿势为基准，用以描述人体结构位置关系的常用术语有：

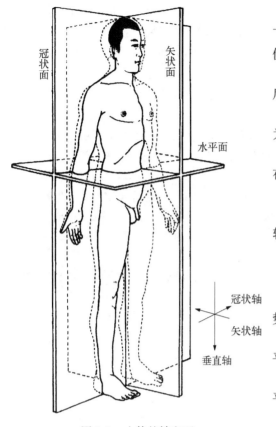

图 0.1　人体的轴和面

上和下(upper and lower)：靠近头顶为上，靠近足底为下。上和下也可分别称为颅侧和尾侧。特别是在描述人脑时，常用颅侧和尾侧代替上和下。

前和后(anterior and posterior)：近腹者为前，近背者为后。前和后也可分别称为腹侧(ventral)和背侧(dorsal)。

内侧和外侧(medial and lateral)：近正中矢状面者为内侧，反之为外侧。

内和外(interior and exterior)：是表示与空腔相互关系的术语。在腔内或距腔内较近的为内，反之为外。

浅和深(superficial and deep or profound)：近体表者为浅，反之为深。

近侧和远侧(proximal and distal)：多用于四肢，距肢体附着部位较近的为近侧，反之为远侧。

0.2.3　轴和面

轴(axis)是通过人体某部位或某结构的假想线。根据解剖学姿势，人体有三种相互垂直的轴：

矢状轴：呈前后方向，与人体的长轴和冠状轴相互垂直的水平线。

冠状轴：呈左右方向，与人体的长轴和矢状轴相互垂直的水平线。

垂直轴：是与人体长轴平行、且与水平线垂直的线。

面(plane)是在标准姿势下，做相互垂直的三个切面。

矢状面：是在前后方向垂直纵切人体所形成的面。通过正中线的矢状面为正中矢状面或正中面。它将人体分为左右对称的两半。

冠状面：也称额状面，是在左右方向垂直纵切人体所形成的面。它与矢状面相互垂直。

水平面：又称横切面，是与矢状面、冠状面都垂直的面。

器官的切面一般都以器官本身的长轴为依据，凡与器官长轴平行的切面称纵切面，与长轴垂直的切面称横切面。

0.2.4　体表标志线与分区

消化系统、呼吸系统、泌尿系统、生殖系统的大部分器官在胸、腹腔内，位置一般较为恒定。为了便于描述各器官位置和体表投影，通常在胸、腹部体表确定若干标志线，将腹部分成若干区。常用标志线及分区见图 0.2。

0.2.4.1　胸部标志线

前正中线：沿人体前面正中所作的垂线。

后正中线：沿人体后面正中所作的垂线。

胸骨线：通过胸骨外侧缘最宽处的垂线。

锁骨中线：通过锁骨中点的垂线。

0.2.4.2　腹部分区

通常用 2 条横线和 2 条纵线将腹部分为 9 个区。2 条横线分别是两侧肋弓最低点的连线和两侧髂结节的连线；2 条纵线分别是通过左、右腹股沟韧带中点的垂线。以此将腹部分为左季肋区、腹上区、右季肋区、左腹外侧区、脐区、右腹外侧区、左腹股沟区、耻区和右腹股沟区。实际工作中通常以前正中线和通过脐的水平线，将腹部分为左上腹、右上腹、左下腹、右下腹 4 个区。

（吕　虎）

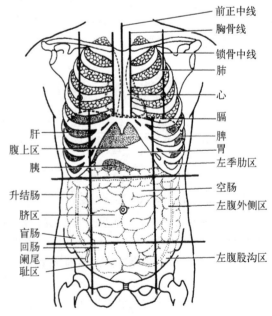

图 0.2　人体体表标志与分区示意图

第一篇
探索人体奥秘

第1章 人体基本组织

细胞(cell)是人体形态结构和功能活动的基本单位,形态和功能相同或相似的细胞和细胞外的间质构成组织(tissue),组织是构成机体器官的基本成分。细胞外的基质由细胞产生,营造细胞生存的微环境,对细胞起着支持、联络、保护和营养作用;对细胞增殖、分化、运动、信息传递具有重大影响。人体基本组织可分为上皮组织、结缔组织、肌组织和神经组织四种基本类型。

1.1 上皮组织

上皮组织(epithelia tissue)简称为上皮,由密集排列的细胞和少量的细胞间质组成。其结构特点是:① 细胞有极性,游离面朝向体表或管腔,基底面借助基膜与深层结缔组织相连;② 上皮组织内无血管,细胞代谢依靠深层结缔组织血管支持;③ 上皮组织内有丰富的神经末梢,可感受各种刺激。按其分布和功能,上皮组织又分为被覆上皮、腺上皮两类。被覆上皮具有保护、吸收、分泌、排泄等功能;腺上皮专司分泌、排泄功能。

1.1.1 被覆上皮

被覆上皮(covering epithelium)广泛覆盖于人体表面和衬在多种管、腔、囊的内面,细胞排列成膜状,以保护等功能为主。根据细胞排列层数与细胞形态,被覆上皮可分类如下:

$$
被覆上皮
\begin{cases}
单层上皮
\begin{cases}
单层扁平上皮 \\
单层立方上皮 \\
单层柱状上皮 \\
假复层纤毛柱状上皮
\end{cases} \\
复层上皮
\begin{cases}
复层扁平上皮 \\
变移上皮
\end{cases}
\end{cases}
$$

1.1.1.1 单层上皮

1 单层扁平上皮 单层扁平上皮(simple squamous epithelium)细胞呈扁平形,核椭圆、位于细胞中央;游离面呈不规则多边形,垂直面呈梭形(图 1.1);主要分布于血管、腹胸膜、肺泡囊、肾小囊等处,具有保护功能。分布于心、血管、淋巴管内面的称为内皮(mesothelium),细胞很薄,游离面光滑,有利于物质交换和血液、淋巴液流动;位于胸膜、腹膜、心包等处的称为间皮(endothelium),细胞游离面光滑、湿润,主要功能为润滑、减少器官活动时的摩擦。

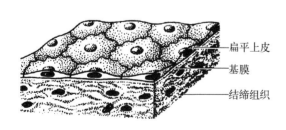

图 1.1 单层扁平上皮

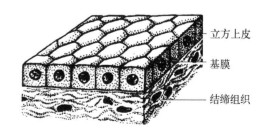

图 1.2 单层立方上皮

2 单层立方上皮 单层立方上皮(simple cuboidal epithelium)细胞呈立方状,核球形、位于细胞中央(图 1.2)。主要分布于(肝)小叶间胆管、甲状腺滤泡、肾小管等处,具有分泌、吸收等功能。

3 单层柱状上皮 单层柱状上皮(simple columnar epithelium)细胞呈棱柱状,核椭圆形、位于基底部(图 1.3)。分布于胆囊、胃、肠黏膜、子宫内膜和输卵管黏膜等内面,有保护、吸收、分泌等功能。

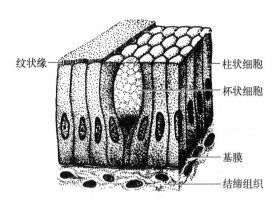

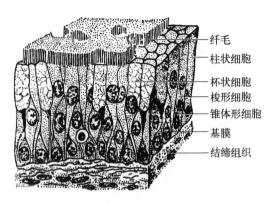

图 1.3　单层柱状上皮　　　　　　　　　　图 1.4　假复层纤毛柱状上皮

4　假复层纤毛柱状上皮　假复层纤毛柱状上皮(pseudostratified ciliated columnar epithelium)由柱状细胞、梭形细胞、锥体形细胞、杯状细胞构成;各种细胞高矮不同,基底面都附于基膜;柱状细胞和杯状细胞顶端达游离面,柱状细胞有纤毛;由于上皮细胞高矮不同,细胞核不在同一个水平面上,垂直切面貌似复层(图 1.4)。主要分布在呼吸道内表面,有保护和分泌作用。

1.1.1.2　复层上皮

1　复层扁平上皮　复层扁平上皮(stratified squamous epithelium)由多层细胞构成。浅部数层为扁平细胞;中部数层为多边形细胞;深部基底层是一层立方形或矮柱状细胞,具有旺盛的分裂、增生能力。上皮与深部结缔组织的连接面凹凸不平,增加了二者之间的接触面积,使连接更加牢固,并保证了上皮组织营养供应。主要分布在皮肤表面、口腔、食管、肛门、阴道内面。有很强的机械性保护功能,损伤后有很强的再生和修复能力。分布在皮肤表面的上皮表面形成角化层,称为角化的复层扁平上皮;分布于口腔、食管、肛门、阴道黏膜的上皮不形成角化层,称为未角化的复层扁平上皮(图 1.5)。

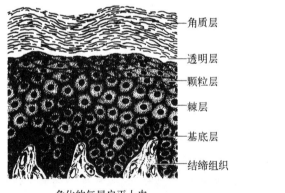

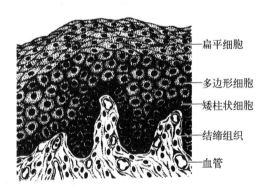

角化的复层扁平上皮　　　　　　　　　　未角化的复层扁平上皮

图 1.5　复层扁平上皮

2　变移上皮　变移上皮(transitional epithelium)由多层细胞构成。细胞层数与形态可随所在器官容积变化而变化;表层细胞较大、厚,一个细胞可以覆盖下层数个细胞,称盖细胞(图 1.6)。分布于肾盂、输尿管、膀胱等处内面,具有保护功能。

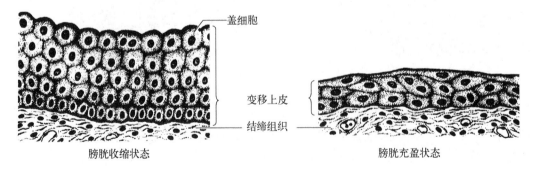

膀胱收缩状态　　　　　　　　　　　　　膀胱充盈状态

图 1.6　变移上皮

1.1.2　腺上皮

腺上皮(glandular epithelium)是以分泌功能为主的上皮组织,以腺上皮为主要组织构成的器官称为腺或腺体(gland)。根据腺体排出分泌物的方式不同,分为内分泌腺(endocrine gland)和外分泌腺(exocrine gland)两大类。内分泌腺无导管,分泌物质(激素)直接渗入血管运往全身,如肾上腺、甲状腺、胰岛、垂体、松果体等。外分泌腺有导管,分泌物经管道排入体表或其他器官,如泪腺、汗腺、唾液腺、肝、胰腺等。本节主要介绍外分泌腺的一般结构。

按细胞数量,外分泌腺可分为单细胞腺和多细胞腺。杯状细胞(分泌黏液)为唯一的单细胞腺,分布于肠管单层柱状上皮和呼吸道假复层纤毛柱状上皮内(图1.3、图1.4)。

多细胞腺由导管和分泌部组成,根据分泌部形状可分成管状腺、泡状腺和管泡状腺,根据导管有无分支分为单腺和复腺。外分泌腺的一般结构如图1.7。

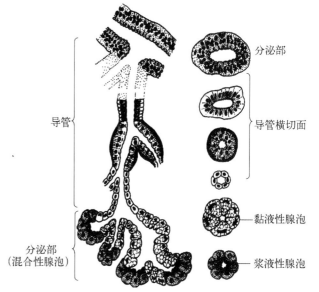

图 1.7　外分泌腺一般结构

1.1.3　上皮组织的特殊结构

由于功能上的需要,上皮组织细胞各个面常常形成一些特殊的结构。

1.1.3.1　游离面特殊结构

微绒毛(microvillus)是上皮游离面伸出的细指状突起(图1.3、图1.8)。在光学显微镜下观察呈纵纹状(称纹状缘)。电子显微镜下,微绒毛表面是细胞膜,中轴为有微丝的细胞质。其作用是扩大细胞表面积而有利于细胞吸收。小肠、肾小管等处上皮细胞的游离面有密集排列的微绒毛。

纤毛(cilium)是上皮细胞表面伸出的能摆动的突起,比微绒毛粗且长,在光学显微镜下清晰可见;电镜下观察,纤毛内有纵形排列的微管。纤毛可进行定向摆动,呼吸道上皮纤毛定向摆动可清除分泌物及表面附着的灰尘、细菌等异物,输卵管上皮表面纤毛定向摆动有助于卵细胞和受精卵运输。

1.1.3.2　侧面特殊结构

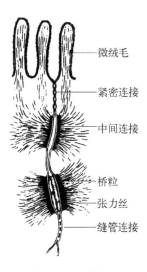

图 1.8　细胞连接

上皮细胞排列紧密,在侧面形成多种细胞连接。较为常见的有紧密连接、中间连接、桥粒、缝管连接四种(图1.8)。

紧密连接(tight junction)常呈箍状环绕于上皮细胞靠近游离面处,相邻的上皮细胞膜外层的细胞间隙消失。紧密连接具有机械性连接作用和闭锁细胞间隙保持内环境稳定作用,参与形成屏障。

中间连接(intermediate junction)位于紧密连接的下方,相邻细胞的间隙内充满丝状物质,细胞质面附有致密物和细丝。这种连接具有黏着、保持细胞形状和传递细胞收缩力的功能。

桥粒(desmosome)位于中间连接的深部,连接区域的细胞间隙内充满丝状物质,中间形成一条致密的中间线;细胞质面有致密物质构成附着板,细胞中的张力丝附着于板上,并折成袢返回细胞质。桥粒是一种非常牢固的细胞连接,在容易受到机械刺激和摩擦的复层扁平上皮,如表皮中多见。

缝管连接(gap junction)处的细胞间隙很狭窄,相邻细胞膜间有直径2 nm的小管连通,离子和小分子物质可通过缝管进行交换,传递化学信息和电冲动。

以上细胞连接不仅存在于上皮细胞之间,也存在于其他组织的细胞之间。

1.1.3.3　基底面特殊结构

基底面的特殊结构主要有基膜、质膜内褶、半桥粒等。

基膜(basement membrane)是上皮组织与结缔组织共同形成的一层匀质的薄膜,与深部结缔组织相连,同时还具有连接、支持上皮细胞的作用,有半透膜性质,上皮细胞通过基膜与深层结缔组织进行物质交换。

质膜内褶(plasma membrane infolding)是上皮细胞基底面质膜向细胞内凹陷形成,其作用是扩大细胞基底面的表面积,有利于水和电解质的运转。

半桥粒(hemidesmosome)是上皮细胞在基底面上形成桥粒的一半结构,使上皮细胞与基膜的连接更加牢固。

1.2　结缔组织

结缔组织(connective tissue)分布广泛,形态多样,由细胞和大量的细胞外间质构成;具有连接、支持、填充、营养、保护、修复和防御等功能。结构特点是细胞种类多、数量少、分布稀疏;间质多,由基质和纤维组成。广义的结缔组织包括固有结缔组织、软骨、骨和血液。通常所说的结缔组织是指固有结缔组织(connective tissue proper),包括疏松结缔组织、致密结缔组织、脂肪组织和网状组织。

1.2.1　固有结缔组织
1.2.1.1　疏松结缔组织

疏松结缔组织(loose connective tissue)又称蜂窝组织,广泛存在于人体组织、器官之间,并进入器官内构成器官组成部分,如肝、肺、腺体中构成间质。具有支持、连接、营养、防御、修复等功能。结构特点是细胞种类多,间质中纤维数量少、排列散乱、疏松,基质丰富(图1.9)。

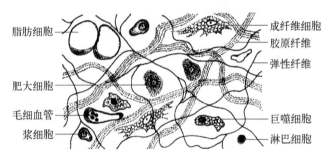

图1.9　疏松结缔组织

左侧标注（自上而下）：脂肪细胞、肥大细胞、毛细血管、浆细胞
右侧标注（自上而下）：成纤维细胞、胶原纤维、弹性纤维、巨噬细胞、淋巴细胞

1　细胞间质　细胞间质由基质、纤维组成。基质填充于细胞和纤维之间,是一种无定形胶状黏性物质,化学成分主要是蛋白聚糖和水,能阻止多种侵入体内的微生物扩散。基质中含毛细血管渗出物,是细胞与血液间物质交换媒介。纤维包括胶原纤维、弹性纤维、网状纤维三种。其中胶原纤维数量最多,是结缔组织中的主要纤维,纤维束排列成波浪状;胶原纤维韧性大、抗拉性强,但弹性较差。弹性纤维数量比胶原纤维少,排列散乱;有弹性,但韧性较差。网状纤维含量少、纤细、分支多并交织成网,主要分布在不同组织交界处和网状组织内。

2　细胞　疏松结缔组织结构中含有多种细胞,各种细胞具有不同的生物学功能。

巨噬细胞(macrophage)在体内广泛存在,具有强大的吞噬异物功能,可吞噬外来异物、细菌、逸出血管的红细胞和衰老的细胞,并参与调节体内的免疫反应。

成纤维细胞(fibroblast)是结缔组织中数量最多的细胞,细胞扁平或梭形,核椭圆;合成和分泌结缔组织中各种纤维与基质的结构蛋白,与创伤愈合有关。纤维细胞(fibrocyte)是不活跃的成纤维细胞,细胞体积较小,呈长梭形,当机体需要时可以转化为成纤维细胞。

浆细胞(plasma cell)在一般的结缔组织中比较少见,但在一些病原菌或异体蛋白容易侵入的部位,如消化道、呼吸道黏膜固有层内及慢性炎症部位数量较多。细胞为圆形或卵圆形,细胞核圆形并偏于细胞的一侧,核染色质呈车轮状排列。浆细胞来源于B细胞,在抗原的刺激下分化、增殖成为浆细胞,能合成和分泌抗体,参与机体的体液免疫反应。

肥大细胞(mast cell)经常沿小血管周围成群分布,在机体与外界接触较多的部位,如皮肤、消化道、呼吸道黏膜的结缔组织中多见。细胞体积较大,多呈圆形或卵圆形,核小而圆;细胞质中充满大量异染颗粒,异染颗粒中含大量肝素、组胺、白三烯、嗜酸性粒细胞趋化因子等。肝素有抗血凝作用。组胺、白三烯等可使毛细血管通透性增加,血浆蛋白和液体渗出,导致局部组织水肿,形成荨麻疹;在呼吸道可使呼吸道黏膜水肿和细支气管平滑肌痉挛,造成呼吸困难,发生哮喘;这些病症统称为过敏反应。嗜酸性粒细胞趋化因子吸引嗜酸性粒细胞向过敏部位迁移,减轻过敏反应。

脂肪细胞(fat cell)单个或成群存在,细胞体积大,呈圆形或相互挤压成多边形,细胞内含有大量的脂肪滴;细胞核呈扁圆形或新月形,连同细胞质被挤到一侧。脂肪细胞合成和储存脂肪,并参与脂质代谢。

未分化间充质细胞(undifferentiated mesenchymal cell)是保留在成体结缔组织中的一些分化程度低、仍然保持潜在分化功能的干细胞,在炎症或创伤时可增殖、分化成为平滑肌细胞、内皮细胞和其他的结缔组织细胞。

1.2.1.2 致密结缔组织

致密结缔组织(dense connective tissue)以纤维为主要成分。纤维多、粗大、排列致密;细胞种类和数量都较少,主要有成纤维细胞;细胞基质少(图1.10);以支持、连接和保护为主要功能。根据其中的纤维性质和排列方式的不同,可分为不规则致密结缔组织、规则致密结缔组织和弹性组织等类型。规则致密结缔组织主要分布于肌腱、腱膜;不规则致密结缔组织主要分布于真皮、硬脑膜、巩膜和内脏器官被膜等处;弹性组织中的纤维以弹性纤维为主,见于韧带、弹性动脉中膜。

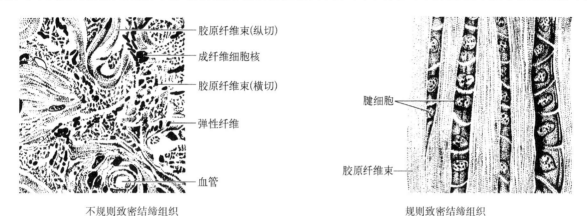

不规则致密结缔组织   规则致密结缔组织

图1.10 致密结缔组织结构

1.2.1.3 脂肪组织

脂肪组织(adipose tissue)主要由大量脂肪细胞构成,并被疏松结缔组织分成许多小叶。根据脂肪组织细胞形态和功能不同,可分为白(黄)脂肪组织和棕色脂肪组织(图1.11)。白色脂肪组织由单泡脂肪细胞构成,主要分布于皮下、骨骼肌之间、腹腔、盆腔和骨髓等部位,可为机体活动提供化学能量。棕色脂肪组织主要见于新生儿体内,为机体提供能量。正常成年男性脂肪含量占体重的10%~20%,成年女性脂肪含量占体重的15%~25%。

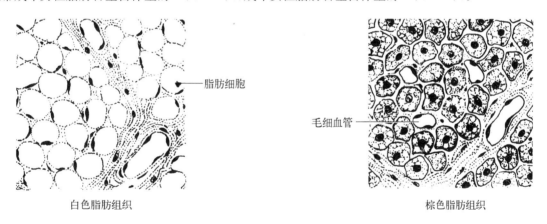

白色脂肪组织   棕色脂肪组织

图1.11 脂肪组织结构

1.2.1.4 网状组织

网状组织(reticular tissue)由网状细胞、网状纤维构成(图1.12)。网状细胞体积较大,多呈星形,细胞突起彼此相连使相邻细胞连接成网。纤维沿网状细胞分布,与网状细胞共同构成支架。主要分布于骨髓、淋巴结、脾脏、淋巴组织,参与构成这些器官的骨架。

1.2.1.5 结缔组织的老化

随着人的年龄不断增长,结缔组织的再生能力也逐渐减弱,厚度变薄,细胞排列松散;各种细胞新陈代谢能力降低,各种纤维和基质合成减少。胶原纤维合成速度减慢,胶原纤维数量减少,韧性下降;弹性纤维合成减少,存留的弹性纤维逐渐老化、弹性降低。老年人的主要脏器如肝、肾细胞衰老萎缩、消失,器官变小,起支撑作用的网状纤维由于失去承托内容,在张力的影响下纤维发生合并、黏着、胶原化,萎

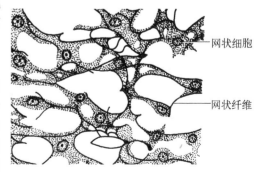

图1.12 网状组织结构

缩的器官逐渐变硬。基质中的透明质酸合成量降低,并逐渐被硫酸软骨素等替代;基质中黏蛋白聚合度下降,胶体结构改变。这些变化引发机体产生衰老征象,如皮肤弹性下降、光泽减少、骨骼变脆、动脉血管硬化、眼睛晶状体物理性质改变等。

1.2.2 软骨组织与软骨

软骨(cartilage)是一种器官,由软骨组织和周围的软骨膜共同构成;软骨组织由软骨细胞和细胞间质构成。细胞间质包括基质和纤维,基质呈凝胶状,由水和蛋白多糖组成,包埋在基质中的纤维主要有胶原纤维和弹性纤维。软骨细胞(chondrocyte)形态与软骨细胞发育程度有关;靠近软骨表面的软骨细胞较为幼稚,细胞扁平、体积小;靠近中央部位的软骨细胞较为成熟,细胞圆而大。软骨膜被覆在软骨表面,分为两层,外层含纤维较多,主要起保护作用,内层含细胞较多;软骨膜内有血管、淋巴管和神经为软骨提供营养。软骨膜在软骨的生长和修复过程中具有非常重要的意义。

根据软骨基质中所含纤维的不同,可分为透明软骨、弹性软骨和纤维软骨三种类型(图1.13)。

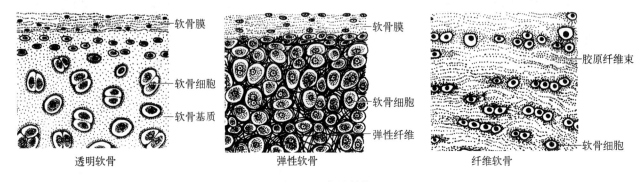

透明软骨   弹性软骨   纤维软骨

图1.13 软骨结构

透明软骨(hyaline cartilage)新鲜时呈半透明状,基质含少量胶原纤维;具有较强的抗压性、一定的弹性和韧性。分布于喉、气管、支气管、肋软骨等处。

弹性软骨(elastic cartilage)基质内含大量弹性纤维并交织成网,特点是有弹性。分布于耳廓、会厌等处。

纤维软骨(fibrous cartilage)基质内含大量胶原纤维,纤维平行或交错排列,软骨细胞成行排列于纤维之间。分布于耻骨联合、关节盘、椎间盘等处。

1.2.3 骨组织与骨

骨(bone)主要由骨组织、骨膜和骨髓等构成,骨组织是体内坚硬的结缔组织。

1.2.3.1 骨组织

骨组织(osseous tissue)是骨的主要组成成分,由骨细胞和钙化的细胞间质组成。

1 细胞间质 细胞间质由有机质(凝胶状基质和大量胶原纤维组成)和无机质组成。凝胶状基质的主要成分是蛋白聚糖及其复合物,具有黏合胶原纤维的作用。骨组织内的这些有机成分使骨质具有韧性,占成人骨组织干重的35%左右。骨组织内的无机成分主要是骨盐(结晶羟基磷灰石),使骨质坚硬,占成人骨组织干重的65%左右。机体内99%的Ca^{2+}沉积于骨组织,故骨组织为体内最大钙库。大量的钙盐沿着成板状排列的胶原纤维沉积,形成坚硬的板状结构,称骨板(bone lamella)。同层骨板纤维相互平行,相邻骨板纤维相互垂直,有效增强了骨的支持力。骨板是骨组织的特征性结构,以骨板为基本结构的骨,称为板层骨(图1.14)。成人体内绝大多数是板层骨。

2 骨细胞 骨组织内骨细胞包括骨祖细胞、成骨细胞、骨细胞和破骨细胞四种类型。

骨祖细胞(osteoprogenitor cell)是一种干细胞,位于骨组织表面,当骨组织生长或改建时,可增殖分化为成骨细胞。

成骨细胞(osteoblast)位于骨组织表面,产生胶原纤维和基质,形成类骨质(osteoid),钙化后成为骨基质。成骨细胞被包埋在骨基质中转变为骨细胞。

骨细胞(osteocyte)是一种多突起细胞,单个分散排列于骨板内或骨板间。骨细胞所在部位称为骨陷窝,突起所在的腔隙称骨小管。骨小管彼此相连,相邻骨细胞间有缝管连接。骨陷窝与骨小管内含有组织液,骨细胞从中获得营养和排出代谢产物。骨细胞具有一定的成骨和破骨作用,参与调节体内的钙、磷平衡。

破骨细胞(osteoclast)散在分布于骨组织边缘,数量较少,由多个单核细胞融合而成,细胞体积较大,含有2~50个细胞核;有溶解和吸收骨基质的作用。

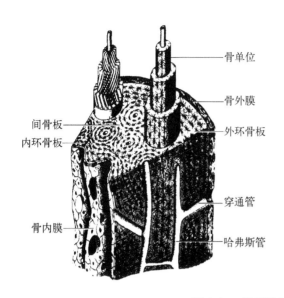
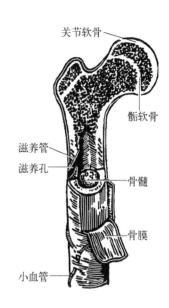

图 1.14 骨密质与长骨结构

1.2.3.2 长骨的结构

长骨由骨密质、骨松质、骨膜、关节软骨、血管、神经等构成(图 1.14)。

1 骨松质 骨松质(spongy bone)多分布于长骨的骺部,由大量针状或片状的骨小梁相互连接而成的、多孔隙网架结构,网眼中充满红骨髓。

2 骨密质 骨密质(compact bone)多分布于长骨骨干处,根据骨板排列方式不同分为四种类型的骨板(图 1.14)。

外环骨板环形排列于骨干外周面,较厚而整齐。

内环骨板沿骨干的骨髓腔面排列,薄且不整齐。内、外环骨板均有横向相穿的管道,称穿通管(perforating canal),内含血管、神经等。

哈弗斯系统(Haversian system)又称骨单位(osteon),是构成密质骨的主要结构单位,呈长筒状,位于外环骨板和内环骨板之间。骨单位中轴为纵行中央管(哈弗斯管),周围是 10～20 层同心圆排列的哈弗斯骨板。哈弗斯管与穿通管相通,是神经、血管的通路。

间骨板(interstitial lamella)是填充在骨单位或骨单位与环板之间的一些形态不规则的骨板,是骨生长或改建过程中骨单位或环骨板未被吸收的残留部分。

3 骨膜 除关节面以外,骨的外表面和内表面均被覆有一层骨膜。骨膜结构与软骨膜相似,具有营养和保护作用,在骨的生长和修复过程中具有非常重要的意义。

1.2.3.3 骨的老化

骨组织具有较为明显的年龄变化,主要表现在骨组织的化学成分和结构上。50 岁以后,骨组织中的无机质逐渐减少,钙含量降低,水分含量相应增多;有机质中蛋白聚糖明显减少,胶原蛋白明显增多,胶原纤维增粗并且排列不规则。骨密质萎缩变薄,骨松质中骨小梁减少并且变细,导致骨密度降低,骨组织呈多孔疏松状态。由于骨的弹性下降、脆性增加、抗压性减弱,老年人容易发生骨折或骨压缩性变形等。检查骨质密度可早期诊断骨质疏松症,并可预测骨折发生的可能性。

1.2.4 血液

血液(blood)是流动于心血管内的一种特殊的结缔组织,由血浆(blood plasma)和血细胞(blood cell)构成。成人血液量 4 000～5 000 ml,占体重 7%～8%。

1.2.4.1 血浆

从血管中抽取少量血液并加入适量的抗凝剂,经过离心或自然沉淀后可分为三层。上层淡黄色液体为血浆(plasma),占血液容积的 55% 左右。下层为红细胞,中间的薄层为白细胞和血小板,二者占血液容积的 45% 左右。血浆相当于细胞外基质,其中 90% 为水,其余为白蛋白、球蛋白、纤维蛋白原、酶、激素、糖、脂、维生素、无机盐、代谢产物。

血液流出血管后形成血凝块,析出淡黄色清亮的液体,称血清(serum)。血清中不含纤维蛋白原。

1.2.4.2　血细胞

血细胞包括血红细胞、白细胞和血小板,约占血液容积的45%。正常生理状态下,血细胞有一定的形态结构和相对稳定的数量。血细胞形态、数量、比例和血红蛋白含的测定,称血象(表1.1)。在患病时,血象常会有明显的变化,检查血象对了解机体的状况和疾病诊断非常重要。

表1.1　血细胞分类与正常值

血　细　胞	正　常　值	血　细　胞	正　常　值
血红细胞(RBC)	400~550万/ml(男)	嗜酸性粒细胞	0.5%~3%
	350~450万/ml(女)	嗜碱性粒细胞	0%~1%
白细胞(WBC)	4 000~10 000/ml	嗜中性粒细胞	50%~70%
血小板	10~30万/ml	单核细胞	3%~8%
		淋巴细胞	25%~30%

1　红细胞　红细胞(erythrocyte,red blood cell,RBC)直径7~8.5 μm,呈双凹圆盘状,中间较薄、周边较厚(图1.15)。这种形状使红细胞表面积最大,能最大限度地适应其携带O_2和CO_2的功能。成熟的红细胞无细胞核和细胞器,胞质内充满血红蛋白(hemoglobin,Hb),使红细胞呈红色。正常男性Hb含量为120~160 g/L,女性为110~140 g/L;Hb具有携带O_2和CO_2的功能。红细胞的形态具有可变性,当通过小于自身直径的毛细血管时,可改变形状。红细胞质膜表面有一类糖蛋白,即血型抗原A或(和)B,构成人类的ABO血型系统,在临床输血过程中具有重要意义。

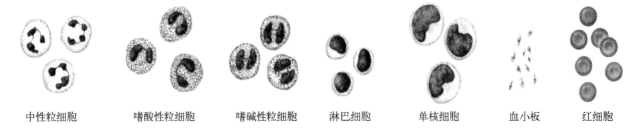

| 中性粒细胞 | 嗜酸性粒细胞 | 嗜碱性粒细胞 | 淋巴细胞 | 单核细胞 | 血小板 | 红细胞 |

图1.15　血细胞形态

红细胞的平均寿命为120 d,在衰老红细胞死亡的同时,有等量的红细胞从骨髓进入血液。有些红细胞残留有部分核糖体,在煌焦油蓝染色后呈网状,称网织红细胞(reticulocyte)。网织红细胞在血液中循环1~3 d以后完全成熟,核糖体消失。成年人血液中网织红细胞数量占0.5%~1.5%,新生儿可高达3%~6%。骨髓造血功能障碍的患者,网织红细胞数量降低。贫血患者经过治疗后,如果血液中网织红细胞数量增加,说明治疗有效。

2　白细胞　白细胞(leucocyte,white blood cell,WBC)为无色、有核的球形细胞,体积比红细胞大,具有免疫防御功能(图1.15)。成人白细胞数量为(4 000~10 000)/ml,无性别差异;在某些疾病情况下,如感染时,人体白细胞数量与各种细胞的比例会有所改变。根据在光学显微镜下细胞质内有无颗粒,白细胞分为无粒白细胞(包括单核细胞、淋巴细胞)和有粒白细胞(根据颗粒的嗜色性,分为中性粒细胞、嗜酸性粒细胞、嗜碱性粒细胞)。

单核细胞(monocyte)占白细胞总数的3%~8%,是白细胞中体积最大的细胞,直径14~20 μm,呈圆形或卵圆形;细胞核呈圆形、卵圆形、肾形、马蹄铁形或不规则形;细胞质较多,内含许多嗜天青颗粒,颗粒内含有多种蛋白酶。单核细胞有明显的变形运动、趋化性和一定的吞噬功能;是巨噬细胞的前身,在血液中循环12~48 h后进入组织,分化为具有强大吞噬功能的巨噬细胞。

淋巴细胞(lymphocyte)占白细胞总数的25%~30%,圆形或卵圆形,大小不等。根据淋巴细胞的发生来源、形态特点、免疫功能等不同,淋巴细胞可分为胸腺依赖淋巴细胞(T淋巴细胞)、骨髓依赖淋巴细胞(B淋巴细胞)、自然杀伤细胞(NK细胞)等。淋巴细胞是主要的免疫细胞,在机体防御疾病过程中发挥关键作用。

中性粒细胞(neutrophilic granulocyte)占白细胞总数的50%~70%,是数量最多的白细胞。中性粒细胞有强大的吞噬功能和趋化作用,它吞噬的对象以细菌为主,也吞噬异物。在吞噬和处理大量细菌后,中性粒细胞自身也死亡,成为脓细胞。

嗜酸性粒细胞(eosinophilic granulocyte,eosinophil)占白细胞总数的 0.5%~3%,细胞质内含有组胺酶、酸性磷酸酶、芳基硫酸酯酶、过氧化物酶等多种酶类,有减轻过敏反应的作用。

嗜碱性粒细胞(basophilic granulocyte,basophil)占白细胞总数的 0%~1%,是数量最少的白细胞,合成和分泌过敏物质,参与过敏反应。

3 血小板 血小板(blood platelet)双凸面盘状,直径 2~4 μm,形态不规则。人体中血小板的正常值为 $10 \times 10^4 \sim 30 \times 10^4$/ml,参与止血和凝血过程。如果机体内血小板数量降低,容易发生出血症状。

1.2.4.3 骨髓与造血功能

骨髓(bone marrow)位于骨髓腔中,占体重的 4%~6%,是人体最大的造血器官。骨髓分为红骨髓和黄骨髓。胎儿和婴幼儿的骨髓都是红骨髓,大约在 5 岁以后,长骨干的骨髓腔内出现脂肪组织,脂肪组织随年龄增长而不断增多,成为黄骨髓。成人的红骨髓和黄骨髓约各占 50%,红骨髓主要分布在扁骨、不规则骨和长骨的骨骺端的松质中,造血功能活跃。黄骨髓内仅含有少量的幼稚血细胞,当机体需要时可转化为红骨髓进行造血。红骨髓主要由造血组织和血窦构成,造血组织位于血窦之间(血窦由毛细血管分支构成,形状不规则)。

造血组织主要由网状结缔组织和造血细胞组成。网状细胞和网状纤维构成造血组织的网架,网孔中充满不同发育阶段的各种血细胞、少量的造血干细胞、巨噬细胞、脂肪细胞和间充质细胞。造血干细胞(hemopoietic stem cell)又称多能干细胞(multipotential stem cell),是各种造血细胞的原始细胞,主要存在于红骨髓,其次是脾脏和淋巴结。造血干细胞的生物学特点是有很强的增殖潜能,有多向分化能力,可分化成为不同的单能干细胞(只能定向分化成一个或几个细胞系,无自我繁殖能力);还具有自我繁殖能力,终身可以保持恒定数量。造血干细胞在骨髓环境条件(骨髓基质细胞、神经、维血管、纤维、基质系统)调节下增殖与分化。

1.3 肌组织

肌组织(muscle tissue)主要由肌细胞和细胞间少量的结缔组织构成。肌细胞细长、呈纤维状,有收缩性,又称肌纤维。按肌组织的结构和功能分为骨骼肌、心肌和平滑肌。

1.3.1 骨骼肌

骨骼肌(skeletal muscle)主要分布于头部、四肢、躯干等部位,一般借肌腱附着于骨骼,收缩快而有力,受意识支配,属随意肌。肌纤维呈细长圆柱状,细胞核扁平椭圆、数量多、紧靠肌膜深面,细胞内与长轴平行的肌原纤维呈明暗交替纹,因此骨骼肌又称横纹肌(图 1.16)。致密结缔组织包裹在整块肌肉的外面,称肌外膜;肌外膜的结缔组织深入肌内分隔包裹肌束,称肌束膜;包裹在每一条肌纤维外面的疏松结缔组织称为肌内膜。结缔组织对骨骼肌有支持、连接、营养和调整作用。

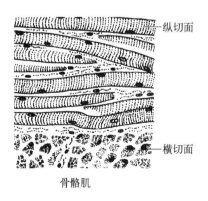
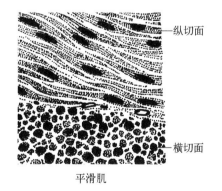
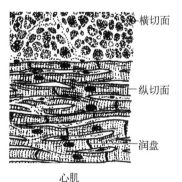

骨骼肌　　　　　　　　　平滑肌　　　　　　　　　心肌

图 1.16　肌组织结构

1.3.2 平滑肌

平滑肌(smooth muscle)主要分布于内脏、血管等处;收缩缓慢而持久,不受意识支配,属非随意肌。肌纤维呈梭形,长短不一,有肌丝但无横纹;每条肌纤维有一个细胞核,核椭圆、位于中央;肌纤维成多层排列,相邻肌纤维排列方向不一致,同层内肌纤维平行排列、相互嵌合。肌纤维间有少量结缔组织连接(图1.16)。

1.3.3 心肌

心肌(cardiac muscle)主要分布于心壁和邻近心的大血管根部。收缩有自动节律性,缓慢而持久,不易疲劳,也不受意识支配,属非随意肌。肌纤维短圆柱状,有分支;分支与相邻肌纤维间连接而成网,因而可同步收缩。肌纤维也有横纹,一般有一个椭圆形核位于中央。肌纤维连接处有一个染色较深的带,称闰盘,使相邻肌纤维成为一个整体(图1.16)。

1.4 神经组织

神经组织(nervous tissue)由神经细胞和神经胶质构成。神经细胞(nerve cell)又称为神经元(neuron),能感受刺激、传导冲动及整合信息,是神经组织的结构和功能单位。神经元之间以突触方式彼此连接,形成复杂的网络和神经传导通路,从而调节机体其他系统的功能活动。神经胶质细胞对神经细胞起着支持、营养、绝缘及保护作用。

1.4.1 神经元

神经元是多突起细胞,形态多样、大小不等,有细胞体和突起两部分(图1.17)。

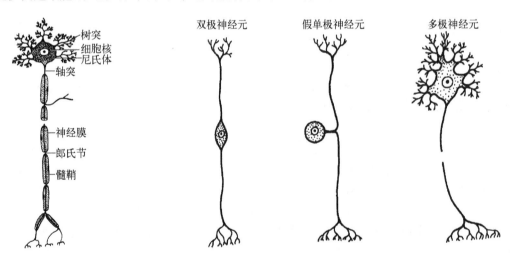

图1.17 神经元模式图   图1.18 各类神经元形态

1.4.1.1 神经元细胞体

神经元的细胞体形态、大小不一,可以呈圆形、锥体形、星形、梨形等;细胞核位于细胞的中央,核仁大而明显;细胞质中有许多细胞器,其特征结构为尼氏体和神经原纤维;细胞质膜为单位膜,具有感受刺激和传导冲动的作用。尼氏体数量多,能合成结构蛋白和产生神经递质的相关酶类。当神经元功能受到损害时,尼氏体的数量减少或消失。神经原纤维在细胞内交织成网,纤维深入突起后平行排列。神经原纤维构成细胞骨架,具有支持作用,参与神经细胞中营养物质、神经递质、离子等多种物质的运输。

1.4.1.2 神经元突起

神经细胞有多个突起,根据突起的功能和形态不同,可分为树突(dendrite)与轴突(axon)两类(图1.17)。每个神经元都有一个或多个树突,树突内部结构与细胞体相似,表面有小棘;主要功能是接受刺激并将冲动传入细胞内。每个神经细胞只有一个轴突,长短不一(最长达1m),表面光滑,一般有侧枝和树状终末分支,内部无尼氏体。轴突的功能是将神经冲动传出细胞体。

根据突起的形态和数量,可将神经元分为以下三类(图1.18):多极神经元(有1个轴突和多个树突)、双极神经元(轴、树突各1个)和假单极神经元(从细胞体发出一个突起后分为中枢突和周围突两支)。根据神经元的功能分类,可以分为感觉(传入)神经元、运动(传出)神经元及联络神经元三类。

1.4.2 神经胶质细胞

神经胶质细胞(neuroglia)也称为神经胶质,数量上远远多于神经元。主要包括星形胶质细胞、少突胶质细胞、小胶质细胞、室管膜细胞、施旺细胞、卫星细胞等(图 1.19)。神经胶质细胞不能传导神经冲动,对神经元起着支持、营养、绝缘及保护作用。

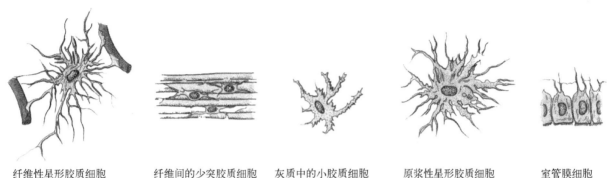

纤维性星形胶质细胞　　纤维间的少突胶质细胞　　灰质中的小胶质细胞　　原浆性星形胶质细胞　　室管膜细胞

图 1.19　神经胶质细胞

星形胶质细胞(astrocyte)是胶质细胞中体积最大的一种,细胞体发出许多突起,有些突起的末端膨大形成脚板贴附于毛细血管壁上,主要起支持与绝缘作用。当中枢神经系统受到损伤时,星形胶质细胞增生形成瘢痕进行修复。星形胶质细胞瘤是脑内肿瘤中常见的恶性肿瘤。

少突胶质细胞(oligodendrocyte)细胞体较小,细胞核呈圆形,突起的末端呈叶片状包裹轴突,形成中枢神经系统中有髓纤维的髓鞘。

小胶质细胞(microglia)是胶质细胞中体积最小的一种细胞,突起少、有分支,突起上有小棘。小胶质细胞是单核细胞系成员之一,激活后具有吞噬能力。

室管膜细胞(ependymal cell)是脑室与中央管内表面的单层立方或柱状上皮样细胞,参与脉络丛构成。

施万细胞(Schwann cell)又称为神经膜细胞,成串排列包裹神经元轴突,形成周围神经系统有髓纤维的髓鞘。

卫星细胞(satellite cell)是神经节内围绕在神经元胞体周围的一层扁平细胞,对神经节有营养与保护作用。

1.4.3　神经元的连接——突触

突触(synapse)是在不同神经元之间及神经元与非神经元之间传递信息的特化结构(图 1.20)。突触分为化学突触(以神经递质作为媒介传递神经冲动)和电突触(不需要神经递质传递冲动)。通常所说的突触一般指化学突触。

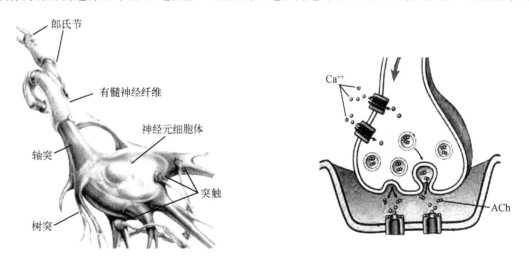

郎氏节

有髓神经纤维

神经元细胞体

轴突

突触

树突

Ca++

ACh

图 1.20　突触形态与结构模式图

在电子显微镜下,化学突触结构可分为突触前成分、突触间隙和突触后成分。突触前成分常为轴突的末梢,呈球状膨大;内有许多突触小泡,小泡内含有神经递质;突触连接之处的质膜特化增厚,称为突触前膜,膜上有 Ca^{2+} 通道。突触后成分常为另一神经元的树突或胞体部分,与突触前膜相对应的质膜同样具有特化性增厚,称为突触后膜,膜上有神经递质的受体和 Na^+ 通道。突触前、后膜之间的间隙称为突触间隙,宽 15～30 nm。

当神经冲动到达突触前膜时, Ca^{2+} 进入突触前成分,使得突触小泡贴在突触前膜上并形成小孔,通过胞吐作用将神经递质释放到突触间隙,神经递质与突触后膜上的相应受体结合,改变了突触后膜对 Na^+ 的通透性,引起后一神经元电位变化而形成新的神经冲动,随后神经递质被突触间隙的水解酶水解灭活。突触的这种结构和传递方式保证了神经冲动传递的单向性。如果突触传入的结果使得后一神经元兴奋,则该突触称为兴奋性突触;如果使得后一神经元抑制,则该突触称为抑制性突触。

1.4.4 神经纤维

神经轴突周围外包胶质细胞就构成了神经纤维(nerve fiber);神经纤维可分为有髓神经纤维和无髓神经纤维;神经纤维集合成束、被结缔组织包绕在一起,构成神经(nerve)。

1.4.4.1 有髓神经纤维

在周围神经系统中,脑和脊神经多数是有髓神经纤维(图1.17)。光学显微镜下,有髓神经纤维(myelinated nerve fiber)中央为神经元的轴突,外周包裹有髓鞘和神经膜;髓鞘和神经膜有节段性,相邻的两个节段之间无鞘的狭窄处,称为郎氏节(Ranvier node);两个郎氏节之间的一段纤维称节间体(internode),每个节间体的外周部分就是一个施万细胞。髓鞘有绝缘作用,神经冲动在有髓神经纤维中传导时,是从一个郎氏节跳到下一个郎氏节,呈跳跃方式传导,所以有髓神经纤维的传导速度比无髓神经纤维快。中枢神经系统的有髓神经纤维的髓鞘由少突胶质细胞包裹轴突而成,有郎氏节,但没有神经膜。

1.4.4.2 无髓神经纤维

周围神经系统中的一些较细的感觉神经纤维、植物神经的节后纤维等是无髓神经纤维(unmyelinated nerve fiber),它们只有神经膜,没有郎氏节,由轴突陷入施万细胞形成。

1.4.5 周围神经的特殊结构

神经末梢(nerve ending)是周围神经在其他组织器官内形成的特殊结构。按功能可分为感觉神经末梢和运动神经末梢。感觉神经末梢(感觉器)是由感觉神经元周围突的末梢形成,能感受刺激、产生冲动,再经过感觉神经元传入中枢。常见的感觉神经末梢主要有游离神经末梢、触觉小体、环层小体和肌梭(图1.21)。运动神经末梢(效应器)是运动神经元轴突终末与肌细胞、腺体细胞形成的特化结构(图1.22)。

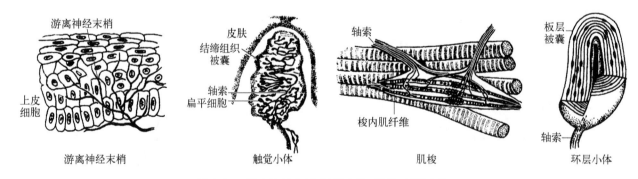

图1.21 游离神经末梢、触觉小体、肌梭、环层小体

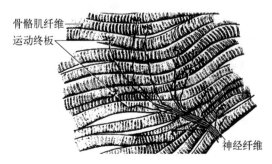

图1.22 运动终板结构

1 感觉神经末梢 游离神经末梢(free nerve ending)神经纤维在近末端处无髓鞘,裸露的神经纤维细支分布到上皮组织、结缔组织、肌组织;其功能是感受痛觉和温度觉。

触觉小体(tactile corpuscle)为卵圆形,外被结缔组织包裹,内有数层横向排列的扁平细胞,神经纤维进入被囊时失去髓鞘,盘绕在扁平细胞之间;分布于真皮乳头内,能感受触觉,以手指掌侧分布最多。

环层小体(lamellar corpuscle)体积较大、圆形,外层有数十层同心圆排列的扁平细胞构成被囊,中央有一条匀质的圆柱体;神经纤维进入被囊时失去髓鞘,裸露的纤维进入小体中央的圆柱体内。其功能是感受压力觉和振动觉。主要分布在皮下、肠系膜和某些内脏周围的结缔组织内。

肌梭(muscle spindle)为梭形小体,外有结缔组织被囊,内含几条细小的骨骼肌纤维(称梭内肌)。裸露的神经纤维缠绕在梭内肌纤维表面。肌梭的功能是感受肌的牵张刺激,主要分布在全身骨骼肌中。

2 运动神经末梢 躯体运动神经元轴突终末在失去髓鞘后形成爪状分支,末端膨大,终止于骨骼肌表面形成运动终板(motor end plate)(又称为神经肌突触),电镜下观察与一般的神经突触结构相同。自主神经末梢膨大与平滑肌或腺细胞接触形成内脏运动神经末梢,支配平滑肌收缩和腺细胞分泌。

1.5 常见疾病与防治

1.5.1 贫血

贫血(anemia)是指外周红细胞容量减少,低于正常范围下限的一种常见疾病。由于红细胞容量测定较为复杂,临床上常以 Hb 浓度来代替。国内血液学家认为,我国海平面地区,成年男性 Hb<120 g/L,成年女性(非妊娠)Hb<110 g/L,孕妇 Hb<100 g/L 为贫血。

贫血的病因、血液携氧能力下降的程度、血容量下降程度、发生贫血的速度和血液、循环、呼吸系统的代偿与耐受能力都会影响贫血的临床表现。头昏、耳鸣、头痛、失眠、多梦、记忆减退、注意力不集中等是贫血缺氧导致神经组织受损的常见症状。苍白是贫血时皮肤、黏膜的主要表现。治疗方面,主要包括对症治疗和对因治疗两方面。

1.5.1.1 缺铁性贫血

缺铁性贫血(iron deficient anemia,IDA)是最常见的贫血,其发病率在经济不发达地区的婴幼儿、育龄妇女明显增高。

1 病因 引起 IDA 的病因主要包括以下方面：① 摄入不足,多见于婴幼儿、青少年、妊娠和哺乳期女性。婴幼儿生长发育铁需求量大,女性月经过多、妊娠或哺乳,铁需要量增加,如不补充高铁食物,易造成 IDA。长期食物缺铁,青少年偏食也可引起 IDA。② 吸收障碍,铁的主要吸收部位在十二指肠和空肠上段,胃大部分切除后,胃酸分泌不足且快速进入空肠,绕过铁的主要吸收部位,使铁吸收减少。③ 丢失过多,见于各种失血、月经过多等。

2 临床表现 IDA 常见的表现包括乏力、易倦、头昏、头痛、耳鸣、心悸、气促、纳差等,伴苍白、心率增快。当组织缺铁时,可表现为精神行为异常,如烦躁、易怒、注意力不集中、异食癖等;体力、耐力降低;易感染;儿童发育迟缓、智力低下;口腔炎、舌炎、舌乳头萎缩、口角炎、缺铁性吞咽困难;毛发枯干、脱落;皮肤干燥、皱缩;指(趾)甲缺乏光泽、脆薄易裂;重者指(趾)甲变平,甚至凹陷呈勺状指。

3 治疗 IDA 病因诊断是治疗 IDA 的前提,只有明确病因后才能除去病因。营养不良引起的 IDA 应改善饮食;失血造成的 IDA 积极治疗相关病症;月经过多导致的 IDA 应调理月经;寄生虫感染者应驱虫治疗。铁剂补充方面首选口服铁剂,如琥珀酸亚铁、硫酸亚铁、右旋糖酐铁等。进食谷类、乳、茶等会影响铁的吸收,鱼、肉、蛋、维生素 C 可加强铁的吸收。口服铁剂不耐受或吸收障碍者,可改为肌肉注射右旋糖酐铁等。

4 预防保健 为避免发生 IDA,对婴幼儿应添加含铁丰富的食品,如蛋类、肉类、肝、动物血等;纠正青少年偏食;定期检查和治疗寄生虫感染;孕、乳期女性可补充铁剂或多吃含铁丰富的食物;经期女性应防止月经过多;做好肿瘤和其他慢性出血人群的防治。

1.5.1.2 巨幼细胞贫血

叶酸、维生素 B_{12}(Vit B_{12})缺乏或某些药物影响核苷酸代谢而导致细胞 DNA 合成障碍所致的贫血,称巨幼细胞贫血(megaloblastic anemia,MA)。国内叶酸缺乏者多见于山西、陕西、河南等地进食新鲜蔬菜、肉类较少的人群。欧美国家维生素 B_{12} 缺乏或具有内因子抗体者多见。

1 叶酸和维生素 B_{12} 缺乏的原因 叶酸缺乏的原因主要有：① 摄入减少,主要为食物加工不当(如烹饪时间过长或温度过高),其次为偏食,缺少富含叶酸的蔬菜与肉蛋类食物。② 需要量增加,如婴幼儿、青少年、妊娠和哺乳期女性需要量增加而未及时补充;甲状腺功能亢进、慢性感染、肿瘤等消耗性患者叶酸需要量也增加。③ 吸收障碍,如腹泻、小肠炎症、肿瘤、手术或某些药物(如抗癫痫药物、酒精等)影响叶酸吸收。④ 利用障碍,抗肿瘤药物,如甲氨蝶呤、氨苯蝶啶、甲氧苄啶、氨基蝶呤、乙胺嘧啶等均可干扰叶酸利用。⑤ 叶酸排出增加,如血液透析、酗酒可增加叶酸排出。

维生素 B_{12} 缺乏的原因主要有：① 摄入减少,如完全素食者因摄入减少而导致维生素 B_{12} 缺乏。② 吸收障碍,是

维生素 B_{12} 缺乏最常见的原因。可见于内因子缺乏(如恶性贫血、胃切除、胃黏膜萎缩等),胃酸和胃蛋白酶缺乏,胰蛋白酶缺乏,肠道疾病;先天性内因子缺乏或维生素 B_{12} 吸收障碍,药物(对氨基水杨酸、新霉素、二甲双胍、秋水仙素、苯乙双胍等)影响;肠道寄生虫或细菌大量消耗维生素 B_{12} 等。③ 利用障碍,先天性钴胺素传递蛋白 I(TC-I)缺乏引起维生素 B_{12} 输送障碍,麻醉药氧化亚氮可使维生素 B_{12} 氧化而抑制甲硫氨酸合成酶导致巨幼细胞贫血。

2　临床表现与实验室检查　本病起病缓慢,常有面色苍白、乏力、耐力下降、头昏、心悸等贫血症状。重者全血细胞减少,反复感染和出血。少数患者可见轻度黄疸。

消化系统可见口腔黏膜、舌乳头萎缩,舌面呈"牛肉样舌",可伴舌痛。胃肠黏膜萎缩可引起食欲不振、恶心、腹胀、腹泻或便秘。

可出现对称性远端肢体麻木,深感觉障碍如振动感和运动感消失,共济失调或步态不稳,肌张力增加、腱反射亢进。患者味觉、嗅觉降低,视力下降、黑蒙症。重者可有大小便失禁。叶酸缺乏者有易怒、妄想等精神症状,维生素 B_{12} 缺乏者有抑郁、失眠、记忆力减退、瞻望、幻觉、妄想甚至精神错乱、人格变态等。

实验室检查血象呈大细胞性贫血,骨髓象显示增生活跃、骨髓铁染色增多,造血细胞出现巨幼变,血清叶酸、维生素 B_{12} 含量低下。

3　治疗　有原发疾病(如胃肠疾病、自身免疫等)的巨幼细胞贫血,应积极治疗原发病;用药后导致的继发性巨幼细胞贫血应酌情停药。

如属营养缺乏导致,应补充缺乏的营养物质。叶酸缺乏者可口服叶酸(5～10 mg/次,2～3 次/d)用至贫血症状完全消失。如无原发疾病,不需维持治疗。如同时维生素 B_{12} 缺乏,须在口服叶酸的同时注射维生素 B_{12},否则可加重神经症状。维生素 B_{12} 缺乏者,肌肉注射维生素 B_{12}(500 μg/次,2 次/周),无吸收障碍者可口服维生素 B_{12} 片剂(500 μg/次,1 次/日)。如有神经系统表现,治疗维持半年,恶性贫血者治疗维持终身。

4　预防保健　正常人每日需要维生素 B_{12} 1 μg,每日需要从食物中补充叶酸 200 μg,主要来源于新鲜水果、蔬菜和肉蛋类食物,烹饪不当可造成食物中叶酸大量损失。纠正偏食及不良的烹饪习惯有利于预防巨幼细胞性贫血发生。对高危人群可采取适当措施,如婴幼儿及时添加辅食,青少年、妊娠和哺乳期女性多补充新鲜蔬菜、水果,也可小剂量服用叶酸、维生素 B_{12} 预防。应用干扰核酸合成药物者,应同时补充叶酸和维生素 B_{12}。

1.5.2　特发性血小板减少性紫癜

特发性血小板减少性紫癜(idiopathic thrombocytopenic purpura,ITP)是一组免疫介导的血小板过度破坏所致的,以广泛的皮肤黏膜及内脏出血、血小板减少、骨髓巨核细胞发育障碍为特征的出血性疾病。血小板生存时间缩短及血小板特异性糖蛋白自身抗体出现等为本病的特征。病因迄今未明。ITP 发病率约为(5～10)/10 万,65 岁以上的老人发病率有升高趋势。临床上可分为急性型和慢性型两类。男女发病率相似,育龄期女性发病率高于同年龄段男性。

1.5.2.1　临床表现

急性型半数以上发生于儿童,多数患者发病前 1～2 周有上呼吸道感染史,特别是病毒性感染史,起病急骤,部分患者可有畏寒、寒战、发热。皮肤黏膜出血(全身皮肤瘀点、紫癜、瘀斑等)、内脏出血(呕血、黑粪、咯血、尿血、阴道出血等)。颅内出血是本病致死的主要原因。

慢性型起病隐匿,多在常规血液检查时发现。有出血倾向,表现为皮肤黏膜出血如瘀点、紫癜、瘀斑及外伤后止血不易等,鼻出血、牙龈出血等也很常见。内脏出血较少见。如出血量过大可导致贫血发生。

实验室检查血小板数减少、平均体积增大,出血时间延长,血块收缩不良等。骨髓巨细胞可增多或正常。泼尼松诊断性治疗有效。

1.5.2.2　治疗

出血严重者应注意休息,血小板数低于 2 万/ml 者应严格卧床,避免外伤。必要时使用止血药治疗。

糖皮质激素(如泼尼松、地塞米松、甲基泼尼松)为本病首选治疗方法。糖皮质激素治疗无效可采用脾切除治疗。上述治疗无效者可采用免疫抑制剂(如长春新碱、环磷酰胺、环孢菌素等)。

1.5.3　维生素 K 缺乏症

人体内生成的与维生素 K(Vit K)相关的凝血因子主要有 FX、FIX、FVII、凝血酶原及其调节蛋白 PC、PS 等,称维生素 K 依赖性凝血因子。生理条件下,维生素 K 是在肝内合成上述因子过程中关键酶的辅酶。当维生素 K 缺乏时,肝脏只能合成生物活性低或无生物活性的相应蛋白,导致凝血功能障碍。维生素 K 缺乏症是一种获得性、复合性出血性疾病;具有引起维生素K缺乏的基础疾病、出血倾向、维生素K依赖的凝血因子缺乏或减少等特征。

1.5.3.1 病因

食物特别是绿色蔬菜富含维生素K,且肠道正常菌群又能以纤维素为主要原料合成内源性维生素K,一般情况下不会出现缺乏。但以下情况可导致维生素K摄入不足:① 长期进食过少或不能进食;② 维生素K为脂溶性,其吸收有赖于脂质;长期低脂饮食可影响维生素K吸收;③ 胆道疾病者因胆盐缺乏导致维生素K吸收不良;④ 肠瘘、广泛小肠切除、慢性腹泻等导致的营养吸收不良综合征;⑤ 长期使用抗生素(口服),导致肠道正常微生物群失调,内源性维生素K合成减少。

肝脏疾病如重症肝炎、失代偿性肝硬化、晚期肝癌等,肝功能受到损害,加上维生素K摄取、吸收、代谢不良,肝内不能合成正常量的维生素K依赖性凝血因子。

口服双香豆素等维生素K结构类似物可干扰维生素K依赖性凝血因子合成。出生2~7 d的新生儿,可因为体内维生素K的消耗、摄入不足及内生障碍,导致维生素K缺乏而引起出血。

1.5.3.2 临床表现

除了原发疾病的表现、体征外,本病主要表现为出血。皮肤、黏膜出血,如皮肤紫癜、瘀斑、鼻出血、牙龈出血等;内脏出血,如呕血、黑便、血尿及月经过多等;外伤或手术后伤口出血;出生2~3 d的新生儿脐带、消化道出血等。

实验室检查可见PT延长、APTT延长;FⅩ、FⅨ、FⅦ、凝血酶原抗原及活性降低。维生素K诊断性治疗有效。

1.5.3.3 治疗与预防保健

对于与本症相关的基础疾病应积极治疗。多吃富含维生素K的食物,如新鲜蔬菜、水果等绿色食品;避免长期口服抗生素,尤其是广谱抗生素。

出血较轻者可口服补充维生素K,重症者静脉注射维生素K,必要时补充凝血因子。

1.5.4 骨质疏松症

骨质疏松症(osteoporosis,OP)是一种以骨量降低和骨组织微细结构破坏为特征,导致骨脆性增加和易于骨折的代谢性骨病。按病因可分为原发性和继发性两类。继发OP的病因明确,常由内分泌代谢疾病或全身性疾病引起。Ⅰ型原发性OP即绝经后骨质疏松症(postmenopausal osteoporosis,PMOP),Ⅱ型骨质疏松即老年型OP,见于老年人。

1.5.4.1 病因和危险因素

正常成熟骨的代谢主要是以骨重建的形式进行。更年期以后,男性的峰值骨量(PBM)下降慢于女性。因为女性除了更年期以外,还有雌激素缺乏的因素参与。凡使骨吸收增加和/或使骨形成减少的因素都会导致骨丢失和骨质量下降,脆性增加,直至发生骨折(表1.2)。

表1.2 骨质疏松症的分类及发病原因

原发性OP
　　Ⅰ型OP(绝经后或卵巢切除后)
　　Ⅱ型OP(老年性)
　　特发性青少年低骨量和OP
继发性OP
　　内分泌(甲状旁腺功能亢进、性腺功能减退、库欣综合征、甲状腺功能亢进、催乳素瘤和高催乳素血症、1型糖尿病、生长激素缺乏症)
　　血液病(多发性骨髓瘤或巨球蛋白血症、系统性肥大细胞增多症、白血病和淋巴瘤、镰刀状贫血和轻型珠蛋白生成障碍性贫血、Gaucher病、骨质增生异常综合征)
　　结缔组织病
　　成骨不全
　　骨肿瘤(原发性或继发性)
　　坏血病(维生素C缺乏症)
　　药物(糖皮质激素、肝素、抗惊厥药、甲氨蝶呤、环孢素、LHRH激动剂或GnRH拮抗剂、含铝抗酸药、抗癫痫药物、苯妥英钠、苯巴比妥、卡巴马嗪、扑米酮、丙戊酸、拉莫三嗪、氯硝西泮、乙琥胺等)
　　制动
　　肾脏疾病(慢性肾衰竭、肾小管性酸中毒)
　　营养性疾病和胃肠疾病(吸收不良综合征、静脉营养支持、胃切除后、肝胆病、慢性低磷血症)
　　其他(家族性自主神经功能障碍、反射性交感神经营养不良等)

1 骨的吸收因素 性激素缺乏方面,雌激素缺乏使破骨细胞功能增强,骨丢失增加,这是PMOP的主要原因;而雄激素的缺乏在老年性OP发病率中起重要作用。由于高龄和肾功能减退等原因致使肠道钙吸收和1,25(OH)$_2$D$_3$

(活性维生素 D)生成量减少,甲状旁腺素(PTH)代偿性分泌增多,导致骨转换率加速和骨丢失。细胞因子紊乱,骨组织 IL-1、IL-6、TNF 增高,护骨素(OPG)减少,导致破骨细胞功能加强。

2 骨形成因素 青春期是人体骨量增加最快的时期,约 30 岁达到峰值骨量(PBM)。PBM 主要由遗传因素决定,并与种族、骨折家族史、瘦高身材等临床表象以及发育、营养、生活方式等相关联。性成熟障碍导致 PBM 降低,成年后发生 OP 的可能性增加,发病年龄提前。达到 PBM 后,OP 的发生主要取决于骨的丢失量和速度。骨重建功能障碍(成骨细胞功能与活性缺陷)导致骨形成不足和骨丢失,是老年性 OP 的重要原因。此外,高龄、吸烟、制动、体力活动过少、酗酒、长期卧床、长期使用糖皮质激素、光照少、钙和维生素 D 摄入不足等,都是 OP 的危险因素。蛋白质摄入不足、肌肉功能减退是老年性 OP 的重要因素。

1.5.4.2 临床表现

OP 的临床表现主要包括骨痛和肌无力,容易骨折等。

轻型 OP 无症状,仅在 X 射线摄片或作 BMP 测量时才发现(以上两项为确诊 OP 的最重要依据)。

较重的 OP 患者常感腰酸背痛、乏力或全身骨痛。骨痛通常为弥散性,无固定部位,检查时不能发现压痛点。乏力常于劳累或活动后加重,负重能力降低或不能负重。四肢骨折或髋部骨折时全身活动明显受限,局部疼痛加重,有畸形或骨折阳性体征。常因轻微活动、创伤、负重、挤压或摔倒后发生骨折,骨折多发部位为脊柱、髋部和前臂。驼背和胸廓畸形者常伴有胸闷、气短、呼吸困难,甚至发生紫绀等表现。

实验室检查骨形成指标(骨碱性磷酸酶、骨钙素、Ⅰ型胶原羧基前肽等)和骨吸收指标[尿钙/尿肌酐比值、吡啶啉、脱氧吡啶啉、血抗酒石酸酸性磷酸酶(TRAP)等],可判断骨转换情况。

1.5.4.3 治疗与预防保健

按我国的 OP 诊治指南确定需要治疗的病例。强调综合治疗、早期治疗和个体化治疗。运动和补充钙质可有效预防或减缓 OP 的发生。

1 一般治疗与预防保健 改善营养状况,补充足够的蛋白质有助于 OP 和 OP 骨折的治疗(伴有肾衰竭的病例应选用优质蛋白)。多食富含异黄酮类食物对骨量保存有一定作用。

增加含钙食物摄入和补充钙剂(葡萄糖酸钙、柠檬酸钙、碳酸钙、乳酸钙等片剂或液体制剂,800～1 200 mg/d),同时补充维生素 D 400～600 IU/d。非活性维生素 D 主要用于 OP 预防,活性维生素 D 用于 OP 治疗。

加强运动,多从事户外活动与适当的阳光照射,纠正不良的生活习惯与行为偏差,食用高钾、低钠、高钙、高不饱和脂肪酸的饮食,避免使用可致 OP 的药物(如抗癫痫药物、苯妥英钠、苯巴比妥、卡巴马嗪、扑米酮、丙戊酸、拉莫三嗪、氯硝西泮、乙琥胺等),都有助于治疗和预防 OP。

有疼痛者可给予适量的非甾体抗炎药,如阿司匹林、吲哚美辛(消炎痛)、吲哚拉新、塞来昔布等对症治疗。发生骨折时或顽固性骨痛者可酌情应用降钙素。

2 特殊治疗 性激素治疗:PMOP 在医生指导下适量补充雌激素或使用雌性激素受体拮抗剂预防和治疗,男性 OP 患者适量补充雄性激素或应用雄性激素受体拮抗剂(男性)治疗。高转换型 OP 可考虑使用降钙素抑制骨吸收进行治疗。

小剂量 PTH 可促进骨形成,增加骨量。对老年性 OP、PMOP、雌激素缺乏的年轻女性和糖皮质激素所致的 OP 均有治疗作用。可单独应用,或与雌激素、降钙素、性激素受体调节剂、活性维生素 D 联合应用。

如发生骨折,应进行复位、固定、功能锻炼和抗 OP 治疗。

(华　萍)

第2章 体被系统

体被系统(integument system)包括皮肤及附属器和乳腺。

2.1 皮肤

皮肤(skin)是人体最大的器官,由表皮和真皮组成,并借皮下结缔组织与深部组织相连。皮肤内有毛、皮脂腺、汗腺、指(趾)甲等,是由表皮衍生的皮肤附属器。皮肤具有屏障、保护、排泄、吸收、调节体温、感觉和参与免疫反应等功能。

被覆于全身的皮肤结构基本相同,但各部位仍存在一些差异。根据结构上的差异,皮肤可分为薄皮和厚皮两种类型。薄皮是有毛皮,被覆在身体的绝大部分。厚皮为无毛皮,主要分布在手掌、足底及指(趾)的屈侧面;有式样复杂的摩擦脊,并形成摩擦表面,适应于抓握和运动,具有一定的强度;皮内含有大量的汗腺和密集而敏感的感觉神经末梢。由于没有毛的妨碍,神经末梢具有高度的空间分辨能力。

2.1.1 皮肤的结构

2.1.1.1 表皮

表皮(epidermis)主要由角化的复层扁平上皮构成,平均厚度约为0.1mm。组成表皮的细胞有两类,一类是角质形成细胞,是构成表皮的主要细胞;另一类是非角质形成细胞,数量较少,散在分布于角质形成细胞之间。

1 表皮的分层与角化 在厚表皮,角质形成细胞由基底至表层分为5层(图2.1)。

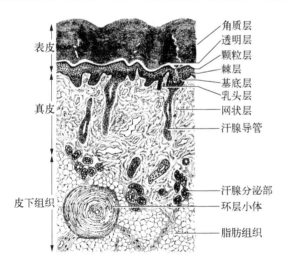 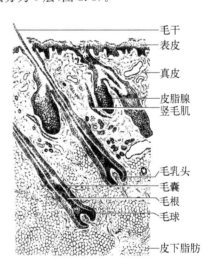

图2.1 皮肤垂直切面结构(厚皮和薄皮)

1) 基底层(stratum basale)在表皮的最下层,由一层矮柱状基底细胞组成,基底细胞附于基膜上。细胞核圆形或卵圆形、染色较浅,细胞质少;细胞质内含有丰富的核糖体和角蛋白丝(又称张力丝);细胞之间由桥粒连接,细胞与基底膜由半桥粒连接。基底层的细胞是一种未分化的幼稚型细胞,具有活跃的分裂能力,新生的细胞不断向浅层推移,逐渐分化成以下各层细胞。

2) 棘层(stratum spinosum)位于基底层上方,由4~10层多边形棘细胞组成。细胞体积较大,表面伸出许多棘状突起;核圆形,位于细胞中央,细胞质多;相邻细胞之间由桥粒连接;细胞质内有丰富的游离核糖体,有成束分布的角蛋白丝和卵圆形的板层颗粒;板层颗粒外面有包膜,内有明暗相间的板层,内容物主要是糖脂和固醇。

3) 颗粒层(stratum granulosum)位于棘层上方,由3~5层较扁的梭形细胞构成。细胞的细胞器与细胞核均已经退化,细胞内出现许多形状不规则、致密均匀、无包膜的强嗜碱性的透明角质颗粒,角蛋白丝深入透明颗粒中。板层颗粒增多,多分布在细胞周边,颗粒内容物以胞吐方式释放到细胞间隙,构成表皮渗透屏障的重要组成部分。

4)透明层(stratum lucidum)位于颗粒层的上面,由2～3层扁平细胞构成。细胞的界线不清、细胞核与细胞器均消失,超微结构与角质层细胞相似。由于在组织染色片下颜色较浅而得名。

5)角质层(stratum corneum)位于最浅表,由多层扁平的角质细胞构成。细胞内充满粗大的角蛋白丝和透明角质颗粒;细胞已完全角化,变得干硬;浅部细胞间桥粒消失,细胞呈片状脱落,形成皮屑。角质层细胞虽然已经死亡,但仍然有重要的屏障保护作用。

在薄表皮,角质细胞只有几层,缺少透明层,颗粒层也不明显。

2　表皮中的非角质形成细胞　表皮中的非角质形成细胞主要包括黑素细胞、朗格汉斯细胞和梅克尔细胞。

黑素细胞(melanocyte)是生成黑色素的细胞,散在分布于基底层细胞之间,其突起深入基底细胞和棘层细胞之间。细胞内有特征性的黑素体。黑素体由高尔基体生成,内含丰富的酪氨酸酶,能将酪氨酸转化为黑色素。黑素体充满黑色素后成为黑素颗粒,移至突起末端,输送到邻近的基底细胞和棘细胞内。黑色素(melanin)有吸收紫外线、保护深层组织免受辐射伤害的作用,也是决定皮肤颜色的重要因素之一。在阳光作用下,黑素细胞产黑色素能力增强,因此阳光照射可使皮肤变黑。

朗格汉斯(Langerhans)细胞散在于棘层细胞之间,能识别、结合侵入皮肤内的外来抗原物质,并把抗原物质提呈给T细胞引起免疫应答。在接触性过敏、抗病毒感染、排斥异体移植组织和对癌细胞监视中发挥重要作用。

梅克尔(Merkel)细胞分布在基底层,基底面与传入神经末梢相接触,可能是一种感受触觉刺激的上皮细胞。

2.1.1.2　真皮

真皮(dermis)在表皮的下方,由致密结缔组织构成;厚度1～2 mm,分为乳头层和网状层,两层之间无明显界线(图2.1)。

乳头层(papillary layer)位于真皮浅层,纤维比较细密,细胞较多。结缔组织向表皮突起形成真皮乳头,扩大了与表皮的连接面,有利于两者牢固结合和表皮从真皮获得营养。有些真皮乳头含有丰富的毛细血管,称血管乳头;含有游离神经末梢和触觉小体的真皮乳头,称神经乳头。

网状层(reticular layer)位于乳头层的深部,较厚,粗大的胶原纤维密集成束,弹性纤维夹杂其间,纵横交错排列呈网状,使皮肤具有很大的韧性和弹性。网状层内有较大的血管和淋巴管、神经、汗腺、皮脂腺、毛囊,可见环层小体。

2.1.1.3　皮下组织

皮下组织(hypodermis)位于真皮下方,由疏松结缔组织和脂肪组织构成。皮下组织将皮肤与深层组织相连接,使皮肤具有一定的移动性,并有缓冲、保温和储存能量等作用(图2.1)。皮下组织的厚度随年龄、性别、部位不同而异。一般而言,女性皮下脂肪比男性更厚,因而女性身体线条较男性更为流畅。

2.1.1.4　皮肤附属器

皮肤附属器有毛、皮脂腺、汗腺、指(趾)甲等。

1　毛　毛(hair)是丝状的角化结构,人体皮肤除手掌、足底等处外,均有毛分布(图2.1)。包括毛干、毛根和毛囊三部分。露出皮肤外的部分是毛干,埋在皮肤内的部分是毛根,毛根外包有毛囊。毛囊分为两层,内层为上皮性鞘,与表皮相连;外层为结缔组织性鞘,由致密结缔组织构成。毛根和毛囊上皮性鞘下端融合为一体,形成膨大的毛球,是毛和毛囊的生长点;其上皮细胞为幼稚型细胞,称为毛囊母细胞。毛囊母细胞不断分裂增生、向上移动,形成毛根和上皮性鞘的细胞。毛球基底部的黑素细胞可以将黑色素传送到上皮细胞中。毛球底部凹陷形成毛乳头,结缔组织随神经和毛细血管深入其内,有营养毛的作用。毛与皮肤表面形成一定的角度,在钝角侧有一束斜行平滑肌(称竖毛肌),起于毛囊中下部,止于真皮浅层,受交感神经支配,其收缩可使毛竖立。

2　皮脂腺　皮脂腺(sebaceous gland)多数位于毛囊与竖毛肌之间,为泡状腺,由一个或几个腺泡与一个导管组成(图2.1)。泡腺的周围有一层较小的幼稚细胞,可不断生成新的腺细胞。新生的腺细胞体积增大,细胞质内小脂滴逐渐聚集增多,并向腺泡中心移动。成熟的腺细胞多位于腺泡中央,细胞核逐渐固缩,细胞体肿胀变大最后解体,连同脂滴一起排出,即为皮脂。皮脂腺导管短,管壁为复层扁平上皮,多数开口于毛囊上段,少数开口于表皮表面。皮脂腺的分泌受性激素的调节,青春期分泌旺盛。如果皮脂腺分泌过多,加上毛囊导管角化、痤疮丙酸杆菌感染等多种因素,可引发痤疮,也称青春痘,是一种最常见的、发生于毛囊皮脂腺的一种慢性炎症性皮肤病,发病率高达45.6%。老年人皮脂腺萎缩,分泌皮脂功能降低,皮肤和毛发逐渐变得干燥和失去光泽。根据皮脂腺分泌皮脂的多少,可将皮肤分为油性、干性和中性,油性皮肤皮脂腺分泌皮脂量偏多,而干性皮肤皮脂腺分泌皮脂偏少。选用化妆品或护肤品时应根据自身皮肤性质选择。

3 汗腺 汗腺(sweat gland)为单曲管状腺,根据分泌方式、排泄物性质和分布部位不同,可分为外泌汗腺和顶泌汗腺两种。

外泌汗腺(eccrine sweat gland)就是通常所指的小汗腺,分布广泛。分泌部位于真皮深部或皮下组织内,盘曲成团,管壁由单层立方体或锥体形细胞构成,腺上皮与基底膜之间有肌上皮细胞;导管由两层立方形细胞围成,在两个真皮乳头之间穿入表皮,螺旋行走,开口于汗孔。外泌汗腺分泌汗液,有湿润表皮、调节体温、排除部分代谢废物等作用,并参与水和电解质平衡调节。

顶泌汗腺(apocrine sweat gland)又称为大汗腺,主要位于腋窝、肛周、乳晕、脐周、会阴部等处真皮或皮下组织中。汗腺分泌部管径粗、管腔大,盘曲成团,由一层扁平或立方形细胞围成,腺上皮与基底膜之间有一层肌上皮细胞;导管直,由两层立方形细胞围成,开口于毛囊上段。其分泌物浓稠呈乳状,经过细菌分解后,常有一种特殊的气味,称狐臭。

4 指(趾)甲 指(趾)甲由甲体及周围和下层的组织构成,有保护指(趾)末节的作用。甲体由多层连接牢固的角质细胞构成;甲体近端埋在皮肤内,称为甲根;甲体下面的复层扁平上皮和真皮称为甲床;甲体周围的皮肤称为甲襞;甲体与甲襞之间称为甲沟。甲根附着处的甲床上皮为甲母质,是甲体的生长处。

2.1.2 皮肤再生与修复

正常生理情况下,表皮细胞和真皮的组织成分不断地进行更新,表现为皮肤细胞增殖、角化和脱落;皮肤附属器周期性生长和真皮组织成分更新等,这些都是皮肤的生理性再生过程。当皮肤受到损伤后,发生的再生和修复称为补偿性再生。补偿性再生的时间和过程因受损的面积和深度不同而异。皮肤损伤后,先出血继之凝血,血液中的单核细胞和中性粒细胞进入创伤部位,中性粒细胞吞噬创伤内的微生物,单核细胞分化成巨噬细胞清除受伤组织,并释放趋化物质,吸引成纤维细胞和内皮细胞进入创伤部位。成纤维细胞产生纤维和基质,形成肉芽组织;肉芽组织中的成纤维细胞可以发育成为肌纤维细胞,其肌样收缩作用可促使伤口收缩,伤口边缘向中央合拢,伤口不断缩小。在皮肤受到创伤后的几小时内,表皮就开始进行修复,位于表皮伤口游离缘的正常基底细胞开始分裂繁殖,迁移到创伤面,并逐渐将创伤面覆盖;新生表皮基底细胞继续增生,分化为表皮的其他各层细胞。

如果创伤面积大、伤口深,则需要进行植皮后,再生的表皮才能完全覆盖创面。

2.1.3 皮肤的衰老与保健

皮肤的主要结构在出生以前就已经基本形成,出生后的 20～30 年内,主要变化是皮肤表面积增大和表皮、真皮厚度增加,包括青春期出现的毛和腺体的各种变化。大约在 30 岁以后,皮肤开始逐渐衰老,到老年时期衰老十分明显。皮肤的衰老分为内源性衰老和日光性衰老。

内源性衰老与年龄有关,多为生理性衰老。表现为皮肤萎缩,出现皱纹、干燥、弹性减弱甚至丧失等。表皮萎缩表现为细胞增殖和更新速率随年龄增长而降低;真皮萎缩表现为胶原蛋白合成降低、弹性组织变性断裂、皮肤血管减少、毛细血管脆性增大。皮肤内感受器减少,皮肤敏感度下降。

日光性衰老与日光慢性照射有关。日光中的紫外线可以导致皮肤生理性衰老加速,使弹性纤维变粗、弹性下降,胶原纤维破坏增多,黑素细胞增多,朗格汉斯细胞数量减少及对肿瘤细胞的监视功能减弱等。如注意防护,日光性衰老在一定程度上可以避免。

2.2 乳腺

乳腺(mamma breast)是皮肤上最大的腺体,在形态发生上,乳腺来自变异的汗腺,是人和哺乳动物特有的结构。男、女乳腺均有性敏感性,性兴奋时乳头竖起、乳晕充血。女性乳腺构成女性的第二性征,使女性保持曲线美与魅力。女性乳腺在妊娠和哺乳期有泌乳活动,称为活动期乳腺,可为新生儿提供营养。无分泌活动的乳腺称为静止期乳腺。男性的乳腺就是静止性器官。

2.2.1 女性乳腺与乳房保健

2.1.1.1 乳腺形态与结构

成年未哺乳女性乳房为规则半球形、圆锥形、不同程度下垂的梨形或瘦而平坦。前面正中有突出于乳房的圆锥形或扁平状乳头;乳头顶端有输乳管开口;乳头基部有盘状、粉红色至深褐色不等的乳晕。乳晕表面隆起,深部有乳晕腺分泌脂状物,润滑乳头及周围皮肤。乳头皮薄、易损伤,哺乳期应注意卫生。乳腺位于上胸部前面浅筋膜内,乳腺结缔组织中有许多纤维束,分别附着于皮肤和胸肌筋膜(称乳房悬韧带),有支持乳房的作用。乳腺被结缔组织分隔成15～20 叶,每个叶又被分隔成若干小叶,每个小叶为一个复管泡状腺。小叶间结缔组织中有大量的脂肪细胞;腺泡上皮为单层立方或柱状细胞,外有肌上皮细胞。乳腺导管包括小叶内导管(单层立方或单层柱状上皮)、小叶间导管(复层柱状上皮)和总导管(复层扁平上皮)。总导管又称输乳管,开口于乳头(图2.2)。

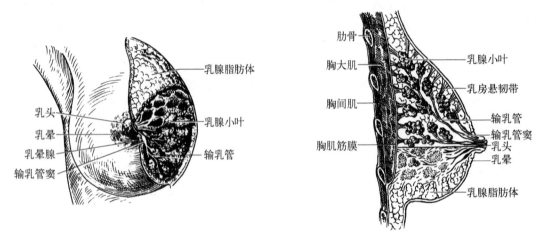

图 2.2 女性乳房结构

性成熟未孕女性的乳腺处于静止状态,腺体和导管均不发达,腺泡少而小,脂肪组织和结缔组织丰富;因此乳房紧张而富有弹性。当女性受孕后进入妊娠期,在雌激素和孕激素的作用下,乳腺腺泡和导管迅速增生,腺泡增大,脂肪组织和结缔组织减少。在妊娠后期,腺泡开始分泌,分泌物中含有脂滴、乳蛋白、乳糖和抗体等,称为初乳。初乳中含有吞噬有脂滴的巨噬细胞,称为初乳小体。授乳期乳腺中的结缔组织减少,腺体更加发达,腺泡腔增大,腺泡处于不同的分泌时期。断乳后乳腺分泌停止,腺组织逐渐萎缩,乳腺又转入静止期。经过以上变化,孕后及哺乳后女性乳房弹性和紧张性略有下降。在月经周期的不同阶段,随体内孕激素水平的变化,乳腺呈周期性变化。

2.2.1.2 乳房保健

青春期女性在乳房发育后不宜束胸,应适时穿戴尺寸适合乳房大小的乳罩,既不要过松,也不能过紧。大小合适的乳罩既可保护乳房免受损伤或下垂,又可预防乳头内陷。乳房发育过程大致可分为 5 期:Ⅰ期仅有乳头凸出;Ⅱ期乳腺开始萌出,乳房和乳头轻度隆起并伴乳晕增大,乳房和乳晕呈单个小丘状隆起;Ⅲ期乳房、乳晕进一步增大,二者仍在同一丘状水平面上,乳晕色素加深;Ⅳ期乳房进一步增大,乳头和乳晕也增大并突出于乳房平面上,形成第二个小丘;Ⅴ期乳房发育完全并呈平滑圆丘状,乳晕与乳房又同在一个丘状平面上。一般认为,在乳房发育到Ⅳ～Ⅴ期的时候佩戴乳罩;也有人认为从乳房上底经乳头至乳房下底的弧形长度达 12～13 cm 时为适宜的佩戴时间;过早或过迟佩戴乳罩均不利于乳房发育。乳罩尺寸包含两个内容:乳罩尺寸和罩杯尺寸。乳罩尺寸是指乳房下底缘处的胸围(称为下胸围),罩杯尺寸指乳房最突出部位的胸围(又称为上胸围)与下胸围之差。按罩杯尺寸乳罩可分为不同的型号:AA 为7.5 cm,A 为 10 cm,B 为 12.5 cm,C 为 15 cm,D 为 17.5 cm,E 为 20 cm,F 为 22 cm,25 cm 以上为 G。乳罩尺码表示为:乳罩尺寸＋罩杯尺寸。

睡眠时应将乳罩解下,以免影响乳房血液循环和呼吸。淋浴时,不适将水柱自上而下垂直冲洗乳房。

资料显示,大约 80% 乳房包块是女性自己发现的。掌握乳房自我检查的方法,定期进行乳房检查,能帮助女性进行有效的乳房保健和及时发现异常情况,使乳房疾病能得到有效的预防和治疗。

乳房自我检查包括乳房观察和乳房触摸两个方面。

乳房观察:① 外形观察:双侧乳房的大小、位置和外形一般是对称的。肿瘤侵犯乳房悬韧带,使之收缩而产生相应的皮肤点状凹陷(酒窝征)。观察皮肤凹陷时取坐位,双臂交叉于颈后或前俯上半身或抬高整个乳房时更为明显。② 乳头:正常乳房的乳头双侧对称,其方向指向前方并略向外下。非哺乳期乳头糜烂脱屑,乳晕周围湿疹,可能是湿疹样癌(Paget 病)。③ 乳房皮肤:是否红、肿、热、痛。广泛发红、充血水肿,应警惕炎性乳腺癌。癌细胞侵入乳房浅表淋巴管引起癌性栓塞,可导致淋巴水肿而使乳房皮肤呈现"橘皮样"改变。

乳房触摸:主要检查乳房内有无肿块、淋巴是否肿大。乳房自我检查应在每次月经干净后进行,每月 1 次。可在洗澡或睡觉时进行检查。具体方法如下：取站立体位或仰卧体位。取站立体位进行检查时，将被检查侧的手臂先向外侧伸展，再向上举过头，最后放在髋部，同时将胸肌拉紧；取仰卧体位进行检查时，被检查手臂枕在头的下面。与此同时用对侧的手进行乳房触诊，乳房触诊的手法是用中间三指指腹部适当用力循序按压乳房，忌用手指抓捏乳房。可按图2.3 所示的方式进行全面自检。乳房肿块：应注意其大小、位置、数目、质地、有否压痛、外形是否整齐、边缘是否清楚、表面是否光滑、与周围组织如皮肤、胸大肌等是否粘连等情况。

表 2.1　几种常见乳房肿块的鉴别

	纤维腺瘤	小叶增生病	乳腺癌	肉　瘤	结　核
年龄	20～25	25～40	40～60	中年妇女	20～40
病程	缓慢	缓慢	快	快	缓慢
疼痛	无	周期性疼痛	无	无	较明显
肿块数目	常为单个	多数成串	常为单个	单个	不定
肿块边界	清楚	不清	不清	清楚	不清
移动度	不受限	不受限	受限	不受限	受限
转移病灶	无	无	多见于局部	转移	无
脓肿形成	无	无	无	无	冷脓肿

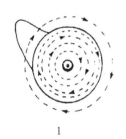 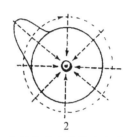 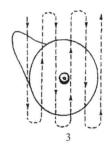

图 2.3　女性乳房自我检查方法示意图
1　同心圆手法　2　辐射式手法　3　垂直条幅式手法

女性在进行乳房自我检查时，如发现以下三种情况之一者均应及时就医，以便得到及时诊治：① 乳房肿块持续时间超过一个月；② 乳头有液体排泌；③ 乳房有感染症状如红肿、疼痛者。

腋窝淋巴结触摸检查：以右手扪查左腋，左手扪查右腋，检查是否存在淋巴结肿大。

2.2.2　男性乳腺

男性乳腺终身保持不发育状态，有一些小导管和少量结缔组织、脂肪组织构成。青春期乳腺可能会产生一时性轻度增生；乳晕发育良好，但面积较小，乳头相对较小。青春后期，如乳腺腺体和间质发生共同增生，可引起乳腺单侧或双侧肥大（男性乳腺发育），在乳晕下可查见结节性增大，大者可像青春期女性乳腺，通常在 2～3 年内消退。男性乳腺发育在肥胖儿童中较为多见，多数是由于雌激素和雄激素平衡失调所致。如超过 3 年乳腺发育仍未自行消退，应就医检查。

男性乳腺癌的发生率约占所有乳腺恶性肿瘤的 1% 左右。

2.3　体被系统常见疾病与防治

2.3.1　常见皮肤疾病

2.3.1.1　皮肤炎症

1　过敏性皮炎　过敏性皮炎是由过敏原引起的以皮肤瘙痒、皮疹、丘疹等症状为特点的皮肤速发型超敏反应性炎症。过敏体质与过敏原存在是本症发生的主要因素。常见的过敏原有很多种，如花粉、动物皮毛、鱼虾、化纤、染料、油漆、某些药物、昆虫等。易感个体接触以上过敏原后，机体就会产生针对过敏原的特异性过敏抗体（IgE），这些抗体结合到皮肤、黏膜中的嗜碱性粒细胞和肥大细胞的质膜上，使这些过敏细胞活化，于是机体就处于致敏状态。当致敏机体再次接触到相同的过敏原时,抗原与活化的过敏细胞膜上的 IgE 结合,使细胞释放多种过敏/炎性介质,如组胺、白三烯(C4、D4)、激肽、前列腺素(PGD、TXA)等,引起毛细血管扩张、血管通透性增加、平滑肌收缩和腺体分泌增多等炎症效应。

本病起病快,临床主要症状为皮肤瘙痒、红肿、湿疹、斑块等。通常离开过敏原后 2～3 d,症状自然消失。

本病治疗首先是患者远离过敏原,必要时选用抗过敏药物口服或局部涂敷治疗。可选用苯海拉明(可他敏)、氯苯那敏(扑尔敏)、非尼那敏、曲吡那敏(扑敏宁)、美吡那敏、特菲那定、阿斯咪唑(息斯敏)、西替利嗪(仙特敏)、氯雷他定(克敏能)等药物口服,或注射葡萄糖酸钙、色甘酸二钠,或局部涂敷培氯米松、倍他米松、氢化可的松软膏等,均有良好的疗效。

2　湿疹　湿疹是一种由多种因素引起的表皮及真皮浅层的炎症性皮肤常见疾病,其特点为自觉剧烈瘙痒,皮损多形性,对称分布,有渗出倾向;慢性病程,易反复发作。湿疹可发生于任何部位,但常见于面部、耳后、四肢屈侧、乳房、手、阴囊等处,对称分布。根据皮损特点可分为急性、亚急性和慢性湿疹,但三者并无明显界限,可以相互转变。

(1) 临床表现

急性湿疹:患者自觉剧烈瘙痒,皮损多形性、红斑、丘疹、丘疱疹或水疱密集成片,易渗出,界线不清,周围散在小丘疹、丘疱疹,常伴糜烂、结痂。如继发感染,可出现脓包或脓痂。处理适当则炎症减轻,皮损可在 2～3 周后消退,但常反复发作,并可转为亚急性或慢性湿疹。

亚急性湿疹:急性湿疹炎症减轻后,仍有剧烈瘙痒,皮损以丘疹、结痂和鳞屑为主,可见少量丘疱疹,轻度糜烂。治疗恰当数周内可痊愈,处理不当,则可急性发作或转为慢性湿疹。

慢性湿疹:常因急性、亚急性湿疹反复发作不愈而转为慢性湿疹;亦可开始不明显,因经常搔抓、摩擦或其他刺激,以致发病开始时即为慢性湿疹。临床表现为患处皮肤浸润肥厚,表面粗糙,呈暗红色或伴色素沉着,皮损多为局限性斑块;常见于手足、小腿、肘窝、乳房、外阴、肛门等处,边缘清楚。病程慢性,可长达数月或数年,也可因刺激而急性发作。

(2) 治疗

治疗湿疹比较复杂。首先要寻找引起湿疹的原因,去除致病因素。患者饮食宜清淡,勿食辛辣刺激性食物;忌烟、酒;不要搔抓和用热水及肥皂烫洗患处等。

局部治疗:急性湿疹无渗液者可选用炉甘石洗剂、复方蛇床子洗剂清洗局部皮肤。有渗液者可选用 3% 硼酸溶液或 20%～40% 氧化锌油外搽。亚急性湿疹可选用黑豆馏油及糠馏油糊剂或皮质类固醇乳剂等局部外搽。慢性湿疹可用复方地塞米松亚砜液或氢化可的松亚砜液、复方氢化可的松涂剂等局部治疗。

全身用药:如皮疹广泛,应用口服或注射抗过敏药物(见上)治疗,同时加服维生素 C。也在抗过敏治疗基础上,应用 0.25% 普鲁卡因 10～20 ml＋维生素 C 500～1 000 mg 静脉注射,qd,8～10 d 为 1 疗程。

如以上疗法无效或效果不佳,可加用氢化可的松 100～200 mg/d,静脉滴注,或强的松口服(10～20 mg/次,2～3 次/d)等。

3　脂溢性皮炎　脂溢性皮炎是机体内皮脂腺分泌功能亢进,皮脂过多地排出而堆积在皮肤上,使堆积处皮肤发生的慢性炎症性病变。多发生于皮脂腺分布较丰富部位,常自头部开始向下蔓延。典型皮肤损害为暗黄红丘疹或斑片,边缘清楚,表面被覆油腻性鳞屑或痂皮,伴有不同程度的瘙痒。

(1) 原因与发病机制:脂溢性皮炎是一种多因素疾病,其病因和发病机制尚未完全阐明。细菌感染、皮脂腺分泌亢进等在其发生与发展过程中起了不同程度的作用。由于皮脂分泌过多,皮肤上的非致病性菌将皮脂分解产生游离脂肪酸,引起炎症;但并未证实皮脂的组成有异常。健康皮肤表面的 pH 为 5.2～5.5,不利于细菌生长。由于皮脂分泌增多和皮肤表面化学成分的改变,皮肤抑菌作用降低,使存在于皮肤表面的正常菌群如葡萄球菌、马拉色糠疹菌、圆形糠秕孢子菌及链球菌等条件致病菌大量繁殖,侵犯皮肤而致病;这些微生物大量增殖还能通过替代途径激活补体,释放出多种炎性介质而引起皮肤炎症。

不良的饮食习惯,如饮酒、过食辛辣油腻的食物等,消化不良、内分泌功能失调、代谢障碍、遗传因素、精神因素、维生素 B 缺乏以及物理、化学刺激,特别是经常搔抓或用碱性洗涤用品等均可加重或引发脂溢性皮炎。

(2) 临床表现:脂溢性皮炎好发于成年人或新生儿,通常病程慢性,易反复发生,头部常引起脂溢性脱发。自觉症状为不同程度的瘙痒。皮疹好发于头皮、眉部、眼睑、鼻及两旁、耳后、颈、前胸等皮脂腺分布较丰富部位;皮损特点为表面被覆油腻性鳞屑或痂皮,边缘清楚的暗黄红色斑、斑片或斑丘疹。

(3) 治疗:脂溢性皮炎的治疗目前尚未有特效措施,治疗主要在于保持皮肤清洁,限制脂肪摄入和酌情用药物治疗。日常生活当中应特别注意以下防治措施:① 限制高脂肪性食物和甜食,如肥肉、奶油蛋糕、巧克力等,多食蔬菜和水果;②每晚用温水涂少量硫磺香皂或硼酸皂洗脸,以清除面部油腻,清洁皮肤;③保持良好的精神状态和乐观的情绪,并积极治疗原发疾病。

可口服维生素 B₂、维生素 B₆或复合维生素 B 等。皮肤瘙痒剧烈时,可酌情给予镇静止痒剂等。炎症显著或炎症范围较大时,可短期给予类固醇皮质激素抗炎及抗生素抗感染治疗。

2.3.1.2　皮肤感染

生理情况下,表皮细胞和真皮的组织成分不断地进行更新,皮肤细胞增殖、角化和脱落,皮肤附属器周期性生长和真皮组织成分更新等皮肤的生理性再生过程,皮肤腺体分泌物物质抑菌作用以及皮肤表面的正常微生物群的生物拮抗作用可有效保护皮肤。然而,各种皮肤感染仍然时常发生,影响人们的生活、学习与工作。

1　皮肤浅部真菌感染　常见的皮肤浅部真菌感染包括体癣、头癣、手癣、足癣、灰指甲等。

体癣是发生于面、颈、躯干和四肢等部位的皮肤浅表真菌感染。在我国,引起皮癣的病原体主要是红色毛癣菌,其次为毛癣菌属、小孢子菌属和表皮癣菌属等致病性真菌。患者自觉症状为不同程度的瘙痒,由于搔抓,局部皮肤呈苔藓样变化。

足癣是发生于足部皮肤的浅表真菌感染性疾病。由于脚底皮肤角质层厚,致病性真菌嗜好角质层,同时由于脚部潮湿,有利于真菌生长,而导致发病。临床症状特点是脚痒,常因抓搔破溃,流液。患者应选穿透气良好的鞋,不与他人共用鞋、袜、巾、盆等,以免传染他人。

灰指甲是浅表真菌感染指甲,造成指甲颜色灰黑以及增生和剥脱性损害。

皮肤真菌感染的一般治疗措施是使用抗真菌软膏剂局部涂敷抗感染治疗。常用的局部抗真菌感染药物有酮康唑、克霉唑、米糠唑、益康唑、氟康唑、伊曲康唑、两性霉素、灰黄霉素等霜剂,每日局部外用1~2次。并在感染症状或皮肤损害消退后还需继续用药1~2周以防复发。必要时选用角质剥脱剂配合外用。

对于顽固泛发或有免疫功能缺陷的病例,可选用全身系统抗真菌药治疗。如口服伊曲康唑 100 mg 1 次/d,15 d;或 100 mg 2 次/d,7 d;或特比萘芬 250 mg 1 次/d,1~2 周;或氟康唑 50 mg 1 次/d,2~3 周,或 150 mg 1 次/周,2~3 周等。

2　疥疮　疥疮是一种常见的由疥虫(疥螨)感染产生的皮肤病,特别是在卫生条件较差的地区发病率非常高,并具有很强的传染性。疥疮的主要症状与体征是皮肤剧烈瘙痒,皮疹多于皮肤皱褶处,特别是阴部。

(1)传播途径与病理:疥疮是通过密切接触传播的疾病,传染性很强,在家人或集体宿舍中往往迅速相互传染。疥虫离开人体能生活 2~3 d,因此,疥螨可由人与人直接接触如同卧、握手等传染,使用患者用过的衣服、被褥、鞋袜、帽子、枕巾也可间接传染。性生活无疑是传染的一个重要的途径,尤其在性乱者中,本病传播迅速,故本病已经被世界卫生组织列入性传播性疾病之中。

疥虫感染人体皮肤后,通过在皮肤啮食(挖掘隧道的机械伤害及其分泌毒汁的刺激)和交配产卵的方式寄生在皮肤的皱褶部位,如手指缝、肘窝、腋窝、腰部和生殖器及股内侧等处,最常见的部位是手指指缝。常可见疥虫在患者表皮内挖掘出数条线状"隧道",其盲端即有疥虫存在。疥虫感染所造成的皮肤损害多为针头大小的丘疱疹和粟粒大小的水疱。由于瘙痒搔抓,可产生抓痕、血痂、色素沉着等继发性损害。

(2)临床症状与体征:疥疮患者主要症状是自觉剧痒,夜间尤甚,常常夜间阵发性剧烈瘙痒。皮疹好发于皮肤薄嫩处,尤其在手指缝、腕屈侧、小腹部、乳房、腋窝、下腹部、腹股沟、阴部等。皮损特点主要为粟米大小的丘疹或丘疱疹;手指缝可见疥虫掘的"隧道",长 2~4 mm,呈灰褐色不规则曲线,此为疥虫钻行的痕迹。在阴囊、阴茎、阴唇、腹股沟等处可见黄豆大小的淡红色结节(疥疮结节),这种结节往往经久不消,常伴有剧烈瘙痒。

(3)治疗:疥疮的治疗并不复杂,主要以外治为主。

外用药常用的有硫磺软膏、1%γ-666 霜剂、疥灵霜、疥得治、25%苯甲酸苄酯乳剂、30%硫代硫酸钠溶液、优力肤软膏、甲硝唑软膏等。每晚全身擦药 1 次,连用 7~10 d,一般可以治愈。

有的患者治疗效果不尽如人意,主是由于用药不规律,治疗周期短等所致。对疥疮的治疗特别要注意被褥、内衣的消毒。如家庭共患本病,要同时治疗。

2.3.1.3　痤疮(青春痘)

痤疮(acne)是一种最常见的、发生于毛囊皮脂腺的慢性炎症性皮肤病,常发生于富含皮脂腺的部位,在颜面、前胸、后背出现粉刺、丘疹、脓疱、囊肿、结节及瘢痕等。痤疮是一种常见的损容性皮肤病,发病率高达 45.6%,特别是重型痤疮严重影响了人们的容貌和身心健康,近年来引起了皮肤科医师高度的重视。

1　痤疮的病因和发病机制　痤疮的发生受到多因素作用。雄激素过度分泌、皮脂腺毛囊导管的角化过度、皮脂腺皮脂分泌旺盛、痤疮丙酸杆菌感染、炎症反应、遗传因素及环境因素在痤疮的发病过程中起了不同程度作用。其中雄激素及皮脂腺皮脂分泌旺盛、毛囊导管角化过度、痤疮丙酸杆菌感染以及炎症反应在痤疮发病中所起的作用已得到学术界公认。雄激素可促使表皮角质形成、增加皮脂腺功能的活跃程度。皮脂腺受雄性激素刺激后发生增生反应，合成、分泌的皮脂增快、增多、且浓稠；同时，毛囊皮脂腺导管角化过度，使排泄皮脂的通道变窄，皮脂增多但排泄不畅，蓄积在毛囊皮脂腺系统内；再加上痤疮杆菌和其他细菌的侵袭、繁殖，形成以雄激素使皮脂增生-排脂受阻-细菌感染为轴心的痤疮发病机制。

不良的饮食习惯(如高脂肪饮食、糖类摄取过多、经常饮用可可类饮料及香辣刺激食物)，化学因素(如矿物油、碘、氯、溴等)，环境因素(如日晒、污染等)，经常性的情绪紧张，化妆品使用不当，以及应用某些药物(如雄激素、避孕药、皮质类固醇、异烟肼等)均可诱发痤疮或使痤疮加重。遗传(heredity)因素及环境因素在痤疮的发病过程中作用机制目前尚不清楚。国内研究结果证实，痤疮是一种多基因遗传病，首次发现 CPY17 基因、CPY11 基因与云南男性重型痤疮发病相关。

2 临床表现 痤疮多发于 15～30 岁的青年男女。好发于皮脂溢出区，面部(以额、面颊为主)、胸部、背部及肩部，多对称分布。原发皮损为粉刺(comedones)，皮肤出现黑头粉刺或/和白头粉刺，可逐渐发展为丘疹(papule)、脓疱(pustule)、结节(nodule)、囊肿(cysts)及瘢痕(scars)；通常可见数种皮肤病损并行存在，散在分布。病程呈慢性、反复发作，常伴有轻微痒痛。

根据皮肤损害程度不同，可将痤疮分成四级：Ⅰ级，黑头粉刺，散发至多发，炎性皮疹散发；Ⅱ级，Ⅰ级＋浅在性脓疱，炎性皮疹数目多，限于面部；Ⅲ级，Ⅱ级＋深在性炎性皮疹，可发生于面及胸背部；Ⅳ级，Ⅲ级＋囊肿，易形成瘢痕，发生于上半身。

临床上痤疮诊断应与酒渣鼻、颜面播散性粟粒狼疮进行鉴别，以免误诊。

酒渣鼻(rosacea)多见于中年以上，好发部位为鼻部、面颊部，皮损特点是弥漫潮红、毛细血管扩张、丘疹、脓疱、鼻赘等。

颜面播散性粟粒狼疮(lupus miliaris disseminatus faciei)多发于成人，无性别差异；好发于眼睑周围；皮损特点是面部对称性孤立的红色半球形丘疹，玻片压诊呈果酱色，痊愈后留萎缩性瘢痕。

3 治疗与预防 根据发病机制，以抗皮脂、抗菌、减轻毛囊口角化为治疗原则，进行综合治疗。

患者应少食辛辣刺激食物、避免高脂饮食及少吃、不吃含糖高的食物；多吃新鲜蔬菜与水果。不用手挤压皮损；调解精神情绪，避免过度熬夜，保持乐观的精神状态。避免过度日晒。每天进行适当的面部护理，如洗脸水温控制在36℃左右，用含有保护皮脂膜的凝胶洗脸，合理选择化妆品，不要用油性膏状的护肤品等。

轻度痤疮根据情况选其中一种或多种药物联合应用进行局部治疗，可减少系统用药的副作用。一般来说，联合治疗优于单一药物治疗。消炎杀菌可选用 2.5%～5% 过氧苯甲酰乳膏、或复方硫磺洗剂、或 1% 氯霉素酊、或 1% 红霉素酊等；改善毛囊皮脂腺口角化可选用如 0.05%～0.1% 维甲酸乳膏等涂于患部等。根据皮肤专科医生的建议，同时使用修复皮脂膜的药物和医学护肤品。

内服疗法包括抗雄激素治疗、纠正毛囊皮脂腺口角化、抑制痤疮棒状杆菌感染等方面，疗程一般要达 3 个月左右。抗雄激素治疗可减少皮脂腺分泌，女性患者可试用雌激素类药物(如己烯雌酚或达英-35)，或安体舒通(有抗雄激素的作用，能选择性地破坏睾丸及肾上腺的微粒体细胞色素 P450，使雄激素酶活性下降)。纠正毛囊皮脂腺口角化可选用维甲酸类药物(如异维 A 酸、维胺脂胶囊等)。抑制痤疮棒状杆菌感染多选用四环素类抗生素(如四环素、米诺环素等小剂量长程疗法)。

严重的以结节和囊肿损害为主的痤疮，小剂量应用强的松，有抗炎症及抑制雄激素的作用，并可抑制皮脂分泌和纠正毛囊不正常的角化；与抗生素合用，可提高疗效。

氨苯枫(DDS)对痤疮丙酸杆菌有杀菌作用，及非特异性抗炎作用，对重型痤疮有很好的疗效。

锌制剂、维生素 B_6、维生素 A、维生素 E 等具有减轻毛囊角化过度和调节皮脂腺功能。

美容治疗也是一个可供选择的治疗方法。如冷喷治疗可使面部血管收缩，促进炎症吸收；粉刺挤压术能彻底有效清除粉刺；面膜倒膜可促进面部血循环，增加其新陈代谢。

可用含有丹参酮(有抗雄激素作用)成分的中药，如三七丹参片等。

UVB 照射可减少痤疮炎症。

激光疗法。蓝光和强光治疗，可针对痤疮棒状杆菌及皮脂腺发挥作用，减轻炎症。

萎缩性瘢痕(atrophic scar)可于痤疮得到控制后行皮肤磨削术。增生性瘢痕(hyperplastic scar)可用类固醇皮质激素局部注射等。

2.3.2 乳腺常见疾病

2.3.2.1 急性乳腺炎

急性乳腺炎(acute mastitis)是由于乳腺内乳汁淤积,以金黄色葡萄球菌为主的致病菌侵入腺体,而导致的感染性炎症。多见于初产妇,通常在产后 3～4 周发生。

1 临床表现 感染初期,乳房肿胀剧痛,有压痛性硬块,表面红热;可伴发热等全身症状。触诊可见患侧腋窝淋巴结肿大、压痛。血象检查血白细胞总数明显增高。

如感染未及时治疗,肿块软化可形成乳腺脓肿。包括表浅脓肿、乳晕下脓肿、深部脓肿和乳房后脓肿等。位于表浅部位的脓肿可触及波动感,深部脓肿则需穿刺检查才能确定。如并发全身性感染,可见全身感染症状。

2 治疗 未形成脓肿期:应患乳暂停哺乳,并促使乳汁排出。进行局部理疗、热敷,以促进乳腺局部血液循环。如水肿明显,可用 25％硫酸镁湿热敷。感染和疼痛严重者,可应用青霉素、普鲁卡因＋生理盐水局部封闭治疗。如并发全身抗感染,全身应用青霉素类抗生素(如苄青霉素、青霉素 G 等)或第 1 代头孢菌素(如头孢唑啉、头孢噻吩、头孢拉定、头孢氨苄等)治疗。也可用蒲公英、野菊花等清热解毒中草药治疗。

脓肿形成期:应进行切开引流,排出积脓。炎症明显但未见波动,不应消极等待,应及时穿刺检查。

乳汁是细菌的良好培养基,停止哺乳会导致乳汁淤积而加重感染。因此,感染严重或脓肿引流后应考虑终止乳汁分泌。终止乳汁分泌的常用方法有:① 炒麦芽:60 g,煎服,qd,2～3 d;② 己烯雌酚:1～2 mg,tid,2～3 d;③ 苯甲酸雌二醇:2 mg 肌注,qd,2～3 d。

3 预防 妊娠后期(尤其是初产妇),孕妇应经常用温肥皂水(选用中性肥皂)洗净两侧乳头;如乳头内陷,可挤捏、提拉矫正(个别需手术矫正)。

哺乳期间,应注意定时哺乳,避免让婴儿含乳头睡觉;每次哺乳应将乳汁吸空,如有淤积,可用吸乳器或按摩排空乳汁;哺乳后及时清洗乳头;及时治疗乳头破损或破裂;注意婴儿口腔卫生,预防和治疗婴儿口腔炎症。

2.3.2.2 乳腺小叶增生症

乳腺小叶增生症是一种生理增生与复旧不全造成的乳腺正常结构的紊乱。病理形态多样,命名不统一。西方学者多称"纤维囊性乳腺病",世界卫生组织统称"良性乳腺结构不良"。我国囊性改变少见,以腺体增生为主,故多称"乳腺增生症"或"乳腺小叶增生症"。是女性常见的一种乳腺疾病,多见于 25～45 岁的育龄女性。

1 病因与病理 本症的发病原因与内分泌失调(黄体素分泌减少,雌激素相对增多)及精神因素有关。病理改变特征为:① 腺管周围的乳腺间质良性增生并形成囊肿;② 腺管内上皮乳头样增生,伴乳管囊性扩张;③ 乳腺小叶实质增生。

2 临床表现 本症突出表现为乳房胀痛和乳房内肿块。乳房胀痛具有周期性特点,随月经周期疼痛程度有所变化。乳房肿块特点是月经前期肿块增大,质地较硬;月经后肿块缩小,质韧。肿块与周围组织界限不清,呈条索状,有明显触痛;与皮肤和深部组织无粘连,可推动;腋窝淋巴结不肿大。有时可见乳头溢液,溢液呈黄绿色、棕色或血性,偶为浆液性。

3 治疗 治疗主要是缓解疼痛,对症治疗。患者应穿戴胸罩托起乳房;选用中药小金丹、逍遥散、复方当归精等或 5％碘化钾治疗。如症状严重,影响正常工作和生活,可考虑应用雄激素软化结节。具体用法是月经前 1 周口服甲基睾丸素(5 mg,tid);或肌注丙酸睾丸酮(25 mg qd,3～4 d)。

2.3.2.3 乳腺肿瘤

1 乳房纤维腺瘤 多见于 20～25 岁女性,发病率仅次于乳腺小叶增生症和乳腺癌。发病原因是雌激素过度刺激。

临床特点:多单发于外上象限。无痛孤立肿块,多无意中发现;肿块呈圆形或椭圆形,直径 1～5 cm,月经周期无影响。肿块表面光滑、边界清楚、质地坚韧,与皮肤和周围组织无粘连,易被推动,腋窝淋巴结不肿大。

有恶变可能,手术连同包膜完整切除;送检。

2 乳管内乳头状瘤 好发于 40～50 岁女性,多发生在输乳管近乳头膨大部分。瘤体甚小,带蒂并有绒毛,血管丰富且壁薄、质脆,极易出血。属良性肿瘤。临床特点为乳头血性溢液,不易扪及肿块;患乳一般无疼痛。发现内衣血迹而就医。

6％～8％恶变,应早期手术。

3 乳腺癌 乳腺癌(breast cancer)是女性常见的恶性肿瘤,全世界每年 120 万人患乳腺癌,50 万死于乳腺癌。北美、北欧为本病的高发区,我国上海发病率最高。发病年龄 40～60 岁之间,以 45～49 岁、60～64 岁最多见。

本病具有家族倾向,有家族史者发病概率为正常人群的 3～8 倍;5%～10% 乳腺癌与 BRAC-1、BRAC-2 基因突变有关。月经初潮<13 岁、绝经>55 岁,未婚、未育或未哺乳者,第 1 胎生育年龄>35 岁和>40 岁未孕者,发病率较高。肥胖与高脂饮食、电离辐射、药物、乳腺良性疾病等与乳腺癌发生有一定关系。哺乳时间长短和发病率呈负相关,产次和发病率呈负相关。

分化程度低的乳腺癌(如硬癌、髓样癌、炎性乳腺癌、黏液癌等),恶性程度高。分化程度高的乳腺癌(如腺癌、导管癌、乳头状腺癌、湿疹样癌),恶性程度低。

转移途径主要有淋巴转移、直接浸润转移和血液转移。三种途径中以淋巴途径转移最常见,其中腋窝淋巴结转移 60%,胸骨旁淋巴结转移 30%～35%。有腋窝淋巴结转移者,原发灶大多(80%)在乳房的外侧象限;胸骨旁淋巴结转移者,原发灶大多(70%)在乳房内侧象限。血液转移最常见的远处转移为肺、骨、肝。在骨转移中,依次为椎骨、骨盆和股骨。好发血行转移是乳腺癌突出的生物学特征,也是治疗失败的主要原因。

(1) 临床表现:乳腺癌早期表现为无痛单发小肿块;肿块位于外上象限最多见;肿块质地较硬,表面不光滑,边界不清楚,活动度差。多在无意中(如洗澡、更衣时)发现。乳房外形改变有以下特点:① 肿瘤侵及乳房悬韧带,使其收缩而失去弹性,牵拉皮肤导致"酒窝征";② 肿瘤侵及使乳管收缩,乳头偏移或回缩,乳头被牵向癌肿方向;③ 肿瘤细胞堵塞皮肤和皮下淋巴管,致使皮肤水肿,毛囊处出现点状凹陷,形似橘皮样(橘皮样征);④ 肿块局部突起。

晚期局部表现:① 癌肿固定,癌肿向深层侵犯胸筋膜、胸肌,致使肿块固定于胸壁;② 卫星结节,癌细胞浸润表面大片皮肤,表现为局部多数坚硬的结节,"铠甲胸"限制呼吸;③ 肿瘤生长突破皮肤,形成坏死溃疡,外形凹陷似弹坑或外翻似菜花状,易出血感染,有恶臭;④ 腋窝淋巴结肿大,初为散在性、无痛、质硬、数目少、可推动,以后数目增多粘连成团,粘连而固定。

晚期患侧上肢淋巴水肿,锁骨上淋巴结肿大、变硬。可出现对侧腋窝淋巴结转移。

肺转移出现胸痛、气促、胸水等症状与体征;椎骨转移出现剧痛甚至截瘫;肝转移出现黄疸、肝肿大等症状与体征。

乳腺癌的临床分期如下:

Ⅰ期:肿块<3 cm,与皮肤无粘连。无腋窝淋巴结转移。

Ⅱ期:肿块<5 cm,尚能推动,与皮肤有粘连,同侧腋窝有数个散在而能推动的淋巴结。

Ⅲ期:肿块>5 cm,与皮肤有广泛的粘连,且常形成溃疡;或肿瘤底部与筋膜、胸肌有粘连。同侧腋窝或锁骨下有一连串融合成块的淋巴结,但尚可推动。胸骨旁淋巴结转移属此期。

Ⅳ期:肿瘤广泛地扩散至皮肤,或与胸肌、胸壁固定。同侧腋窝的淋巴结已经固定,或呈广泛的淋巴结转移(锁骨上或对侧腋窝)。有远处转移也属Ⅳ期。

(2) 治疗:乳腺癌治疗主要是以手术为主综合治疗。术式选择以根治为主,保留功能、外形为辅。乳腺癌根治术是将整个患侧乳房、胸大肌、胸小肌及同侧腋窝淋巴脂肪组织整块切除。扩大根治术是在根治术的基础上,切除患侧的第 2～4 肋软骨。临床上目前多采用保留胸肌的改良根治术。

(华　萍)

第 3 章 感觉器

感受器(receptor)是机体接受内、外环境的各种刺激,并将刺激转换成为神经冲动的特殊结构。感受器分布广泛、种类繁多,形态功能各异。根据感受器所在部位和接受刺激来源,可分为三类:① 外感受器,主要分布于皮肤、黏膜、耳等处,接受外界触、压、痛、温、光、声等刺激;② 内感受器,主要分布于内脏、血管等处,感受内环境中压力、渗透压、温度、离子浓度等刺激;③ 本体感受器,感受机体运动和平衡刺激,主要分布于肌、腱、关节、内耳等处。由感受器和它的附属器官共同组成的特殊结构称感觉器(sensory organ),眼、耳为典型代表。

3.1 视器——眼

视觉是人体通过视觉系统活动而产生的一种特殊的感觉,人体通过视觉从外界获得各种文字、图像、色彩等主观映像,人脑所获得的信息 95% 以上来自视觉。视觉系统由视器、视神经和视觉中枢构成;视器(眼)由眼球与眼副器组成。

3.1.1 眼球

眼球(eye ball)形态近似于球形,由眼球壁和眼球内容物构成(图 3.1),位于眼眶的前部;前面有眼睑保护,后面有视神经连接于间脑,周围附有眼副器。

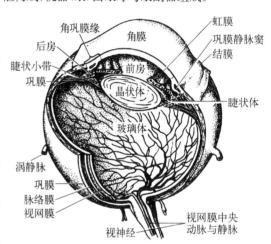

图 3.1 眼球的构造

3.1.1.1 眼球壁

眼球壁由外至内由外膜、中膜和内膜三层结构组成。

1 外膜 外膜(纤维膜)由致密结缔组织构成,具有保护眼球内容物和维持眼球形状的作用。外膜的前 1/6 为角膜(cornea),透明,略向前凸起,具有屈光作用;游离神经末梢丰富,感觉敏锐。眼球外膜后 5/6 的白色不透明的部分称巩膜(sclera),前接角膜、后续神经鞘。在巩膜与角膜交界处深部有一环形血管,称巩膜静脉窦,是房水回流的通道(图 3.1)。

2 中膜 中膜(血管膜)内含有丰富的血管和色素细胞,呈棕黑色,有营养眼球和遮光作用。中膜由前向后分为三部分,即虹膜、睫状体和脉络膜(图 3.1、图 3.2、图 3.3)。

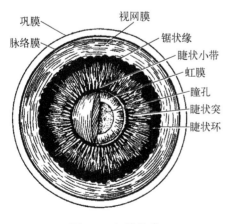

图 3.2 虹膜结构

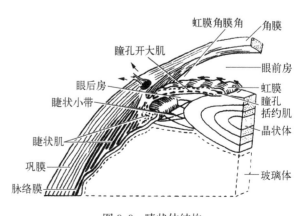

图 3.3 睫状体结构

虹膜(iris)位于角膜后方,呈冠状圆盘状薄膜,其颜色有种族和个体差异;虹膜中央的孔道称为瞳孔(pupil),

光线穿过角膜后,经瞳孔进入眼球。虹膜有沿瞳孔周围环形排列的瞳孔括约肌和成放射状排列的瞳孔开大肌两种平滑肌,它们可根据进入眼球光线的强弱,分别缩小和放大瞳孔(图3.2)。正常瞳孔的直径在 2.5～5 mm 之间,瞳孔的大小因光线的强弱而变化,以此调节进入眼球的光线量,这个过程称为瞳孔对光反射,是临床上进行神经系统疾病定位诊断和病情危重程度判断的重要指标。生命垂危患者瞳孔对光反射可消失。

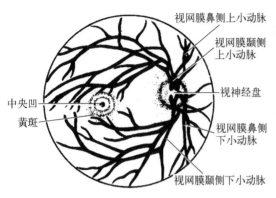

图 3.4   眼底

睫状体(ciliary body)位于角膜与虹膜移行处的内面,是中膜最厚的部分,借助睫状小带连接于晶状体;睫状体内有睫状肌,其舒缩可调节晶状体曲度(图3.3)。睫状体有产生房水的作用。

中膜的后 2/3 是脉络膜(choroid),外面与巩膜疏松连接,内面紧贴视网膜,后部有视神经通过(图3.1)。

3 内膜 内膜又称视网膜(retina),紧贴于中膜内面,分为视部和盲部。视部位于脉络膜内面,具有感光功能;盲部位于虹膜和睫状体内面,没有感光作用。在视网膜视部的视神经起始处有一白色圆盘状隆起,称为视神经盘或视神经乳头(optic papilla);此处无感光细胞而没有感光功能,称为生理性盲点(blind spot)。视网膜中央动、静脉由此处穿入。在视神经盘颞侧约3.5 mm处,有一黄色小区,称黄斑(macula lutea),其中央的凹陷区称为中央凹,是视力(分辨率、辨色力)最敏感的部位(图3.4)。

视网膜分为内、外两层(图3.5),外层为色素上皮层,内层为神经层;两层间连接疏松,视网膜脱落即发生在此。色素上皮细胞为单层矮柱状上皮,细胞连接紧密,有屏障作用;细胞内含有大量的色素颗粒,可防止强光对视细胞的损害,并且还能储存维生素 A。神经层紧贴于色素上皮层,由外向内依次可分为感光层(由视锥细胞、视杆细胞构成)、双极细胞层、节细胞层。视锥细胞有感受强光和辨色功能,视物精确度高;视杆细胞有感受弱光功能,视物精确性差。在黄斑区主要由密集排列的视锥细胞构成,是视觉最敏感区域。双极细胞层由双极细胞(双极神经元)构成,分别与视细胞和节细胞形成突触。节细胞层由节细胞(多极神经元)树突与双极细胞形成突触,轴突较长,向视神经盘处集中,并穿出眼球。

3.1.1.2 眼球内容物

眼球内容物包括房水、晶状体、玻璃体,它们均没有神经和血管分布,呈无色透明状,使进入眼球的光线清晰地达到视网膜而成像。

1 眼房与房水 角膜与晶状体之间的间隙称为眼房,借虹膜将其分为前房与后房,两者借瞳孔相通。在前房内,虹膜与角膜交界处构成虹膜角膜角(前房角),房水经过此处流向巩膜静脉窦(图3.3)。

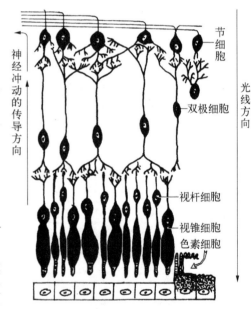

图 3.5   视网膜结构

房水是充满眼房内的无色透明的液体,由睫状体产生,从眼球后房经过瞳孔到达前房,最后通过虹膜角膜角进入巩膜静脉窦。房水具有营养角膜及晶状体和维持眼压的功能。如果房水回流受阻,可引起眼压升高,导致视网膜功能减退甚至失明,临床称为青光眼。

2 晶状体 晶状体(lens)是位于虹膜与玻璃体之间的双凸透镜状透明体,富有弹性,无血管和神经分布。晶状体可由于病变或创伤而变浑浊,称为白内障。晶状体周围借睫状小带与睫状突相连(图3.1、图3.3)。

晶状体的曲度可随睫状肌舒缩而变化。当视近物时,在视网膜上形成的图像模糊,信息传到大脑皮质区,反射性地引起动眼神经兴奋,使睫状肌收缩,睫状体向前内移动,导致睫状小带松弛,晶状体因自身的弹性而变厚,增加其折光面的曲率,折光能力加强,物像前移至视网膜上,从而产生清晰的视觉;反之亦然,这一过程称晶状体调节。

3 玻璃体 玻璃体(vitreous body)是位于晶状体与视网膜之间的胶状物,水分含量占99%,对视网膜有支撑作用(图 3.1)。

眼球的角膜、房水、晶状体、玻璃体四种不同的传光媒介,统称为眼的屈光系统。光线经过眼屈光系统多次折射后才能到达视网膜。正视眼在调节静止时,外界平行光线经眼的屈光系统后恰好在视网膜黄斑中心凹聚焦,正视眼的远点在无穷远。

3.1.2　眼副器

眼副器是眼球周围对其产生保护、支持、运动等附属结构的总称,包括眉、眼睑、眼结膜、泪腺、眼外肌和眼眶内结缔组织等。

3.1.2.1　眉与眼睑

眉与眼睑位于眼的前部,是容貌的重要标志,通过眉与眼睑的变化可进行感情交流,但其最为重要的功能是保护视器,尤其是防止结膜损伤(图 3.6)。

眉由额骨眉嵴及其表面的软组织形成,皮肤上长有眉毛。眉可随额肌运动产生多种方式的变化,通过其弧度变化可减少或避免来自上方的强光刺激,有效防止额部液体流入眼内。眉毛的感觉极为敏感,对突然的刺激可使眼睑迅速关闭和头部作回避性运动。

眼睑(eyelid)俗称眼皮,遮盖于眼球前方,分为上、下眼睑;两者之间的间隙称为睑裂;睑裂的内、外侧角分别称为内眦和外眦。眼睑的游离缘称为睑缘,上、下睑缘在近内眦处各有 1 小孔,称泪点,是泪小管的入口(图 3.8)。眼睑前缘生有睫毛,睫毛根部的皮脂腺称睫毛腺(睑缘腺),如果睫毛腺导管阻塞、发炎,眼睑肿痛,称麦粒肿,是一种常见病。

眼睑由外向内分为五层,皮肤、皮下组织、肌层、睑板和睑结膜(图 3.6)。眼睑特点:① 皮肤薄而柔软,缺乏皮下脂肪组织,易形成皱褶。② 皮下组织较疏松,易发生水肿。③ 肌层主要是眼轮匝肌,该肌收缩使眼睑闭合,在上睑还有提上睑肌,收缩时开大眼裂。④ 睑板略呈半月形,由致密结缔组织构成,为眼睑的支架;睑板内含睑板腺,导管开口于睑缘,其分泌物有润滑睑缘和防止泪液外溢等作用。如睑板腺导管受阻,形成睑板囊肿,称霰粒肿。⑤ 睑结膜贴附于睑板内面,为一层很薄的黏膜。

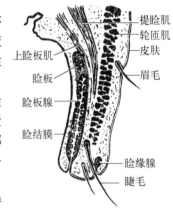

图 3.6　眼睑组织结构

3.1.2.2　眼结膜

结膜(conjunctiva)覆盖于巩膜前部表面和眼睑健内面,是一层透明薄膜,富含血管和神经末梢。根据其部位可分为睑结膜和球结膜,二者相互移行,返折处分别称为结膜上、下穹(图 3.7)。当眼睑闭合时结膜即围成一个腔隙,称结膜囊。结膜炎、沙眼是结膜常见的结膜疾病。

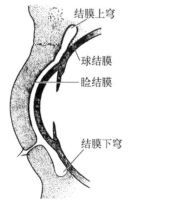

图 3.7　眼结膜

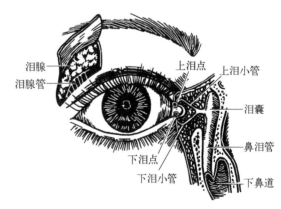

图 3.8　泪器构成

3.1.2.3　泪器

泪器由泪腺和泪道组成(图 3.8)。

泪腺(lacrimal gland)位于眼眶上壁外侧的泪腺窝内,有 10～20 个小孔开口于结膜上穹外侧部。泪腺不断分泌泪

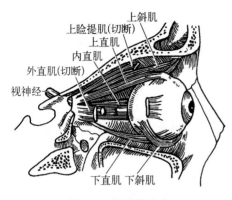

图 3.9 眼球外肌肉

液,通过眨眼运动使泪液涂抹于眼球表面,有润滑和清洁角膜的作用,并可冲洗结膜囊,对眼球起保护作用。

泪道(lacrimal passage)包括泪小管、泪囊和鼻泪管三部分(图 3.8)。泪小管起于上、下泪点,开口于泪囊;泪囊位于眼眶内侧壁泪腺窝内,上端为盲端,高于内眦,下端移行于鼻泪管;鼻泪管上续泪囊,末端开口于下鼻道。

3.1.2.4　眼球外肌肉

眼球外的肌肉包括运动眼球和眼睑的肌肉,共 7 块(图 3.9)。其中 1 块为提上睑肌,其作用是提上睑。其余 6 块为运动眼球的肌肉,有 4 条直肌和 2 条斜肌,分别称为上直肌、下直肌、内直肌、外直肌、上斜肌、下斜肌,六条肌肉协同作用使眼球正常转动。

3.2　位听器官——耳

位听器官也称前庭蜗器(vestibulocochlear organ),包括外耳、中耳、内耳三部分(图 3.10)。外耳、中耳能传导声波,内耳是位置和听觉感受器所在部位。

3.2.1　外耳

外耳(external ear)包括耳廓、外耳道和鼓膜三部分。

耳廓(auricle)位于头部两侧,具有收集声波的功能。耳廓以弹性软骨为支架,外覆皮肤、血管和神经末梢丰富的皮下组织。耳廓下方无软骨的部分称耳垂。

外耳道是外耳门与鼓膜之间的弯曲管道,长 2.0～2.5 cm,外侧 1/3 以软骨为基础,称软骨部,内侧 2/3 是以骨为基础,称骨部。外耳道略呈 S 形弯曲,检查鼓膜时须将耳廓拉向后上方使外耳道变直才能看到鼓膜。外耳道皮下组织较少,皮肤与软骨膜或骨膜紧贴,皮下组织中有丰富的感觉神经末梢。因此,当外耳道发生疖肿时,会产生剧烈疼痛。外耳道

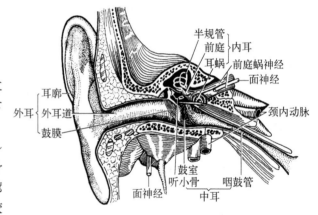

图 3.10　前庭蜗器全貌

皮肤内有毛囊、皮脂腺和耵聍腺(ceruminous gland)。耵聍腺分泌物称耵聍,具有保护作用。

鼓膜(tympanic membrane)是分隔外耳道与中耳鼓室的椭圆形半透明薄膜。鼓膜中心向内凹陷(称鼓膜脐)。鼓膜上 1/4 是松弛区,活体时呈鲜红色;下 3/4 为紧张部,活体时呈灰白色。观察鼓膜时可见鼓膜脐前下部有一个三角形反光区(称光锥),当鼓膜异常时此光锥可变形或消失。

3.2.2　中耳

中耳(meddle ear)介于外耳与内耳之间,是颞骨岩部内的含气小腔,包括鼓室、咽鼓管、乳突窦和乳突小房四部分,各部内面均衬有黏膜、且相互连续,因此中耳病变可相互蔓延(图 3.11)。

鼓室(tympanic cavity)形态不规则,大体上呈六面体,每侧鼓室内有 3 块听小骨和 2 块听小骨肌。听小骨(auditory ossicle)由外向内依次排列为锤骨、砧骨和镫骨,锤骨柄与鼓膜相连,镫骨底封闭前庭窗,砧骨分别与锤骨和镫骨相连。3 块听小骨相互连接构成听骨链,将鼓膜振动放大并传到内耳。炎症引起的听骨粘连、韧带硬化等,可使听骨链活动受限,导致听力减弱。听小骨肌包括鼓膜张肌(收缩时牵拉锤骨柄使鼓膜紧张)和镫骨肌(收缩时牵拉镫骨减少镫骨底对内耳的压力)。

咽鼓管(auditory tube)是连通咽与鼓室的管道,平时咽鼓管开口处呈闭合状态,当吞咽、打哈欠或喷嚏时开放,以保持鼓膜两侧的压力平衡。鼓膜两侧的压力平衡对维持鼓膜的正常位置、形态及振动都有重要意义。小儿咽鼓管管腔短而宽,接近水平位,故咽部感染容易沿咽鼓管侵及鼓室导致中耳炎。

乳突小房(mastoid cells)是颞骨乳突内许多彼此相连的含气蜂窝状小腔,乳突窦(mastoid antrum)是介于乳突小房

和鼓室之间的小腔。

3.2.3　内耳

内耳(internal ear)位于颞骨岩部内,构造复杂,故称迷路(labyrinth),是位、听觉感受器所在部位。内耳包括骨迷路和膜迷路两部分(图 3.10、图 3.11)。骨迷路是骨性、密闭的隧道;包括骨半规管、前庭和耳蜗三部分。膜迷路是位于骨迷路内、密闭而相互连通的膜性管道,借纤维束固定于骨迷路内,其内含有内淋巴。根据结构特点及部位,膜迷路可分为椭圆囊与球囊、膜半规管和蜗管三部分。骨迷路与膜迷路之间的腔隙内充满外淋巴。内外淋巴互不相通。

膜迷路的功能为前庭功能和感音功能。

前庭功能是指当头部位置发生变化时,膜迷路相关部位产生直线变速运动和不同的旋转运动的感觉;同时还能引起各种姿势的调节反射和内脏功能的变化。

感音功能是指声波传入内耳,激起前庭阶淋巴和鼓阶淋巴振动,继而引起蜗管内淋巴振动,刺激膜迷路上听觉感受器兴奋、发生冲动,神经冲动传入大脑颞横回听觉中枢而被感知,产生听觉。声波传入内耳有两条途径:① 气传导,声波经耳廓、外耳道而振动鼓膜,再经听骨链和前庭窗进入内耳。气传导是正常情况下声音传导的主要途径。② 骨传导是指声波通过颅骨(骨迷路)传入内耳的过程。正常情况下其敏感性远比气传导差,几乎不能感觉到其存在。

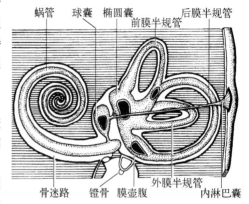

图 3.11　骨迷路与膜迷路

外耳和中耳疾患引起的耳聋为传导性耳聋。此时气传导过程被阻断,但骨传导可部分进行代偿,故不会产生完全性耳聋。内耳、蜗神经、听觉传导路和听觉中枢疾患引起的耳聋为神经性耳聋,虽然气传导和骨传导正常,但不能引起听觉,为完全性耳聋。传导性耳聋可借助助听器代偿恢复部分听觉,神经性耳聋目前尚无法有效的治疗方法。

3.3　视器常见疾病与防治

3.3.1　眼球疾病

3.3.1.1　近视与远视

1　近视　眼在调节静止状态下,平行光线经眼屈光系统后聚焦在视网膜之前,称为近视眼。近视眼的远点在眼前某一点。按近视程度,轻度(<-3.00D),中度(-3.00D～-6.00D),重度(>-6.00D)。按屈光成分,有轴性和屈光性两类,其中绝大部分为轴性近视,患者眼球的前后径(轴)过长。眼轴每增长 1 mm,近视增加-3.00D。

临床表现为视近清楚,视远不清,易视力疲劳;眼球改变为眼轴长,并轻度突眼。有些患者可见近视弧形斑(即由于眼轴伸长、巩膜扩张快、脉络膜扩张慢而暴露出白色弧形巩膜斑),豹纹状眼底(后极部巩膜扩张引起视网膜色素上皮脱失,脉络膜毛细血管伸长,呈豹纹状),以及黄斑变性、出血、新生血管、白色萎缩斑、黑色 Fuchs 斑等。

近视眼通常采用光学眼镜或隐形眼镜矫正视力,视力矫正到 0.8～0.9 左右较为适宜。为准确配戴合适的矫正眼镜,青少年必须散瞳验光。

2　远视　眼在调节静止时,平行光线经过眼的屈光系统后聚焦在视网膜之后(从视网膜上发出的光线穿出眼球之后呈发散光线,其远点在球后,是虚焦点)。按远视程度,轻度(<+3.00D),中度(+3.00D～+6.00D),重度(>+6.00D)。按屈光成分,有轴性远视和屈光性远视两类。轴性远视,患者眼球的前后径(轴)过短。眼轴每减少 1 mm,远视增加+3.00D。屈光性远视眼轴长度正常,但眼的屈光力小,角膜及晶体弯曲度低,晶体脱位,无晶体等;屈光间质的屈光指数低。

远视看近看远都不清楚,需要调节。青少年调节力强,当屈光度不高时,可通过加强调节得到明视(假正视、假近视)。患者可出现调节痉挛,即隐性远视、潜伏性远视;中、高度远视多为显性远视。老年人眼调节力下降,出现早花现象。

临床表现为远、近视力都下降,易出现视疲劳(尤其是长时间近距离工作)、视物不清、眼痛、眼胀、头痛、失眠、记忆力下降等。

远视必须在睫状肌麻痹下验光,以配戴合适的凸透镜。学龄儿童,需每年验光和更换眼镜。轻度远视、视力尚好、无症状者可不戴眼镜。有视疲劳、内斜者,中、高度远视患者应戴充分矫正的眼镜。中老年人远视者要配戴远、近双光镜或配戴两副眼镜。

3.3.1.2 青光眼

青光眼(glaucoma)病理性高眼压引起眼部组织损害的一种致盲眼病。可分为原发性青光眼(primary glaucoma)、继发性青光眼(secondary glaucoma)、发育性青光眼(developmental glaucoma)。

眼压升高是本病的最主要特征。患者常出现眼疼、虹视、雾视、视野改变、视力下降、头疼、恶心、呕吐等临床症状。体征主要包括角膜水肿混浊、晶状体混浊、玻璃体液化、虹膜色素脱失、虹膜萎缩、瞳孔散大、变形、对光反射下降、调节功能下降、眼球混合性充血、视网膜及脉络膜萎缩、视神经 C/D 扩大、视盘凹陷加深、视野改变、视力下降乃至失明。

青光眼治疗原则是去除病因、消除房水蓄积。可采用局部或全身药物治疗。必要时采用手术治疗,如周边虹膜切除术(激光或切除虹膜根部)、眼内引流术、眼外引流术、房角切开术、小梁切除术等。

3.3.1.3 晶状体疾病

从广义上来说,凡晶状体发生混浊就可称为晶状体疾病——白内障(cataract),但只有对视力有影响时,才有临床意义。许多因素,如老化、遗传、代谢异常、外伤、辐射、中毒、局部营养障碍等,均可引起晶状体囊膜损伤,使其通透性增加和丧失屏障作用或晶状体代谢紊乱,导致晶状体蛋白质发生变性而造成晶状体混浊。年龄相关性白内障(age-related cataract)是中老年开始发生的晶状体混浊,随着年龄增加,患病率明显增高。由于它主要发生于老年人中,又称老年性白内障。

通常双眼患病,但发病可有先后,严重程度也不一致。主要症状为视力模糊、无痛性视力渐进性减退。由于晶体吸收水分后体积增加、屈光力增强、晶体纤维肿胀和断裂,可出现单眼复视或多视。因光线通过部分混浊的晶状体时产生散射,干扰视网膜上成像,可出现畏光和眩光。检查可见各种类型的混浊,其中最明显的体征是瞳孔区可呈现灰白色、淡黄、棕色等色调。

白内障可分为皮质性、核性和后囊性三种类型,其中以皮质性白内障(cortical cataract)最为常见。以下主要讨论皮质性白内障。

按发展过程,皮质性白内障分为四期。

初期:晶体皮质内出现空泡、水裂和板层分离。空泡为圆形透明小泡,位于前后皮质中央部或晶状体缝附近。水裂的形态不一,从周边向中央逐渐扩大。板层分离多在皮质深层,多呈羽毛状、楔形混浊常见。

未熟期:晶体混浊继续加重,渗透压改变,在短期内有许多水分积聚,晶体急剧肿胀,体积变大,将虹膜向前推移,前房变浅,可诱发急性闭角型青光眼。晶体呈不均匀的灰白色混浊,视力明显减低。

成熟期:晶体内水分和分解产物从囊膜逸出,晶体又恢复到原来体积,前房深度恢复正常。晶体逐渐全部混浊。患眼视力降至眼前手动或光感。从初发期到成熟期可经 10 个月至数十年不等。

过熟期:如果成熟期持续时间过长,经数年后晶体内水分继续丢失,晶体体积缩小、囊膜皱缩,出现不规则的白色斑点及胆固醇结晶,前房加深,虹膜震颤。晶体纤维分解液化、呈乳白色,棕黄色的晶体核沉于囊袋下方,可随体位变化而移动,称为 Morgagnian 白内障。当晶体核突然下沉后,视力可突然提高。过熟期白内障囊膜变性、通透性增加或出现细小的破裂。当液化的皮质漏出时,可发生晶体诱发的葡萄膜炎。长期存在于房水中的晶体皮质可沉积于房角,引起青光眼,称晶体溶解性青光眼。过熟期白内障的晶体悬韧带发生退行性变,容易发生晶体脱位。

目前药物治疗尚无肯定疗效,白内障影响生活和工作时,可考虑手术治疗。以往认为最佳手术时机是白内障完全成熟时。随着手术技术的进步,当视力低于 4.5(有人认为低于 4.7,标准对数视力表),影响工作和生活时即可考虑手术。白内障囊外摘除术及后房型人工晶体植入术是最佳手术方案,白内障超声乳化吸出术联合人工晶体植入术为当今临床上最先进的白内障手术技术。

3.3.2 结膜炎与角膜炎

结膜炎与角膜炎是由于细菌、真菌、衣原体、螺旋体、病毒等病原微生物感染所致的局部炎症。患者自觉症状主要为眼部异物感、烧灼感、痒和流泪、疼痛、视力障碍等。检查见结膜充血(结膜炎最基本的体征)、水肿、分泌物增多等。本病治疗以去除病因、局部治疗为主,重者可考虑全身用药。

3.3.2.1　细菌性结膜炎

引起细菌性结膜炎(bacterial conjunctivitis)的病原体主要包括肺炎双球菌、嗜血流感杆菌(Koch-weeks 杆菌)、流感杆菌、葡萄球菌等。根据临床病程与起病缓急,可分为急性细菌性结膜炎、超急性细菌性角膜炎和慢性结膜炎。

急性细菌性结膜炎起病急,潜伏期 1～3 d,临床表现为双眼流泪、异物感、灼热感;脓性分泌多,晨起睫毛常黏在一起;严重者可有假膜。检查见眼睑肿胀、结膜充血。本病有自限性,一般于 3～4 d 达到高峰,10～14 d 痊愈。如眼部分泌物较多,可用生理盐水(0.9%氯化钠溶液)及 3%硼酸水冲洗;或 1%氨苄青霉素眼药水,或 0.25%～0.5%氯霉素眼药水,或 0.1%利福平眼药水等滴眼。重症者可选用氧氟沙星等喹诺酮类抗生素治疗。急性期患者需隔离,所用物品应严格消毒,防止交叉感染。

慢性结膜炎(chronic conjunctivitis)可由急性结膜炎转化而来,或毒力较弱的菌株感染,也可由物理化学刺激等非感染因素所致。临床特点是自觉症状大于客观检查,主要表现有痒、异物感、视疲劳、睑结膜轻度充血等。治疗主要是去除病因,使用抗生素眼药局部治疗。

3.3.2.2　沙眼

沙眼(trachoma)是由沙眼衣原体感染所导致的滤泡性结膜炎症。多发于儿童及少年时期,潜伏期 5～14 d,平均 7 d。主要症状为眼红、眼痛、异物感、流泪,可见黏液(或脓性分泌物)。儿童和成人初发呈急性或亚急性结膜炎表现,婴儿呈慢性滤泡性结膜炎。通常经 1～2 个月急性期后转入慢性期。眼部检查可见结膜充血、乳头样增生(上睑结膜)、滤泡形成,部分患者睑结膜可形成瘢痕,角膜缘滤泡发生瘢痕化,以及沙眼角膜血管翳等。

沙眼较为常见的后遗症与并发症主要有睑内翻、倒睫,上睑下垂,睑球粘连,实质性结膜干燥症,慢性泪囊炎,角膜混浊,角膜上皮炎等。

可选用 0.1%利福平眼药水、斑马眼药水、氧氟沙星、四环素、红霉素膏等局部用药治疗,疗程 3～6 个月。急性期或严重沙眼可选用四环素、红霉素口服,疗程 3～4 周。如出现并发症,应进行相应治疗。

应养成良好卫生习惯,不与他人共用毛巾、脸盆等,避免接触传染。

3.3.2.3　角膜炎症

角膜炎(keratitis)是由病原微生物感染(细菌、真菌、病毒、衣原体、阿米巴、梅毒螺旋体等),或全身病累及角膜,或自身免疫性疾病出现角膜病变,或邻近组织的炎症波及角膜而导致的,以睫状体充血、角膜浸润及溃疡、角膜瘢痕形成等病变为特征的角膜疾病。主要表现有眼痛(角膜有丰富的三叉神经末梢)、眼部刺激征(如畏光、流泪、眼睑痉挛等)、化脓性角膜炎及视力下降等。

本病的治疗原则为控制感染、促进溃疡愈合、减少瘢痕形成。控制感染可局部频滴抗生素眼药水或合并全身应用抗菌药物治疗。必要时可酌情应用糖皮质激素以促进溃疡愈合、减少瘢痕形成。如角膜溃疡药物不能控制、穿孔或行将穿孔,或角膜瘢痕严重影响视力者,可行角膜移植手术治疗。

细菌性角膜炎　细菌性角膜炎(bacterial keratitis)是由细菌感染引起的角膜炎症。较为常见的致病菌有葡萄球菌、链球菌、假单胞菌等。多为角膜外伤或剔除角膜异物后发生感染。某些局部和全身因素,如干眼症、泪道阻塞、戴隐形眼镜、倒睫、糖尿病、严重烧伤、昏迷、长期用免疫抑制剂、全身及局部抵抗力下降也可导致细菌性角膜炎。

(1)临床表现

细菌性角膜炎发病急,常在角膜外伤后 24～48 h 后发病。临床表现为眼痛、视力障碍、畏光、流泪、眼睑痉挛等。检查可见较多脓性分泌物、眼睑水肿、球结膜水肿、睫状体充血或混合性充血,以及角膜浸润或溃疡形成等。

(2)治疗

急性期:用高浓度抗生素滴眼液频繁滴眼,每 15～30 min 一次,病情控制后逐渐减少滴眼次数。根据细菌学检查及药物敏感实验,及时调整使用有效的抗生素。必要时可球结膜下注射及全身静脉敏感抗生素。

眼垫包眼,保护眼睛;局部应用胶原酶抑制剂(如依地酸钠、半胱氨酸等),并口服大量维生素 C、维生素 B。

如药物治疗无效,可能导致溃疡穿孔、眼内容脱出者,可行治疗性角膜移植术。

3.3.3　眼睑疾病

3.3.3.1　麦粒肿与霰粒肿

麦粒肿(hordeolum)指眼睑腺体的急性细菌性感染,俗称"针眼"。睫毛毛囊或其附属的皮脂腺或变态汗腺感染,称为外麦粒肿;睑板腺感染,则称为内麦粒肿。多为金黄色葡萄球菌感染。

患部有红肿热痛的典型急性炎症表现。早期治疗可采用热敷和局部用药控制感染;严重者可全身应用有效的抗生素。脓肿形成后,切开排脓。切忌挤压排脓,以免感染扩散。

　　霰粒肿(chalazion)又称睑板腺囊肿,是指睑板腺特发性无菌性慢性肉芽肿性炎症。是由于睑板腺出口阻塞,脂质物刺激周围组织而产生的慢性炎症。本症多见于青少年或中年人,单眼或双眼同时发生,起病缓慢,多无自觉症状。临床表现为眼睑皮下无痛性圆形肿块;若合并感染表现同内麦粒肿。如肿块较小,可局部热敷治疗,每次 15 min,tid;或向囊肿内注射糖皮质激素促炎症吸收。如经药物治疗肿块仍不消退,应考虑手术切除。

3.3.3.2 倒睫与乱睫

　　倒睫是指睫毛向后生长;乱睫指睫毛不规则生长。多由睑缘部瘢痕收缩所致。睑内翻常伴有倒睫,以沙眼引起的倒睫最常见。乱睫也可由眼睑先天畸形引起。

　　临床表现为患者常有眼部刺痛、流泪和异物感;可导致结膜充血、角膜浅层混浊、血管新生、角膜上皮角化甚至角膜溃疡。

　　如仅 1～2 根倒睫,可用睫毛镊拔除;较彻底的方法是电解拔毛。如倒睫较多,则应手术矫正。

(吕　虎)

第4章 运动系统

运动系统(locomotor system)由骨、骨连接和骨骼肌等三部分组成,约占成人体重的60%。全身各骨借骨连接构成人体的支架(图4.1),称骨骼(skeleton)。肌肉附着于骨表面,与骨骼共同赋予人体基本形态,完成支持人体、保护内脏的功能。在神经系统调控之下,以骨为支架,关节为枢纽,通过骨骼肌的收缩和舒张,牵动骨骼产生运动。

4.1 骨和骨连接

4.1.1 骨

骨(bone)是坚硬、并具有生命的器官。正常成人约有骨206块,每块骨都有特定的形态和特有的血管、神经,它不仅能不断进行新陈代谢和生长发育,并具有不断改建自身结构、修复损伤和再生能力。骨还具有造血、储备钙和磷的功能。骨的基本形态是由遗传因素决定的,然而在整个生长发育过程中受内、外环境影响,其形态构造细节不断发生变化。影响骨生长发育的因素有神经、内分泌、营养、疾病及其他物理、化学因素等。神经系统调节骨的营养过程,功能加强时(如锻炼),可促使骨发育正常,骨质增生,骨坚韧粗壮;反之,长期废用则骨质变得疏松,如神经损伤后的瘫痪患者,骨出现脱钙、疏松和骨质吸收,甚至自发性骨折。内分泌系统对骨的发育具有很大作用,如成年以前垂体生长激素分泌亢进,促使骨过快生长而形成巨人症;分泌不足,则骨发育停滞而成为侏儒。成人垂体生长激素分泌亢进,会出现肢端肥大症。维生素A对成骨细胞和破骨细胞作用进行调节、平衡,保持骨的正常生长。维生素D促进肠道对钙、磷的吸收,缺乏时影响钙、磷吸收而影响骨质钙化。在儿童期维生素D缺乏可造成佝偻病,成年期可致骨质软化。

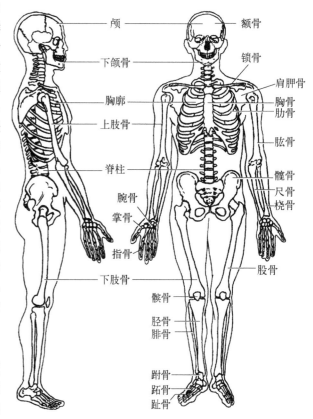

图 4.1 人体骨骼

4.1.1.1 骨的形态与结构

根据骨在体内部位,分颅骨、躯干骨、四肢骨三部分(图4.1)。根据骨的外形,可分为长骨、短骨、扁骨、不规则骨四类(图4.2)。长骨多分布于四肢,呈长管状,其中间部分称骨干或骨体,骨质致密,内有髓腔;两端较为膨大,称骨骺(epiphysis);一般都有光滑的关节面。骨干与骨骺相邻的部位称干骺端,幼年时期有骺软骨,其细胞不断分裂繁殖并骨化,骨不断加长。成年(17~25岁)后,骺软骨停止生长并完全骨化,骨干与骨骺融合为一体,中间留有骺线。从此,骨的长度不再增加,人体也停止长高。在长骨长度增加的同时,骨膜深层的成骨细胞在骨干周围不断地形成新的骨质,骨干逐渐增粗。短骨近似于立方形,多成群分布在连接牢固、运动灵活的部位,如腕骨、跗骨等。扁骨呈板状,主要构成颅腔、胸腔和盆腔的壁。不规则骨形状不规则,如椎骨、颞骨、蝶骨等。有些不规则骨内含有空腔,称含气骨,如上颌骨、筛骨、蝶骨、额骨。某些肌腱内的扁圆形小骨称籽骨,如髌骨。

骨主要由骨质(bony substance)、骨膜(periosteum)、骨髓(bone marrow)三部分构成,并含有血管、神经等(图4.3)。

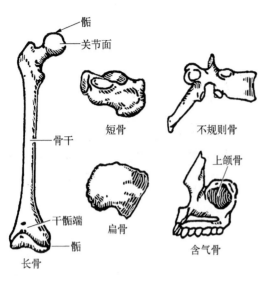

图 4.2 骨的形态

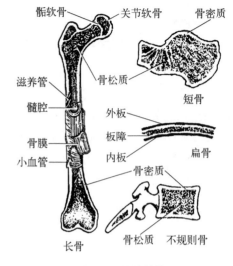

图 4.3 骨的结构

骨质：骨质由骨组织构成，分骨密质和骨松质。骨密质质地致密、抗压性强，主要分布于骨的表面。骨松质呈海绵状，分布于骨的内部，由骨小梁构成；骨小梁的排列方向多数都与骨所承受的压力和张力方向一致。不同种类的骨骨密质和骨松质分布形式不同。长骨的骨干主要由骨密质构成，两端的骨密质很薄，骨松质发达。短骨的构造与长骨两端相似。扁骨为两层骨密质夹着一层骨松质构成，如颅骨的内、外表面为骨密质，分别称为内板和外板，内外板之间为骨松质，称板障，有静脉通过。

骨膜：除关节面之外，骨的内外表面都被覆有骨膜。骨膜由致密结缔组织构成，含有丰富的神经、血管、淋巴管和幼稚的成骨细胞，对骨的营养、生长、改建和损伤后的修复都有非常重要的作用，外科手术时应尽量予以保留。

骨髓：骨髓填充于髓腔和骨松质的间隙内，质地柔软，富含血管，分为红骨髓和黄骨髓两种。红骨髓呈深红色，是造血组织；5～6 岁前后，长骨髓腔内的红骨髓逐渐被黄骨髓所代替，到成年期几乎全部转变为黄骨髓，失去造血功能。当慢性失血过度或中度贫血时，部分黄骨髓可转变为红骨髓，恢复造血功能。髂骨、椎骨、胸骨等处的红骨髓终身保留，临床上检查骨髓造血功能时，多在这些骨部位进行穿刺，抽取骨髓进行检查。

4.1.1.2 骨的化学成分与物理特性

骨的化学成分包括有机质和无机质两类。有机质主要是胶原纤维和少量的糖蛋白，构成骨的支架，使骨具有韧性和弹性。无机质主要是钙盐（结晶羟基磷灰石），沉积在胶原纤维之间的间隙，使骨坚硬。骨组织中两种成分的比例随年龄增长而发生变化。幼儿骨有机质比例较高，有机质和无机质各占 50%，骨的韧性和弹性都较大，在外力影响下容易发生变形。因此，青少年，尤其是儿童应养成良好的坐、立姿势，以避免骨骼变形。成人骨中的有机质约占骨重的 1/3，无机质约占 2/3，最为合适，不仅有很大的坚硬性，而且具有一定的弹性和韧性，能承受较大的压力而不变形。老年人骨无机质的比例较大，且年龄越大，无机质比例越高；同时老年人激素水平下降，影响钙、磷吸收和沉积，骨质丢失量大于形成量；骨出现多孔性，骨组织总量减少，表现为骨质疏松症(osteoporosis)，此时骨的脆性较大，在外力作用下容易发生粉碎性骨折。

4.1.2 骨的连接

骨与骨之间的连接装置，称骨连接(articulation)。按连接方式的不同，分为直接连接和间接连接两类(图 4.4)。直接连接是两骨之间借致密结缔组织、软骨或骨直接相连，其间无间隙，运动很小或不能运动，如颅骨、脊柱的椎间盘、骶椎之间的结合、耻骨联合等。间接连接又称关节(articulation joint)，骨与骨之间借助膜性结缔组织相连，相对骨面之间有间隙，有不同程度的运动度，是人体骨连接的主要方式。

人体内各关节构造虽不尽相同，但每个关节都有关节面、关节囊、关节腔等基本结构。关节面(articular surface)是相对两骨的接触面，凸者为关节头，凹者为关节窝，表面覆以光滑、透明的关节软骨。关节软骨有弹性，可减轻关节运动时的摩擦和冲击。关节囊(articular capsule)是由结缔组织构成的膜性囊，附于关节面的周缘及其附近的骨面上，封闭关节腔。关节囊可分为内、外两层，外层为纤维膜，厚而坚韧，内层为滑膜，薄而柔软，可分泌滑液，具有润滑关节和营养关节软骨的作用。关节腔(articular cavity)是关节囊与关节软骨共同围成的密闭小腔，内含少量滑液，呈负压，有助于维持关节稳定。

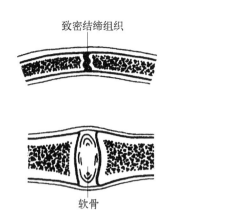
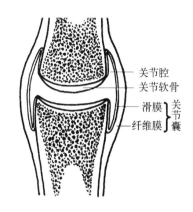

图 4.4　直接连接与关节构造示意图

除以上基本结构外,关节还可有韧带、关节盘(或关节半月板)、关节唇等辅助结构(图 4.5)。韧带(ligament)呈扁带状,有加强关节稳定和限制关节运动幅度的作用。根据其与关节囊的关系,可分为囊内韧带和囊外韧带。关节盘(articular disc)是位于两骨面之间的纤维软骨板,其周缘附于关节囊内面,将关节腔分成两部分,可使两关节面更加适合,能增加关节的稳定性和灵活性。有的关节盘呈半月形,称关节半月板。关节盘和关节半月板仅存在于少数关节。关节唇(articular labrum)是附着于关节窝周缘的纤维软骨环,有加深关节窝、增强关节稳定的作用。

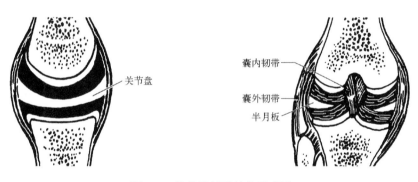

图 4.5　关节的辅助结构示意图

关节的运动与关节面的形态、运动轴有密切关系。运动形式主要有以下四种:① 屈和伸:是围绕关节冠状轴进行的运动,使两骨之间角度变小的动作为屈,反之为伸。② 内收和外展:是围绕关节矢状轴进行的运动,骨向正中矢状面靠拢的动作称内收,反之称为外展。③ 旋转:是围绕关节垂直轴进行的运动,骨前面转向内侧的动作称为旋内,转向外侧的动作称为旋外。在前臂则分别称为旋前和旋后。④ 环转:骨的近端在原位转动,远端做圆周运动,实际是屈、伸、收、展的连续综合运动。

4.1.3　躯干骨及其连接

成人躯干骨包括椎骨、肋骨、胸骨、骶骨和尾骨,借助骨连接构成脊柱和胸廓。

4.1.3.1　脊柱

脊柱位于躯干后壁正中,由 33 块椎骨构成,参与构成胸廓、腹后壁和骨盆,具有支持体重、运动和保护内部器官等功能。

1　椎骨　椎骨(vertebrae)包括颈椎骨 7 块、胸椎 12 块、腰椎 5 块、骶椎 5 块、尾椎 4 块;成年人 5 块骶椎骨融合成 1 块骶骨,4 块尾椎融合成尾骨。椎骨由椎体和椎弓组成(图 4.6)。椎体在前,呈短圆柱状,是椎骨承受压力的主要部分。椎体主要由松质骨构成,表面骨密质很薄,容易因暴力引起压缩性骨折。椎弓是位于椎体后方的弓形骨板,由椎弓板和椎弓根组成;椎弓根较细,其上、下缘分别为椎上、下切迹,相邻椎骨的椎上、下切迹围成椎间孔。椎弓和椎体围成椎孔,全部椎孔连成椎管,容纳脊髓等。由椎弓正中向后的突起称棘突,向两侧的突起称横突,向上、下各发出 1 对关节突。各部椎骨除具有上述形态外,由于其所在部位、受力和受力方向的差异,不同部位椎骨形态上又各具特点(图 4.6):① 颈椎椎体较小,椎孔相对较大,横突上有横突孔;第 1 颈椎仅由前弓、后弓和两个侧块构成;第2~6颈椎的棘突短而末端分叉,上、下关节突的关节面几乎呈水平位置;第7颈椎的棘突特别长,容易在体表摸到,成为计数椎骨的重要标志。②胸椎椎体侧面有与肋骨相连的关节面,棘突较长,斜向后下。③腰椎椎体特别大,能承受较大的压力。

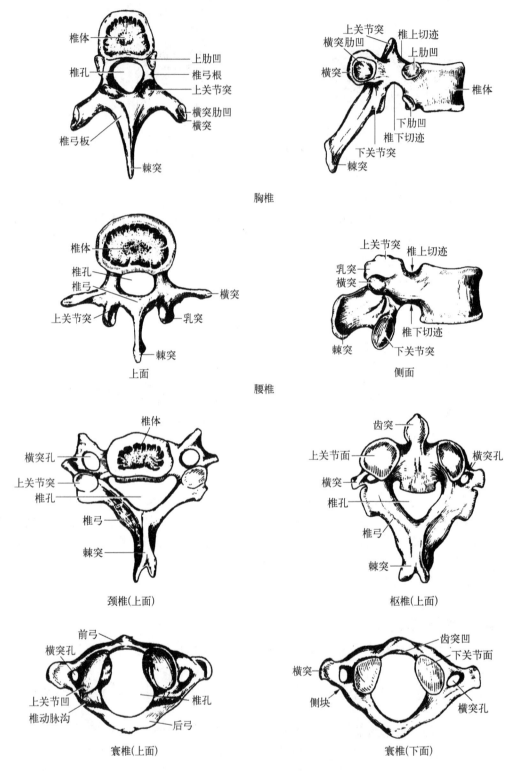

图4.6　椎骨的形态

2　骶骨　骶骨(sacrum)由5块骶椎融合而成,呈三角形;底朝上,与第5腰椎相连;尖朝下,接尾骨。前面光滑,有4对骶前孔,后面隆起、粗糙,有4对骶后孔,骶管向下开口于骶管裂孔(图4.7)。骶前、后孔均与骶管相通,有骶神经前、后支通过。

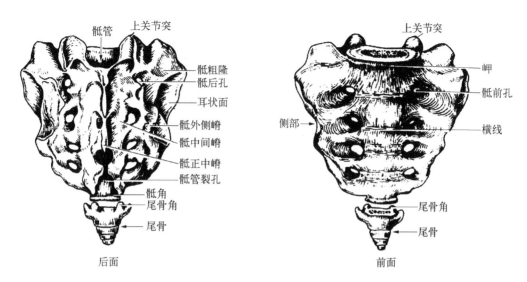

图 4.7　骶骨与尾骨的形态

3　尾骨　尾骨(coccyx)由 4 块尾椎骨融合而成(图 4.7)。上接骶骨,下端游离为尾尖。

4　椎骨的连接　椎骨之间借椎间盘、韧带和关节等相连接。

椎体间的连接:各椎体之间借椎间盘、前纵韧带和后纵韧带连接(图 4.8)。椎间盘(intervertebral disc)是连接相邻两椎体的纤维软骨盘,由两部分组成。椎间盘中央部是胶状物质,称髓核;周围部为纤维环,由多层同心圆排列的纤维软骨环构成。椎间盘具有连接、缓冲作用,并使脊柱做各方向的运动。当纤维环破裂时,髓核容易向后外侧脱出,突入椎管或椎间孔,压迫脊髓或脊神经根,临床上称椎间盘脱出症,多发生在腰部。前纵韧带为紧附于椎体及椎间盘前面的纵行韧带,可限制脊柱过度后伸。后纵韧带为紧附于椎体及椎间盘后面的纵行韧带,可限制脊柱过度前屈。

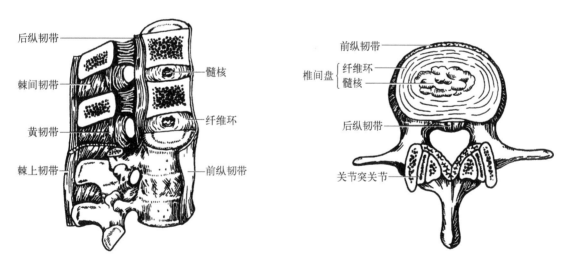

图 4.8　椎骨间的连接与椎间盘

椎弓间的连接:椎弓之间有 3 条韧带连接。黄韧带连接于相邻两椎弓板间,参与围成椎管后壁;棘间韧带为连接于相邻各棘突间的短韧带;棘上韧带是连接各椎骨棘突尖的纵行韧带。这 3 条韧带都有限制脊柱过度前屈的作用。

5　脊柱的整体观及其运动　成年男性脊柱长约 70 cm,女性脊柱略短,约 60 cm。其长度可因姿势不同而有所差异,静卧比站立时可长出约 3 cm,这是由于站立时椎间盘被压缩所致。椎间盘总厚度约为脊柱全长的 1/4。老年人因椎间盘胶原纤维成分改变而变薄,骨质疏松所致椎体宽度加宽而高度减少,以及脊柱肌肉动力学改变,导致胸曲和颈曲凸度增加,使老年人脊柱长度减小。

从前面观察,椎体从上到下逐渐增大,从骶骨耳状面以下又逐渐缩小。椎体大小的这种变化与椎体承受重力的变化密切相关。从后面观察,所有脊椎棘突连贯成纵嵴。颈椎棘突短而分叉,近水平位;胸椎棘突长,呈叠瓦状排列,斜向后下;腰椎棘突呈板状,水平向后方。侧面看,脊柱有 4 个生理性弯曲。其中胸曲和骶曲凸向后方,生前就已经形成;颈

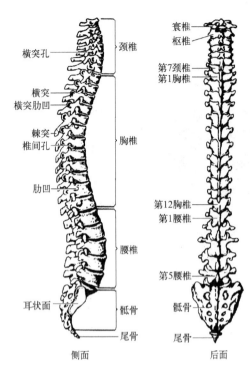

图 4.9　脊柱整体观

曲和腰曲凸向前方,为生后所获得(图 4.9)。这些弯曲增强了脊柱的弹性,在行走和跳跃时,有利于维持重心平衡及减轻对脑和内脏器官的冲击和震荡作用。

脊柱除支持身体、保护脊髓和内脏外,还有很大的活动性,可作屈、伸、侧屈、旋转和环转运动。颈段和腰段的活动范围较大,受到损伤的机会也较多。

4.1.3.2　胸廓

胸廓(thorax)由 12 块胸椎、12 对肋骨和 1 块胸骨构成;具有支持和保护胸、腹内脏,参与呼吸运动等功能。

1　肋　肋骨(costal bone)是弓形的扁骨,分肋体、前、后端(图 4.10)。肋包含肋骨(ribs)和肋软骨,共 12 对。上 7 对肋骨前端借肋软骨连于胸骨,称真肋。下 5 对肋骨称假肋,其中第 8~10 对肋前端借肋软骨依次连于上位肋骨的下缘形成肋弓,常作为确定肝、脾位置的标志。第 11、12 肋前端游离于腹肌肉,称浮肋(图 4.12)。

2　胸骨　胸骨(sternum)位于胸前壁正中,长而扁,分为胸骨柄、胸骨体和剑突三部分(图 4.11)。胸骨柄上缘凹陷,称颈静脉切迹;柄和体连接处向前微凸,称胸骨角(sternum angle),其侧方连接第 2 肋,向后平对第 4 胸椎体下缘,是肋计数的重要标志。胸骨体下端连接扁而薄的剑突,容易触及。

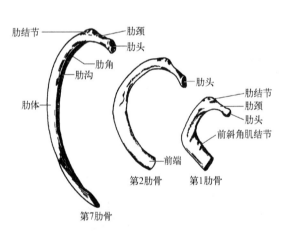

图 4.10　肋骨形态

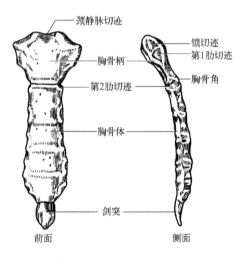

图 4.11　胸骨形态

3　胸廓的形态与运动　成人胸廓呈前后略扁的圆锥形(4.12),容纳胸腔内脏器。胸廓有上、下 2 口和前、后、外侧壁。胸廓上口小,向前下倾斜,由第 1 对肋骨、胸骨柄上缘和第 1 胸椎椎体围成,是胸腔与颈部的通道。胸廓下口较大,由第 12 胸椎、第 11 和第 12 对肋、两侧肋弓和胸骨剑突围成。两侧肋弓之间向下开放的夹角称胸骨下角。相邻两肋之间的间隙称肋间隙。

胸廓的外形可因年龄、性别、健康状态和从事职业的不同而有所差异。新生儿胸廓呈圆桶状,前后径与横径相近。成年人胸廓呈扁圆锥形,前后径小于横径。成年女性的胸廓比男性略圆而短(使女性上身略显苗条,腿部显得相对更加修长)。经常进行体育锻炼的人胸廓较为宽阔,身体瘦弱的人胸廓扁平而狭长。老年人因肋软骨钙化弹性减小,运动减弱,胸廓下塌而变得更扁而长。佝偻病儿童,因缺乏钙盐而骨质疏松,易变形,胸前后径增大,胸骨明显突出,形成"鸡胸"。慢性支气管炎、肺气肿、哮喘患者,因长期咳嗽,胸廓各径增大而成"桶状胸"。

胸廓除保护和支持功能外,主要参与呼吸运动。吸气时,在呼吸肌的作用下肋上提,使胸腔容积增大;呼气时则相反,肋下降使胸腔容积减小。胸腔容积的改

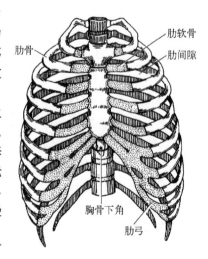

图 4.12　胸廓的形态

变促成了肺呼吸。

4.1.4　颅骨及其连接

4.1.4.1　颅骨组成

成人颅(cranium,skull)由 23 块(未计 3 对听小骨)颅骨(cranium bone)组成(图 4.13)。除下颌骨与舌骨外,其余均为缝隙连接或软骨连接。颅骨主要对脑等重要器官起支持和保护作用。按所在位置,分为脑颅骨和面颅骨两部分,两者以眶上缘和外耳门上缘的连线为分界线。

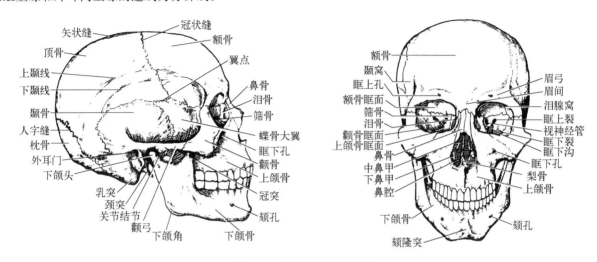

图 4.13　颅前面观、侧面观

脑颅骨有 8 块(额骨、筛骨、蝶骨、枕骨各 1 块,顶骨、颞骨各 2 块),围成颅腔,容纳脑。面颅骨有 15 块(梨骨、下颌骨、舌骨各 1 块,上颌骨、鼻骨、泪骨、颧骨、腭骨、下鼻甲各 2 块),构成鼻腔、口腔、眶腔,容纳感觉器等。

4.1.4.2　颅与颅骨形态

1　颅整体观　颅的上面称为颅顶。颅顶有三条缝,位于额骨和顶骨之间的称冠状缝,两顶骨之间的称矢状缝,顶骨与枕骨之间的称人字缝(图 4.13)。

颅侧面(图 4.13)中部有外耳门,内通外耳道;外耳门前方有一小梁,称颧弓,后下方的突起称乳突,二者容易触及。颧弓上面的凹陷称颞窝。颞窝的内侧壁上,额骨、顶骨、颞骨和蝶骨 4 骨相交于翼点(pterion);翼点呈 H 形,骨质薄,如该区发生骨折,容易损伤经过其内面的脑膜中动、静脉。

颅的前面(图 4.13)有 1 对容纳眼球的眶(orbit)、1 个骨性鼻腔和 1 个口腔。眶为尖向后内、底朝前外的锥体形腔隙。骨性鼻腔位于面部中央,骨性鼻中隔位于鼻腔正中央,呈矢状位,将鼻腔分为左右两部分。前方的开口称梨状孔,后方开口于鼻后孔。鼻腔外侧壁自上而下有 3 个突起,分别称为上鼻甲、中鼻甲、下鼻甲;各鼻甲下方为鼻道,分别称为上鼻道、中鼻道、下鼻道。上鼻甲和蝶骨体之间的小隙,称蝶筛隐窝。鼻旁窦(paranasal sinuses)也称副鼻窦,是位于鼻腔周围并与鼻腔相通的含气空腔,包括上颌窦、额窦、筛窦和蝶窦各 1 对;鼻旁窦对发音起共鸣作用,并减轻颅骨重量。

2　下颌骨和舌骨　下颌骨(mandible)呈马蹄铁形,分中部的下颌体和两侧的下颌支;舌骨位于下颌骨后下方,呈马蹄铁形,中部为舌骨体,向后伸出大角,向上伸出小角(图 4.14)。

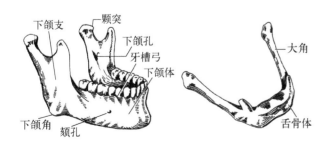

图 4.14　下颌骨与舌骨

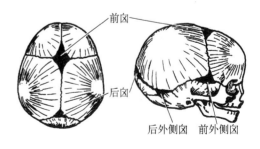

图 4.15　新生儿颅

3　新生儿颅骨特征及其生后变化　新生儿面颅较小,脑颅相对较大(图 4.15),面颅占全颅的 1/8(成人为 1/4)。

矢状缝前、后端的颅骨之间有一定的间隙,分别称前囟和后囟。前囟呈菱形,于1岁半左右闭合,后囟呈三角形,出生后不久即闭合。此外还有顶骨前下角的前外侧囟和顶骨后下角的后外侧囟,也在出生不久即闭合。

从出生开始到7岁是颅的生长期,此期颅的生长最快;因牙与鼻旁窦相继出现,使面颅迅速扩大。从7岁到性成熟期是相对静止期,颅生长缓慢,但逐渐出现性别差异。性成熟期到25岁为成长期,性别差异更加明显,额部向前突出,眉弓、乳突和鼻旁窦发育迅速,下颌角显著。

4 颞下颌关节 颞下颌关节也常称为下颌关节,由颞骨的下颌窝及关节结节与下颌骨的关节头组成。关节囊较松弛,外侧有韧带加强,关节腔内有关节盘,将关节腔分隔为上下两部分。两侧关节必须同时运动,可作下颌骨上提、下降、前移、后退及侧方运动。如口张过大,下颌头可滑到关节结节的前方,造成下颌关节脱位。

4.1.5 四肢骨及其连接

4.1.5.1 上肢骨及其连接

1 上肢骨组成 上肢骨每侧共32块,包括锁骨、肩胛骨、肱骨、前臂骨(桡骨、尺骨)各1块,手骨(其中腕骨8块、掌骨5块、指骨14块)。

锁骨(clavicle)位于颈胸之间,呈横"～"形弯曲,容易触及(图4.16)。锁骨分为1体2端,内侧端称胸骨端,外侧端称肩峰端。锁骨内侧2/3凸向前,外侧1/3凸向后,二者交界处容易发生骨折。锁骨将肩胛骨支撑于胸廓之外,以保证上肢的灵活运动。

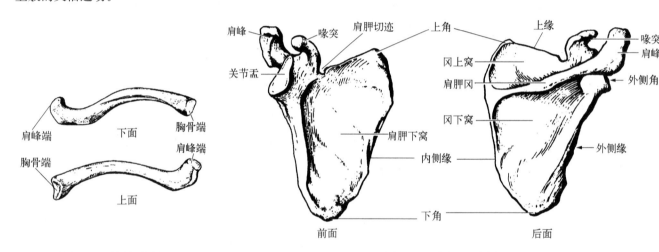

图4.16 锁骨(右侧)　　　　　　　　　　图4.17 肩胛骨(右侧)

肩胛骨(scapula)为三角形扁骨,贴于胸廓后外上分,可分为2面、3个缘和3个角(图4.17)。上缘外侧有肩胛切迹,切迹外侧有一向前的指状突起,称喙突。外侧角有浅的关节盂,与肱骨头构成肩关节。下角平对第7肋或第7肋间隙,是从背部计数肋的标志。肩胛骨前面是一大而浅的窝,称肩胛下窝;背侧面的横嵴称肩胛冈;冈上、下的凹陷分别称冈上窝和冈下窝;冈的外侧扁平,称肩峰。

肱骨(humerus)是位于臂部的长骨,分1体2端(图4.18)。肱骨头朝向内上后方,呈半球形。头部周围的环形浅沟称解剖颈。上端向外侧的突起称大结节,向前的突起称小结节;二者之间的小沟称结节间沟。上端与体交界处稍细,称外科颈,容易发生骨折。肱骨体中部外侧面有粗糙隆起的三角肌粗隆。肱骨下端外侧部为半球形肱骨小头,内侧部有肱骨滑车;下端后面的深窝称鹰嘴窝;下端两侧各有1个突起,分别称外上髁和内上髁。

前臂骨由桡骨(radiu)和尺骨(ulna)2块长骨构成(图4.19)。桡骨位于前臂外侧,分1体2端。上端稍膨大,称桡骨头,头以下略细,称桡骨颈。下端外侧向下的突起称桡骨茎突,内侧面有尺切迹,下面有腕关节面。尺骨位于前臂内侧,上端大,前面有半月形的滑车

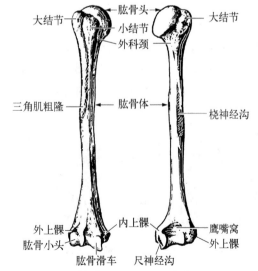

图4.18 肱骨形态(右侧)

切迹;在切迹的前下方和后上方各有 1 个突起,分别称为冠突和鹰嘴。冠突的外侧面有一凹面,称桡切迹,与桡骨头相关节。尺骨的下端称尺骨头,内侧向下的突起称尺骨茎突,比桡骨茎突约高 1 cm。

手骨包括腕骨(carpal bones)8 块、掌骨(metacarpal bones)5 块和指骨(phalange of fingers)14 块(图 4.20)。

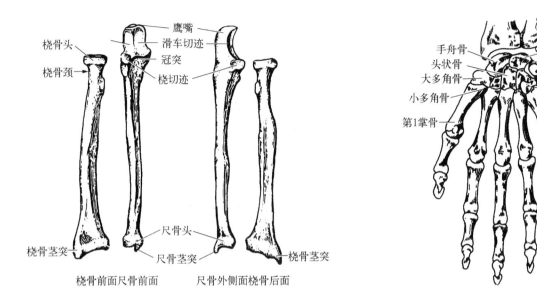

图 4.19　桡骨和尺骨(右侧)　　　　图 4.20　手骨形态(右侧前面观)

2　上肢骨连接　上肢骨的连接以运动灵活性为主。包括胸锁关节、肩锁关节、肩关节、肘关节、手关节。

胸锁关节和肩锁关节属微动关节,主要起支持和连接结构的作用。喙肩韧带有防止肱骨头向上脱位的作用。

肩关节(shoulder joint)是人体运动幅度最大的关节,可作屈、伸、内收、外展、旋内、旋外和环转运动。肩关节由肱骨头和关节盂组成。肱骨头大,关节盂浅而小,边缘附有盂唇(图 4.21)。肱二头肌长腱行于关节囊内、肱骨头上方。关节囊薄而松弛,其前、上、后方有韧带、肌腱或骨加强,下壁薄弱,故肩关节脱位常向下方。

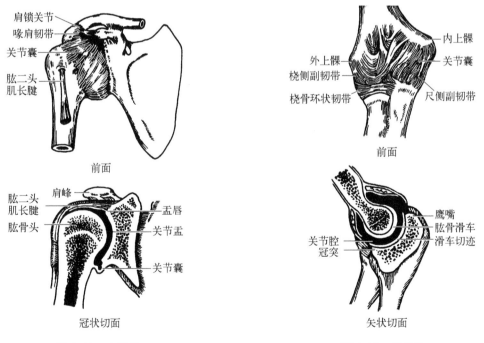

图 4.21　肩关节　　　　　　　　图 4.22　肘关节

肘关节(elbow joint)由肱骨的下端与桡、尺骨上端连接而成,可作屈伸运动,包括肱尺关节(肱骨滑车+尺骨滑车切迹)、肱桡关节(肱骨小头+桡骨头)和桡尺近侧关节(桡骨头+尺骨绕切迹)三部分;三个关节包于 1 个关节囊内,具有一个共同的关节腔(图 4.22)。囊的前、后壁薄而松弛,后壁最弱,两侧分别有桡、尺侧副韧带加强,桡骨头周围有桡骨环状韧带容纳桡骨头,故尺、桡骨容易向后方脱位。小儿桡骨头尚未发育完善,突然用力向前牵拉小儿手或前臂时,桡骨头可部分从下方脱出,发生桡骨头半脱位。

前臂桡骨和尺骨借桡尺近侧关节、桡尺远侧关节和前臂骨间膜连接,联合运动时,以上三者可使前臂旋前和旋后(图4.23)。

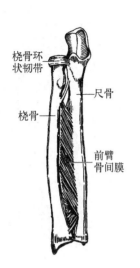

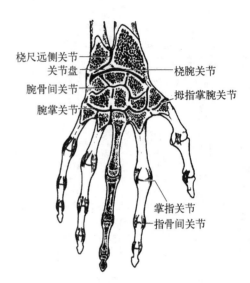

图4.23 前臂骨连接　　　　　　　　　　　　图4.24 手关节

手关节(joint of hand)包括桡腕关节、腕骨间关节、腕掌关节、掌指关节、指骨间关节(图4.24),各关节的名称与构成该关节骨的名称相对应。桡腕关节又称腕关节(wrist joint),由桡骨的腕关节面、尺骨头下方的关节盘构成关节窝与舟骨、月骨、三角骨共同组成的关节头构成。关节囊松弛,有韧带加强,可作屈、伸、内收、外展、环转运动。腕骨间关节为微动关节。腕掌关节由远侧列腕骨和5个掌骨底构成,其中拇指掌腕关节由大多角骨和第1掌骨底构成,关节囊松弛,运动灵活,可作收、展、环转和对掌运动。掌指关节由掌骨头和近节端指骨底构成,关节囊薄而松弛,可作屈、伸、收、展和环转运动。指骨间关节由近指节滑车与远指节骨底构成,关节囊松弛,只可作屈、伸运动。

4.1.5.2　下肢骨及其连接

1　下肢骨组成　下肢骨每侧31块(图4.25～图4.28),包括髋骨、股骨、髌骨、小腿骨(胫骨、腓骨各1块)、足骨(跗骨7块、跖骨5块、趾骨14块)。

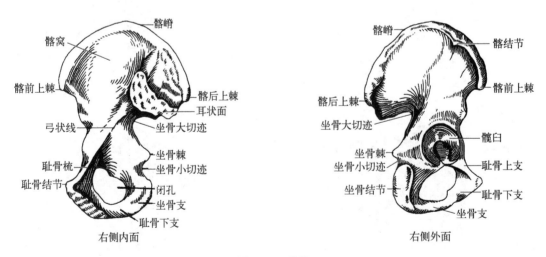

图4.25 髋骨

2　下肢骨连接　骨盆(pelvis)具有保护盆腔内器官和传递重力作用,由骶骨、尾骨、左右髋骨连接而成(图4.29)。分大骨盆、小骨盆两部分。大骨盆是腹腔的一部分,小骨盆有上、下两口和骨盆腔。骨盆腔容纳消化系统、泌尿系统、生殖系统部分器官。女性骨盆腔也是胎儿娩出的产道。耻骨联合主要由纤维软骨构成,软骨内有一极窄的纵行裂隙,女性妊娠期可稍有活动。从青春期开始,男女骨盆形态出现性差;女性骨盆特征为外形短而宽,上口较宽大、近似圆形,下口和耻骨下角较大。女性骨盆形态特点与妊娠和分娩有关。

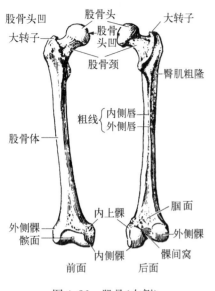

图 4.26 股骨(右侧)

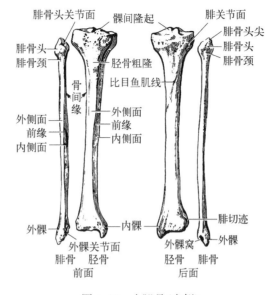

图 4.27 小腿骨(右侧)

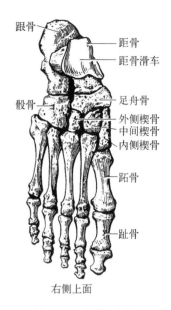

图 4.28 足骨(右侧)

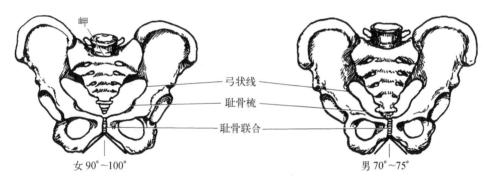

图 4.29 骨盆形态

　　髋关节(hip joint)由髋臼和股骨头构成(图 4.30)。股骨颈后面仅被关节囊包被 2/3,因此股骨颈骨折可分为囊内、囊外和混合性骨折。关节囊前方有髂股韧带加强。关节囊的后下部较薄弱,股骨头脱位常向后下方。关节囊内有股骨头韧带,内有股骨头营养血管。各类运动较肩关节小,但有较大的稳定性。可作屈、伸、收、展、旋内、旋外和环转运动。

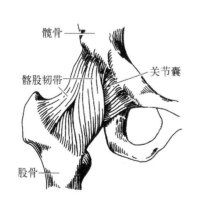
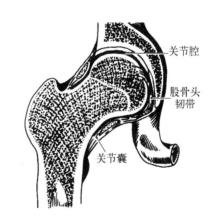

图 4.30 髋关节

　　膝关节(knee joint)是人体最大、最复杂的关节,由股骨下端、胫骨上端和髌骨构成(图 4.31)。关节囊薄而松弛,前方有股四头肌腱下续至颈骨粗隆的髌韧带,囊外有胫、腓侧副韧带,囊内有前、后交叉韧带;在股骨与胫骨之间垫有半月板。膝关节主要运动是屈和伸,在半屈位时还可作轻微的旋内和旋外运动。

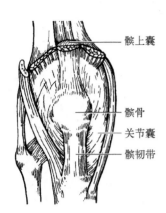

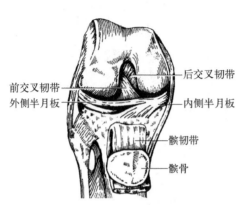

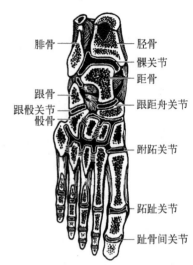

图 4.31 膝关节　　　　　　　　　　　　　　　　　　图 4.32 足的关节

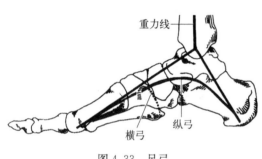

图 4.33 足弓

足关节包括距小腿关节(踝关节)、跗骨间关节、跗跖关节、跖趾关节和趾骨间关节(图 4.32)。踝关节主要运动是使足尖向上(背屈)和足尖向下(跖屈),跖屈时容易发生踝关节扭伤。跗骨间关节运动时可使足内翻和外翻。跗跖关节、跖趾关节属微动关节。趾骨间关节可作屈伸运动。

足弓是足骨借足底韧带、肌、腱等结构连接,在纵、横方向都形成凸向上方的弓形,有弹性。在行走和跳跃时发挥弹性和缓冲震荡作用,同时还可保护足底血管和神经免受压迫(图 4.33)。如果足弓结构受损或发育不良,可造成足弓塌陷,形成扁平足。

4.2 肌

人体的肌按其位置、结构和功能分为平滑肌、心肌和骨骼肌。运动系统属骨骼肌(skeletal muscle),主要分布于头颈、躯干和四肢,通常附着于骨骼,具有收缩迅速、有力、容易疲劳等特点;受人意识支配,又称随意肌。骨骼肌是运动系统的动力部分,在神经系统的支配下,通过收缩牵引骨骼而产生运动。人体全身骨骼肌共有 650 余块,占体重的 40% 左右。每块肌肉都有特定的位置、形态、结构和辅助装置,有丰富的血管、淋巴管分布和神经支配。如肌肉血管供应中断或神经支配受损,可分别引起肌肉坏死或瘫痪。

肌的形态构造各异,根据肌的外形一般分为长肌、短肌、扁肌和轮匝肌四种(图 4.34)。长肌呈长梭形或带形,多分布于四肢,收缩时产生较大幅度运动;短肌形态较为短小,主要分布于躯干深部,有明显的节段性,收缩时运动幅度较小;扁肌形态扁薄宽阔,分布于胸、腹壁等躯干浅部,除运动功能外,有保护、支持内脏器官作用;轮匝肌呈环形,主要分布于孔、裂周围,收缩时可关闭孔、裂。

根据肌的功能可分为屈肌、伸肌、内收肌、外展肌、旋内肌、旋外肌等。

每块肌都由肌腹(muscle belly)和肌腱(tendon)构成。肌腹一般位于肌的中间,为肌的可收缩部分,主要由肌纤维构成,色红柔软。肌腱一般位于肌的两端,为肌的非收缩部分,由致密结缔组织构成,白色、强韧,起力的传递作用。长肌的肌腱多呈条索状,扁肌的肌腱多呈膜状。

肌通常借两端的肌腱附着于 2 块或 2 块以上的骨,中间跨过 1 个或多个关节。肌收缩时牵引改变骨的位置及产生运动(图 4.35)。运动时有 1 块骨的位置相对固定,另 1 块骨的位置相对移动。肌固定在骨上的附着点称起止点,一般将接近身体正中面或肢体近侧端的附着点称起点,反之称止点。

多数肌肉都成群配布于关节周围,配布形式与关节运动轴密切相关。在一个运动轴两侧有两群作用相反的肌,互称拮抗肌,在运动轴同一侧作用相同的肌,称协同肌;人体完成各种动作都依赖于协同肌与拮抗肌相互协调(神经调节)。

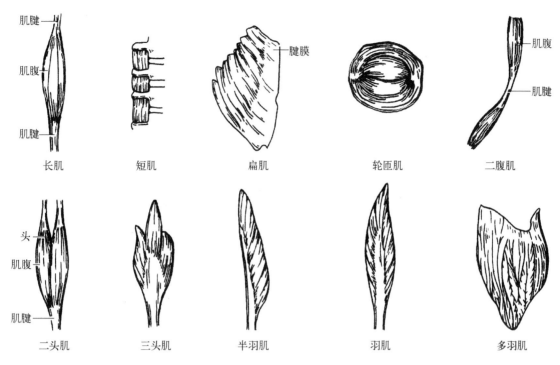

长肌　　短肌　　扁肌　　轮匝肌　　二腹肌

二头肌　　三头肌　　半羽肌　　羽肌　　多羽肌

图 4.34　肌肉的形态

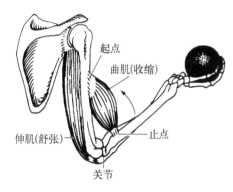

图 4.35　肌肉起止点

肌辅助结构是在肌活动的影响下,由肌周围的结缔组织转化而成,具有保护和辅助肌活动的作用。主要有筋膜(fascia)、滑膜囊(synovial bursa)、滑膜鞘(sheath of tendon)等。筋膜分浅、深两种。浅筋膜(皮下筋膜)位于皮肤深面,主要由疏松结缔组织构成,内含脂肪、血管、神经。皮下脂肪多少可随人体部位、性别、营养状态而异。浅筋膜具有维持体温和保护深部组织作用。临床上皮下注射即是将药物注射到浅筋膜层中。深筋膜(固有筋膜)由致密结缔组织构成,位于浅筋膜深面,同时也进入深部成鞘状包裹肌或肌群,以及神经、血管;具有保护和约束肌的作用,有利于肌群独立活动。滑膜囊为致密结缔组织构成的密闭小囊,形扁壁薄,内含少量滑液,多位于肌、韧带与皮肤或骨面向接触部位,起减少相邻结构摩擦,保护、促进肌腱灵活运动的作用。滑膜鞘呈双层套管状,内层包绕于肌腱周围,外层与周围结缔组织相连,腔内含少量滑液,具有减少肌腱与骨摩擦的作用。

4.2.1　头颈肌

4.2.1.1　头肌

头肌分为面肌(表情肌)和咀嚼肌(图 4.36)。

面肌为薄层皮肌,多数起于颅骨止于面部皮肤,主要分布在面部和颅顶,收缩时可改变面部皮肤外形,显示喜、怒、哀、乐等种种表情。面部肌肉多呈环状或辐射状,分布于眼裂、口裂、鼻孔周围。环状肌有眼轮匝肌和口轮匝肌;辐射状肌主要分布在口裂周围。

咀嚼肌分布于颞下颌关节周围,为运动颞下颌关节的肌,其中主要有咬肌(masseter)和颞肌(temporalis)。咬肌呈长方形,起自颧弓止于下颌角外面;颞肌呈扇形,经颧弓深面止于下颌骨的冠突。此二肌收缩可上提下颌骨,使牙咬合。

4.2.1.2　颈肌

颈肌位于颅和胸廓之间(图 4.36、图 4.37),按位置深浅分为浅、深两层肌群;浅层肌群又分为三层,即浅层颈阔肌,中层的肌胸锁乳突肌

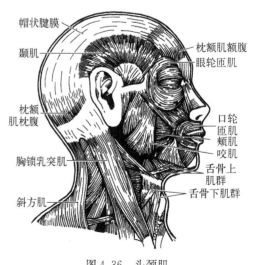

图 4.36　头颈肌

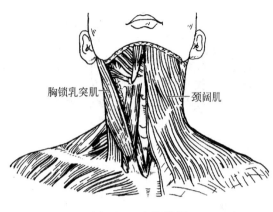

图 4.37 颈肌浅层

和深层的舌上、舌下肌群。

颈阔肌(platysma)位于浅筋膜内,属皮肌,起自胸大肌和三角肌表面的筋膜,止于口角,收缩时有紧张颈部皮肤和下拉口角作用。

胸锁乳突肌(sternocleidomastoid)斜列于颈部两侧,分别起自于胸骨柄前面和锁骨胸骨端,向后止于颞骨乳突。两侧同时收缩时使头后仰,单侧收缩使头相同侧屈,面部转向对侧。此肌可因产伤等原因造成一侧痉挛或挛缩,形成产伤性斜颈。

舌骨上肌群位于下颌骨与舌骨之间,每侧 4 块,参与构成口腔底。收缩时可上提舌骨协助吞咽,舌骨固定时可下降下颌骨协助张口。舌骨下肌群位于舌骨和胸骨柄之间,在气管、喉和甲状腺的前方,每侧 4 块;收缩时可下降舌骨,使喉上下运动完成吞咽动作。

颈深肌分为内、外两群,单侧收缩使颈屈相同侧,双侧收缩使颈前屈;颈部固定时可上提第 1、2 肋协助深吸气。

4.2.2 躯干肌

躯干肌按位置分为背肌、胸肌、膈、腹肌和会阴肌。

4.2.2.1 背肌

背肌位于躯干背面,分浅、深两群,浅群多数为宽大的扁肌,主要有斜方肌、背阔肌、肩胛提肌和菱形肌;深层为长肌和短肌,重要的有竖脊肌(图 4.38)。

斜方肌(trapezius)位于项背浅层,一侧为三角形,两侧合并为斜方形。起自枕外隆突、项韧带和全部胸椎棘突,止于锁骨外侧 1/3、肩峰和肩胛冈。双侧收缩使肩胛向脊柱靠拢并仰头;上、下部肌束收缩可分别上提和下降肩胛骨。

背阔肌(latissimu dorsi)位于背下部和胸侧部,为全身最大的扁肌,呈三角形。起自第 6 胸椎和全部腰椎棘突、骶正中嵴和髂嵴后部,止于肱骨小节嵴;收缩时使肩关节内收,手臂后伸和旋内,如背手姿势;上肢固定时可引体向上。

竖脊肌(erector spinae)位于棘突两侧,为背肌中最大、最长的肌,对维持人体直立姿势起重要作用。双侧收缩时使脊柱后伸并仰头,单侧收缩使脊柱侧屈。破伤风患者此肌强烈收缩,并形成特有的"角弓反张"体征。许多腰痛的患者主要是此肌受累所致,临床上称"腰肌劳损"。

4.2.2.2 胸肌

胸肌分为胸上肢肌和胸固有肌(图 4.39)。胸上肢肌主要包括胸大肌、胸小肌、前锯肌,均起自胸廓外面,止于上肢骨;胸固有肌主要有肋间外肌、肋间内肌和肋间最内肌。

胸大肌(pectoralis major)位于胸廓前上部,宽而厚,收缩时使臂内收、旋内和前屈;上肢固定时可上提肋扩大胸廓、协助深吸气。胸小肌(pectoralis minor)位于胸大肌深面,收缩时向前下牵引肩胛骨,也可协助吸气。前锯肌(serratus anterior)位于胸廓前外侧壁,上部肌束收缩向前牵引肩胛骨,下部收缩使肩胛骨下角向外上方旋转,助臂上举扩大手功能范围。此肌瘫痪时肩胛骨内侧缘翘起,称翼状肩。

肋间肌参与构成胸壁,具有协助呼吸作用。

4.2.2.3 膈

膈(diaphragm)位于胸腔和腹腔之间,为一向上膨隆的穹隆状扁肌,分隔胸腔和腹腔。膈是重要的呼吸肌,收缩时膈穹隆下降,胸腔容积扩大,协助吸气;舒张时穹隆上伸复位,胸腔容积缩小,协助呼气。膈与腹肌联合收缩能增加腹内压力,协助排便、咳嗽、喷嚏和分娩活动等。

膈上有三个裂孔:主动脉裂孔有降主动脉和胸导管通过,食管裂孔有食管通过,腔静脉裂孔有下腔静脉通过(图 4.40)。

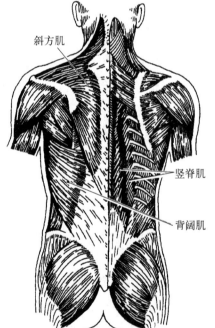

图 4.38 背肌

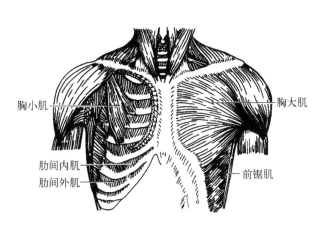

图 4.39　胸肌

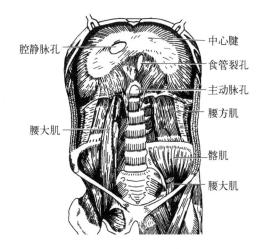

图 4.40　膈和腹后壁肌

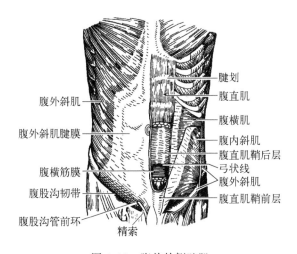

图 4.41　腹前外侧壁肌

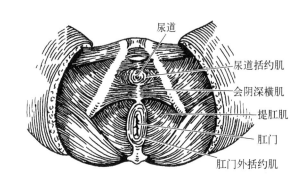

图 4.42　会阴肌

4.2.2.4　腹肌

腹肌介于胸廓和骨盆之间,是腹壁的主要组成部分,可保护腹腔器官。包括位于腹前外侧的腹外斜肌、腹内斜肌、腹横肌,位于腹前壁中间部的腹直肌,和位于腹后方的腰大肌、腰方肌(图 4.40、图 4.41)。腹前外侧肌群构成腹的前外侧壁,腰大肌、腰方肌构成腹的后外侧壁,上述肌收缩时可使脊柱作前屈、侧屈和旋转等运动。

4.2.2.5　会阴肌

会阴肌位于小骨盆下口附近,其中最重要的有提肛肌、会阴深横肌和尿道膜部括约肌等(图 4.42)。

提肛肌呈漏斗状,封闭小骨盆口大部分,具有承托盆腔器官、协助肛门括约肌收缩肛门等作用。会阴深横肌位于小骨盘下口前部,两侧附着于坐骨支,肌束横行。尿道括约肌位于会阴深横肌前方,肌束围绕尿道膜部,女性则围绕于尿道与阴道,有紧缩尿道与阴道的作用。经常有意识地锻炼可使提肛肌和尿道括约肌更为强健,有助于性满足。

4.2.3　四肢肌

四肢肌分为上肢肌和下肢肌。由于上肢和下肢的功能不同,肌的形态和配布也各具特点。上肢肌比较细小、数目较多,适合于上肢的复杂劳动;下肢肌主要与支持体重和行走有关,肌都比较粗大有力。

4.2.3.1　上肢肌

上肢肌按其所在部位分肩肌、臂肌、前臂肌和手肌(图 4.43)。

肩肌分布于肩关节周围,有稳定和运动肩关节的作用。包括位于肩部的三角肌、肩胛下窝的肩胛下肌和肩胛骨背面由上向下依次排列的冈上肌、冈下肌、小圆肌和大圆肌。其中三角肌(deltoid)起自锁骨外侧段、肩峰和肩胛冈,肌束从前、后、外侧三面包围肩关节,向下止于肱骨的三角肌粗隆。收缩时主要使肩关节外展,其前部肌束收缩使肩关节屈与旋内,后部肌束收缩使肩关节伸与旋外。该肌在临床上常作为肌肉注射的部位。

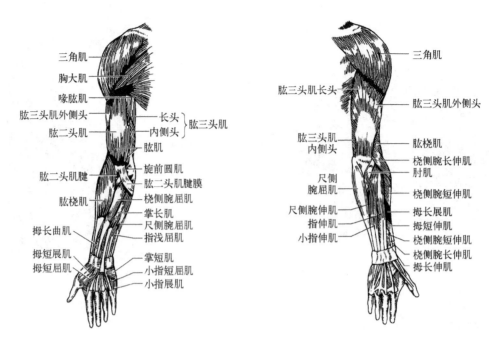

图 4.43　上肢肌(浅层)

　　臂肌位于肱骨周围,分前后两群。前群位于肱骨前方,包括浅层的肱二头肌、内上方的喙肱肌和下方深层的肱肌。其中肱二头肌(biceps brachii)长、短两头分别起自肩胛骨的盂上结节和喙突,向下止于桡骨粗隆。该肌群的主要功能是屈肘关节和协助屈肩关节。后群位于肱骨后方,仅 1 块,为肱三头肌(triceps brachii),该肌长头起于肩胛骨的盂下结节内,内、外侧头分别起自桡神经沟的内下方和外上方,止于尺骨鹰嘴,收缩时伸肘关节。

　　前臂肌位于尺骨和桡骨周围,分前后两群;前群共 9 块,后群共 10 块,每群又分为深浅两层。前群肌收缩时,除 2 块旋前肌使前臂旋前外,其余各肌分别有屈肘、屈腕、屈掌指关节和屈指间关节的作用。后群肌收缩时,除旋后肌使前臂旋后、拇长展肌使拇指外展外,其余各肌分别伸拇指和食指。

　　手肌集中配布于手掌面,分外侧、中间和内侧三群。外侧群位于拇指侧,外观丰隆,称鱼际,收缩时具有展、屈、收拇指和对掌作用;内侧群位于小指侧,也较丰隆,称小鱼际,收缩时具有展、屈小指和对掌作用;中间肌群位于掌心和掌骨之间,有使指内收和外展的作用。

4.2.3.2　下肢肌

　　下肢肌按部位分髋肌、大腿肌、小腿肌和足肌(图 4.44)。

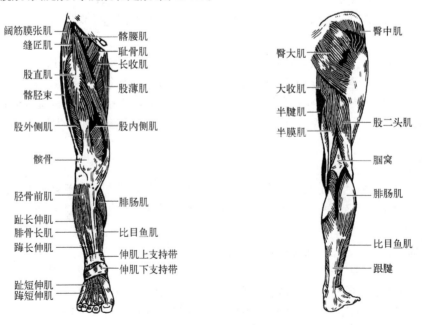

图 4.44　下肢肌(浅层)

髋肌配布在髋关节周围,主要起自骨盆内、外面,止于股骨,运动髋关节。按位置分前、后两群。前群包括髂腰肌和阔筋膜张肌。髂腰肌(iliopsoas)由髂肌和腰大肌组成,收缩时可使髋关节屈并旋外;下肢固定时可使躯干前屈。后群包括臀大肌、臀中肌、臀小肌、梨状肌、股方肌和闭孔内、外肌等。臀大肌(gluteus maximus)位于臀部浅层,与皮下组织共同形成特有的臀部隆起;收缩时使髋关节伸和旋外,是维持人体直立姿势的重要肌之一。此肌外上部为肌肉注射的常用部位。臀中肌和臀小肌收缩时外展髋关节。梨状肌收缩时使髋关节外展和旋外。

大腿肌位于股骨周围,分前、后、内侧三群。前群位于大腿前面,有缝匠肌和股四头肌。缝匠肌(sartorius)是人体内最长的肌,呈扁带状,起自髂前上棘,斜向内下方,止于胫骨上端内侧面;收缩时可屈髋关节,又可屈膝关节。股四头肌(quadriceps femoris)为人体内体积最大的肌,有4个头,分别称股直肌、股内侧肌、股外侧肌和股中间肌,收缩时伸膝关节,股直肌收缩时还可屈髋关节。内侧群位于大腿内侧,共有5块,股薄肌位于最内侧,其余4块肌分3层排列。浅层由外侧向内侧分别为耻骨肌、长收肌和股薄肌;中层为短收肌,深层为大收肌;收缩时可使髋关节内收并旋外。后群位于大腿后面,包括外侧的股二头肌、内侧浅层的半腱肌和深层的半膜肌。3块肌收缩均可伸髋关节、屈膝关节;半屈膝时分别使小腿旋外和旋内。

小腿肌位于胫、腓骨周围,分前、后、外侧3群。前群位于小腿前外侧,共3块,由胫侧向腓侧依次为胫骨前肌、蹞长伸肌、趾长伸肌,收缩时除可使足背屈外,胫骨前肌还可使足内翻;蹞长伸肌、趾长伸肌收缩时分别伸蹞指和其余4趾。外侧群位于小腿外侧面,包括腓骨长肌和腓骨短肌;收缩时可使足外翻并跖屈。后群位于小腿后方,分浅、深两层。浅层1块,为小腿三头肌(triceps surae),粗壮有力,其肌腹形成小腿肚。该肌由腓肠肌和比目鱼肌合成,收缩时可提足跟,使足跖屈,并可屈膝关节;站立时能固定膝关节和踝关节,防止身体前倾,对维持人体直立姿势有重要作用。深层肌有3块,由胫侧向腓侧依次为趾长屈肌、胫骨后肌和蹞长屈肌,收缩时均可使足跖屈,并分别具有屈第2~5趾、足内翻和屈蹞趾的作用。

足肌分为足背肌和足底肌,收缩时具有运动足趾和维持足弓作用。

4.3 运动系统常见疾病与预防保健

4.3.1 骨关节炎

骨关节炎(osteoarithritis,OA)也称退行性关节病、骨质增生、骨关节病,是由于关节软骨完整性破坏以及关节边缘软骨下骨板病变,导致关节症状和体征的一组异质性疾病。患病率与年龄、性别、种族、地区有关。如45岁以下女性患病率不到2%,45~65岁为30%,而65岁以上达68%;55岁以下男女受累关节分布基本相同,但高龄男性髋关节受累多于女性,手OA则女性多于男性;黑人OA多于白人。

4.3.1.1 病因与病理

本病的发病原因可能与患者自身易感性(如遗传因素、高龄、肥胖、性激素、骨密度、过度运动、吸烟及其他疾病等)、机械因素(如创伤、关节形态异常、长期从事反复使用某些关节的职业或剧烈的文体活动等)有关。上述多种因素共同作用,造成关节软骨消耗性磨损,或退行性蜕变,包括软骨基质合成和分解代谢失调,软骨下骨板损害使软骨失去缓冲作用,关节内局灶性炎症等。

软骨变性为本病特征性,也是最基本的病理改变。初起时表现为局灶性软化、表面粗糙、失去正常弹性;继而出现小片脱落、表面有不规则小凹或小沟(多见于负荷较大部位,如膝、髋)。以后进一步出现微小裂隙、糜烂、溃疡,软骨大片脱落直至软骨下骨板裸露;关节边缘软骨过度增生,产生软骨性骨赘,再骨化成骨赘。骨赘脱入关节腔,即为"关节鼠"。软骨糜烂、脱落后,软骨下骨板裸露,关节运动时的摩擦刺激,使骨质逐渐变为致密、坚硬(称"象牙样变"),关节软骨下骨髓内骨质增生以及软骨下骨板囊性变等。本病软骨下骨板囊性变可能是由软骨或软骨下骨板压力异常,局部骨质挫伤、坏死或压力增高,关节液被挤入骨内所致。发病后期,由于软骨及骨质病变严重,关节滑膜呈绒毛状增生并失去弹性,其内可有破碎的软骨或骨质小块,并引起异物巨噬细胞反应。

4.3.1.2 临床表现

临床表现随受累关节不同而异。一般起病隐匿、进展缓慢,主要临床表现为局部关节及其周围疼痛、僵硬以及病情进展后出现关节骨性肥大、功能障碍等。

疼痛是本病的主要症状,也是导致功能障碍的主要原因。特点为隐匿发作、持续钝痛,多发生于活动后,休息可缓解。随着病情发展,关节活动因疼痛而受限,甚至休息时也可发生疼痛。睡眠时由于关节周围的肌肉受损,对关节的保护作用降低,不能和清醒时一样限制引起疼痛的活动,患者可能会痛醒。当存在有滑膜炎症时,患者可有晨僵和黏着感,时间较短暂,通常不超过 30 min,稍活动后缓解。局部可见关节肿胀(严重者可发生关节畸形、半脱位等),受累关节压痛和被动疼痛,关节活动弹响(骨摩擦音,以膝关节多见),以及关节活动受限。

随着病情的进展,可能出现关节挛曲、不稳定、休息痛、负重时疼痛加重等。由于关节面吻合性差、关节肌肉痉挛和收缩、关节囊收缩及骨刺或关节鼠引起机械性闭锁,可发生功能障碍。

常见的受累关节及临床特点如下:

手 OA:多见于中、老年女性,以远端指关节最常累及。疼痛和压痛不太明显,特征性表现为指间关节背面内、外侧有骨样肿大结节。具有遗传倾向,常母女均罹患,部分患者可出现屈曲或侧偏畸形。第 1 掌关节骨质增生可出现"方形手"。

膝 OA:早期以疼痛和僵硬为主,单侧或双侧交替,多发生于上下楼时。可见关节肿胀、压痛、骨摩擦音以及膝内翻畸形等。

髋 OA:多见于年长者,男性患病率较高。主要症状为隐匿性疼痛,可放射至臀外侧、腹股沟、大腿内侧,有时可由于放射痛集中于膝而忽略真正的病变部位。有不同程度的活动受限或跛行。

脊柱 OA:包括骨突关节 OA 和椎间盘退行性变。骨关节 OA 与其他关节 OA 相同,椎间盘退行性变多伴有椎体唇样骨赘,两者密切相关、同时存在,以颈、腰段多见。表现为局部疼痛、僵硬,久坐或站立后加重,疼痛可向臀部和下肢放射。伸展时疼痛加重提示骨突关节病变,屈曲时疼痛加重提示椎间盘病。颈椎 OA 最多见于第 5 颈椎。颈项疼痛、僵硬主要由骨突关节引起。脊神经根受压可出现上臂放射性痛,脊髓受压可引起肢体无力或麻痹,椎动脉受压可致晕眩、耳鸣以及复式视、构音和吞咽障碍,严重者可致定位能力丧失,甚至突然跌倒,但不伴意识障碍。腰椎 OA 多见于第 3~5 腰椎。骨突关节受累可引起腰痛。椎间盘病可引起腰、臀疼痛并放射至下肢。神经根刺激可引起髋关节局部疼痛而不向下放射。

足 OA:以第 1 跖趾关节最常见。症状可因穿过紧的鞋而加重,体征可见骨性肥大和外翻。跗骨关节也可能受累。

本病无特异的实验室诊断指标,X 射线放射学检查对诊断本病十分重要。

4.3.1.3 治疗与预防保健

治疗的目的是减轻症状,改善关节功能,减少致残。应避免过度服药,应根据不同情况进行非药物治疗和药物治疗。

非药物治疗包括患者教育和自我调理,如养成卫生的生活方式和饮食习惯,适当的医疗锻炼、减肥、理疗、针灸,以及多吃新鲜水果、蔬菜、摄入适量的维生素 D 等。

药物治疗可先试用乙酰氨基酚(3~4 g/d,tid),疼痛不严重者尽可能避免持续用药,以减轻药物不良反应。也可选用非甾体抗炎药物镇痛,如布洛芬(1~3 g/d,tid 或 qid)、尼美舒利(100~200 mg/d,bid)、萘丁美酮(0.5~1 g/d,bid)、吲哚美辛(25~75 mg,bid 或 tid)、阿司匹林(2~3 g/d,qid)等治疗。

慢性药物如透明质酸关节内注射,有较长时间的缓解症状和改善功能作用(主要用于膝关节)。

OA 和骨质疏松症(OP)同属增龄性疾病,两者常同时存在,有些症状还可能是 OP 所致,因此,治疗 OA 时应注意是否必须同时治疗 OP(详见人体基本组织/骨质疏松症)。

大多数患者预后良好,严重关节畸形和功能障碍者仅为少数。

4.3.2 纤维肌痛综合征

肌纤维痛综合征(fibromyalgia syndrome,FS)是一种以全身多处肌肉疼痛及发僵为主,伴有疲乏无力等多种其他症状的非关节性风湿病。患病率为 2%,其中女性为 3.4%,男性为 0.5%;患病率与年龄存在线性增加的关系,患者平均年龄 49 岁,其中 89% 为女性。目前认为,FS 与睡眠障碍、神经内分泌变化、脑脊液中氨基酸浓度改变及心理因素有关;也可继发于外伤、骨关节炎、类风湿关节炎及多种非风湿病。

本病的核心症状是慢性广泛性肌肉疼痛,大多数伴有皮肤触痛,时轻时重。局限性疼痛以颈、胸、下背部、肩胛带及骨盆肌肉最常见,其他部位依次为上背部、中背部、腕、臀部、大腿和小腿肌肉。80% 以上的患者具有 11 个以上的压痛点,女性压痛点比男性多(图 4.44)。软组织损伤、睡眠不足、寒冷及精神压抑均

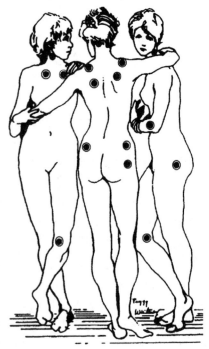

图 4.45 FS 标准压痛点部位

可引发疼痛发作,气候潮湿、气压偏低可使疼痛加重。90％以上患者伴有睡眠障碍,表现为失眠、易醒、多梦及精神不振;50％以上患者出现严重疲劳;70％以上患者有晨僵,严重程度与睡眠和疾病活动程度有关。天气潮湿、精神紧张和过度劳累时,患者还可出现头痛、胸痛、头晕、腹痛、感觉异常、呼吸困难、抑郁及焦虑等症状。

　　本病目前无特异性治疗方法,主要的治疗方法是减轻精神紧张和对症止痛。针灸治疗本症有一定效果。因 FS 不会造成脏器损害,本病预后良好。

(华　萍)

第5章 消化系统

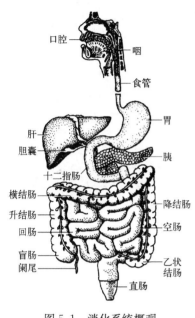

图 5.1 消化系统概观

图中标注：口腔、咽、食管、胃、肝、胆囊、十二指肠、横结肠、升结肠、回肠、盲肠、阑尾、直肠、胰、降结肠、空肠、乙状结肠

人体生命活动中需要不断从食物中获得营养,当食物被人体摄取后,先要被消化分解成为小分子物质(如氨基酸、葡萄糖、脂肪酸等),然后营养成分被机体所吸收,再由血液运送到各组织和器官而被利用;不能吸收的食物残渣,则形成粪便被排出体外。这些功能就是由消化系统来完成的。消化系统(digestive system)由消化管和消化腺组成(图5.1)。消化系统的器官大部分位于胸腔和腹腔,位置一般较为恒定。消化管(digestive canal)包括口腔、咽、食管、胃、小肠(十二指肠、空肠、回肠)、大肠(盲肠、结肠、直肠)、肛门。通常将从口腔到十二指肠部分称为上消化道,空肠及以下部分称为下消化道。消化腺(digestive gland)有两种类型,大消化腺为独立的器官,包括唾液腺、肝、胰;小消化腺是位于消化管壁内的小腺体,如唇腺、胃腺、肠腺等,它们都开口于消化管。

消化道对食物的消化作用有两种方式:一种是机械性消化,即通过消化道肌肉的收缩活动将食物磨碎,并使食物与消化液充分混合,以及将食物不断地向消化道下方推送。另一种为化学性消化,也就是通过消化腺分泌的各种消化酶将蛋白质、脂肪和糖类物质分解成可被吸收的小分子物质。这两种方式同时进行、相互配合。

5.1 消化管

5.1.1 消化管的一般结构

除口腔外,消化管壁从内到外可分为四层:黏膜层、黏膜下层、肌层、外膜(图5.2)。

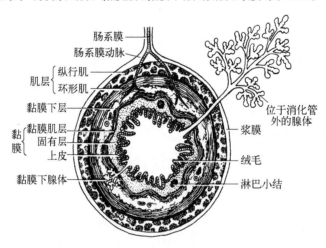

图 5.2 消化管的一般结构图

图中标注：肠系膜、肠系膜动脉、肌层(纵行肌、环形肌)、黏膜下层、黏膜(黏膜肌层、固有层、上皮)、黏膜下腺体、位于消化管外的腺体、浆膜、绒毛、淋巴小结

黏膜(mucosa)是消化管进行消化、吸收的主要结构;自内向外由上皮、固有层、黏膜肌层组成;黏膜上皮(epithelium)的类型因部位不同而异。口腔、咽、食管、肛门处为复层扁平上皮,以保护功能为主;胃、肠部分是单层柱状上皮,以消化吸收功能为主。固有层(lamina propria)由疏松结缔组织构成,其内富含小消化腺、血管、淋巴管、淋巴组织。黏膜肌层(muscularis mucosa)由1~2层平滑肌组成,黏膜平滑肌的收缩有利于物质吸收、血液运行和腺体分泌。

黏膜下层(submucosa)由疏松结缔组织构成,内有较大血管、淋巴管、黏膜下神经丛。在十二指肠和食管部分别有十二指肠腺和食管腺。黏膜及黏膜下层共同向管腔突出形成黏膜皱襞。

肌层(muscularis)较厚,口腔、咽、食管上段、肛门外括约肌为骨骼肌,其余部分为平滑肌(平滑肌分两层,内层环行、外层纵行);肌层之间有肠肌神经丛。有些部位环行肌局部增厚,形成括约肌,如幽门括约肌。

外膜(adventitia)位于消化管外层,咽、食管、直肠下部等处外膜由结缔组织构成(称纤维膜);其余部分的外膜由结缔组织及其表面的间皮共同构成(称浆膜),表面光滑,可减少消化管蠕动的摩擦。

5.1.2 口腔

口腔(oral cavity)是消化管的起始部,前方经口裂处通往外界,向后经咽峡与咽相通。口腔以上、下牙弓为界,分为口腔前庭和固有口腔两部分。当上、下牙咬合时,口腔前庭与固有口腔仅可通过第3磨牙后方的间隙与固有口腔相通,临床上当患者牙关紧闭时,可通过此处插管给患者注射营养物质或灌药。

5.1.2.1 口唇

口唇(oral lip)由皮肤、口轮匝肌及黏膜组成,分为上唇和下唇;上、下唇之间的裂隙称口裂(oral fissure),其左右结合处称口角(angle of mouth)。上唇正中处纵行的浅沟,称人中(philtrum),其上、中1/3交界处为人中穴,是人类特有的结构;昏迷患者急救时常在人中处进行指压或针刺。上唇两侧以弧形的鼻唇沟与颊部分界。口唇的游离缘上皮较薄,通常呈红色;当机体缺氧时可变为暗红色,临床称为紫绀;当机体贫血时则变为苍白的淡红色。

5.1.2.2 颊

口腔的侧壁称为颊(cheek),由皮肤、颊肌和黏膜组成。在上颊与第2磨牙相对应的黏膜位置有腮管腺开口。

5.1.2.3 腭

腭(palate)为口腔的顶,呈穹窿状(图5.3),前2/3以骨为基础,表面覆有黏膜,称硬腭(hard palate);后1/3以肌为基础,称软腭(soft palate)。软腭后缘游离,中央有一向下突起,称腭垂或悬雍垂(uvula),俗称小舌。腭的两侧各有一对黏膜皱襞,前方一对连于舌根,称腭舌弓;后方一对连于咽侧壁,称腭咽弓。两弓之间的凹陷容纳扁桃体,称扁桃体窝。腭垂、左右腭舌弓、舌根共同构成咽峡(isthmus of fauces),是口腔和咽的分界处。

5.1.2.4 舌

舌(tongue)位于口腔底,由表面的黏膜和深层的骨骼肌构成;具有搅拌食物、感受味觉、协助咀嚼、吞咽食物、辅助发音等功能。

舌有上、下两面,上面称为舌背,后部可见有"∧"形的界沟将舌分成后1/3的舌根和前2/3的舌体,舌体的前端称为舌尖。舌下面的正中线上有一纵行的黏膜皱襞连于口腔底,称舌系带。舌系带根部两侧各有1对黏膜隆起,称舌下阜,是下颌下腺和舌下腺大管的共同开口处。舌下阜后外侧的黏膜隆起称舌下襞,其深面埋有舌下腺(图5.4)。

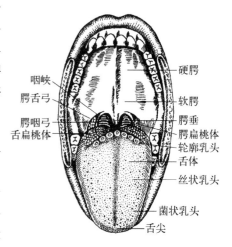

图5.3 口腔与咽峡

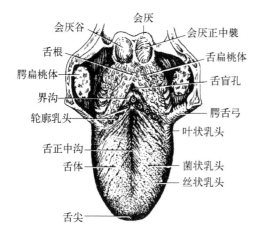

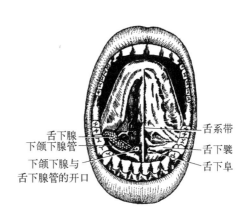

图5.4 舌上、下面

舌黏膜呈淡红色,覆以舌的表面。舌背黏膜有许多突起,称舌乳头。舌乳头形态功能不一,按形态分类主要有四种：① 丝状乳头,呈白色丝绒状,遍布舌背,主要感受触觉;② 菌状乳头,色红而稍大,呈圆点状,分散在丝状乳头之

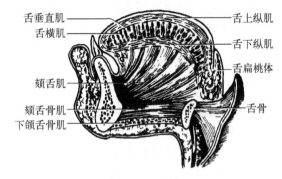

图 5.5 舌肌

间,舌尖和侧缘较多;③ 轮廓乳头,排列在舌体后部界沟前方,有7~11个,体积最大、周围有环行沟。菌状乳头和轮廓乳头含味觉感受器,能感受酸甜苦辣咸等味觉刺激,统称味蕾;④ 叶状乳头,在人类已经退化。丝状乳头浅层的上皮细胞不断脱落,脱落的上皮细胞与唾液、食物残渣、细菌等混合在一起,附着于黏膜表面,形成淡薄的舌苔。舌苔的厚薄、色泽可反映人体的健康与疾病状况。

舌肌为骨骼肌,分为舌内肌和舌外肌(图5.5)。舌内肌构成舌的主体,肌纤维排列呈纵、横、直三种方向,收缩时可改变舌的形状。舌外肌起于舌外而止于舌内,收缩时主要改变舌的位置。

5.1.2.5 牙

牙(teeth)是人体内最坚硬的器官,嵌于上、下颌骨牙槽内。每个牙在外形上可分为牙冠、牙根和牙颈3部分;嵌于牙槽内的称为牙根,牙根与牙冠之间的部分称牙颈;牙颈表面覆盖的口腔黏膜称牙龈。每个牙根部都有根尖孔,通过牙根管与牙冠内较大的牙冠腔相通,牙根管与牙冠腔合称牙腔,容纳牙髓。从结构上来看,牙由牙本质、釉质、牙骨质和牙髓构成。牙本质构成牙的主体;釉质坚硬,包在牙冠表面;牙根和牙颈表面则包有牙骨质;牙腔内有牙髓,由结缔组织、神经、血管、淋巴管组成(图5.6)。

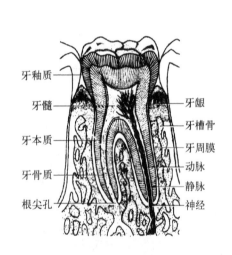

图 5.6 牙体与牙周组织

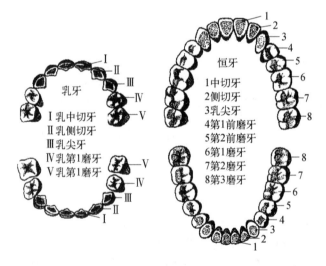

图 5.7 牙齿名称

在人的一生中先后有两套牙齿发生,第1套称为乳牙,第2套称为恒牙(图5.7)。乳牙自出生后6~7个月开始萌出,到3~4岁时出齐,共20个,分切牙、尖牙和磨牙。6~7岁时,乳牙开始逐渐脱落而更换恒牙;12~14岁时,除第3磨牙之外,其他28个牙齿全部出齐。第3磨牙萌出较晚,称智牙,一般在17~25岁才萌出,有的人可能萌出时间更迟一些,甚至终身不出。

5.1.2.6 口腔腺

口腔腺又称唾液腺,是所有开口于口腔腺体的总称(图5.8)。口腔腺除唇腺、颊腺等小腺体外,主要有腮腺(parotid gland)、下颌下腺(submandibular gland)和舌下腺(sublingual gland)。口腔腺分泌唾液排入口腔,具有湿润口腔、引起味觉、清洁和保护口腔及帮助消化等作用。

5.1.2.7 口腔内消化作用

食物的消化过程是在口腔开始的。食物在口腔内被咀嚼,将食物切割、磨碎,并使食物与唾液混合。由于唾液的作用,食物中某些成分还在口腔内就已开始发生化学变化,如唾液中的淀粉酶可将淀粉变为麦芽糖。唾液的作用是湿润和溶解食物,使食物便于吞咽,并引起味

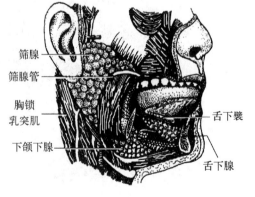

图 5.8 口腔腺

觉;唾液还可清洁和保护口腔,它可清除口腔中的食物残渣,当有害物质进入口腔时,可冲淡与中和这些物质;其中的溶菌酶具有杀菌作用。

唾液的分泌完全是神经反射性的,包括非条件反射和条件反射。引起非条件反射性唾液分泌的正常刺激是食物对口腔的机械的、化学的和温度的刺激。在这些刺激的影响下,口腔黏膜和舌的神经末梢(感受器)发生兴奋,将神经冲动传入中枢(位于延髓、丘脑、大脑皮层等处),再由传出神经(交感神经和副交感神经)到唾液腺,引起唾液分泌。人在进食时,食物的形状、颜色、气味,以及进食环境等都能引起条件反射。"望梅止渴"就是日常生活中一个典型的条件反射分泌唾液的例子。成人的唾液分泌一般都包括条件反射和非条件反射两种成分。

唾液的成分可因食物的性质而不同。干燥的食物引起较多的唾液分泌,这有利于湿润食物和帮助吞咽。长期食用多糖类食物,唾液中的淀粉酶浓度增加,而食用肉类食物可引起大量稠的唾液分泌。并且长期食用某种食物,可改变腺细胞代谢特点,从而出现食物适应性分泌。

进食动作不仅能完成口腔内的食物消化作用,还能反射性地引起胃、胰、肝、胆囊等活动,以及引起胰岛素分泌等变化,为以后的消化过程与紧随消化的代谢过程准备有利条件。

5.1.3　咽

咽(pharynx)是前后稍扁的漏斗形肌性管道,位于第 1 到第 6 颈椎前方,上端附于颅底,在第 6 颈椎下缘与食管相连,长约 12 cm;是消化道和呼吸道的共同通道。咽的后壁和两侧壁主要由三对喉缩肌围成,内面衬有黏膜;前壁不完整,分别与鼻腔、口腔和喉腔相通,因而咽也相应地称为鼻咽、口咽、咽喉(图 5.9)。

鼻咽上起颅底下至软腭平面,向前经鼻后孔与鼻腔相连通。在咽的侧壁上,相当于下鼻甲后方有三角形的咽鼓管咽口,其前上和后方呈半环状隆起,称咽鼓管圆枕。圆枕后上方有一深窝,称咽隐窝,是鼻咽癌好发部位。

口咽位于软腭与会厌上缘平面之间,向前经咽峡与口腔相通。

咽喉位于会厌上缘与第 6 颈椎下缘平面之间,向前经喉口与喉腔相通。在喉口两侧各有一个深窝,称梨状隐窝,是异物容易滞留的部位。

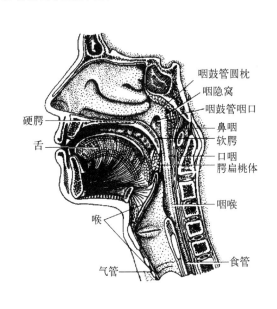

图 5.9　咽

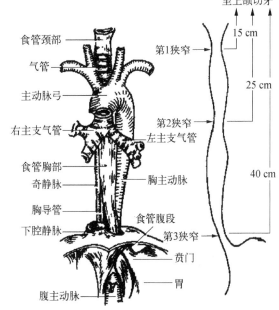

图 5.10　食管

5.1.4　食管

食管(esophagus)是一个细长的肌性管(图 5.9、图 5.10),上端与咽相连,向下沿脊椎前面下降,经胸廓上口入胸腔,穿过膈的食管裂孔进入腹腔与胃贲门相连,长 25 cm。按食管的所在部位分为颈、胸、腹三部分。颈部长约 5 cm,前壁与气管相连,后方与脊柱相邻(图 5.9),两侧有颈部大血管;胸部长约 18～20 cm,前方自上而下依次有气管、左主支气管、心包;腹部最短,长仅 1～2 cm,在膈下方与胃贲门相连(图 5.10)。

食管全长有三处生理性狭窄(图 5.10),第 1 个狭窄在食管起始处,距中切牙距离约 15 cm;第 2 个狭窄在与左主支气管交叉处,距中切牙距离约 25 cm;第 3 个狭窄位于穿过膈的食管裂孔处,距中切牙距离约 40 cm。这 3 处狭窄处是食道肿瘤好发处和异物较易滞留之处;也是食管插管应特别注意的地方。

5.1.5 胃

胃(stomach)是消化管中最膨大处,为中空的肌性囊状器官,具有收纳食物、分泌胃液和初步消化食物的功能。因此,每日只需进食2~3餐即可。

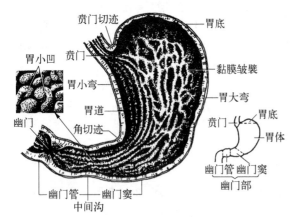

图 5.11 胃的形态与分部

胃的位置随体位、胃的充盈程度和体型不同而有所变化。在卧位和中等充盈时,胃的大部分位于左季肋区,小部分位于腹上区;体型瘦长者胃大弯最低可达髂嵴平面,甚至可进入盆腔。胃前壁右侧份与肝左叶相邻,左侧份与膈相邻,后壁邻近左肾、左肾上腺、胰等器官。

胃有上、下两口,前、后两壁,和大、小两弯(图5.11)。胃的上口称贲门(cardia),与食管相连;下口称幽门,与十二指肠相连。胃分为贲门部、胃底、胃体和幽门部四部分。胃小弯和幽门部是胃溃疡的好发部位。

5.1.5.1 胃壁结构

胃壁的微细结构有四层(图5.12):黏膜层、黏膜下层、肌层和外膜。

1 黏膜层 胃黏膜新鲜时呈淡红色,当胃空虚时胃黏膜形成许多皱襞,充盈时胃皱襞变薄或消失;黏膜表面有许多不规则的针孔状小窝,称胃小凹,是胃腺开口部位(图5.11、图5.12)。

(1)黏膜上皮

黏膜上皮是单层柱状上皮,上皮细胞分泌黏液覆盖于上皮游离面,有重要的保护作用。上皮细胞紧密连接,与黏液层共同构成胃黏膜屏障,可防止胃液中的胃酸和蛋白酶对黏膜自身的消化。很多药物,如酒精、乙酸、胆酸和阿司匹林等,以适当的浓度和时间与胃黏膜接触后,都可破坏黏膜屏障。当黏膜屏障被破坏后,Na^+进入胃腔,而H^+由胃腔进入黏膜,引起胃腔Na^+浓度升高和H^+浓度降低。进入黏膜的H^+又进一步刺激胃酸和胃蛋白酶的分泌,并引起组胺的释放,进一步加重胃黏膜损伤,造成胃壁肿胀、出血等后果。

(2)固有层

固有层由结缔组织构成,内有许多胃腺(gastric gland)。根据胃腺所在部位和结构的差异,分为贲门腺、胃底腺和幽门腺。这些腺体分泌物经胃小凹排入胃腔,混合后形成胃液。

贲门腺(cardiac gland)位于贲门部,分泌黏液和溶菌酶。

胃底腺(fundic gland)又称为泌酸腺(oxyntic gland),位于胃底和胃体部位,是分泌胃液的主要腺体。组成腺体的细胞主要有主细胞、壁细胞、颈黏液细胞、内分泌细胞和干细胞等。主细胞(chief cell)分泌胃蛋白酶原(pepsinogen),壁细胞(parietal cell)分泌

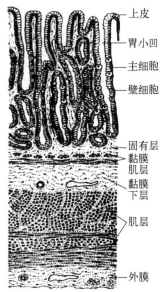

图 5.12 胃壁结构与胃黏膜

盐酸和内因子等。主细胞分泌的胃蛋白酶原经过壁细胞分泌的盐酸激活后成为有活性的胃蛋白酶,有初步消化食物蛋白质作用。婴幼儿时期主细胞还分泌胃凝乳蛋白酶,可凝固乳汁有利于乳汁分解吸收。胃壁细胞分泌的盐酸主要有以下作用:① 将无活性的胃蛋白酶原激活成有活性的胃蛋白酶;② 杀死随食物进入胃中的细菌;③ 进入十二指肠可促进胰液分泌;④ 促进小肠对铁、钙等离子的吸收。内因子可促进回肠对维生素 B_{12} 吸收;当内因子缺乏时维生素 B_{12} 吸收障碍,红细胞生成减少而导致恶性贫血。颈黏液细胞较少,分泌稀薄的酸性黏液。

幽门腺(pyloric gland)产生胃泌素(gastrin),可刺激壁细胞分泌和促进胃黏膜细胞增殖。

(3)黏膜肌层

黏膜肌层由内环、外纵两层平滑肌组成。

2 黏膜下层 黏膜下层为致密结缔组织,含血管、淋巴管和神经丛。

3 肌层 胃肌层较厚,有内斜行、中环行和外纵行等三层平滑肌(图5.13)。

4 外膜 外膜为浆膜。

5.1.5.2 胃的消化作用

食物从食管进入胃后,受到胃壁肌肉的机械性消化和胃液的化学性消化。食物的一部分,主要是蛋白质的一部分在胃内被初步分解。此后,胃内容物以食糜状态,逐次地、小量地通过幽门向十二指肠排空。

食物是引起胃液分泌的自然刺激物。正常情况下,进食可通过神经、体液两种途径引起胃酸和胃蛋白酶不等量的分泌。通常人们将胃液分泌分为基础分泌和消化期分泌。基础分泌又称非消化期分泌,是指空腹 12~24 h 后的胃液分泌。基础分泌的胃液量很少,酸度不高,并表现出昼夜节律。基础分泌在清晨 5 时到中午 11 时分泌最低,下午 2 时到次日凌晨 1 时分泌最高。消化期分泌是进食所引起的胃液分泌,进食动作、食物进入胃部和食物进入十二指肠后都可引起胃液分泌增加。但

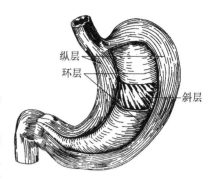

图 5.13 胃壁肌层

是,当胃内盐酸达到一定浓度时,可反馈性地抑制胃液分泌,这是一种具有重要意义的负反馈自动调节。食物进入十二指肠后,激活肠内的渗透压感受器,通过肠-胃反射抑制胃液分泌。不同的食物对胃液分泌的影响也有所不同。在三类主要食物中,蛋白质具有强烈引起胃液分泌的作用,糖类食物也有一定的刺激作用,食物中的脂肪则使得胃液分泌和消化力减弱。

5.1.6 小肠

小肠(small intestine)平均长 5~7 m,是消化食物和吸收营养的主要器官,盘曲在腹腔中,上接幽门、下续盲肠,自上到下依次为十二指肠、空肠、回肠三部分。

5.1.6.1 十二指肠

十二指肠(duodenum)成"C"形环绕胰头(图 5.14),长约 25 cm,上接幽门、下续空肠。按位置不同,分为上部、降部、水平部和升部四个部分。上部的十二指肠起始部,称十二指肠壶腹,是十二指肠溃疡的好发部位。降部后侧壁上有一纵行黏膜皱襞,纵襞下部的突起称十二指肠大乳头,是肝胰壶腹管开口处。

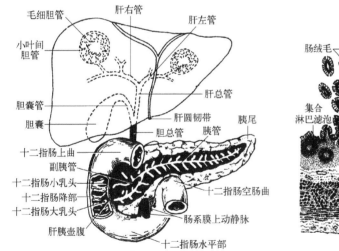

图 5.14 胆道、十二指肠和胰

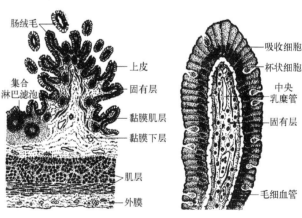

图 5.15 回肠纵切面与肠绒毛

5.1.6.2 空肠与回肠

空肠(jejunum)和回肠(ileum)在腹腔内迂回盘曲成肠襻,两者无明显的界限;一般空肠位于腹腔的左上部,占全长的 2/5,回肠位于腹腔右下部,占全长 3/5(图 5.1)。

5.1.6.3 小肠的微细结构

小肠壁有黏膜层、黏膜下层、肌层和外膜四层结构(图5.15)。小肠黏膜形态和结构主要特点是腔面有许多环行皱襞和肠绒毛;固有层内有大量的肠腺。环行皱襞是黏膜和黏膜下层向肠腔形成的环形或半环形突起。肠绒毛为上皮和固有层向肠腔内形成的指状突起,是小肠特有的结构。肠黏膜的柱状上皮细胞游离面有纹状缘(细微突起),称微绒毛,由细胞膜和细胞质构成。环行皱襞、肠绒毛和微绒毛使小肠的吸收面积扩大了 600~750 倍之多。

1 黏膜 黏膜上皮为单层柱状上皮,由柱状上皮细胞、杯状细胞和少量内分泌细胞构成。柱状上皮细胞又称为吸收细胞(absorptive cell),细胞游离面有纹状缘,是消化吸收的主要部位;杯状细胞散在分布于柱状上皮细胞之间,分

泌黏液,保护与润滑肠黏膜。

固有层由致密结缔组织构成,形成肠绒毛的中轴。固有层内有大量小肠腺,较多的淋巴细胞、浆细胞和巨噬细胞等,富含毛细血管、淋巴管、神经及少量纵行排列的平滑肌纤维。

小肠腺是黏膜上皮下陷到固有层内形成的管状腺,开口于相邻的肠绒毛根部之间。主要由柱状细胞(分泌多种消化酶)、杯形细胞(分泌黏液)、潘氏细胞(呈锥体形,分泌溶菌酶与防御素,有杀灭肠内细菌的作用)构成。淋巴组织散布在固有层内,是小肠重要的防御结构。

黏膜肌层由内环、外纵等两层平滑肌组成。

2　黏膜下层　黏膜下层为致密结缔组织,含血管、淋巴管和神经丛。十二指肠黏膜下层有十二指肠腺,分泌碱性黏液、尿抑胃素,保护十二指肠免受胃液、胰液侵蚀。

3　肌层　肌层由内环、外纵两层平滑肌组成。

4　外膜　外膜除十二指肠壁为纤维膜外,其余部分均为浆膜。

5.1.6.4　小肠内的消化

食糜从胃进入十二指肠后即开始了小肠内的消化作用。小肠内的消化是整个消化过程中最为重要的阶段。在小肠内,食糜受到胰液、胆汁和小肠消化液的化学消化及小肠运动的机械消化。小肠液是一种弱碱性液体,成人每日分泌量1～3 L,其中含有多种消化酶(如胰蛋白酶、淀粉酶、肽酶、脂肪酶、蔗糖酶、麦芽糖酶、乳糖酶等),对各种营养成分进一步分解成为可被吸收的产物具有重要作用。食物在小肠内停留的时间随食物的性质不同而有差异,通常为3～8 h。许多营养物质在小肠被吸收进入机体。因此,食物通过小肠后消化过程基本完成,只留下未消化的食物残渣从小肠进入大肠。

5.1.7　大肠

大肠(large intestine)始于回肠、终于肛门,长约 1.5 m。分盲肠、阑尾、结肠(升、横、降)、直肠、肛管五部分(图5.1)。除阑尾、直肠和肛管外,盲肠、结肠具有三个重要的外形特征:结肠带、结肠袋、肠脂垂(图5.16)。结肠带有三条,由大肠壁纵行的平滑肌增厚而成,汇集于阑尾根部,是阑尾手术时寻找阑尾的标志。结肠袋是肠管形成的由横沟隔开的囊状突出物。肠脂垂是沿结肠带两侧排列的脂肪突起。这三个特征是区别小肠与大肠的标志。

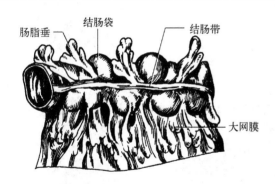

图5.16　结肠的特征性结构

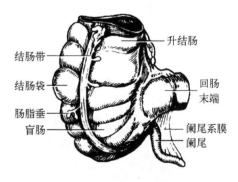

图5.17　盲肠与阑尾

5.1.7.1　盲肠

盲肠(caecum)是大肠的起始部位(图5.17),位于右髂窝内。左接回肠,右与结肠相续,全长 6～8 cm。在回肠末端开口处有上、下两片唇状黏膜皱襞突入盲肠,称回盲瓣(ileocecal valve)。回盲瓣的作用是控制小肠内容物进入大肠的速度,以便食物在小肠内消化吸收,以及阻止大肠内容物回流到小肠。

5.1.7.2　阑尾

阑尾(vermiform appendix)的根部连于盲肠后内侧壁,远端游离,长 6～8 cm(图5.17)。阑尾的末端的位置变化较大,有盆位、盲肠后位、盲肠下位、回肠前/后位等。阑尾根部位置较为恒定,其体表投影在脐与右髂前上棘连线的中、外1/3交点处(称 McBurney 点)。急性阑尾炎时该处有明显的压痛。

5.1.7.3　结肠

结肠(colon)始于盲肠、终于直肠,呈下开放的方框状,围绕在空、回肠周围,分为升结肠(ascending colon)、横结肠(transverse colon)、降结肠(descending colon)和乙状结肠(sigmoid colon)四部分(图5.1)。结肠直径自起端的 6 cm,逐渐递减为乙状结肠末端的 2.5 cm,这是结肠腔最狭窄的部位。

5.1.7.4　大肠内的消化

当小肠内容物进入大肠时,开始了大肠的消化过程。在人类大肠中,没有重要的消化活动。大肠的主要功能是吸收水分、维生素和无机盐,为消化后的食物残渣提供暂时储存的场所,并将食物残渣形成粪便排出体外。

大肠黏膜上皮内富含分泌黏液的杯状细胞,因此大肠分泌物富含黏液。结肠还分泌碳酸氢盐,故大肠液为弱碱性。黏液的主要作用在于保护肠黏膜和润滑粪便。大肠分泌主要由食物机械刺激引起,其分泌与外来神经无关。

大肠内存在大量的细菌。细菌主要来自空气和食物,它们由口腔进入胃,最后到达大肠。大肠内的温度和酸碱度对一般的细菌繁殖极为适宜,因此细菌在此大量繁殖。大肠内的细菌含有的酶能分解食物残渣中的糖、蛋白质、脂肪和植物纤维,其中有些代谢产物由肠壁吸收后对机体有害,如氨、吲哚、硫化氢等。因此,应养成良好的排便习惯,以减少毒性物质的吸收。大肠内的细菌能利用肠内较为简单的物质合成维生素 B 及维生素 K,对人体有营养作用。

5.1.8　直肠和肛管

5.1.8.1　直肠

直肠(rectum)位于盆腔内,长 10～14 cm。直肠并不是笔直的,在矢状面上有骶曲和会阴曲两个弯曲,骶曲凸向后与骶骨弯曲一致,会阴曲凸向前,绕过尾骨尖终于肛管。临床上进行直肠镜或乙状结肠镜检查时应注意这些弯曲,以免损伤肠壁。直肠下端的膨大部分称直肠壶腹,壶腹腔内有 2～3 个半月形直肠横襞(图 5.18),由黏膜和环行肌构成,横襞位置较为固定。

5.1.8.2　肛管

肛管(anal canal)是消化道的最末端,上接直肠,下终于肛门,长4～5 cm。肛管被肛门括约肌所包绕,平时处于收缩状态,有控制排便的作用。肛管内有 6～10 条纵行的黏膜皱襞,称肛柱(anal columns);相邻的肛柱下端有半月形的黏膜皱襞相连,称肛瓣(anal valves);相邻肛柱与肛瓣围成的小隐窝称肛窦(anal sinuses)。肛窦内往往积沉粪屑,易感染形成肛窦炎。肛柱下端与肛瓣连成的锯齿状线,称齿状线(dentate),是皮肤与黏膜的分界线。齿状线下方有宽约 1 cm 的光滑环状带,称肛梳,或痔环,或白线。肛管黏膜下与肛梳部皮下均有丰富的静脉丛,病理情况下静脉丛瘀血、扩张时形成痔;发生在齿状线以上的称内痔,齿状线以下的称外痔。由于神经分布的不同,内痔不痛,而外痔常感疼痛。

肛门括约肌可分为肛门内括约肌和肛门外括约肌两部分,内括约肌是平滑肌,有协助排便作用;外括约肌是骨骼肌,围绕在肛门内括约肌外面,有较强的控制排便作用。

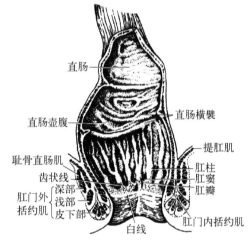

图 5.18　直肠与肛管

5.1.8.3　排便

食物残渣在大肠内,其中一部分水分被大肠黏膜吸收,同时经过细菌发酵(分解糖和脂肪)及腐败(分解蛋白质)作用后,即变成粪便。粪便中除了食物的残渣之外,还包括脱落的肠上皮细胞和大量的细菌。此外,机体代谢后的废物,包括肝脏排出的胆色素衍生物、由血液通过大、小肠壁排至肠腔中的钙、镁、汞等的盐类,也随粪便排出体外。

排便是反射动作。正常人的直肠通常是空的,当粪便进入直肠后,刺激肠壁内的感受器,达到一定阈值时,冲动传至脊髓腰骶段的排便中枢,同时上传到大脑皮层,引起便意和排便反射,传出神经将冲动传出,使降结肠、乙状结肠、直肠收缩,肛门内括约肌与肛门外括约肌舒张,将粪便排出体外。同时,通过支配腹肌和膈肌的神经使腹肌和膈肌收缩,增加腹内压,促进粪便排出。大脑皮层对排便动作的影响是显而易见的,意识可加强或抑制排便。如果经常抑制便意,直肠会逐渐失去对粪便压力刺激的正常敏感性,加之粪便在肠内停留过久,会因水分吸收过多的变得干硬,引起排便困难。这是产生便秘的最常见原因之一。

5.1.9　消化管的老化

随着年龄的增长,消化管会呈现以下变化:牙齿的牙釉质逐渐被磨损变薄、牙齿逐渐变为灰黄色,光泽减退。口腔黏膜色泽变淡、干燥,黏膜上皮逐渐变薄并有过度角质化现象,对刺激的抵抗力减弱。舌表面乳头数明显减少,故老年人味觉功能降低。食管逐渐萎缩、平滑肌变薄、蠕动减慢,可引起轻度的吞咽困难。胃平滑肌萎缩、黏膜变薄,容易出现胃下垂。小肠黏膜逐渐萎缩、扁平,绒毛变短、变宽,有效吸收面积逐渐减少。大肠黏膜萎缩,肠腺形态异常,结缔组织增加,肌层变薄,小动脉硬化;因此,老年人容易发生便秘。盆底部肌和提肛肌无力,直肠缺乏支托,同时老年人因便秘、排尿困难、慢性咳嗽使腹内压增高,促使直肠向下、向外脱出而导致直肠脱垂(即脱肛)。

5.2 消化腺

人体的消化腺除口腔腺及胃腺、肠腺等消化管内壁的小腺外,还有肝和胰。消化腺的主要功能是分泌消化液,参与食物消化。

5.2.1 肝

肝(liver)是人体内最大的腺体,也是最大的消化腺。国内成年人肝的重量,男性为 1 154~1 447 g,女性为 1 209~1 379 g,占体重的 1/50~1/40。胎儿和新生儿肝脏相对较大,其体积占腹腔容积的 1/2 以上,重量可达体重的 1/20。肝的血液供应非常丰富,活体时呈红褐色。肝质软而脆,易受外力冲击而破裂,从而引起腹腔内大出血。

肝的功能十分复杂,它是体内新陈代谢最为活跃的器官,不仅参与蛋白质、脂肪、糖原、维生素等物质的合成、转化与分解、储存及运转,而且还参与激素的转化,对药物及有害物质进行解毒处理或清除。肝的主要功能是分泌胆汁,胆汁的主要作用是促进脂肪的消化和吸收。此外,肝还具有防御功能,胚胎时期还具有造血功能。

肝脏具有巨大的储备潜力,当肝脏被切除 70%~80% 后也不会出现明显的生理功能紊乱,并且肝部分切除后还能迅速再生。

5.2.1.1 肝的形态与位置

肝的外形呈不规则楔形,可分为上、下两面,前、后、左、右四缘(图 5.19)。肝的上面隆起,与膈相接,称膈面;膈面被镰刀状的韧带分成大而厚的右叶和小而薄的左叶。肝的下面凹凸不平,与腹腔的脏器相邻,称脏面。脏面的中部有一个近似 H 形的沟,右部纵沟的前部有胆囊窝,容纳胆囊;后部为腔静脉沟,有下腔静脉通过。横沟即肝门,是肝固有动脉、肝门静脉、肝管、神经和淋巴管出入肝的门户。出入肝的上述结构被结缔组织包裹成为肝蒂。

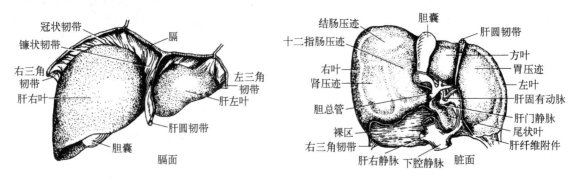

图 5.19 肝的形态

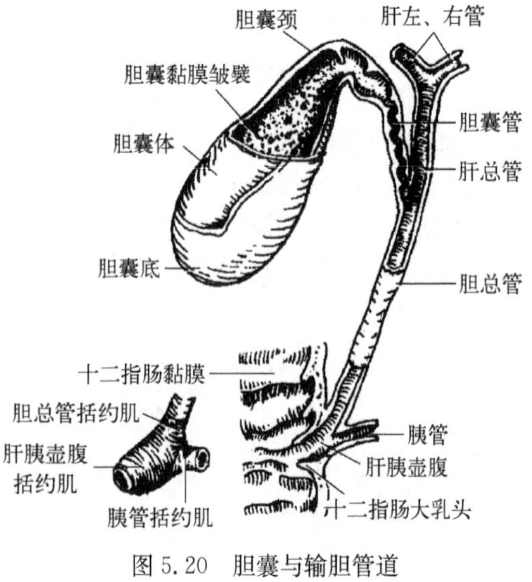

肝的前缘薄而锐利、为膈面与脏面的分界线;后缘钝圆、朝向脊柱。肝的右缘即右下缘,左缘即左下缘,薄而锐利。

肝的大部分位于右季肋区和腹上区,小部分位于左季肋区;大部分被季肋所覆盖,仅在腹上区左、右肋弓间的部分直接与腹前壁接触。肝上界与膈穹窿一致,右侧最高点大约位于右锁骨正中线与第 5 肋交点处,左侧最高点大约位于左锁骨正中线与第 5 肋间隙交点处。肝的下界,右侧大约与右肋弓一致,成人在右肋弓下不能触及肝脏,但在剑突下方约 3 cm 处可触及(幼儿肝下界位置较低,7 岁以前的儿童低于右肋弓下缘 1~2 cm)。如果成人右肋弓下可触及肝,则有可能存在病理性肿大,如肝炎。

5.2.1.2 胆囊和输胆管道

肝外胆道系统是指走出肝门之外的胆道系统,包括胆囊和输胆管道(肝左管、肝右管、肝总管和胆总管)。这些管道与肝内胆道一起,将肝脏分泌的胆汁输送到十二指肠腔(图 5.14、图 5.20)。

图 5.20 胆囊与输胆管道

胆囊(gallbladder)位于右季肋区,在肝下面的胆囊窝内(图 5.19),上面借结缔组织与肝相连,下面游离,表面覆有腹膜。胆囊容量为 40～60 ml,具有储存、浓缩胆汁的作用。胆囊的底部常露出肝的前缘,与腹前壁相贴,其体表投影在右锁骨中线与右季肋弓交点处,胆囊炎时,此处常有压痛。

5.2.2 胰

胰(pancreas)位于胃后方,色灰红,分头、体、尾等三部分。胰由外分泌部和内分泌部组成。外分泌部为复管泡状腺,胰管贯穿全胰,最后与胆总管会合,开口于十二指肠大乳头(图 5.14,图 5.20)。外分泌部分泌胰液,其中含有多种消化酶,具有分解消化蛋白质、脂肪、糖类的作用。内分泌部即胰岛,分泌胰岛素(降低血糖浓度)和胰高血糖素(使血糖浓度升高),并分泌生长抑素调节这两种激素的分泌活动。

5.3 消化系统常见疾病与保健

消化系统疾病属常见疾病。消化性溃疡是最常见的消化系统疾病之一,近年来由于根治幽门螺杆菌疗法的普及使复发率降低,患者人数有所降低。乙型肝炎病毒性慢性肝炎和肝炎后肝硬化在国内一直相当普遍。酒精性肝病和酒精性肝硬化在西方国家较为普遍,近年来在国内也日渐增多。炎症性胃肠病以往在西方国家常见,近年国内发病率也在不断增加。调查显示,非酒精性脂肪性肝病已经成为国内常见慢性肝病之一。

5.3.1 消化性溃疡

消化性溃疡(peptic ulcer)是指发生在胃和十二指肠的慢性溃疡,即胃溃疡(gastric ulcer,GU)和十二指肠溃疡(duodenal ulcer,DU)。消化性溃疡是全球性常见疾病,可发生于任何年龄,但以中年最常见。DU 多见于青壮年,而 GU 多见于中老年,DU 比 GU 多见;男性发病多于女性,两者之比为(2～3)∶1。

5.3.1.1 病因与发病机制

正常情况下,胃/十二指肠的一系列防御和修复机制能有效抵抗胃酸、胃蛋白酶以及从食物摄入的各种有害物质的侵袭。只有当某些因素损害了这一防御机制,才可能发生胃酸/胃蛋白酶侵蚀胃肠组织而导致溃疡形成。近年来的研究表明,幽门螺杆菌感染和非甾体抗炎药物(NSAID,如阿司匹林、吲哚美辛等)是损害胃/十二指肠黏膜屏障,导致消化性溃疡的最常见原因。少数情况下,当胃酸分泌远远超过黏膜防御修复能力作用,也可导致消化性溃疡。

以下因素与消化性溃疡有不同程度的关系:① 幽门螺杆菌感染是引起消化性溃疡的重要因素,但其诱发溃疡的机制尚未完全明确。② 急性应激可引起消化性溃疡已是共识;紧张、忧伤、焦虑、强烈的精神刺激可影响胃酸分泌、胃肠运动、黏膜血流调控而引起溃疡。情绪应激可能是通过神经内分泌途径影响胃/十二指肠分泌、运动和黏膜血流调节而致病。③ 吸烟可增加胃酸分泌、减少十二指肠和胰腺碳酸氢盐分泌,影响胃与十二指肠协调运动,使黏膜损害的氧自由基增加等,从而影响溃疡愈合和促进溃疡复发。④ 十二指肠运动异常也是消化性溃疡的重要原因。研究表明,部分 DU 患者胃排空加快,使十二指肠酸度加大,部分 GU 患者胃排空减慢,使十二指肠液返流入胃增加,从而加重幽门螺杆菌感染和 NSAID 对胃黏膜损害。

概言之,消化性溃疡是一种多因素疾病,其中幽门螺杆菌感染和服用 NSAID 是已知的重要原因,溃疡的发生是黏膜侵袭因素与防御因素平衡失调的结果,胃酸在溃疡形成中起关键作用。GU 的发生以自身防御-修复(保护)因素减弱为主;DU 发生以侵袭(损害)因素增强为主。保护因素主要包括黏液/碳酸氢盐屏障、黏膜屏障、黏膜血流量、细胞更新等。损害因素主要有胃酸、胃蛋白酶、幽门螺杆菌、非甾体抗炎药物、酒精、吸烟、应激、炎症、自由基等。

5.3.1.2 临床表现

上腹痛是消化性溃疡的主要症状;也有部分患者上腹疼痛症状较轻微,而以出血、穿孔等为首发症状。疼痛性质多为灼痛(烧心),也可为钝痛、胀痛、剧痛或饥饿样不适。疼痛部位多位于中上腹,可偏右或偏左。一般为轻至中度持续性痛,病史可达几年至几十年。疼痛呈周期性发作,发作时上腹痛呈节律性,可因精神因素或过劳而诱发。GU 疼痛节律特点为进食→疼痛→缓解(多为餐后痛,餐后 1 h 左右发作)。DU 疼痛节律特点为进食→疼痛缓解→疼痛(多为空腹痛、可伴有夜间疼痛)。溃疡活动时上腹部可有局限性压痛,缓解期无明显体征。部分患者可有反酸、嗳气、上腹胀等症状。

本病根据一般症状即可诊断,X 射线钡餐检查、或内镜检查和黏膜活检可确诊。

本病可出现以下并发症：① 当溃疡侵蚀周围血管时可引起消化道出血。出血是消化性溃疡最常见的并发症，也是消化道大出血最常见的病因。② 如病灶向深部发展，可穿透浆膜层引起穿孔。穿孔发生率 GU 为 2％～5％，DU 为 6％～10％。③ DU 或幽门管溃疡可引起幽门梗阻，发生率 2％～4％。表现为上腹胀满不适，餐后疼痛加重，呕吐酸臭隔夜食物，可发生营养不良和体重减轻等。④ 少数 GU 可发生癌变，癌变率＜1％。

5.3.1.3　治疗与预防保健

消化性溃疡治疗目的是消除病因、解除症状、愈合溃疡、防止复发和避免并发症。

生活规律，工作劳逸结合，避免过劳和精神紧张，改变不良的生活习惯等有助于溃疡缓解和减少发生。合理饮食，避免对胃有刺激的食物和药物，戒烟酒，停服 NSAID 等是防止溃疡发生与加重的有效措施。

抗消化性溃疡药物治疗，除对症治疗外，对胃黏膜上皮的修复及减轻炎症也有一定的作用。常用抗消化性溃疡药物见表5.1。

表5.1　治疗消化性溃疡药物

药　物　种　类	常　用　药　物	常　用　治　疗　剂　量
抑制胃酸药物		
碱性抗酸剂	氢氧化铝、铝碳酸镁等及其复方制剂	
H₂ 受体拮抗剂（H₂RA）	西咪替丁	800 mg，qN 或 400 mg，bid
	雷尼替丁	300 mg，qN 或 150 mg，bid
	法莫替丁	40 mg，qN 或 20 mg，bid
	尼扎替丁	300 mg，qN 或 150 mg，bid
质子泵抑制剂（PPI）	奥美拉唑	20 mg，qd
	兰索拉唑	30 mg，qd
	泮托拉唑	40 mg，qd
	雷贝拉唑	10～20 mg，qd
	埃索美拉唑	20 mg，qd
保护胃黏膜药物		
硫糖铝类	硫糖铝	1 g，qid
前列腺素类	米索前列醇	200 μg，qid
胶体铋	柠檬酸铋钾	120 mg，qid

说明：qN 为每晚 1 次，bid 为每日 2 次，qd 为每日 1 次，qid 为每日 4 次。

成功根除幽门螺杆菌可改善胃黏膜状态、预防消化性溃疡发生及可能减少胃癌发生的危险性。根除幽门螺杆菌治疗，一般疗程为 7～14 d。可选用 PPI、克拉霉素、阿莫西林、甲硝唑或替硝唑、四环素、呋喃唑酮、某些喹诺酮类、胶体铋等。具体方案，枸橼酸铋钾 480 mg/d＋阿莫西林 1.0/d＋甲硝唑 800 mg/d；或泮托拉唑 40 mg/d＋克拉霉素 500 mg/d ＋甲硝唑 800 mg/d 等。在根除幽门螺杆菌治疗结束后，应继续服用抗溃药物 4～6 周。

5.3.2　功能性胃肠疾病

功能性胃肠疾病（functional gastrointestinal disorder）是一组表现为慢性、反复发作性的胃肠道综合征，临床表现主要是胃肠道（包括咽、食管、胃、胆道、小肠、大肠、肛门）的相关症状，因症状不同而有不同的命名。常伴有失眠、焦虑、抑郁、头昏、头痛等其他功能症状，且多有精神因素背景。

5.3.2.1　功能性消化不良

功能性消化不良（functional dyspepsia，FD）是指具有由胃和十二指肠功能紊乱引起的症状，经检查排除引起这些症状的器质性疾病的一组临床综合征。主要症状包括上腹痛、上腹烧灼感（烧心）、餐后饱胀和早饱其中一种或多种，可同时存在上腹胀、嗳气、食欲不振、恶心、呕吐等。FD 是临床上最常见的一种功能性胃肠疾病。国内 FD 占医院胃肠专科门诊的 40％～50％。FD 不仅影响患者生活质量，而且造成很高的医疗费用，因此已成为现代社会中一个重要的医疗保健问题。

1　病因与发病机制　本病的发病机制迄今尚未清楚，可能与多种因素有关。已经证明 FD 与下列因素有关：① 动力障碍，包括胃排空减慢、十二指肠运动协调失常、消化期间胃肠运动异常等；② 内脏感觉过敏，患者胃的感觉容量明显低于常人;③ 胃底对食物的容受性舒张功能降低,使胃的舒张容积明显低于常人;④ 精神因素影响,患者焦虑、抑郁积分和应激事件发生频率明显高于常人。

2 临床表现 起病多迟缓,病程经年积累,呈持续性和反复发作。不少患者有饮食、精神等诱发因素。

上腹痛为常见症状,常与进食无关。表现为餐后痛,也可表现为饥饿痛、进食后缓解,也可为无规律性。部分患者表现为上腹烧灼感。

餐后饱胀(正常量进餐即出现饱胀感)和早饱(有饥饿感,但进食后不久即有饱感,摄食量明显减少)为另一组常见症状,可单独或一组症状出现,伴或不伴上腹疼痛。症状的发生与进食密切相关。

上腹胀、嗳气、食欲不振、恶心、呕吐等症状可同时存在。不少患者伴有失眠、焦虑、抑郁、头痛、注意力不集中等精神症状。

3 治疗与预防保健 本病主要是对症治疗,遵循综合治疗和个体化治疗原则。

患者应建立良好的生活习惯,避免烟、酒及服用非甾体类抗炎药物。无特殊食谱,但应避免个人生活经历中会诱发症状的食物。注意根据患者不同特点进行心理治疗。有失眠焦虑者可适当使用镇静药物,如安定、硝基安定、氟安定、三唑安定、速眠安等。

以上腹疼痛、烧灼感为主要症状的患者,可选用 H_2 受体拮抗剂或质子泵抑制剂(表 5.1)。

餐后饱胀和早饱症状为主者,选用促胃肠动力药物,如多潘立酮(10 mg,tid)、莫沙必利(5 mg,tid)或依托比利(50 mg,tid)。疗效不佳者抑制胃酸分泌药物(表 5.1)和促胃肠动力药轮换使用或联合应用。

部分有幽门螺杆菌感染者,应进行根除幽门螺杆菌治疗。

以上治疗效果不佳、且伴有抑郁症状明显者,可试用阿米替林(25～50 mg,tid)、多塞平(25～50 mg,tid)等抗抑郁药治疗。

5.3.2.2 肠易激惹综合征

肠易激惹综合征(irritable bowel syndrome,IBS)是一组以腹痛或腹部不适、伴排便习惯改变为特征的功能性肠病。是最常见的功能性肠病之一,国内报道发病率为 6%～7%,患者以中青年居多,男女比例约为 1:2。

1 病因和发病机制 本病发生与多种因素有关。胃肠动力学异常和内脏感觉异常是本病的病理生理学基础。据认为,肠道感染和精神心理障碍是本病发生的重要因素。

正常生理状态下,结肠基础电慢波频率为 6 次/min,而 3 次/min 的慢波频率则与分节收缩有关。IBS 以便秘、腹痛症状为主者,肠道蠕动的频率 3 次/min 的慢波频率明显增加。正常人结肠高幅收缩波主要出现在进食和排便前后,与结肠内容物长距离推动有关。腹泻型 IBS 高幅收缩波明显增加。

直肠充气试验显示,IBS 患者充气疼痛阈值明显低于正常人。

心理应激因素对结肠运动有明显影响。大量调查显示,IBS 患者个性异常,焦虑、抑郁积分及应激事件发生频率明显高于常人,IBS 者对应激事件的反应程度也往往超过常人。

近年来的研究发现,某些肽类激素,如缩胆素等可能与 IBS 症状有关。

2 临床症状 本病最主要的特征是腹痛和排便习惯(每天排便>3 次,或每周排便<3 次)与粪便形状(块状/硬便/稀水样便)的改变。起病隐匿,病程可长达数年至数十年,但全身健康状况却不受影响。精神因素和饮食习惯常诱使症状复发或加重。根据临床特点,可分为腹泻型、便秘型和腹泻便秘交替型。

腹痛:几乎所有的 IBS 患者都患有不同程度的腹痛,腹痛部位不定,以下腹和左下腹多见。多于排便或排气后缓解。

腹泻:每日 3～5 次左右,少数严重者可达十几次,大便多呈稀糊状,也可为成形的软便或稀水样;多带有黏液。部分患者粪汁少而黏液多,但绝无脓液。排便不干扰睡眠。少数患者可出现腹泻与便秘交替发生。

便秘:排便困难,粪便干结,量少,呈羊粪样或细杆状,表面可附黏液。

其他:多数 IBS 患者伴有腹胀感,可有排便费力、排便不干净、排便窘迫感;部分患者可同时伴有消化不良症状。相当部分患者可有失眠、焦虑、抑郁、头昏、头痛等精神症状。部分患者可触到蜡样肠管。

3 治疗和预防保健 治疗上应积极寻找并除去诱发因素和随症治疗。

患者应建立良好的生活习惯,饮食上避免诱发症状的食物(因人而异),一般来说宜避免产气食物如大豆、乳制品等。高纤维饮食和适量饮水有助于改善便秘。失眠焦虑者可适当选用镇静药物,如地西泮、硝基安定、氟安定、三唑安定、速眠安等。

胃肠痉挛(腹痛)可选用匹维溴铵(50 mg,tid)。腹泻型患者,如症状较轻可选用药用碳、蒙脱石等,症状重者可选用络哌丁胺或地分诺酯止泻。便秘型患者酌情选用聚乙二醇、乳果糖，或山梨醇，或甲基纤维素，或番泻叶等泻药导泻。肠道菌群调节剂如双歧杆菌、乳酸菌、酪酸菌制剂等，可纠正肠道常菌群失调，对腹泻、腹胀有一定疗效。

对一般药物治疗无效者，必要时予以心理治疗。

5.3.3 肝胆疾病

5.3.3.1 病毒性肝炎

肝炎(hepatitis)是由肝炎病毒、酒精、药物等外来因素或代谢异常引起的、以肝细胞变性坏死为主要病变的一种肝脏疾病。病毒性肝炎(virulent hepatitis)是由肝炎病毒引起的以肝细胞变性坏死为主要病变的一种常见传染性疾病。我国属病毒性肝炎高发地区，目前全国约2亿人患有乙型病毒性肝炎。因具有高度传染性，病毒性肝炎在人群中悄然蔓延。同时，由于没有对付病毒的特别有效的手段，病毒性肝炎严重危害着人们的健康、生活、寿命和幸福。目前已经发现的肝炎病毒至少有7种类型：甲型(HAV)、乙型(HBV)、丙型(HCV)、丁型(HDV)、戊型(HEV)、庚型(HGV)和输血传播型(TTV)，其中以乙型病毒性肝炎最为常见。甲型病毒性肝炎与戊型病毒性肝炎一般为急性肝炎，病程具有自限性，一般在6～8周内康复。乙型病毒性肝炎、丙型病毒性肝炎等易转化成为慢性，少数可发展成重症肝炎、肝硬化或肝癌。

1 病因及发病机制 病毒性肝炎的发病原因是肝炎病毒感染。7种类型的肝炎病毒均可引起肝炎，其中HAV与HEV为肠道传染，即经过粪-口途径传播；常引起水源性暴发流行；传染源为患者和隐性感染者。HBV、HCV、HGV、TTV主要经血源性(如输血、注射、手术、血透、插入性医疗器械)传播，性密切接触(如性交、接吻)传染，以及母婴垂直(如哺乳、产道)传播。HDV为缺陷病毒，常与其他类型肝炎病毒共同感染才能复制，叠加感染后可使肝细胞损害加重而演变成重症肝炎、肝硬化或肝癌。7类肝炎病毒中，仅HBV为DNA病毒，其他均为RNA病毒。

病毒性肝炎的发病机制尚不十分清楚。HBV引起病变主要通过细胞免疫反应。在病毒毒力相同时，患者的细胞免疫反应强弱决定肝炎类型：免疫反应过强者引起重症肝炎；免疫反应正常引起普通型肝炎；免疫功能偏低者成为症状不明显的病毒携带者。肝炎病毒感染后导致的病理变化特征为以肝细胞的变性、坏死为主，伴炎症细胞(主要是淋巴细胞、单核细胞)浸润、肝细胞再生和纤维组织增生。

2 临床病理类型 目前，病毒性肝炎临床常用的分类为病因分类(7型)＋临床病理分类(普通型及重型)。

急性普通型肝炎为病毒性肝炎最常见的类型。病理特征是以广泛的肝细胞发生胞浆疏松化和气球样变为主的病变，坏死较少，可有散在的点状坏死。肝组织可完全再生修复。肝体积肿大(肋弓下可触及肝脏)，肝区疼痛及压痛，肝脏表面光滑。肝功能化验检查可见：血清谷丙转氨酶(GPT)(最常用)和谷草转氨酶(GOT)升高；血清谷氨酸转肽酶(γ-GT)及乳酸脱氢酶(LDH)均可升高。血清蛋白分析：白蛋白(A)降低，球蛋白(G)由于免疫系统激活而产生增多，血中白/球(A/G)比值降低；血中胆色素(尿胆原，尿胆红素)增高，而表现出黄疸症状。凝血酶原合成减少，凝血障碍。急性肝炎大多可完全康复，甲型肝炎99%痊愈，乙型肝炎5%～10%转为慢性。

慢性普通型肝炎指肝炎病程持续半年以上者。根据肝细胞损害程度及临床症状的轻重可分为轻度慢性肝炎、中度慢性肝炎和重度慢性肝炎。

肝硬化(liver cirrhosis)是由多种原因引起肝细胞弥漫变性、坏死，继而出现纤维组织增生和肝细胞结节状再生。三种病变反复交错进行，肝脏的正常小叶结构和血液循环逐渐破坏和改建，使肝脏变形、变硬而形成肝硬化。早期肝脏体积正常或稍增大，后期体积缩小，硬度增加，表面呈大小相仿的小结节。

重型病毒性肝炎分急性和亚急性两种情况。

急性重型肝炎起病急，病变进展迅速，病情重，病死率高，临床上又称爆发型或电击型肝炎。病理特点是肝细胞坏死严重而广泛，肝组织大片溶解性坏死，坏死面积超过肝实质的2/3。大量肝细胞迅速溶解坏死，可导致：胆红素大量入血引起黄疸；凝血因子合成障碍致出血倾向；肝功能衰竭，对各种代谢产物解毒功能障碍；肝肾综合征。起病10d内即出现临床症状。

亚急性重症肝炎多由急性重症肝炎转变而来，或起病时即较缓和，通常起病10d以上出现症状。病理特点是大片肝细胞坏死＋肝细胞结节状再生，由于网状纤维塌陷，肝细胞再生时形成不规则结节。

3 甲型病毒性肝炎 甲型肝炎病毒感染引起甲型病毒性肝炎，其传染源是甲型肝炎患者及隐性感染者。感染HAV者大多数呈隐性感染，少数表现为急性肝炎。患者出现乏力、食欲减退、厌油、腹胀、恶心、呕吐、肝肿大、肝区疼痛和压痛、畏寒、发热等，以及黄疸(皮肤染黄、巩膜染黄、尿液深黄)和肝功能损害(血清GPT升高、GOT升高)。

甲型病毒性肝炎一般预后良好，可在几周内恢复，通常不转化为慢性。机体感染后产生抗HAV抗体，对再感染有保护作用。

4 乙型病毒性肝炎 乙型肝炎病毒引起乙型肝炎,其传染源是乙型肝炎患者及隐性感染的病毒携带者。感染 HBV 者绝大多数可长期携带 HBV 而无临床症状,少数表现为急性肝炎、慢性肝炎。乙型肝炎患者可出现乏力、食欲不振、腹胀、肝肿大、压痛等临床表现,但症状通常较轻微;出现轻微或不出现黄疸,肝功能损害症状不太明显。

乙型病毒性肝炎易形成慢性肝炎、慢性迁延性肝炎、脂肪肝,极少部分患者可转为肝硬化,或诱发原发性肝癌。也有极少数 HBV 感染者可出现重症肝炎或引起肝外组织损伤,如肾小球肾炎、关节炎等。

采用 ELISA 等免疫学方法检查 HBV 抗原-抗体系统(俗称两对半检查),可对 HBV 感染作出特异性诊断,并可判断疾病的转归、预后和预防接种效果、筛选献血人员及流行病学调查(表 5.2)。多聚酶链式反应技术(PCR)、DNA 杂交技术也可作出辅助诊断。

表 5.2　HBV 抗原-抗体系统检查结果的临床分析

HBsAg	HBeAg	HBsAb	HBeAb	HBcAb	结　果	意　义
+	−	−	−	−	HBV 感染或携带者	有一定传染性
+	+	−	−	−	急性或慢性肝炎	传染性很强
+	+	−	−	+	大三阳(急性或慢性肝炎)	传染性很强
+	−	−	+	+	小三阳(急性感染趋向恢复)	有一定的传染性
−	−	+	+	+	恢复期	传染性较弱
−	−	+	+	−	恢复期	传染性较弱
−	−	+	−	−	接种过	对 HBV 有一定免疫力
−	−	−	−	+	感染过或刚开始感染	有一定传染性
−	−	−	−	−	需接种疫苗	对 HBV 无免疫力

说明:HBsAg 为 HBV 表面抗原,是 HBV 感染的标志之一,阳性见于乙肝潜伏期或急性期、慢性携带者、慢性肝炎、肝硬化、肝癌;
HBeAg 为 HBV 核心抗原,是 HBV 感染、繁殖的标志之一;阳性表示 HBV 病毒复制活跃,血液具有强传染性;HBeAg 和 HBsAg 同时存在的孕妇可将 HBV 传给胎儿;
HBsAb 为保护性抗体,表明对 HBV 有一定免疫力,一般在 HBsAg 转阴后出现,是疾病恢复的开始。阳性表示感染过 HBV,现已恢复;接种过乙肝疫苗(仅单项阳性);接受过免疫球蛋白或输血而被动获得抗体;
HBeAb 为非保护性抗体,阳性表示 HBV 被部分清除或受到抑制,复制减少或抗病毒治疗有效;
HBcAb 是感染 HBV 后最早出现的特异性抗体,阳性表示血液有传染性。

5 治疗与预防 肝是人体内最大的实质性腺体器官,具有多种复杂的功能,当肝受到各种外界和内在的致病因子侵袭,由于肝组织结构改变使其功能也发生相应的变化,从而出现各种相关临床症状。因此,肝脏疾病的治疗应包括去除致病因子,肝组织结构及功能的改善与修复,各种病理状态的改善与纠正及缓解临床症状等。然而目前没有特效的治疗药物可明显减轻肝损害、坏死或促进肝细胞再生,有些药物的应用甚至是经验性的。临床上一般采用抗病毒药物、保护肝细胞药物及中草药治疗病毒性肝炎。

(1) 抗病毒治疗药物

甲型和戊型肝炎为潜伏期短的急性肝炎,病程有自限性,可自愈,因而一般不使用抗病毒药物治疗。乙型、丙型、庚型肝炎,特别是乙型肝炎,往往演变为慢性肝炎、肝硬化甚至肝癌,因此,它们是抗肝炎病毒药物的主要治疗对象。

干扰素(interferon,IFN):又称重组 α-干扰素,商品名干扰灵、干扰能。是机体产生的细胞因子,具有广谱抗病毒作用。主要用于慢性乙型肝炎,疗程 3~4 个月;用于慢性丙肝,疗程 6~12 个月。用法是皮下注射 300 万 IU,2 次/周。

阿糖腺苷(adenine arabinoside,Ara-A):具有广谱抗病毒作用。主要用于有 HBV 活动复制的慢性乙型肝炎治疗。用法为 10 mg/(kg·d)服用 7 d,以后改为 7.5 mg/(kg·d),共 14 d 为 1 个疗程;休息 1~2 周再进行下一疗程,共 2~3 疗程。

(2) 保护肝细胞药物

马洛替脂(malotilate):作用机制是提高肝细胞核酸、蛋白质合成速度,促进肝细胞再生、肝血流量和胆质流量。用于慢性肝炎、肝硬化代偿期等(200 mg/次,tid,疗程 12 周)。

益肝灵(silybin):作用机制是保护肝系酶活性、增强肝细胞解毒能力、提高肝细胞活力、促进肝细胞再生、改善肝功能。用于慢性迁延性肝炎、慢性活动性肝炎、早期肝硬化、肝中毒等(15 mg/次,tid,疗程 3 个月)。

联苯双酯(bifendate):适用于急性或慢性肝炎转氨酶升高者(70 mg/次,tid,疗程 3~6 个月)。

齐墩果酸(oleanic acid):可减轻肝脏炎症反应,促进肝细胞再生。适用于急性或慢性肝炎(50 mg/次,tid,疗程 1~

3 个月)。

（3）预防保健

急性肝炎患者应避免过量活动或劳累；加强营养，高维生素、高蛋白、足量糖类、低脂肪饮食。必要时应用抗病毒药物或保肝药物治疗；避免应用或食用对肝脏损害的药物及食物。

甲肝和戊肝预防：以切断传播途径为主。加强对食物（包括从事食品加工的人员健康管理）、水源、粪便管理，注意个人卫生；必要时注射丙种免疫球蛋白或胎盘球蛋白进行紧急预防。

乙肝预防：以切断传播途径为主。严格筛选供血人员、严格消毒医疗器械及患者用过的物品，防止医源性传播；加强育龄女性 HBsAg 监测，阻断母婴传播；处于急慢性肝炎发病期、两对半检查结果大三阳者，应避免性密切接触（如性交、接吻）传染。对肝炎病毒无特异性免疫力者、儿童，可接种乙肝疫苗进行预防。

5.3.3.2 脂肪性肝病

脂肪性肝病（fatty liver disease）是指脂肪（主要三酰甘油）在肝脏过度沉积的临床病理综合征。随着人民生活水平提高与生活方式的改变，脂肪肝的发病率不断上升，发病率高达 10% 左右，而且发病年龄有提前的趋势。目前，国内脂肪性肝病已经成为危害人们健康的仅次于病毒性肝炎的第二大肝病。临床上脂肪肝有非酒精性脂肪肝（non-alcoholic fatty liver disease，NAFLD）和酒精性脂肪肝之分。

1 非酒精性脂肪肝 NAFLD 是指除外酒精和其他明确肝损害所致的，以弥漫性肝细胞大泡性脂肪变为主要特征的临床病理综合征，包括单纯性脂肪肝和由其演变的脂肪性肝炎和肝硬化。随着肥胖和糖尿病发病率增加，NAFLD 已成为我国的常见的慢性肝病之一。

肥胖、2 型糖尿病、高脂血症等单独或共同成为 NAFLD 的易感因素；胰岛素抵抗和遗传易感性与本病发生关系密切。肝是机体脂肪代谢的中心器官，肝内脂肪主要来源于食物和肝外脂肪组织，肝细胞内脂质特别是三酰甘油沉积是 NAFLD 形成的先决条件。导致肝脏脂肪过度积累的机制还没有完全明确，可能与下列因素有关：① 脂质摄入异常，高脂饮食、高脂血症以及肝外脂肪组织动员增多，促进游离脂肪酸（FFA）输送入肝增多；② FFA 在肝细胞内氧化分解减少，转化为三酰甘油增多；③ 肝细胞合成 FFA 和三酰甘油增多；④ 极低密度脂蛋白（VLDL）合成不足或分泌减少，导致三酰甘油运出肝脏减少。以上因素造成肝脏脂质代谢的合成、降解和分泌失衡，导致脂质在肝脏异常沉积。

NAFLD 起病隐匿，发展缓慢，常无症状。少数患者可有乏力、右上腹轻度不适、肝区隐痛或上腹痛等非特异性症状。严重的脂肪性肝炎可出现黄疸、食欲不振、恶心、呕吐等。常规体检发现肝脏肿大。B 型超声检查是诊断脂肪肝重要而实用的手段，准确率高达 70%～80%。

NAFLD 治疗主要是针对危险因素的治疗和药物治疗。单纯性 NAFLD 如积极治疗，可完全恢复。脂肪性肝炎如能及早发现、积极治疗，多可恢复。

减肥和运动可改善胰岛素抵抗，是治疗肥胖相关的 NAFLD 的最佳措施。实施热卡及脂肪（特别是饱和脂肪酸）摄入限制，使体重逐步下降。高脂血症者饮食结构调整和限制是主要措施。糖尿病者应积极控制血糖。

用于治疗 NAFLD 的药物主要有多烯磷脂酰胆碱、S-腺苷甲硫氨酸、维生素 E 等，但疗效不肯定。

2 酒精性脂肪肝 酒精性脂肪肝是由于长期大量饮酒所致的肝脏疾病。初期通常表现为脂肪肝，进而可发展成为酒精性肝炎、酒精性肝纤维化、酒精性肝硬化。调查显示，国内患病率为 4% 左右。

戒酒是治疗酒精性脂肪肝的关键。如仅为酒精性脂肪肝，戒酒后 4～6 周脂肪肝可停止进展，最终可恢复正常。长期嗜酒者，由于酒精取代了食物所供给的热量，蛋白质和维生素摄入不足引起营养不良，因此戒酒需要给予高热量、高蛋白低脂饮食，并补充多种维生素（如维生素 B、维生素 C、维生素 K、叶酸）。本病预后良好，戒酒后多可恢复。

5.3.3.3 胆囊炎症与胆石症

急性胆囊炎（acute cholecystitis）和胆石症（cholelithiasis）的发病率仅次于阑尾炎，70% 急性胆囊炎患者合并胆石症。

1 胆汁排出途径与胆石形成 胆道结石形成的原因主要包括：① 体内激素变化、高脂血症等使血液及胆汁内胆固醇浓度增加，胆酸、胆盐溶解性发生改变，胆固醇等溶质容易析出形成结晶；② 饮食习惯不良，如晚餐摄入过多油腻、不吃早餐等，刺激晚间胆汁分泌旺盛，胆汁中的胆酸、胆盐等溶解度降低，且长时间滞留于胆道，胆汁水分被过度吸收，析出产生结晶；③ 胆道平滑肌松弛，胆囊排空能力减弱，胆汁淤积，容易导致胆固醇沉积形成结晶；④ 胆道阻塞如肝胰壶腹括约肌痉挛、胆道炎症使胆管腔狭窄、肝内寄生虫阻塞胆道等，使胆汁不能排除而淤积，胆汁过于浓缩而析出结晶。胆道炎症可促进结石形成，胆道结石又可加重或诱发胆道炎症，因而胆道炎症常与结石并存。

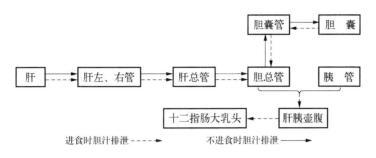

图 5.21　胆汁排出途径

2　临床表现　急性胆囊炎通常在夜间或进食油腻食物后发作,表现为突发的右上腹绞痛,阵发性加重,疼痛可向右肩或右背放射。伴有发热、恶心、呕吐。查体见右上腹压痛、肌紧张,有时深吸气时胆囊区有触痛反应(Murphy 征阳性)。部分患者在右肋下缘可触及紧张而有触痛的胆囊。B 超检查是首选的辅助检查,可见胆囊体积增大、壁厚,大部分患者显示有结石影像。白细胞计数升高或正常。血、尿淀粉酶轻度升高。肝功能异常表现为谷-丙转氨酶(GPT)和门冬氨酸转氨酶(AST)轻度升高。

慢性胆囊炎临床症状与急性胆囊炎相似,表现为右上腹疼痛、压痛,有时深吸气时胆囊区有触痛反应(Murphy 征阳性)。部分患者在右肋下缘可触及紧张而有触痛的胆囊。B 超检查可见胆囊体积增大、壁厚,大部分患者显示有结石影像。肝功能异常表现不明显。

3　治疗与预防保健　急性胆囊炎与胆石症或胆道阻塞有关,病症较轻者尽可能先采用保守治疗,如保守治疗无效治疗,可考虑摘除胆囊、肝部分切除手术治疗。慢性胆囊炎通常以保守治疗为主。胆石症患者,如结石较小,可先行进行药物溶石、排石;结石较大者可进行超声碎石,并服用消炎利胆药物治疗;必要时进行手术取石治疗。

非手术保守治疗包括以下方面:

1) 饮食控制:给予低脂肪、低胆固醇饮食,并饮用足够的水。胆囊炎急性发作时应禁止饮水,必要时进行胃肠减压。

2) 支持疗法:补充液体,纠正水、电解质紊乱及酸碱失衡状态。

3) 对症治疗:发作期给予解痉、镇痛药物,如阿托品,必要时注射哌替啶;缓解期或慢性胆囊炎、胆结石,给予消炎利胆药。常用利胆药与溶石药见表5.3。

表 5.3　常用利胆药与溶石药

	作　用　机　制	用　法	适　应　证
利胆药			
利胆醇(苯丙醇)	解痉,松弛胆道口括约肌,降低胆固醇,促进胆汁分泌	0.1～0.2 g/次,tid,饭后服	胆囊炎、胆道感染、胆石症、胆道术后综合征
胆通(羟甲香豆素)	解痉,松弛胆道口括约肌,镇痛,抗菌,增加胆汁分泌,加强胆囊收缩,促进胆石排出	0.4 g/次,tid,饭前服	胆囊炎、胆道感染、胆石症、胆道术后综合征
舒胆通(区布匹通)	解痉,松弛胆道口括约肌,镇痛	40 mg/次,tid,饭后服	胆囊炎、胆道运动障碍、胆道术后综合征
舒胆宁(非布丙醇)	松弛胆道口括约肌,促进胆汁分泌,降低血中胆固醇	0.1～0.2 g/次,tid,饭后服	胆囊炎、胆石症,术后高脂血症、脂性消化不良
去氢胆酸	促进胆汁分泌,促进脂肪消化和吸收	0.2～0.4 g/次,tid	慢性胆囊炎、胆石症、胆道机能失调、慢性肝炎
胆维化(茴三硫)	促进胆汁、胆酸、胆色素分泌,增强肝脏解毒功能	12.5～25 g/次,tid	胆囊炎、胆石症、急慢性肝炎
利胆酚(柳胺酚)	促进胆汁、胆酸、胆色素分泌,增强肝脏解毒功能	0.25～0.5 g/次,tid,	胆囊炎、胆道炎、胆囊术后综合征
利胆酸(桂美酸)	解痉,促进胆汁分泌	0.2 g/次,tid	急慢性胆囊炎、胆石症
消炎利胆片	消炎,促进胆汁分泌		慢性胆囊炎、胆石症
溶石药			
熊去氧胆酸	溶石	150～300 mg/次,bid	不适宜手术的胆囊内胆固醇结石

说明:tid 为每日 3 次,bid 为每日 2 次。

4) 抗感染治疗：选用青霉素类(如青霉素 G、氨苄西林)、头孢菌素类(如头孢哌酮钠、头孢曲松钠)、大环内酯类(如红霉素)、甲硝唑等抗菌药物治疗。

胆结石饮食预防：① 养成良好的饮食习惯,戒除不吃早餐的不良习惯,早餐宜食一些含脂肪的食物(如奶类、蛋类等),以促进胆汁排泄;② 荤素搭配恰当,避免暴食,晚餐清淡饮食并避免过饱,以免刺激胆汁分泌过旺,进而高度浓缩;③ 多食偏碱性食物,少食酸性食物,以免在酸性环境下胆汁析出结晶;④ 每日饮用足量的白开水,避免胆汁过于浓缩。

5.3.4 糖尿病

糖尿病(diabetes mellitus)是一组由于胰岛素分泌或/和作用缺陷所引起,以慢性血葡萄糖(血糖)水平增高为特征的代谢性疾病。中医学将糖尿病归属于"消渴症"范畴。糖尿病引发的长期碳水化合物、脂肪和蛋白质代谢紊乱可引起多系统损害,导致眼、肾、神经、心、血管等组织器官慢性进行性病变、功能减退及衰竭,病情严重或应激时可发生急性严重代谢紊乱,如糖尿病酮酸中毒、高血糖高渗状态等。本病使患者生活质量降低、寿命缩短、病死率增高。

糖尿病是常见病、多发病,其患者人数正随着人民生活水平的提高、人口老龄化、生活方式改变而迅速增加,呈逐年增长的流行趋势。国内糖尿病患者超过 5 000 万人,居世界第 2 位,仅次于印度。2 型糖尿病的发病年龄正趋向低龄化,儿童中发病率逐渐升高。糖尿病已经成为继心血管病、肿瘤之后的第 3 大非传染性疾病,给社会和经济造成了沉重的负担。1995 年,中国卫生部制定了《糖尿病防治纲要》以指导全国的糖尿病防治工作。

目前,国际上通用 WHO 糖尿病专家委员会(1999)提出的病因学分型标准,糖尿病可分为：① 1 型(胰岛素依赖型)糖尿病,β 细胞破坏,常导致胰岛素绝对缺乏;② 2 型(非胰岛素依赖型)糖尿病,从胰岛素抵抗为主伴胰岛素相对分泌不足到以胰岛素分泌不足为主伴胰岛素抵抗;③ 其他特殊类型糖尿病,包括胰岛 β 细胞功能基因缺陷、胰岛素作用基因缺陷、胰腺外分泌缺陷、内分泌病、感染、免疫介导的糖尿病;④ 妊娠糖尿病。大多数患者属前两种类型,其中 2 型糖尿病占糖尿病患者的 90% 以上,故本节主要讨论 1 型和 2 糖尿病。

1 病因与发病机制

(1) 1 型糖尿病

绝大多数 1 型糖尿病是自身免疫性疾病,遗传因素和环境因素共同参与其发病过程。某些外界因素作用于遗传易感个体,激活 T 细胞介导的一系列自身免疫反应,引起选择性胰岛 β 细胞破坏和功能衰竭,体内胰岛素分泌不足持续加重,导致糖尿病。其发病过程经历以下阶段：个体具有遗传易感性,在其生命的早期阶段并无任何异常;当某些触发事件(如病毒感染直接破坏 β 细胞,人血清中与牛乳制品有关的抗体参与 β 细胞破坏过程以及某些化学药物造成 β 细胞破坏等)引起少量胰岛细胞破坏并启动自身免疫过程,血清中出现各种胰岛细胞抗体;接着胰岛 β 细胞数量开始减少,但仍能维持糖耐量正常;当 β 细胞损伤达到一定程度时(通常仅残存 10% 的 β 细胞),胰岛素分泌不足,糖耐量降低或出现临床糖尿病,需要胰岛素治疗;最后胰岛 β 细胞几乎全部消失,需依赖胰岛素维持生命。

(2) 2 型糖尿病

2 型糖尿病也是复杂的遗传因素与环境共同作用的结果。遗传因素包括多个基因的参与,它们分别影响糖代谢过程中的某个中间环节。环境因素包括人口老龄化、现代生活方式、营养过剩、体力活动不足、子宫内环境以及应激、化学毒物等。在遗传因素与环境因素的共同作用下,导致胰岛素抵抗和 β 细胞胰岛素分泌功能缺陷。在糖尿病发生过程中,所出现的高血糖和脂质代谢紊乱可进一步降低胰岛素的敏感性和损伤 β 细胞功能,这是糖尿病发病机制中重要的获得性因素。

所谓胰岛素抵抗是指胰岛素作用的器官(主要是肝、肌肉和脂肪组织)对胰岛素作用的敏感性降低。组织中胰岛素的作用主要涉及胰岛素受体及其调节过程、受体后信息传递过程、发挥效应的过程以及影响脂肪含量和分布异常的过程等。由于多基因细微效应的叠加作用,加上以上所述环境因素的影响,引起一系列代谢和细胞因子表达异常,进一步抑制胰岛素信号传递,加重胰岛素抵抗。2 型糖尿病 β 细胞功能缺陷主要表现为胰岛素分泌量的缺陷及分泌模式的异常。低体重、胎儿期或出生早期营养不良,可能影响 β 细胞发育。

在 2 糖尿病早期,虽然存在胰岛素抵抗,但 β 细胞可代偿性增加胰岛素的分泌时,血糖量可维持正常;当 β 细胞功能缺陷,代偿机制不能补偿胰岛素抵抗,才会进入糖耐量降低和临床糖尿病阶段。因此,早期不需要胰岛素治疗阶段较长,但随着病情进展,相当部分患者需要用胰岛素控制血糖或维持生命。

2 临床表现 糖尿病的基本临床表现主要是代谢紊乱症候群,以及一些并发症或(和)伴发病。

典型的糖尿病代谢紊乱症候群在临床上常被描述成为"三多一少",即多尿、多饮、多食和体重减轻。这些症候的产生是由于血糖升高后因渗透性利尿而引起多尿,继而口渴多饮;外周组织对葡萄糖利用障碍,脂肪分解增多,蛋白质代谢呈负平衡,渐见乏力、消瘦,儿童生长发育受阻;为了补偿损失的糖,维持机体活动,患者易饥而多食。可有皮肤瘙痒,尤其是外阴瘙痒。血糖升高较快时可导致眼房水、晶体渗透压改变,引起屈光改变而导致视力模糊。许多患者无症状,仅于健康检查时或因各种疾病就诊化验时发现高血糖。

糖尿病的急性并发症主要有糖尿病酮症酸中毒和高血糖高渗状态(高渗性非酮症糖尿病昏迷)。慢性并发症主要有心血管(动脉粥样硬化、微循环障碍等)、肾(糖尿病肾病)、眼(视网膜病变、白内障、青光眼、巩膜睫状体病等)和神经系统病变(如感觉异常、疼痛与痛觉过敏、自主神经疾病等)。感染性并发症包括疖、痈等皮肤化脓性感染(可反复发生,有时可引起败血症或脓毒血症)、皮肤真菌感染(如体癣、足癣等)。真菌性阴道炎或巴氏腺炎(前庭大腺炎)是女性患者常见的并发症,肾炎、肾盂肾炎和膀胱炎也常见于女性糖尿病患者。糖尿病合并肺结核的发生率较非糖尿病者高。

目前国际上通用 WHO 糖尿病专家委员会(1999)提出的糖尿病诊断标准:糖尿病症状(多尿、烦渴多饮、难以解释的体重减轻)和任意时间的血浆葡萄糖≥11.1 mmol/L(200 mg/dl),或空腹血糖(FPG)≥7.0 mmol/L(126 mg/dl),或服糖后 2 h 血糖(OTGG)≥11.1 mmol/L(200 mg/dl)。需重新确认一次,诊断才能成立。对无糖尿病症状者,仅 1 次血糖测定达到诊断标准者,必须在另一天复查核实后才能确诊。如复查结果未达到诊断标准,应定期复查。

最为重要的是鉴别 1 型糖尿病与 2 型糖尿病。由于二者缺乏明确的生化或遗传学标志,主要根据疾病临床特点和发展过程、发病年龄、起病缓急、症状轻重、体重、酮症酸中毒倾向、是否依赖胰岛素维持生命等方面,结合 β 细胞自身抗体和 β 细胞功能检测结果作出综合判断。

3　治疗与预防　由于尚未完全明确糖尿病的病因和发病机制,缺乏病因治疗。治疗以早期和长期、积极和理性以及治疗措施个体化为原则。治疗目的是纠正代谢紊乱、消除症状、防止和延缓并发症的发生,维持良好的生活与学习、劳动能力,保障儿童生长发育,延长寿命,降低病死率,提高患者生活质量。国际糖尿病联盟提出糖尿病治疗的 5 个要点:医学营养治疗、运动疗法、血糖监测、药物治疗和糖尿病教育。

(1) 健康教育

糖尿病健康教育是重要的基础治疗措施之一。良好的健康教育充分调动患者的主观能动性,积极配合治疗,有利于疾病控制达标,防止各种并发症的发生和发展。健康教育应让患者了解到糖尿病是终身疾病,治疗需持之以恒;了解糖尿病基础知识和控制要求,学会测定血糖和使用便携式血糖测定仪;掌握医学营养、体育运动的具体要求,使用降糖药物的注意事项,学会注射胰岛素等。保持规律的生活,戒烟和烈性酒,讲究个人卫生,预防各种感染。

(2) 医学营养治疗

医学营养治疗(MNT)是另一项重要的基础治疗措施,应长期严格执行。①型糖尿病者在合适的总热量、食物成分、规则的餐饮安排基础上,配合胰岛素治疗有利于控制高血糖和防止低血糖;②型糖尿病者,尤其是肥胖和超重者,MNT 有利于减轻体重、改善糖、脂代谢紊乱和高血压以及减少降糖药物的用量。MNT 治疗方案包括以下内容:

1) 每日总热量摄入:首先按患者性别、年龄、身高查表或用简易公式 [成人理想体重(kg)=身高(cm)−105] 计算出理想体重。再根据理想体重和工作性质,参照原来生活习惯,计算每日所需总热量。各种状态每公斤体重每日热量供给为:休息状态 105～125.5 kJ,轻体力劳动 125.5～146 kJ,中度体力劳动 146～167 kJ,重体力劳动 167 kJ 以上。

2) 营养物质含量:糖类占总热量 50%～60%,提倡用粗米、面和一定的杂粮,忌用葡萄糖、蔗糖、蜜糖及其制品(各种糖果、甜糕点饼干、冰淇淋、含糖饮料)。蛋白质不超过总热量的 15%(每日每公斤理想体重摄入量:成人为0.8～1.2 g;儿童、孕妇、乳母、营养不良或伴有消耗疾病者为 1.0 g;伴有糖尿病肾病、肾功能正常者,不超过 0.8 g;血尿氮升高者不超过 0.6 g。脂肪占总热量的 30% 左右,饱和脂肪酸:多价不饱和脂肪酸:单价不饱和脂肪酸=1:1:1;每日胆固醇摄入量在 300 mg 以下。各种富含可溶性纤维素食品可延缓食物吸收,降低餐后血糖高峰,有利于改善糖、脂代谢紊乱,并促进胃肠蠕动,防止便秘。每日膳食中纤维素摄入不少于 40 g,提倡用绿叶蔬菜、豆类、根块类、粗谷物、含糖低的水果。每日摄入食盐不超过 10 g。限制饮酒。

3) 合理分配:确定每日饮食总热量和糖、脂肪、蛋白质组成后,将热量换算成食品制订食谱,并根据生活习惯、病情和配合药物治疗合理搭配。(蛋白质、糖类产热量为 16.7 kJ/g,脂肪产热量为 37.7 kJ/g)。每日 3 餐热量比可安排为 1/5:2/5:2/5 或 1/3:1/3:1/3。

(3) 体育锻炼

进行有规律的合适运动,根据年龄、性别、体力、病情及有无并发症等状况,循环渐进和长期坚持。锻炼宜在餐后进行(促进肌肉摄取和利用葡萄糖),运动量不宜过大、持续时间不宜过长(以免产生低血糖)。此外,适当运动还可减轻体重、提高胰岛素敏感性。

(4) 病情监测

定期检测血糖或尿糖(尿糖测定不太准确),每 3～6 个月定期复查 CHbA1(糖化血红蛋白)了解总体血糖控制情况。检查胰岛β细胞功能,了解胰岛β细胞胰岛素释放水平。每1～2年全面复查,了解血脂、及心、肝、肾、神经及眼底情况,尽早发现并发症并予以治疗。

WHO推荐的血糖控制良好的标准:

空腹血糖(FPG)≤6.1 mmol/L;餐后血糖(PPG)≤8.0 mmol/L。

老年DM患者一般要求:空腹血糖(FPG)≤7.0 mmol/L;餐后血糖(PPG)≤10.0 mmol/L。

(5)药物治疗

口服糖尿病治疗药物包括促胰岛素分泌剂(磺酰脲类)、抑制肝葡萄糖输出/胰岛素增敏剂(双胍类)、过氧化物酶受体激活剂(格列酮类)、α葡萄糖苷酶抑制剂等类别,以及注射用胰岛素类。

1型糖尿病需采用胰岛素替代治疗或补充治疗。

轻、中度2型糖尿病可选用促胰岛素分泌剂类药物治疗,必要时选用两种不同作用机制的药物联合治疗,如糖尿病非肥胖者选用磺酰脲类＋双胍类,糖尿病肥胖者选用磺酰脲类＋格列酮类。药物治疗时应注意保护或逆转β细胞功能及改善胰岛素敏感性。重度2型糖尿病在口服降糖药物基础上,酌情考虑胰岛素补充治疗。

常用口服降糖药用法、机制及适应证见表5.4。

表5.4　糖尿病常用降糖药物

药物种类	常用药物	常用剂量/mg·d	作用机制	适应证
磺酰脲类			刺激胰岛β细胞分泌胰岛素	单药治疗主要用于2型糖尿病非肥胖者,饮食和运动治疗不理想时;年龄＞40岁,病程＜5年,空腹血糖≤10 mmol/L效果较好。以后需与其他不同机制药物或胰岛素同时应用
	格列苯脲(优降糖)	1.25～20,qd或bid		
	格列吡嗪(美吡达)	2.5～30,qd或bid		
	格列齐特(达美康)	40～240,qd或bid		
	格列喹酮	30～180,qd或bid		
	格列美脲	1～8,qd		
双胍类			抑制葡萄糖输出,改善外周组织对胰岛素的敏感性,增加对葡萄糖的利用	主要用于2型糖尿病无明显消瘦者,及伴血脂异常、高血压或高胰岛素血症者。作为一线药物可单用或联合其他药物
	二甲双胍(甲福明)	500～1 500,bid或tid		
	苯乙双胍(苯乙福明)	50～150,bid或tid		
格列酮类(TZDs)			激活过氧化物酶增殖物受体γ,减轻胰岛素抵抗性,刺激外周组织葡萄糖代谢等	单独或与其他药物联合用于2型糖尿病者,尤其是肥胖、胰岛素抵抗明显者
	罗格列酮	4～8,qd或bid		
	吡格列酮	15～30,qd		
α-葡萄糖苷酶抑制剂			延缓碳水化合物吸收	用于空腹血糖正常但餐后明显升高的血糖2型糖尿病,可单独或与其他降糖药合用
	阿卡波糖	150～300,tid		
	伏格列波糖	0.6,tid		
胰岛素类		0.5～1.0 IU/kg·d	加速葡萄糖氧化分解,促进葡萄糖利用,促进脂肪、蛋白质合成,抑制脂肪、蛋白质分解	用于1型糖尿病、糖尿病酮酸中毒症、高血糖高渗状态、乳酸中毒伴高血糖,各种严重糖尿病急症或慢性并发症,2型糖尿病β细胞功能明显减退者,手术、妊娠和分娩
短效	普通胰岛素(RI)	餐前0.5 h,tid或qid		
中效	低精蛋白胰岛素(NPH)	餐前1 h,qd或bid		
	慢胰岛素锌混悬液	餐前1 h,qd或bid		
长效	精蛋白锌胰岛素(PZI)	餐前0.5～1 h,qd		
	特慢胰岛素锌混悬液	餐前0.5～1 h,qd		

说明:qd为每日1次,bid为每日2次,tid为每日3次,qid为每日4次。

(华　萍)

第6章 呼吸系统

机体活动所需要的能量和维持体温所需的热量都来自体内营养物质的氧化,而氧化过程要消耗氧并产生二氧化碳。因此,机体必须不断从外界摄取 O_2,并将代谢产生的 CO_2 排出体外,确保机体新陈代谢正常进行和内环境的相对稳定。呼吸系统(respiratory system)的主要功能就是进行气体交换。

呼吸系统由呼吸道和肺组成(图6.1)。呼吸道是传送气体的通道,包括鼻、咽、喉、气管与支气管。此外,鼻还是嗅觉器官,喉兼有发音功能。通常将鼻、咽、喉三部分称为上呼吸道,将气管和各级支气管称为下呼吸道。肺由肺实质和肺间质组成,前者包括支气管树和肺泡,后者包括结缔组织、血管、淋巴管、淋巴结和神经等;肺泡是气体交换的场所。肺还有分泌功能,支气管和肺上皮中的分泌细胞可合成和分泌5-羟色胺(5-HT)、蛙皮素、降钙基因相关肽等胺类和多肽类激素。

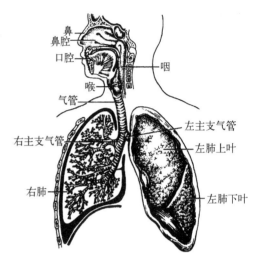

图6.1 呼吸系统全貌

6.1 呼吸道

6.1.1 上呼吸道

6.1.1.1 鼻

鼻(nose)是气体通道的起始部,也是嗅觉器官,同时还具有辅助发音的功能。鼻可分为外鼻、鼻腔和鼻旁窦三部分。

1 外鼻 外鼻(external nose)位于面部中央,以鼻骨和鼻软骨为支架,外被皮肤、内衬黏膜;分为骨部和软骨部。鼻尖软骨部的皮肤含丰富的皮脂腺与汗腺,是痤疮、酒渣鼻和疖肿的好发部位。外鼻上方位于两眶之间的狭窄部称鼻根,鼻根向下延伸为鼻背,末端为鼻尖,鼻尖向两侧扩大的部分称鼻翼(nasal ala),呼吸困难时患者可出现明显的鼻翼扇动。从鼻翼向外下至口角的浅沟称鼻唇沟(nasolabial sulcus),面瘫患者瘫痪侧鼻唇沟变浅或消失。

2 鼻腔 鼻腔(nasal cavity)位于鼻的深部,由骨、软骨与其内表面覆盖的黏膜和皮肤构成(图6.2)。鼻腔被鼻中隔分为左、右两个鼻腔;向前通外界处称鼻孔,向后通咽处称鼻后孔。鼻中隔(nasal septum)前下份是软骨部,黏膜内血管丰富且位置浅表,外伤和干燥均易引起出血,90%以上的鼻衄发生于此区,故临床称为出血区。以鼻阈为界,每侧鼻腔又分为鼻前庭与固有鼻腔两部分。鼻阈(nasal limen)为皮肤与黏膜的交界处。

鼻前庭(nasal vestibule)位于鼻的前下部,大致为鼻翼所遮盖的部分,内衬皮肤,生有鼻毛;有过滤空气、阻挡异物之功能。因其缺少皮下组织并且富含皮脂腺与汗腺,不但是疖肿的好发部位,而且发病时疼痛剧烈。

固有鼻腔(proper nasal cavity)位于鼻的上部,是鼻腔的主要部分,由骨性鼻腔内衬黏膜构成,简称为鼻腔。鼻中

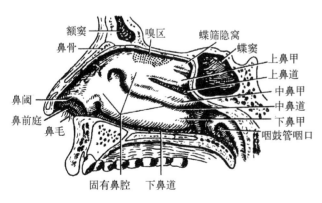

图6.2 鼻腔外侧壁(右侧)

隔是左、右鼻腔共同的内侧壁,成人鼻中隔常偏向一侧,其中以弯向左侧最常见。鼻腔外侧壁自上而下有上、中、下三个鼻甲,各鼻甲下方分别是上、中、下鼻道(图6.2)。上鼻甲后上方有蝶筛隐窝,上、中鼻道及蝶筛隐窝分别有鼻旁窦开口

(见后),下鼻道前端有鼻泪管开口。固有鼻腔黏膜按功能分为两部分,位于上鼻甲及其相对应的鼻中隔以上的黏膜,富含感受嗅觉刺激的嗅细胞,称嗅区(olfactory region);其余部分的黏膜为呼吸区,并与鼻旁窦黏膜相连,含有丰富的毛细血管,对吸入的空气起到加湿、加温及净化作用。

3　鼻旁窦　鼻旁窦(paranasal sinuses)由骨性鼻旁窦(鼻腔周围含气颅骨中开口于鼻腔的含气空腔)衬以黏膜构成。其黏膜与鼻腔黏膜移行。鼻旁窦共有四对,左右对称排列,称额窦、筛窦、蝶窦、上颌窦(图6.3、图6.4);具有温暖湿润空气,对发音产生共鸣的作用。

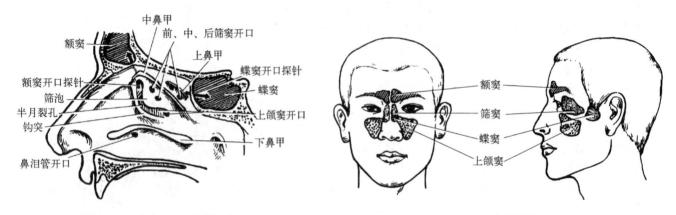

图6.3　鼻旁窦开口(鼻甲切除)　　　　　　图6.4　鼻旁窦体表投影

额窦(frontal sinus)居眉弓深面,筛窦前上方,左、右各一,窦口向后下,开口于中鼻道前部。

筛窦(ethmoidal sinus)呈蜂窝状,分前、中、后三群,前、中群开口于中鼻道,后群开口于上鼻道。

蝶窦(sphenoidal sinus)居蝶骨体内,被分隔成左、右二腔,向前分别开口于蝶筛隐窝。

上颌窦(maxillary sinus)是鼻旁窦最大的1对,位于上颌骨体内。上壁隔一层较薄的骨板与眶毗邻,上颌窦炎症或肿瘤可经此壁侵入眶内。下壁为上颌骨牙槽(常低于鼻腔),该处骨质菲薄甚至缺如,牙根的感染极易侵入窦内,引起牙源性上颌窦炎。内侧壁为鼻腔外侧壁,上颌窦的开口高于窦底,分泌物不易排除,易积脓。由于鼻旁窦黏膜与鼻腔黏膜连续,鼻腔发炎时容易蔓延到鼻旁窦,引起鼻窦炎症,其中以上颌窦慢性炎症最为常见。

6.1.1.2　喉

喉(larynx)既是呼吸道,又是发音器官,主要由喉软骨和喉肌组成。喉位于颈前部中分,平对第3～6颈椎高度(女性和儿童位置较高);向上借喉口通咽喉,向下续气管。喉的前方有皮肤、颈筋膜和舌骨下肌群覆盖,后方是咽,两侧有颈动脉、神经和甲状腺侧叶。

1　喉软骨　喉的支架是喉软骨,包括不成对的甲状软骨、环状软骨、会厌软骨和成对的杓状软骨等(图6.5)。甲状软骨由左、右两块方形、前缘愈合软骨板构成喉的前壁和侧壁,愈合处称前角;前角上端向前突出,称喉结。成年男性的喉结特别突出,是男性第二性征之一。环状软骨位于甲状软骨下方,形似指环,是呼吸道中唯一的完整软骨环,对保持呼吸道畅通有重要作用。杓状软骨位于环状软骨板上缘、中线两侧。会厌软骨位于舌骨体后方,上宽下窄、呈树叶状,下端借韧带连接在甲状软骨中线后面。会厌软骨被黏膜覆盖构成会厌,是喉口的活瓣,吞咽时可关闭喉口,防止食物误入喉腔。

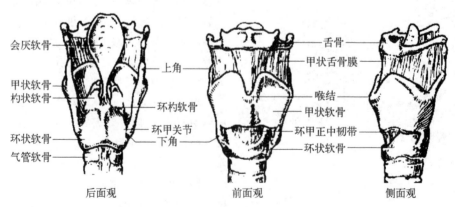

图6.5　喉软骨及其连接

2　喉肌　喉肌为附着于喉软骨的细小骨骼肌,是发音的动力器官。具有紧张或松弛声带、缩小或开大声门裂及缩小喉口的作用。按部位分为内、外两群，依其功能分为声门开大肌(开大声门、紧张声带)和声门括约肌(缩小声门、松弛声带)。

　　3　喉腔　喉腔是由喉壁(由喉软骨、韧带和纤维膜、喉肌、喉黏膜构成)围成的管腔，上起自喉口，与咽腔相通；下接气管，与肺相通(图 6.1)。自上而下包括喉口、喉前庭、喉中间腔和声门下腔，声带和声门裂(合称声门)位于喉中间腔，声门裂是喉腔最狭窄之处。

6.1.2　下呼吸道

　　气管和主支气管都以"C"形的透明软骨为支架，以保持气管呈开放状态。C 形软骨借韧带相连，软骨的缺口朝后，缺口由平滑肌和结缔组织构成的壁膜封闭，使气管有一定弹性，吞咽时有利于食物通过食管。

6.1.2.1　气管

　　气管(trachea)位于喉与气管叉之间，成人气管长 11～13 cm，通常由 14～17 个气管软骨环构成。上端平第 6 颈椎下缘，向下至胸骨角平面分为左、右主支气管(图 6.6)。根据气管的行程和位置，以胸骨颈静脉切迹为界，分为颈部和胸部。气管颈部较短，位于颈前部正中，体表可触到；其前有舌骨下肌群，在第 2～4 气管软骨环前面有甲状腺峡，两侧有甲状腺侧叶和颈部大血管，后面贴食管。气管胸部较长，位于胸腔，前方有胸腺、左有头臂静脉和主动脉弓，后方贴食管。临床上通常在第 3～5 气管软骨处做气管切开术。

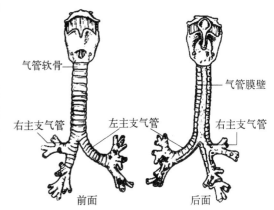

图 6.6　气管和主支气管

6.1.2.2　主支气管

　　主支气管(principal bronchi)位于气管叉和两肺门之间，左、右各一支，分别称为左主支气管和右主支气管。左主支气管细长、走向较水平，右主支气管较粗短、走向较垂直。

　　气管和主支气管由内向外依次由黏膜、黏膜下层、外膜构成。

　　黏膜由上皮和固有层组成。上皮是假复层纤毛柱状上皮，主要有大量的杯状细胞、纤毛细胞、刷细胞、基细胞和小颗粒细胞构成。固有层由弹性结缔组织构成，含有小血管、腺导管及散在的淋巴组织。

　　黏膜下层由疏松结缔组织构成，内含血管、淋巴管、混合腺体、神经等。

　　外膜由 C 形透明软骨和结缔组织构成，软骨缺口处有横行平滑肌、混合腺体和结缔组织。

6.2　肺

　　肺(lung)是呼吸系统最为重要的器官，是气体交换的场所。

6.2.1　肺的形态与结构

　　肺左、右各一，位于胸腔纵隔的两侧。肺表面被覆有脏胸膜，透过胸膜可见许多呈多角形的小区，称肺小叶，其发炎称小叶性肺炎。肺质软而轻、呈海绵状、富有弹性。

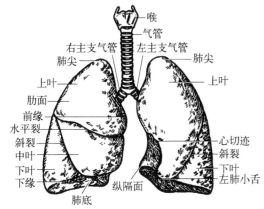

图 6.7　肺的形态

　　肺的外形类似纵切的半个圆锥形，有 1 尖、1 底、2 面和 3 缘。每个肺都有深入肺内的切迹，借此分成肺叶(右肺 3 叶，左肺 2 叶)。两肺的纵隔面中央有椭圆形凹陷，称肺门，其内有支气管、血管、神经、淋巴管出入，并被结缔组织包裹(称肺根)。因受肝的影响，右肺较短且粗，左肺因心较狭长(图 6.7)。

　　左、右主支气管进入各自的肺门后，左主支气管分为上、下二支，右主支气管分为上、中、下三支，分别伸入相应的肺叶，构成肺叶支气管。肺叶支气管直接分成数个肺段支气管。肺段支气管在肺内反复分支，呈树枝状越分越细，直至连于肺泡。每个肺段支气管及其分支和它连属的肺组织构成一个肺段，相邻肺段之间以薄层结缔组织相隔。每个肺段可视为独立的结构和功能单位，临床医生可作为疾病定位诊断和肺段切除的依据。

肺的表面包有一层浆膜(脏胸膜)。肺组织可分为肺实质和肺间质两部分。肺间质指肺内的结缔组织、血管、淋巴管和神经等。肺实质即肺内各级支气管及肺泡,根据功能分为气管部和呼吸部。

气管部包括终末支气管及以前的所有肺叶支气管,是肺内气体传送的通道,只能传送气体,不能进行气体交换。各级支气管管壁的结构与主支气管结构相似,但随着分支变细、管壁变薄,结构也发生相应的变化。变化的主要特点是:上皮变薄,杯状细胞和腺体逐渐减少,最后消失;软骨呈片状,最后消失;平滑肌逐渐增多,最后形成环状肌束环绕支气管。平滑肌的舒张与收缩可直接控制细支气管腔的大小,调节进入肺泡的气体量。如果细支气管平滑肌发生痉挛性收缩,可使支气管腔持续狭窄,造成呼吸困难,临床称为支气管哮喘。

呼吸部是气体交换的场所,包括呼吸性细支气管、肺泡管和肺泡(图6.8)。

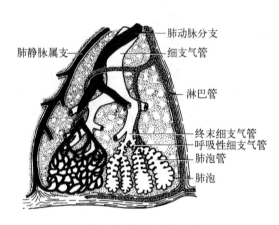

图6.8 肺小叶模式图

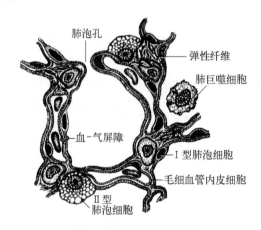

图6.9 肺泡结构模式图

呼吸性支气管为终末细支气管的分支,管壁上连有少量的肺泡。肺泡管是呼吸性细支气管分支,管壁连有许多肺泡,存在于相邻肺泡开口之间。肺泡呈多面形囊泡,壁极薄,由肺泡上皮与基膜构成,一侧开口于肺泡管或呼吸性支气管(图6.9)。

肺泡上皮为单层上皮,由两种类型的细胞构成。Ⅰ型肺泡细胞为扁平细胞,数量多,构成广阔的气体交换面;Ⅱ型肺泡细胞呈立方形,数量少,位于Ⅰ型细胞之间,分泌磷脂类物质(表面活性物质)释放于肺泡上皮内表面,可降低肺泡回缩力,阻止呼气终末肺泡的塌陷。

肺泡与肺泡间的薄层结缔组织称肺泡隔,内含稠密毛细血管网、大量弹性纤维、散在的巨噬细胞。稠密毛细血管网紧贴于肺泡上皮,有利于血液中的CO_2与肺泡中的O_2进行气体交换。大量弹性纤维使肺泡具有弹性,使吸气时扩大的肺泡有良好的回缩能力。巨噬细胞则发挥清除异物的防疫作用。

肺泡与血液间进行气体交换通过的结构称气-血屏障,由肺泡表面液体、Ⅰ型肺泡细胞和基膜、薄层结缔组织、毛细血管基膜与内皮等构成。

肺有两套血管,一套与肺的气体交换有关,由肺动脉、肺静脉及其毛细血管网组成(图6.8),另一套为肺组织的营养血管,包括支气管动脉、支气管静脉及其毛细血管网。

6.2.2 肺的年龄变化

胎儿和未曾呼吸的肺内不含空气,可沉于水底,呼吸后因肺内含有空气,能浮出水面。这在法医鉴定上有重要意义。婴幼儿时肺为粉红色,随年龄增长,空气中的尘埃和炭粒等被吸入肺内并沉积,使肺渐变为灰暗红色或深灰色;生活在烟尘污染环境中的人或吸烟者,肺呈棕黑色。

肺是人体老化较快的器官之一。气道缩小是肺老化的主要表现,老年人的肺组织弹性纤维减少、胶原纤维增多,使肺松弛变薄、弹性减小。大约40岁以后,支气管平均直径明显减小,这是老年人肺的各种生理变化的结构基础。由于肺泡弹性纤维减少、胶原纤维增多,肺泡回缩力降低、泡壁变薄、泡腔变大、肺泡壁断裂、肺泡融合、肺泡数量减少,形成老年人肺气肿。

6.3 呼吸系统常见疾病与防治

据全国(2006)部分城市及农村主要疾病死亡原因统计,呼吸系统疾病(不包括肺癌)在城市死亡病因中占第4位,在农村占第 3 位。由于大气污染、吸烟、工业经济发展导致的理化因子、生物因子吸入及其人口老龄化等因素,近年来呼吸系统疾病,如肺癌、支气管哮喘发病率明显增加,慢性阻塞性肺疾病居高不下,肺结核近年又有增高的趋势……2002 年在我国及世界范围爆发的传染性非典型性肺炎(SARS)疫情,由于多发于中青年人,传染性强,病死率高,又缺乏针对性药物,因而引起了人们的恐慌,同时给国民经济造成巨大损失。目前在多个国家出现的人禽流感病死率超过60%,而禽流感侵入人体的靶器官也是肺。可见呼吸系统疾病的危害是巨大的。

6.3.1 急性上呼吸道感染、流感与鼻窦炎

6.3.1.1 急性上呼吸道感染

急性上呼吸道感染(acute upper respiratory tract infection)简称上感,为鼻腔、咽或喉部急性炎症的概称。发病不分年龄、性别、职业和地区,免疫功能低下者易感。通常病情较轻、病程短、可自愈,预后良好。但由于发病率高,不仅影响生活和工作,有时还可伴有严重并发症,并具有一定的传染性。

上感多发生于冬春季节,多为散发,可在气候突变时小规模流行。主要是通过患者喷嚏和含有病毒的飞沫进行传播,或经污染的手帕和用具接触传染。可引起上感的病原体多数是自然界广泛存在的多种类型的病毒,同时健康人群也可携带。急性上感 70%～80% 由病毒引起,包括鼻病毒、冠状病毒、腺病毒、流感和副流感病毒、呼吸道合胞病毒、埃柯病毒、柯萨奇病毒等;另有 20%～30% 由细菌感染引起,可单纯发生或继发于病毒感染之后,以口腔定植的溶血性链球菌多见,其次为流感嗜血杆菌、肺炎链球菌、葡萄球菌等。淋雨、受凉、气候突变、过度劳累等可降低呼吸道局部防御功能,致使原存的病毒或细菌迅速繁殖,或直接接触含有病原体患者的喷嚏、空气及污染的手帕和用具等诱发本病。老幼体弱、免疫功能低下或患有慢性呼吸道疾病如鼻窦炎、扁桃体炎者更容易发病。

1 临床表现 上感临床表现主要有以下类型:

普通感冒(common cold):由病毒引起,俗称伤风,又称急性鼻炎或上呼吸道卡他。起病急,主要表现为喷嚏、鼻塞、流清水样鼻涕等鼻部症状,也可表现为咳嗽、咽干、咽痒或烧灼感等。2～3 d 后鼻涕变稠,可伴有咽痛、头痛、流泪、味觉迟钝、呼吸不畅、声嘶等。严重者有发热、轻度畏寒和头痛等。一般 5～7 d 即可痊愈。

急性病毒性咽炎和喉炎:急性咽炎表现为咽痒和烧灼感,咽痛不明显。喉炎表现为声嘶、说话困难,可有发热、咳嗽、咳嗽时咽痛加重;可见喉部充血、水肿、局部淋巴结轻度肿大和触痛,有时可闻及喉部喘息声。

急性扁桃体炎:多为细菌感染引起。起病急,咽痛明显、伴发热、畏寒、体温可达 39℃ 以上;可见咽部明显充血,扁桃体充血、肿大,表面有黄色脓性分泌物,有时伴有下颌淋巴结肿大、压痛。

2 治疗与预防保健 目前尚没有特效的抗病毒药物,治疗以对症处理为主,同时戒烟、注意休息、多饮水、保持室内空气畅通和防止继发性细菌感染。

有咳嗽、咽干者可给予伪麻黄碱治疗以减轻鼻部充血,必要时给予解热镇痛药物(如阿司匹林、扑热息痛等)、止咳药物(表 6.1)、治疗。

表 6.1 主要呼吸系统治疗临床用药

药 物 种 类	常 用 药 物	用 法	适 应 证
平喘药			
β受体激动剂	舒喘灵(沙丁胺醇)	气雾吸入或口服	频发性或慢性哮喘症状控制与预防发作
	特布他林(博利康尼)	气雾吸入或口服	频发性或慢性哮喘症状控制与预防发作
	喘舒(妥洛特罗)	气雾吸入或口服	慢性哮喘、慢性阻塞型肺病、儿童呼吸道症状(咳嗽、气喘、多痰)
	沙美特罗	气雾吸入	慢性哮喘、夜间哮喘
	喘息定(异丙肾上腺素)	气雾吸入或注射	控制哮喘急性发作
	肾上腺素	皮下注射	控制哮喘急性发作
茶碱类	胆茶碱	口服	控制哮喘急性发作,频发性或慢性哮喘症状控制与预防发作
	氨茶碱	口服或静脉注射	控制哮喘急性发作,频发性或慢性哮喘症状控制与预防发作
抗胆碱药	异丙阿托品	气雾吸入	过敏性哮喘、老年性哮喘、精神性哮喘
	氧托品	气雾吸入	过敏性哮喘、老年性哮喘、精神性哮喘
祛痰药			
	痰易净(乙酰半胱氨酸)	气雾吸入	黏性痰阻塞性病例、黏痰不易咳出
	DNA酶	气雾吸入	脓性痰引流不畅或不易咳出

药　物　种　类	常　用　药　物	用　法	适　应　证
祛痰药			
	高渗性碳酸氢钠	气雾吸入	黏性痰阻塞性病例
	必咳平(溴己新)	口服	咳嗽、黏痰不易咳出病例
	溴环己胺醇	口服	咳嗽、黏痰不易咳出病例
镇咳药			
中枢性镇咳药	可待因(甲基吗啡)	口服	咳嗽、痰少者
	右美沙芬(美沙芬)	口服	咳嗽、痰少者
	胺酰苯吗啡	口服	咳嗽、痰少者
	咳必清(喷托维林)	口服	咳嗽、痰少者
	苯海拉明	口服	咳嗽、痰少者
外周性镇咳药	咳快好(苯丙哌啉)	口服	咳嗽、痰少者
	退嗽(苯佐那酯)	口服	咳嗽、痰少者
	那可丁	口服	咳嗽、痰少者
	普诺地嗪	口服	咳嗽、痰少者

普通感冒一般无需使用抗生素。如患者出现白细胞升高、咽部脓苔、咯黄脓痰和流脓鼻涕等细菌感染证据,可口服青霉素(如氨苄西林、阿莫西林)或第1代头孢菌素(如头孢唑啉、头孢氨苄、头孢噻吩),或大环内酯类抗生素(如螺旋霉素、克拉霉素),或喹诺酮类(如环丙沙星、氧氟沙星等)治疗。

如无发热,病程超过2 d,一般不用抗病毒药物。必要时选用利巴韦林或奥斯他韦等广谱抗病毒药,以缩短病程。也可选用具有清热解毒和抗病毒作用的中药(如板蓝根冲剂、维C银翘片),有助于改善症状,缩短病程。

上感重在预防,隔离传染源有助于避免传染。加强锻炼、增强体质、生活饮食规律、改善营养,避免过于劳累和受凉,有助于降低易感性,是预防上感的最好办法。年老体弱者应注意防护,上感流行时应戴口罩和避免在公共场合出入等,都有助于减少上感发生。

6.3.1.2　流行性感冒

流行性感冒(influenza,简称流感)是由流行性感冒病毒引起的急性呼吸道传染病。主要通过接触和空气飞沫传播。发病有季节性,北方常在冬季,南方常在冬夏两季。由于流感病毒变异率高,人群普遍易感,发病率高,全球已经引起多次爆发流行。流感大流行时无明显的季节性,散发流行以冬春季为多,患者以小儿和青年多见。

流感病毒主要通过空气中的颗粒人-人传播,病毒侵入人体后,在呼吸道纤毛柱状上皮内复制繁殖,借神经氨酸酶从细胞释放,再侵入其他细胞,引起细胞变性、坏死与脱落。并发肺炎时肺充血、水肿,肺泡内含有纤维蛋白和渗出液,呈现支气管肺炎的改变。

1　临床表现　流感可分为单纯型、胃肠型、肺炎型和中毒型。潜伏期1～3 d。有明显的流行和暴发。单纯型流感急性起病,出现畏寒、高热、头痛、头晕、全身酸痛、乏力等全身中毒症状;鼻咽部症状较轻,可有食欲减退。胃肠型流感伴有腹痛、腹胀、腹泻等消化道症状;肺炎型者表现出肺炎,甚至呼吸衰竭;中毒型者表现为全身中毒症状,严重者可致循环衰竭。

2　治疗与预防保健　流感治疗主要包括以下方面。

隔离:对流感或疑似流感患者进行隔离。

对症治疗:可选用解热药(如阿司匹林、对乙酰氨基酚等)、缓解鼻黏膜充血药(如伪麻黄碱)、止咳祛痰药(表6.1)等。

抗病毒治疗:应在发病48 h内使用,可选用奥司他韦、扎那米韦、金刚烷胺、金刚乙胺等。

支持治疗和预防并发症:注意多休息,多饮水,加强营养,给予易消化食物等。呼吸衰竭给予呼吸支持治疗。监测和预防并发症,有继发细菌感染时及时使用抗生素。

6.3.1.3　鼻炎与鼻窦炎

由病毒或病毒与细菌混合感染鼻黏膜,引起鼻黏膜充血肿胀(鼻塞)、血液成分渗出(流涕)、或炎性增生(鼻息肉)等慢性炎症表现统称为鼻炎。当病原体由鼻黏膜侵入鼻旁窦引起鼻旁窦化脓性感染炎症,称鼻(旁)窦炎。慢性鼻炎和鼻(旁)窦炎是常见病,难彻底根治,容易复发,影响生活与学习。

引起鼻窦感染的病原体与上呼吸道感染病原体相似,主要有溶血性链球菌、流感嗜血杆菌、肺炎链球菌、葡萄球菌等化脓性细菌。普通感冒或流感患者喷嚏、鼻塞、流清水样鼻涕等鼻部自觉症状减轻后,进而出现流脓鼻涕表现,提示病原体已由鼻黏膜感染蔓延侵入鼻窦,鼻炎发展延续为鼻(旁)窦炎症。

1　临床表现　4 对鼻旁窦均可继发细菌感染,引起鼻窦炎症,但以上颌窦炎症最为常见。鼻窦炎较易转化为慢性。不同的鼻窦感染性炎症临床症状特点各有不同。

上颌窦炎临床特点为说话嗡嗡声,鼻音很重,脓性鼻涕多,白天或站立位时鼻塞症状较轻,卧位时鼻塞加重,无论侧卧或仰卧,鼻塞症状均较重或不能经过鼻腔透气。

额窦炎临床特点为白天症状轻,晚间睡眠时鼻塞症状加重,晨起后脓涕多,患者常不停擤涕,直至脓涕流完后,鼻塞减轻或消失。

蝶窦炎患者常感头重脚轻和头痛,伏案工作时鼻塞加重,擤涕时脓涕不易流出。

筛窦炎者表现特点为患侧眶内侧胀痛,头胀、头痛,鼻塞表现常不明显,但脓涕不易流出,每次擤涕一点点,并难以擤尽。

2　治疗与预防　慢性鼻窦炎常因轻微感冒或受凉而复发,患者应加强锻炼,增强体质;注意预防感冒和及时治疗感冒,清除鼻部病灶(如鼻息肉),防止继发性鼻窦细菌感染。

鼻窦炎发作时可选用青霉素类(如氨苄西林、阿莫西林、匹氨西林、巴氨西林)、头孢菌素类(如头孢氨苄、头孢拉定、头孢羟氨苄、头孢唑啉、头孢噻吩)、红霉素类(麦迪霉素、乙酰螺旋霉素、乙酰麦迪霉素)、喹诺酮类(如氧氟沙星、环丙沙星、依诺沙星、左氧氟沙星)抗生素治疗。用药应坚持足够疗程,一次性治好。

药物治疗效果不佳,鼻旁窦积脓严重,可采用鼻旁窦穿刺抽脓和鼻旁窦局部抗生素灌注,对慢性鼻窦炎有很好的疗效。

6.3.2　急性气管炎与支气管炎

急性气管-支气管炎(acute tracheobronchitis)是指由生物、物理、化学刺激或过敏等因素引起的急性气管、支气管黏膜炎症。多为散发性,年老体弱者易感,常发生于寒冷季节和气候突变时,也可由上呼吸道感染蔓延所致。临床主要表现为咳嗽和咳痰。

气管-支气管炎的病原体与上呼吸道感染病原体相似。近年来衣原体、支原体感染明显增加,在病毒感染基础上继发细菌感染也较多见。冷空气、粉尘、刺激性气体和烟雾(如二氧化硫、二氧化氮、氨气、氯气等)吸入,刺激气管、支气管黏膜引起急性损伤和炎症反应。花粉、有机粉尘、真菌孢子、动物毛皮及排泄物等过敏原,或对细菌蛋白过敏,或钩虫、蛔虫的幼虫在肺内移行等均可引起气管、支气管黏膜过敏性炎症反应。发生炎症反应时,气管、支气管黏膜充血、水肿,淋巴细胞和中性粒细胞浸润;同时伴有纤毛柱状上皮细胞损伤、脱落和黏液腺体肥大增生。合并细菌感染时分泌物呈脓性。

6.3.2.1　临床表现

起病较急,全身症状较轻,可有发热。初起时主要为干咳和少量黏液性痰,随后痰量增多,咳嗽加剧,偶伴有血痰,细菌性感染可出现咳脓痰。咳嗽、咳痰可延续 2~3 周。伴支气管肺炎时,可出现程度不等的胸闷气短。在两肺可听到干、湿啰音,部位不固定,咳嗽后可缓解。如迁延不愈,可转化为慢性支气管炎。

6.3.2.2　治疗与预防保健

咳嗽无痰或少痰,可选用右美沙芬、喷托维林(咳必清)镇咳。咳嗽有痰而不易咳出,可选用盐酸氨溴索、溴己新(必咳平)、或桃金娘油提取物祛痰,中药化痰药也常选用。伴有支气管痉挛时,可选用茶碱类、β 受体激动剂等(见表 6.1)平喘。发热可选用解热药(如扑热息痛、阿司匹林)处理。有细菌感染时,可选用大环内酯类(如麦迪霉素、螺旋霉素、乙酰麦迪霉素)、青霉素类(如氨苄西林、阿莫西林、哌拉西林)、头孢菌素类(如头孢氨苄、头孢拉定)、或喹诺酮类(如诺氟沙星、氧氟沙星、环丙沙星、洛美沙星)治疗。多数患者口服抗生素即可,症状较重者可肌肉或静脉注射抗生素。

患者应多休息,多饮水,避免劳累。增强体质,防止感冒,改善生活居住环境,防止空气污染,清除鼻咽部病灶等,有助于防止疾病发生。

6.3.3　肺炎

肺炎(pneumonia)是指终末气道、肺泡和肺泡间质炎症,可由病原微生物、理化因素、免疫损伤、过敏及药物所致。细菌性肺炎是最常见的肺炎,也是常见的传染性疾病之一。

正常情况下,呼吸道的免疫防御机制(支气管内黏膜-纤毛系统、肺泡巨噬细胞等细胞防御)使支气管以下保持无菌状态。当病原体通过空气吸入、血行传播、邻近感染蔓延、上呼吸道定殖菌误吸等途径进入下呼吸道后,是否引起肺炎取决于病原体和宿主两个因素。如病原体多、毒性强和(或)宿主呼吸道局部防御功能或全身免疫防御功能降低,即可引起肺炎。按解剖结构,可将肺炎分为三类,即大叶性肺炎、小叶性肺炎和间质性肺炎。按感染病原体不同可分为细菌性肺炎、病毒性肺炎、支原体肺炎、其他因素感染性肺炎、理化因素所致的肺炎等。

细菌性肺炎的临床症状变化较大,可轻可重,决定于病原体和宿主状态。常见症状为咳嗽、咳痰,或原有呼吸道症状加重,并出现脓痰或血性痰,伴或不伴有胸痛。肺炎性变范围较大时,可有呼吸困难、呼吸窘迫表现。多数伴有发热。重症者可见呼吸频率加快、鼻翼扇动、发绀。肺实质炎性变时,有典型体征,如叩诊浊音、语颤增强、支气管呼吸音等。常见肺炎症状、体征、X射线片征参见表6.2。

表6.2 常见肺炎症状、体征、X射线片征

病 原 体	病史、症状、体征	X 射 线 片 征
肺炎链球菌	起病急、寒战、高热、咳铁锈色痰、胸痛、肺实质变征	肺叶或肺段实变,无空洞,可伴有胸腔积液
金黄色葡萄球菌	起病急、寒战、高热、咳脓血痰、气急、毒血症症状、休克	肺叶或小叶浸润,早期空洞,脓胸,可见液气腔囊
肺炎克雷伯杆菌	起病急、寒战、高热、全身衰竭、咳砖红色胶冻状痰	肺叶或肺段实变,蜂窝状脓胸,叶间隙下坠
铜绿假单胞菌	毒血症症状明显,脓痰,可呈蓝绿色	弥漫性支气管炎,早期肺脓肿
大肠埃希菌	原有慢性病,发热、脓痰、呼吸困难	支气管肺炎,脓胸
流感嗜血杆菌	高热,呼吸困难,衰竭	支气管肺炎,肺叶实变,无空洞
厌氧菌	吸入病史,高热,腥臭痰,毒血症症状明显	支气管肺炎,脓胸,脓气胸,多发性肺脓肿
军团菌	高热、肌痛、相对脉缓	下叶斑片浸润,进展迅速,无空洞
支原体	起病缓,可小流行,乏力、肌肉痛、头痛	下叶间质性肺炎,3～4周可自行消退

抗感染治疗是肺炎治疗的关键。细菌性肺炎的治疗包括经验治疗和针对病原体的治疗。前者主要根据本地区、本单位肺炎病原体流行病学资料,选择可能覆盖病原体的抗菌药物;后者是根据呼吸道细菌培养和药敏试验结果选择抗菌药物。青壮年或无基础疾病的社区获得性肺炎患者常选用青霉素,或选用头孢氨苄、头孢拉定等药物;对耐药肺炎链球菌感染患者、老年性、有基础疾病的患者,选用特效氟喹诺酮类(如莫西沙星、吉米沙星、左氧氟沙星、环丙沙星等)。重症肺炎患者应选用广谱强力抗菌药物,足量、联合治疗。抗菌药物的治疗应及早进行,一旦怀疑为肺炎即马上给予首剂抗菌药物,病情稳定后由静脉注射给药改为口服给药,一般疗程7～10 d或更长。

抗菌治疗后48～72 h对临床疗效进行评价,治疗有效的表现为体温下降、症状改善、临床状态稳定、白细胞逐渐减低或恢复正常。

肺炎的预防包括加强体育锻炼、增强体质。减少危险因素,如吸烟、酗酒。年龄大于65岁可注射流感疫苗。伴有其他疾病者,如心血管病、肺疾病、糖尿病、酗酒、肝硬化、免疫抑制,可注射肺炎疫苗预防。

6.3.3.1 肺炎链球菌性肺炎

本病的病原体为肺炎链球菌(streptococcus pneumonia)或称肺炎球菌(pneumococcal pneumoniae),约占社区获得性肺炎的50%。通常起病急骤,以高热、寒战、咳嗽、血痰及胸痛为特征。X射线胸片呈肺段或肺叶急性炎性实变。

1 临床表现 发病前常有受凉、淋雨、疲劳、酗酒、病毒感染史,多有上呼吸道感染的前驱症状。起病多急骤,高热、寒战、全身肌肉酸痛,体温通常在几小时内升高至39～40℃,高峰在下午或傍晚,多呈滞留热,脉率随之增速。可有患侧胸部疼痛,放射至肩部或腹部,咳嗽或深呼吸时加剧。痰少,可带血或铁锈红色。胃纳锐减,偶有恶心、腹胀或腹泻。

患者呈急性热病容,面颊绯红,鼻翼扇动,皮肤灼热、干燥,口角及鼻周围有单纯疱疹,病变广泛时出现发绀。肺实质炎性变时,叩诊浊音、语颤增强、支气管呼吸音等。

2 治疗与预防保健 一经诊断不必等待细菌培养结果,立即予以抗生素治疗。首选青霉素,给药途径及剂量随病情轻重及有无并发症而定。对青霉素过敏或耐药菌株感染,可选用氟喹诺酮类药物、头孢噻肟或头孢屈松等药物。

患者应卧床休息,注意补充足够的蛋白质、热量和维生素,密切监视病情变化,防止休克。胸痛者给予少量镇痛剂(如杜冷丁、吗啡)。

经抗菌药治疗后,高热通常在24 h内消退,或数日逐渐下降。如体温降而复升或3 d不降,应考虑肺炎链球菌肺外感染,或耐药菌株感染,或混合感染、药物热、或并存其他疾病。

6.3.3.2　支原体肺炎

支原体肺炎(mycoplasmal pneumonia)是由肺炎支原体(mycoplasma pneumonia)引起的急性呼吸道和肺部急性炎症改变,常同时有咽炎、支气管炎和肺炎。多在秋冬季节发病,约占非细菌性肺炎的 1/3 以上,或各种原因引起的肺炎 10% 左右。

肺炎支原体介于细菌和病毒之间,是能独立生活的最小微生物。主要通过呼吸道传播,健康人吸入患者咳嗽、喷嚏时喷出的口、鼻分泌物而感染,引起散发呼吸道感染或小流行。本病患者以儿童、青年居多。

1　临床表现　通常起病缓慢,症状主要为乏力、咽痛、头痛、咳嗽、发热、食欲不振、腹泻、肌痛、耳痛等。咳嗽多为阵发性、刺激性呛咳,咳少量黏液性痰。发热可持续 2～3 周,体温恢复正常后可能仍有咳嗽。X 线胸片显示小叶间质性肺炎,3～4 周病变可自行消退。

2　治疗与预防　本病有自限性,多数病例不经治疗而自愈。早期适当使用抗菌药物可减轻症状及缩短病情。大环内酯类药物(如红霉素、罗红霉素、阿奇霉素等)为首选。氟喹诺酮类(如左氧氟沙星、加替沙星、莫西沙星)及四环素也用于支原体肺炎治疗。疗程一般 2～3 周。有呛咳者适当予以镇咳剂(表 6.1)。

6.3.3.3　高致病性人禽流感病毒性肺炎

人类禽流感是由禽甲型流感病毒中的某些亚型引起的急性呼吸道传染病,可引起肺炎和多器官功能障碍。1997 年以来,高致病性禽流感病毒(H5N1)跨越物种屏障,引起多起人致病和死亡。近年来又获得 H9N2、H7N2、H7N3 等亚型病毒感染人类的证据。WHO 警告此病可能是人类潜在的威胁最大的疾病之一。

1　病原体与传播途径　本病的病原体禽流感病毒属正黏病毒科,甲型流感病毒属。可分为 16 个 HA 亚型和 9 个 NA 亚型。感染人类的禽流感病毒亚型为 H5N1、H9N2、H7N7、H7N2、H7N3 等,其中感染 H5N1 的患者病情重、病死率高,故称为高致病性禽流感病毒。近年来研究发现,野生水禽是甲型流感病毒巨大的天然储存库,病毒不断进化,抗原性不断改变,对环境稳定性也在增加。

禽流感病毒对乙醚、氯仿、丙酮等有机溶剂均敏感。对热也比较敏感,65℃加热 30 min 或 100℃加热 2 min 可灭活病毒。病毒在低温环境可存活 1 周,4℃水环境中可存活 1 个月。对酸性环境有一定的抵抗力。阳光照射 40～48 h 可杀灭病毒,紫外线直接照射可迅速破坏病毒活性。

人感染 H5N1 病毒后的 1～16 d 即可从鼻咽部分离物中检出病毒,大多数患者血清和粪便中及少数患者脑脊液中也可检出病毒,但尿标本阴性。目前尚不清楚粪便或血液是否可能成为传播感染的媒介。

有证据表明,人类感染 H5N1 通过禽-人传播、环境-人传播,还有少数者根据不太充分的人-人传播。

2　临床表现　潜伏期 1～7 d,多数在感染后 2～4 d 发病。主要症状为发热,体温持续 39℃以上;可伴有流涕、鼻塞、咳嗽、咽痛、头痛、肌肉酸痛和全身不适。部分患者有恶心、腹痛、腹泻、稀水样便等消化道症状。患者可出现高热不退,病情迅速发展。

几乎所用的患者都有临床表现明显的肺炎,常出现急性肺损伤、急性呼吸窘迫综合征、肺出血、胸腔积液、全血细胞减少、多脏器功能衰竭、休克等多种并发症。可继发细菌感染,发生败血症。X 射线片显示肺内片状阴影、大片毛玻璃状影及肺实变影像。

病毒抗原检测及基因分析检测可检测到甲型流感病毒核蛋白抗原(NP)或基质蛋白(M1)、禽流感病毒 H 亚型抗原及抗原基因。

3　治疗与预防　凡疑诊或确诊 H5N1 感染病例都要住院隔离,进行临床观察,对症治疗和抗病毒治疗。

除对症治疗外,尽早(发病 48 h 内)口服奥司他韦(75 mg,bid)等抗病毒药物,一般疗程 5 d,严重感染时加大剂量,疗程 7～10 d。

6.3.4　慢性支气管炎与支气管哮喘

6.3.4.1　慢性支气管炎

慢性支气管炎(chronic bronchitis)是气管、支气管黏膜和周围组织的慢性非特异性炎症。临床上以咳嗽、咳痰为主要症状,每年持续发病 3 个月,连续 2 年或 2 年以上。排除具有咳嗽、咳痰、喘息症状的其他疾病。

1　病因与发病机制　本病的病因和发病机制还不完全清楚,可能是多种因素长期作用的结果。

有害气体和有害烟雾,如香烟、烟雾、粉尘、刺激性气体(二氧化硫、二氧化氮、氯气、臭氧)可损伤呼吸道上皮细胞,使纤毛运动减慢,巨噬细胞吞噬功能减弱,导致气道净化功能下降;同时刺激黏膜下感受器,使副交感神经功能亢进,支气管平滑肌收缩,腺体分泌功能亢进,杯状细胞增生,黏液分泌增加,引起气道阻力增加。

病毒、细菌、支原体等感染是慢性支气管炎发生发展的重要原因之一。病毒感染以流感病毒、鼻病毒、腺病毒和呼吸道合胞病毒常见。细菌感染发生于病毒感染之后，常见病原体有肺炎链球菌、流感嗜血杆菌、卡他莫拉菌和葡萄球菌等。这些感染因素可造成气管、支气管黏膜的损伤和慢性炎症。

免疫、年龄和气候因素同样与慢性支气管炎有关。寒冷空气刺激使呼吸道黏液分泌增加，纤毛运动减弱，黏膜血管收缩，局部血流障碍，有利于诱发感染。老年人肾上腺皮质功能下降，细胞免疫功能减弱，容易造成呼吸道反复感染。

2　临床表现　缓慢起病，病程长，反复急性发作而病情加重。临床主要症状为咳嗽、咳痰，或伴有喘息、气急。急性加重是指咳嗽、咳痰、喘息症状等症状突然加剧，主要原因是病毒、细菌、支原体和衣原体等呼吸道感染。

咳嗽，一般为晨间咳嗽为主，睡眠时有时阵咳或排痰。咳痰，一般为白色黏液或浆液泡沫性，偶可带血。清晨排痰较多，起床后或体位变动时可刺激排痰。早期多无异常体征，急性发作时可在背部或双肺底听到干、湿啰音，咳嗽后减少或消失。如合并哮喘可闻及广泛哮鸣音，并伴有呼气期延长。

3　治疗与预防保健　急性加重期治疗包括控制感染、镇咳、祛痰和平喘。抗菌药物可选用喹诺酮类（如左氧氟沙星）、β内酰胺类（如阿莫西林、头孢夫辛）、大环内酯类（如罗红霉素）或磺胺类（如 SMZ）口服，严重时静脉注射给药。选用复方氯化铵合剂、复方甘草合剂等镇咳祛痰，少痰者选用美沙芬、那可丁等。有气喘者应用解痉平喘药如氨茶碱或β受体激动剂（表 6.1）加糖皮质激素吸入。

患者应戒烟，注意避免有害气体吸入和其他有害颗粒吸入。增强体质，预防感冒也是防止慢性支气管炎的重要措施之一。反复呼吸道感染者，可使用免疫调节剂或中药。

6.3.4.2　支气管哮喘

支气管哮喘（bronchial asthma，简称哮喘）是由多种细胞（如嗜酸性粒细胞、肥大细胞、T 细胞、中性粒细胞、支气管上皮细胞）和细胞成分参与的呼吸道慢性炎症疾病。这些炎症与气道高反应性（即气道对各种刺激因子出现过强或过早的收缩反应）有关，通常出现广泛多变的可逆性气流受限，并引起反复发作性的喘息、气急、胸闷或咳嗽等症状，常在夜间和（或）清晨发作、加剧，多数患者可自行缓解或经治疗后缓解。支气管哮喘如诊治不及时，随病程延长，可产生气道不可逆性狭窄和气道重塑。

调查显示，全球约有 1.6 亿哮喘患者，各国患病率不等。国内调查资料表明，13～14 岁儿童哮喘发病率为 3%～5%，儿童患病率高于青壮年，老年人群年发病率有增高趋势。成年男女患病率大致相同，发达国家高于发展中国家，城市高于农村，约 40% 患者有家族史。

1　病因与发病机制　哮喘病的病因和发病机制还不十分清楚，患者个体过敏体质和外界环境的影响是发病的危险因素。哮喘与多基因遗传有关，同时受遗传因素和环境因素的双重影响。发病机制可概括为免疫-炎症反应、神经机制和气道高反应性及其相互作用（图 6.10）。

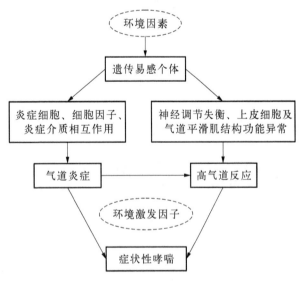

图 6.10　支气管哮喘发病机制

2　临床表现　为反复发作性伴有哮鸣音的呼气性呼吸困难，或发作性胸闷和咳嗽。严重者被迫采取坐位或呈端坐呼吸。干咳或咳大量泡沫样痰，甚至出现发绀等，有时咳嗽可为唯一症状。哮喘症状可在几分钟内发作，经数小时至数天，用支气管扩张剂或自行缓解。某些患者在缓解数小时后再次发作。夜间和凌晨发作和加重常是哮喘的特征之一。有些青少年其哮喘表现为运动时出现胸闷、咳嗽和呼吸困难（运动性哮喘）。

发作时胸部呈过度充气状态，有广泛的哮鸣音，呼气音延长。

通气功能检查可见以下 1 项或多项阳性：气管激发试验阳性（吸入激发剂乙酰胆碱、组胺、甘露糖醇等后用力呼气容积（FEV1）下降量≥20%），或运动试验阳性，或支气管扩张阳性（使用支气管扩张剂后 FEV1≥12%，或呼气峰流速（PEF）增加量≥20%），或昼夜 PEF 变异率≥20%。

3　治疗　目前尚无特效的治疗方法，长期规范化治疗可使哮喘症状得到控制，减少复发乃至不发作。长期使用少量或不使用药物能使患者活动不受限制，并能与正常人一样生活、工作和学习。

部分患者能找到引起哮喘发作的变应原或其他非特异刺激因素，立即使患者脱离变应原是最有效的方法。

药物治疗主要分为两类，一类是缓解哮喘发作，这类药物主要是舒张支气管，故称支气管扩张药（β受体激动剂、抗胆碱药、茶碱类);另一类是控制和预防哮喘发作,这类药物主要是治疗呼吸道炎症,也称抗炎药[糖皮质激素、白三烯(LT)调节剂等]。

急性发作期治疗目的是尽快缓解气道阻塞,纠正低氧血症,恢复肺功能,预防进一步恶化或再次发作,防止并发症。轻度发作可每日定时吸入糖皮质激素(200～500 μg),出现症状时可间断性吸入β受体激动药(表6.1),效果不佳时加服β受体激动药缓释片或小剂量茶碱控释片。中度发作者每日定时吸入糖皮质激素(500～1 000 μg),规则吸入β受体激动药(表6.1)或口服长效β受体激动药,不能缓解时可持续吸入β受体激动药或口服糖皮质激素,必要时氨茶碱静脉注射。中度或危重者,持续吸入β受体激动药或合并应用抗胆碱药,或氨茶碱,或舒喘宁静脉注射。

对哮喘患者进行教育和管理,在医生的指导下,患者应了解相关平喘药物作用、用量,正确的吸入技术,了解发病机制熟悉处理办法,学会自我检测病情变化,什么时候该去医院就医等,是提高疗效、减少复发、提高患者生活质量的重要措施。

6.3.5 肺结核

肺结核(pulmonary tuberculosis)在本世纪初仍然是严重危害人类健康的主要传染病之一,是全球关注的公共卫生问题,也是我国重点控制的主要疾病之一。全球约有 1/3 的人曾受到结核分枝杆菌的感染。结核大流行情况与经济水平大致相关,结核病的高发流行与国民生产总值(GDP)的低水平相对应。世界卫生组织将印度、中国、俄罗斯、南非、秘鲁等 23 个国家列为结核病高负担、高危险国家,全球 80% 的结核病例都集中在这些国家。在中国,年结核分枝杆菌感染率为 0.72%,全国近 1/2 人口曾受到结核分枝杆菌感染,城市人口感染率高于农村。2000 年,活动性肺结核患病率、涂片阳性率和细菌培养阳性率分别为 367/10 万、122/10 万和 160/10 万,估计病例数分别为 500 万、150 万、200 万;中青年患者居多,每年有 13 万人死于结核病。

6.3.5.1 结核分枝杆菌在人群中的传播

结核病的病原体为结核分枝杆菌,传染源主要为继发性肺结核病患者。由于结核菌主要是随痰排出体外,因而在痰里查出结核菌的患者才具有传染性,才是传染源。结核菌感染者、正在接受化学治疗的结核患者痰中结核菌数量减少、活力降低。在结核病传染源中,那些未被发现或未给予治疗管理或治疗不合理的痰涂片阳性患者是危害最为严重的传染源。

结核分枝杆菌主要通过咳嗽、喷嚏、大笑、大声说话等方式把含有结核菌的微滴排到空气中而传播,飞沫传播是肺结核传播的最重要途径。

传染性的大小取决于痰中含结核分枝杆菌数量的多少、空间含结核分枝杆菌微滴的密度及通风情况、接触密切程度与时间长短和个体自然抵抗力情况。影响个体自然抵抗力的因素除遗传因素外,还包括生活贫困、居住拥挤、营养不良等社会因素。婴幼儿免疫系统发育不完善、老年人、HIV 感染者、免疫抑制剂使用者、慢性疾病患者等免疫力低下,他们容易受到结核菌感染,是结核菌的易感人群。

6.3.5.2 临床表现与治疗

1 临床表现

(1) 呼吸系统症状

咳嗽咳痰:是肺结核最常见的症状。咳嗽较轻,干咳或少量黏液痰。有空洞形成时痰量增多;如合并其他感染,痰可呈脓性;如合并支气管结核,表现为刺激性咳嗽。

咯血:1/3～1/2 的患者有咯血。咯血量多少不定,多数患者为少量咯血,少数为大量咯血。

胸痛:结核累及胸膜时可表现为胸痛,为胸膜性胸痛,随呼吸运动和咳嗽而加重。

呼吸困难:多见于干酪样肺炎和大量胸腔积液者。

(2) 全身症状

发热为最常见的症状,多为长期午后潮热,即下午和傍晚时开始升高,次日凌晨降至正常。部分患者有倦怠乏力、盗汗、食欲减退和体重减轻等。育龄女性可有月经不调。

结核病患者的症状一般没有特异性。对有可疑症状的疑似患者应考虑到结核的可能性,要进行胸部 X 射线检查和结核分枝杆菌检查,以确诊是否患有结核病。痰结核分枝杆菌检查是确定化疗方案和考核治疗效果的主要依据。每一个有结核可疑症状或肺部有异常阴影的患者都必须查痰。

2 治疗与疾病控制

(1) 抗结核菌化学治疗

肺结核化学治疗的原则是早期、规律、全程、适量、联合。化疗的主要作用是杀菌、防止耐药菌产生,以达到彻底杀灭结核病变中半静止或代谢缓慢的结核杆菌之目的。整个治疗方案分为强化治疗和巩固治疗两个阶段。目前国内采用的结核病统一标准化疗方案如下：

1）初治涂片阳性肺结核治疗方案（含初始涂片阴性有空洞形成或粟粒型肺结核）。

每日用药方案。强化期：异烟肼、利福平、吡嗪酰胺和乙胺丁醇，顿服，2个月；巩固期：异烟肼、利福平，顿服，4个月。

间歇期用药方案。强化期：异烟肼、利福平、吡嗪酰胺和乙胺丁醇，隔日1次或每周3次，2个月；巩固期：异烟肼、利福平，隔日1次或每周3次，4个月。

2）复治涂片阳性肺结核治疗方案。

每日用药方案。强化期：异烟肼、利福平、吡嗪酰胺、链霉素和乙胺丁醇，qd，2个月；巩固期：异烟肼、利福平和乙胺丁醇，qd，4～6个月。

间歇期用药方案。强化期：异烟肼、利福平、吡嗪酰胺、链霉素和乙胺丁醇，隔日1次或每周3次，2个月；巩固期：异烟肼、利福平和乙胺丁醇，qd，4～6个月。

3）初治涂片阴性肺结核治疗方案。

每日用药方案。强化期：异烟肼、利福平、吡嗪酰胺，qd，2个月；巩固期：异烟肼、利福平，qd，4个月。

间歇期用药方案。强化期：异烟肼、利福平、吡嗪酰胺，隔日1次或每周3次，2个月；巩固期：异烟肼、利福平，隔日1次或每周3次，4个月。

表6.3　常用抗结核药物成人剂量及不良反应

药　　名	每日剂量/g	间歇疗法日剂量/g	主　要　不　良　反　应
异烟肼	0.3	0.6～0.8	周围神经炎、偶有肝损害
利福平	0.45～0.6	0.6～0.9	肝功能损害、过敏反应
链霉素	0.75～1.0	0.75～1.0	听力损害、眩晕、肾损害
吡嗪酰胺	1.5～2.0	2.0～3.0	胃肠不适、肝损害、高尿酸血症、关节痛
乙胺丁醇	0.75～1.0	1.5～2.0	视神经炎
对氨基水杨酸	8～12	10～12	胃肠不适、过敏反应、肝损害
丙硫异烟胺	0.5～0.75	0.5～1.0	胃肠不适、肝损害
卡那霉素	0.75～1.0	0.75～1.0	听力损害、眩晕、肾损害
卷曲霉素	0.75～1.0	0.75～1.0	听力损害、眩晕、肾损害

（2）对症治疗

肺结核一般症状在合理的化疗下很快减退或消失，无需特殊处理。咯血是肺结核的常见症状，在活动期或痰涂阳性的肺结核患者中，咯血症状分别占20%和40%。咯血处置应注意镇静、止血，患侧卧位，预防和抢救咯血所致窒息并防止肺结核播散。

一般少量咯血，以安慰患者、消除紧张和卧床休息为主，可选用氨基己酸、氨甲苯酸（止血芳酸）、止血敏（酚磺乙胺）、安络血（卡洛柳钠）等药物止血。大咯血时先用垂体加压素（5～10 IU）静脉注射。在大咯血时患者突然停止咯血，并出现呼吸急促、面色苍白、口唇发绀、烦躁不安等症状时，常为咯血窒息，应及时抢救。置患者头低足高45°俯卧，同时拍击健侧背部，保持体位充分引流或直接刺激咽部咳出血块。

结核症状严重者，在保证有效抗结核治疗前提下，选用糖皮质激素（如泼尼松20 mg/d，顿服，1～2周）。

（华　萍）

第7章　泌尿系统

泌尿系统(urinary system)由肾、输尿管、膀胱、尿道组成(图7.1),主要功能是排泄机体代谢产生的废物,保持身体内环境的稳定和平衡。

7.1　肾

肾(kidney)是泌尿系统最重要的器官,其功能是形成尿液,清除血液中代谢废物、多余水分、无机盐等,对保持人体内环境相对稳定和平衡起重要作用。肾功能障碍或丧失可危及生命。此外,肾还具有内分泌功能,如产生促红细胞生成素(调节血红细胞生成),分泌肾素、激肽释放酶、前列腺素(影响血压),形成羟胆钙化醇即活性维生素 D_3(调节钙和磷代谢)等激素类物质。

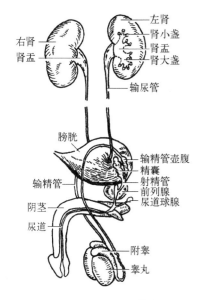
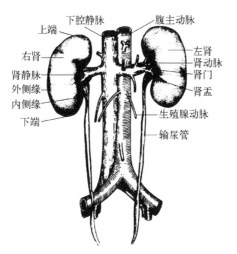
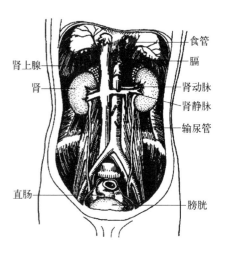

图7.1　泌尿系统构成　　　　图7.2　肾与输尿管(前面)　　　　图7.3　肾的位置

7.1.1　形态与位置

肾为实质性器官,左、右各一,形似蚕豆。成人肾表面光滑,呈红褐色。肾可分为上、下两端,前、后两面,内、外侧两缘;肾上端宽而薄、下端窄而厚;前面较凸,后面较平;内侧缘中部向内凹陷,称为肾门(renal hilum),是肾血管、淋巴管、神经和肾盂出入的部位(图7.2)。肾位于脊柱两侧、腹膜外侧,紧贴腹后壁上部;右肾受肝脏影响,比左肾低半个椎体。在腰背部,肾的体表投影在竖脊肌外缘与第12肋形成的三角区,称肾区。肾病患者触压或叩击该处可引起疼痛。肾的位置一般是女性低于男性,儿童低于成人(图7.3)。

7.1.2　肾的构造与功能

7.1.2.1　肾被膜

肾的表面由内向外依次包有纤维囊、脂肪囊、肾筋膜三层被膜。

纤维囊(fibrous capsule)紧贴肾表面,薄而坚韧,由致密结缔组织和少量的弹性纤维构成。正常情况下纤维囊易与肾分离,但在某些疾病情况下,则与肾实质相粘连。

脂肪囊(adipose capsule)是位于纤维囊外面的脂肪组织,其厚薄与身体其他部位脂肪发达的程度一致,通过肾门与肾窦内的脂肪组织相连续,对肾起到弹性垫样的保护作用。

肾筋膜(renal fascia)为位于肾被膜的最外层,由腹膜外组织发育而来,包裹肾和肾上腺,对肾起固定作用。

肾的正常位置除依靠肾被膜固定外,肾血管、腹膜、肾脏毗邻器官对肾也起到一定的固定作用。如果肾的固定装置发育不良,可引起肾下垂或游走肾。

7.1.2.2　肾大体结构

肾实质分浅部(皮质)和深部(髓质)。肾皮质位于肾的外周,厚1~1.5 cm,富含血管,红褐色;深入髓质的部分称肾柱。肾髓质颜色较浅,约占肾实质厚度的2/3,由15~20个肾椎体组成。椎体尖端深入肾小盏,称肾乳头(renal papillae);乳头尖端有许多乳头管开口,尿液由此流入肾小盏;2~3个小盏汇集成大盏,再汇集成肾盂(renal pelvis)。肾盂离开肾门向下逐渐变细,移行为输尿管(图7.4)。

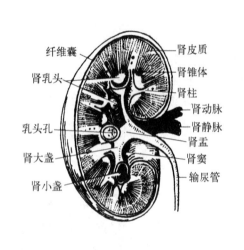

图7.4　肾的冠状切面

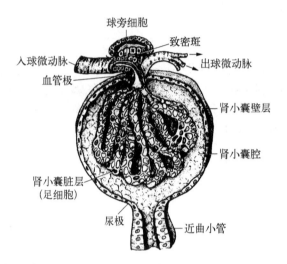

图7.5　肾小体模式图

7.1.2.3　肾微细结构

肾实质主要由大量的泌尿小管构成,其间有血管、神经和少量的结缔组织构成肾间质。泌尿小管是形成尿的结构,包括肾单位和集合小管两部分。每个肾脏约有100万个肾单位,它们与集合小管共同行使泌尿功能。

1　肾单位　肾单位(nephron)是肾的结构和功能单位,由肾小体和肾小管两部分组成(图7.5)。

肾小体(renal corpuscle)位于肾皮质内,又称肾小球,由血管球和肾小囊组成(图7.5)。血管球(glomus)是一团蜷曲成球状的毛细血管,血管球的一侧连有两条微动脉,较粗短的称入球微动脉;较细较长的称出球微动脉。肾小球的毛细血管壁由一层内皮细胞及其外面的基膜构成。内皮细胞有许多小孔,直径50~100 nm。肾小囊(renal capsule)是肾

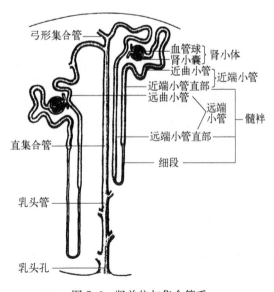

图7.6　肾单位与集合管系

小管起始端膨大凹陷而成的双层盲囊;两层囊壁之间的腔隙,称为肾小囊腔。肾小囊外层由单层扁平细胞构成;内层贴附在肾小球毛细血管基膜的周围,由一层多突起的足细胞构成。足细胞体积较大,从胞体伸出几个较大的初级突起,每个初级突起又伸出许多指状的次级突起,相邻的次级突起相互穿插嵌合,其间有25 nm的裂隙,裂隙盖有一层极薄的裂孔隔膜。当血流经肾小球毛细血管时,血浆内的小分子物质经有孔内皮、基膜和足细胞裂孔(这三层结构称滤过屏障)滤入肾小囊腔。滤入肾小囊腔中的滤液称原尿,其成分与血浆相似。如果滤过屏障受损,血浆中的蛋白大分子,甚至血红细胞都可能漏入肾小囊腔内,出现蛋白尿或血尿。

肾小管壁与肾小囊的外层相连,由上皮细胞构成,有重新吸收原尿中的某些成分和排泄等作用。肾小管起始段盘曲于肾小球附近,继而管道变直,行向髓质并在髓质内形成"U"形弯曲后又直行返回皮质,其末段再次盘曲于肾小球附近,终端连于集合小管(图7.6)。根据肾小管形态、功能,从近侧端向远侧端依次分为近端小管、细段和远端小管三部分。近端小管(proximal tubule)又分为曲

部和直部两部分,均由单层立方上皮细胞构成,主要功能是重吸收;原尿中几乎所有的葡萄糖、氨基酸、蛋白质、大部分的水、离子、尿素等都在此段被重吸收。此外,近端小管还能分泌氢离子、氨、肌酐、马尿酸等代谢产物,运转和排除血液中的酚红和青霉素等药物。细段(thin segment)是肾小管三部分中最细的一段,由单层变扁平上皮细胞构成,有利于水和离子通透。远端小管是离子交换的重要场所,有吸收水、钠和排出钾、氢、氨离子等功能,对维持体液酸碱平衡发挥重要作用。醛固酮能促进上皮细胞吸收钠和排出钾;抗利尿激素促进上皮细胞重吸收原尿中的水,使尿液浓缩。

2 集合管 集合管续接于远端小管曲部,长约 20~38 mm,自肾皮质行向髓质,当到达髓质深部后陆续与其他集合小管汇合,最后形成较粗大的乳头小管,开口于肾乳头(图 7.6)。集合小管有吸收原尿中水和无机离子的作用。

成人两侧肾脏一昼夜可形成原尿 180 L,经过肾小管各段和集合小管之后,绝大部分水、营养物、无机盐被重吸收入血,最后形成的浓缩液体称为终尿,每天 1~2 L,仅占原尿的 1% 左右。

3 球旁复合体 肾小球微动脉血管进出处还有由球旁细胞、致密斑和球外系膜细胞等组成的球旁复合体(juxta-glomerular complex)。球旁细胞能合成、分泌肾素,可使血管平滑肌收缩,升高血压。致密斑是一种离子感受器,能感受远端小管内钠离子浓度变化,并将信息传递至球旁细胞,从而调节球旁细胞肾素的合成与分泌;球外系膜细胞在球旁复合体中起信息传递作用(图 7.5)。

7.1.2.4 肾的老化

随着年龄的增长,肾也逐渐开始老化。肾的重量减轻,主要是肾皮质减少;肾小球逐渐出现生理性硬化,入球小动脉与出球小动脉形成短路连接,进入髓质的血流明显减少。年龄越大,硬化肾小球的比例越高,30~50 岁时硬化肾小球的比例占 1%~2%,70 岁以后硬化肾小球的比例占 10%~20%,80 岁以后硬化肾小球的比例可占 30% 左右。肾脏大动脉血管硬化明显,但小动脉硬化比例较低。皮质肾小球出现透明样变性和毛细血管球塌陷。

7.2 输尿管

输尿管(ureter)(图 7.2、图 7.3)为一对细长肌性管道,长 20~30 cm,直径 5~7 mm;上端与肾盂相续,在腹膜后方沿腰大肌前面下行至膀胱底外上角,斜穿膀胱壁,开口于膀胱底内面输尿管口。输尿管全程有三处狭窄:起始部、跨越小骨盆上口处、穿膀胱壁处,这些狭窄处常是输尿管结石的滞留部位。

7.3 膀胱

膀胱(urinary bladder)是储存尿液的肌性、囊状器官,伸缩性较大。成人膀胱容积 300~500 ml,最大可达 800 ml;新生儿约 50 ml。老年人膀胱肌紧张力降低,膀胱容积增大。女性膀胱容量小于男性。膀胱充盈时呈卵圆形,空虚时为锥形(图 7.7)。

成人膀胱位于盆腔前部,其前方为耻骨联合;后方在男性为精囊腺、输精管壶腹和直肠(图 7.1),在女性为子宫和

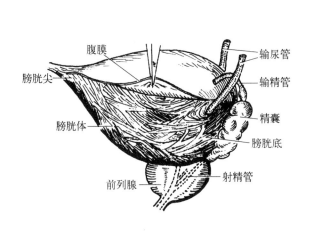

图 7.7 膀胱

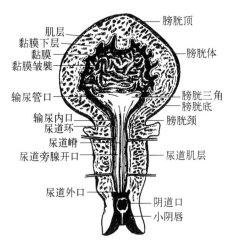

图 7.8 女性尿道

阴道。膀胱颈下方，男性膀胱邻前列腺，女性膀胱颈邻尿生殖膈。新生儿膀胱位置比成人高，大部分位于腹腔内，以后随着年龄增长和盆腔发育逐渐降入盆腔。

膀胱壁分为三层，自内到外依次是：黏膜、肌层和外膜层。黏膜为变移上皮，空虚时呈许多皱折，充盈时消失；肌层为外纵、中环、内斜，三层肌交错排列，共同形成逼尿肌；膀胱上面的外膜为浆膜，其余为纤维膜。尿道内口处有环形的膀胱括约肌。

7.4　尿道

尿道(urethra)是膀胱与体外相通的一段管道，男女尿道差异很大。女性尿道短而直，易扩张，长 3～5 cm，直径 6 mm，仅有排尿功能；起于膀胱尿道口，经阴道前方下行穿过生殖隔(此处有尿道阴道括约肌，可控制排尿)，外口开于阴道前方，距阴蒂距离约2.5 cm(图 7.8)。由于尿道与阴道相邻，容易引起逆行尿道感染。男性尿道长 16～22 cm，有 2 个弯曲、3 个狭窄和 3 个扩大(见生殖系统)。

7.5　泌尿系统常见疾病与防治

7.5.1　泌尿系感染

尿路感染(urinary tract infection，UTI)简称尿感，是指由各种病原微生物直接侵袭尿路，在尿路中生长、繁殖引起的非特异性感染性疾病，包括上尿路感染(主要是肾盂肾炎)和下尿路感染(主要是膀胱炎、尿道炎)。尿路感染是常见病，女性发病率明显高于男性(约 8∶1)；未婚女性发病率为 1％～3％，已婚女性发病率约 5％，与性生活、月经、妊娠、应用杀精子避孕药等因素有关。60 岁以上女性尿路感染发生率达 10％～12％，50 岁以后，UTI 多为无症状性细菌尿。男性 50 岁以后由于前列腺疾病发病率增加，UTI 发病率与女性接近，约 7％。除非存在易感因素，成年男女通常极少发生 UTI。UTI 还可引起严重并发症如败血症和感染性休克，少数反复发作或迁延不愈，导致肾功能衰竭。

7.5.1.1　引起尿路感染的病原体

引起尿感的病原体包括细菌、病毒、衣原体、支原体等。革兰阴性肠道杆菌感染约占全部尿感的 80％～90％，其中以大肠埃希菌感染最为常见(约占 70％)，多见于无症状性细菌尿、初发尿感及单纯尿路感染。其次是变形杆菌、腐生葡萄球菌，少数是肺炎克雷伯杆菌、肠杆菌、铜绿假单胞菌等革兰阴性杆菌及革兰阳性球菌。如多次尿细菌培养阴性而尿中有较多白细胞，抗生素治疗不佳，应注意衣原体或真菌等其他微生物感染。

7.5.1.2　发病机制

1　感染途径　上行性感染：指病原菌经由尿道上行至膀胱，甚至输尿管、肾盂引起的感染，约占 UTI 的 95％。正常情况下，前尿道口周围定居着少量的细菌，如大肠埃希菌、链球菌、乳杆菌、葡萄球菌、类白喉杆菌等。某些因素如性生活、尿路阻塞、医源性操作、生殖器感染等可导致上行感染的发生。

血行感染：指病原菌通过血液运送到肾脏或尿路其他部位引起感染，约占 UTI 的 3％。常发生于原先已有严重尿路梗阻或机体免疫能力极差者，病原体多为金黄色葡萄球菌、大肠埃希菌等。

2　机体抗病能力　正常情况下，进入膀胱的细菌很快被清除，是否发生尿路感染除与细菌的数量、毒力有关外，还取决于宿主机体的防御功能。机体的防御能力主要包括：① 尿路通畅时排出尿液的冲洗作用；② 尿路黏膜分泌的免疫球蛋白 IgG 、IgA 及吞噬细胞杀菌作用；③ 前列腺液杀菌成分；④ 尿液 pH 低及高张(高尿素、高渗透压)或过于低张抑菌；⑤ 输尿管膀胱连接处活瓣阻止尿液、细菌进入上尿道等。

3　易感因素　尿路梗阻：任何影响尿液自由排出的因素，如尿路结石、前列腺增生、尿路狭窄、肿瘤等均可导致尿液积聚，细菌不易被冲洗清除，而在局部大量繁殖引起感染。

膀胱输尿管反流：输尿管膀胱连接处的活瓣具有阻止尿液、细菌进入输尿管的功能。尿路畸形和结构异常、肾发育不良等可使尿液从膀胱逆流到输尿管甚至肾盂，细菌在局部定植、发生感染。

尿路器械检查、导尿管滞留将细菌带入尿路，易引发尿路感染。

机体抵抗力下降：如长期使用糖皮质激素等免疫抑制剂、糖尿病、长期卧床、严重慢性病、AIDS 等均可使机体免疫力降低而导致尿感发生。

遗传因素：可导致尿路局部防御尿感的能力下降，使 UTI 发生的危险性增加。

其他易感因素：女性生殖器官炎症、性生活、妊娠与分娩、前列腺炎等均可使 UTI 发生的危险性增加。

细菌致病力：细菌进入膀胱后是否致病与其致病力有很大关系，能引起 UTI 者通常是致病力较强的菌株。

7.5.1.3　尿液检查

尿液混浊，也可有异味。

1) 常规检查：可有 WBC 尿、血尿、蛋白尿。Pre-WBC 管型，RBC>(2~3)/HP，WBC>5/HP。

2) 细菌学检查：包括尿涂片检查和尿细菌培养检查。

涂片细菌检查：取中段尿沉渣涂片，显微镜下观察，如细菌数≥1/HP，提示有尿路感染，检出率达 80%~90%，并可初步判断病原体类别，对及时选择抗生素有重要参考价值。

尿细菌培养：取中段尿、导尿或膀胱穿刺取尿培养。中段尿细菌定量培养≥10^5/ml，称真性菌尿，可确诊 UTI；如小于 10^4/ml，可能是污染。尿细菌定量培养有时可能出现假阳性或假阴性结果。假阳性主要见于中段尿收集不规范，标本被污染；尿标本在室温下存放超过 1 h 才接种；检验技术错误等。假阴性主要原因有近 7 d 内使用过抗生素；尿液在膀胱内停留不到 6 h；收集尿液时消毒药液混入标本中；饮水过多等。

3) 亚硝酸盐还原试验：原理是大肠埃希菌等革兰阴性菌可使硝酸盐还原成亚硝酸盐，诊断敏感性达 70% 以上，特异性达 90% 以上。一般无假阳性，但球菌感染时可能出现假阴性。

7.5.1.4　临床表现

1　膀胱炎、尿道炎　占尿路感染的 60% 以上。主要表现为尿频、尿急、尿痛、排尿不适、下腹部（耻骨弓上）疼痛等。部分患者迅速出现排尿困难。尿液常混浊、有异味，约 30% 出现血尿，尿细菌培养真性菌尿。一般无全身感染症状，部分患者出现腰痛、发热（体温不超过 38.0℃）。如患者突然出现系统症状，体温超过 38.0℃，应考虑上尿路感染。致病菌多为大肠埃希菌，占 75% 以上。

2　肾盂肾炎　1) 急性肾盂肾炎（acute pyelonephritis）可发生于各年龄段，育龄女性最多，临床表现与感染程度有关。

全身症状：起病急，畏寒、发热、头痛、全身酸痛、恶心、呕吐等，体温多在 38.0℃ 以上，多为弛张热，也可呈间歇热或滞留热。泌尿系统症状：尿频、尿急、排尿不适、下腹部（耻骨弓上）疼痛、腰痛等。体检肾区叩击痛，脊肋角压痛，输尿管、膀胱区压痛。尿液变化：浑浊、脓尿、血尿、真性菌尿。部分患者下尿路症状不典型或缺如。

2) 慢性肾盂肾炎（chronic pyelonephritis）临床表现复杂，全身及泌尿系症状均不典型。50% 以上患者有急性肾盂肾炎病史，后出现不同程度低热、间歇性尿频、排尿不适、腰部酸痛和肾小管功能受损表现（夜尿增多、低比重尿等）。急性发作时如急性肾盂肾炎表现。病情长期持续可发展慢性肾衰。

3　无症状细菌尿　无症状性细菌尿为隐匿尿感，患者有真性细菌尿，但无尿感症状。可由症状性尿感演变而来或无急性尿感病史。尿常规检查可无明显异常，或出现 Pre-WBC 管型，WBC>5/HP。致病菌多为大肠埃希菌，尿细菌培养真性菌尿。也可在病程中出现急性尿感症状。

7.5.1.5　治疗与预防保健

1　预防保健　① 尿感急性期应注意休息，多饮水，勤排尿，注意勤清洗外阴；② 发热者给予易消化、高热量、富含维生素饮食；③ 尽量避免尿路器械使用，必须滞留导尿管者，前 3 天给予抗生素；④ 与性生活有关的尿感，应于性交后立即排尿，并口服 1 次常量的抗生素；⑤ 膀胱-输尿管返流者，应"2 次排尿"，即排尿 1 次后数分钟再次排尿；⑥ 膀胱刺激症和血尿明显者，可口服碳酸氢钠片（1 g，tid）碱化尿液、缓解症状、抑制细菌生长；对应用磺胺类抗生素者，还可增加磺胺类抗生素的抗菌活性并避免尿液结晶形成。

2　治疗　抗感染治疗原则是：① 选用致病菌敏感抗生素。在无病原学结果前，尤其是首发感染，一般首选对革兰阴性菌有效的抗生素。治疗 3 d 后症状无改善，应根据药敏试验调整抗菌药物；② 抗生素在尿内和肾内浓度要高；③ 选用肾毒性小、副作用少的抗生素；④ 药物治疗失败、严重感染、混合感染、耐药菌株出现时，应联合用药；⑤ 不同尿路感染予以不同治疗时间。一般认为，膀胱炎、尿道炎、轻度急性肾盂肾炎可以口服抗生素治疗。中、重度急性肾盂肾炎需静脉给药。尽可能用口服治疗，以节约费用和减少平均住院日。

(1) 急性膀胱炎、尿道炎

单剂疗法：常用磺胺甲基异噁唑(SMZ)2.5 g+碳酸氢钠 1 g，1 次顿服；或氧氟沙星 0.4 g，1 次顿服；或阿莫西林 3.0 g，1 次顿服。

短程疗法(3 天疗法)：磺胺类(如 SMZ)、喹诺酮类(如氧氟沙星、环丙沙星)、半合成青霉素(如氨苄青霉素、羟氨苄青霉素、氧哌嗪青霉素)或头孢霉素类(头孢夫辛、安曲南)等,任选一种连服 3 d,约 90％患者可治愈。

疗程完后 1 周,复查尿细菌定量培养。如尿培养结果阴性表示急性膀胱炎、尿道炎已经治愈。如培养真性菌尿,应继续给予抗生素 2 周治疗。男性(尤其是老年男性)、孕妇、糖尿病患者、复杂性尿感、拟诊为肾盂肾炎者不宜采用上述疗法。

(2) 急性肾盂肾炎

首次发生急性肾盂肾炎的病例致病菌 80％为大肠埃希菌,在留取尿样后立即开始治疗。首选对革兰氏阴性菌有效的药物。72 h 疗效显著者无需换药,否则应根据药敏试验结果更换药物。

轻型急性肾盂肾炎:门诊口服药物治疗,疗程 10～14 d,通常 90％患者可治愈。常用药物有喹诺酮类(如氧氟沙星 0.2 g,bid;环丙沙星 0.25 g,bid)、半合成青霉素(如阿莫西林 0.5 g,tid)、头孢菌素(如头孢夫辛 0.25 g,bid)等。如尿菌仍阳性,应参考药敏试验结果选用有效抗生素继续治疗 4～6 周。

较严重的肾盂肾炎:发热＞38.5℃、血白细胞升高等全身感染中毒症状较明显者,需住院治疗,静脉注射用药。常用药物如氨苄西林、头孢噻肟钠、头孢曲松钠、左氧氟沙星等。必要时联合用药。当临床症状好转,可于热退后继续用药 3 d,再考虑改为口服有效抗生素完成 2 周疗程。

重症肾盂肾炎:寒战、高热、血白细胞显著增高、核左移等严重的全身感染中毒症状,低血压、呼吸性碱中毒,疑为革兰阴性细菌败血症者,应联合用药。选用半合成广谱青霉素,氨基糖苷类抗生素,第 3 代头孢菌素治疗。在病情允许时,尽快做尿路影像学检查以确定有无尿路梗阻。

重新感染者治疗方法与首次发作相同,按药敏结果选择强力杀菌性抗生素,疗程 6 周以上。如半年内有 2 次发作以上者,可采用长程低剂量抑菌治疗,即每晚睡前排尿后服用小剂量抗生素 1 次,如 SMZ 1～2 片,或呋喃妥因 50 mg～100 mg,或氧氟沙星 200 mg,每 7～10 d 换药 1 次,连续半年。

7.5.2 泌尿系结石

尿石症(urolithiasis)是最常见的泌尿外科疾病之一,也一直是医学中的重要问题之一。本病发病男性多于女性(约3:1);上尿路结石多于下尿路结石(约5:1以上);多见于青壮年(约70％);有一定的地区性,南方高于北方。近30年来,上尿路结石发病率明显上升,下尿路结石日趋少见,下尿路结石以继发结石多见,复发率高。由于尿结石的形成机制未完全阐明,目前尚无有效预防结石发病及彻底治愈结石的方法。

7.5.2.1 病因与发病机制

尿结石产生的过程是多种因素互相影响、相互作用的结果。一般认为尿结石的产生与下列因素有关:① 自然环境因素(如高温、干旱气候、饮用水水质等);② 社会环境因素(如经济状况、生活质量);③ 种族遗传因素(有些结石有家族史,如胱氨酸结石);④ 营养成分的过量或不足(如摄入过量动物蛋白、食糖过多,蔬菜、食物纤维、谷类摄入过少);⑤ 人体的一些代谢异常(如草酸、胱氨酸和钙、磷代谢异常);⑥ 服用过量的药物(如长期、大量服用维生素 C、维生素 D,或磺胺类药物等);⑦ 某些疾病(如痛风、甲状旁腺功能亢进、长期卧床等);⑧ 泌尿系统本身的因素(如感染、梗阻、异物滞留、黏膜表面性质异常、肾脏本身的病理损害等)。

目前,尿结石形成机制尚未完全阐明。从理论角度看,结石形成与三个因素密切相关:尿液中结石盐的高度过饱和(前提条件);结石抑制物质缺少或促进物过多;尿路通畅性和黏膜表面性质异常。有学者认为,由于肾局部损害导致尿路中形成钙化斑,进而形成结石(肾局部病损学说)。也有人提出,结石形成基质,如血清蛋白、葡胺聚糖、坏死细胞、细菌等在尿道内先构成网架结构,再吸收矿物质从而导致结石形成(基质学说)。还有资料指出,由于促进结石形成物质和抑制物质失去平衡,抑制物质缺乏,结石晶体容易聚集形成结石。抑制结石形成的物质主要有镁、钾、钠、尿素、磷酸、枸橼酸、锌、铁、铝等(抑制物质缺乏学说),以及游离颗粒和固定颗粒成石学说,即尿液中结石成分浓度增加,析出晶体,然后晶体进一步聚集、固定、长大而形成结石。

尿石成分多为草酸盐、磷酸盐、尿酸盐、胱氨酸盐和碳酸盐等。通常情况下,结石多为混合性,但常以一种成分为主。绝大部分(80％～90％)结石都为含钙结石,国内草酸钙结石占含钙结石的 92％,占所有结石的 80％～84％。尿石成分不同,其外观形状及物理性质不同,草酸盐、磷酸盐结石在 X 射线下容易显影(阳性结石);纯尿盐酸结石在 X 射线下不易显影(阴性结石)。

7.5.2.2 上尿路结石

上尿路结石即肾、输尿管结石(renal and ureteral calculi),尿中结石形成部位主要在肾脏,位于肾盏或肾盂中,较小者常集于下盏;输尿管结石多来自肾脏,75％的输尿管结石滞留在输尿管三个生理狭窄处和输尿管的下 1/3 处;结石多为单侧(占 90%),双侧少见(约占 10%),男性多于女性,青壮年多发。

1　临床表现　临床表现与结石大小、形态、位置、活动与否,以及引起的损伤、梗阻、感染有关。主要表现是活动性血尿和疼痛。疼痛位于腰部、肋脊角或上、中、下腹部;有肾区压、叩痛,输尿管走行区压痛;疼痛性质为隐痛、钝痛或绞痛发作,持续或间歇性。有时表现为肾绞痛,特点为突然发生、剧烈、刀割样;持续或阵发性加剧;疼痛向下腹、外阴、大腿内侧放射;伴排尿、尿液异常和全身表现。输尿管末端结石可出现膀胱刺激征。血尿(多为镜下血尿)常在疼痛后相继出现,与活动有关。

2　治疗　治疗的目的是解除痛苦,取出结石,保护肾脏功能,预防复发。根据结石大小、数目、位置、形态,有无继发感染,梗阻损害程度,有无确定的病因,全身情况及治疗条件选择保守治疗(药物排石)、体外冲击破碎石(ESWL)治疗。对肾绞痛者,应解症止痛、补液和防治感染。

以下情况应考虑手术治疗:① 结石大或复杂,估计难以排出或非手术治疗无效;② 并发严重感染治疗无效或尿路梗阻;③ 急诊梗阻性少尿或无尿;④ 无功能脓肾;⑤ 合并泌尿系畸形或癌症肿瘤等。

7.5.2.3　膀胱结石

多来自上尿路结石。临床表现特点主要为膀胱刺激症状,日间活动时尤甚。典型表现为排尿困难、尿流突然中断而剧痛,放射至会阴或阴茎头部;改变体位后又能继续排尿;终末性血尿及脓尿。

治疗原则是去除原发因素,取出结石。有合并严重感染时,先引流,抗感染,再去石;小于 2 cm 结石采用膀胱内碎石术;较大结石可采用耻骨上膀胱切开取石术,必要时加引流。

7.5.2.4　尿道结石

尿道结石多来自膀胱、肾脏,男性多见。临床以尿痛、排尿困难、尿线变细为主要表现,时有血尿,或致急性潴留发作。

结石应尽量经尿道取出,避免切开尿道。前尿道结石可在麻醉下直接取出;后尿道结石在麻醉下将碎石推回膀胱处理。

7.5.2.5　预防保健

健康的生活习惯是预防尿结石的重要而有效的措施。首先应保证饮用足量的水,尤其是气候干燥的地区和高温环境下更应保证足够的饮水量,并尽可能饮用软质水。均衡饮食,适量摄入动物蛋白,尽量避免食糖,多吃蔬菜、水果、谷类和膳食纤维;尽可能避免服用过量的药物(如维生素 C、维生素 D,磺胺类药物等);磺胺类等药物应同时服用碳酸氢钠碱化尿液以避免结石形成;积极治疗引起尿路结石的原发疾病及保持良好的精神与心理状态等。

7.5.3　肾炎与尿毒症

7.5.3.1　急性肾小球肾炎

急性肾小球肾炎(acute glomerulonepristis,AGN,简称肾炎),是以急性肾炎综合征为主要临床表现的一组疾病。其特点是急性起病,患者出现血尿、蛋白尿、水肿和高血压,并可伴有一过性氮质血症,多见于链球菌感染以后。

本病常因β溶血性链球菌感染所诱发的免疫反应引起,病原菌致病性抗原蛋白引起机体免疫反应产生抗体,然后抗体与细菌抗原蛋白结合形成免疫复合物沉积于肾小球,激活血液中的补体,导致肾小球内皮及系膜细胞增生,并吸引中性粒细胞和单核细胞浸润,造成肾小球病变。常见于呼吸道感染(多为扁桃体炎)、猩红热、皮肤感染(多为脓包疮)等链球菌感染后发生。

治疗主要是充分休息和对症治疗。急性期应卧床休息,待肉眼血尿消退和血压恢复正常后逐步增加活动量;给予低盐饮食(每日 3 g 以下)。肾功能正常者不必限制蛋白摄入,氮质血症者应限制蛋白摄入,并以优质蛋白为主。水肿明显者应限制液体摄入,必要时考虑应用利尿药物(如双氢克尿噻、苄氟噻嗪、螺内酯等)治疗。一般不主张应用抗生素治疗,反复发作的扁桃体炎,待病情稳定后可考虑扁桃体摘除术。少数急性肾衰者有透析指征时,可采用透析治疗,以帮助患者度过急性期。

本病有自限性,绝大多数患者 1~4 周内康复。仅有不到 1% 的患者可因急性肾衰治疗不当而死亡,且多为高龄患者。

7.5.3.2　慢性肾小球肾炎

慢性肾小球肾炎(chronic glomerulonepristis)简称慢性肾炎,是指以蛋白尿、血尿、高血压、水肿为基本特征,起病方式各不相同,病程迁延,病变进展缓慢,可伴有不同程度的肾功能衰竭,最终多发展成为慢性肾衰的一组肾小球疾病。病因和发病机制各不相同,少数为急性肾小球肾炎发展所致,免疫因素和非免疫性炎症为导致病程慢性化的重要因素。

慢性肾炎可发生于各种年龄,但以青、中年为主,男性多见。多数起病缓慢、隐匿,以蛋白尿、血尿、高血压、水肿为基本临床表现,可伴有不同程度的肾功能衰竭。病情时轻时重,多数渐进性发展为慢性肾衰(如贫血、氮质血症等),最终进入尿毒症期。早期患者可伴有乏力、倦怠、腰部疼痛、纳差,水肿可有可无,一般不严重。实验室检查轻度尿异常,尿蛋白 1~3 g/d,可见管型尿、尿红细胞增多;血压轻度升高或正常;肾功能正常或轻度损害。部分患者可因感染、劳累呈急性发作,或使用肾毒性药物后病情急骤恶化。

慢性肾炎治疗以防止或延缓肾功能进行性恶化,改善和缓解临床症状,以及防止严重并发症为主要目的。通常可采用以下综合治疗措施:① 积极控制血压和减少尿蛋白:高血压和蛋白尿是加速肾小球硬化、促进肾功能恶化的两个重要因素,积极治疗高血压和减少尿蛋白是 2 个重要环节。高血压治疗力争把高血压控制在理想的水平(尿蛋白 > 1 g/d,血压应≤125/75 mmHg,或尿蛋白≤1 g/d,血压应≤130/80 mmHg)。尿蛋白理想控制水平为尿蛋白力争 < 1 g/d。由于肾小球肾炎常有水、钠潴留,引起容量性高血压,故高血压者应限制钠盐摄入(NaCl≤6 g/d),可适当选用利尿药如双氢克尿噻(12.5~25 mg/d)、或苄氟噻嗪(2.5~10 mg/d)、安体舒通(100 mg/d)等,或选用其他降血压药物(见心血管系统/高血压)。② 限制食物中蛋白和磷的摄入,添加必需氨基酸和 α 酮酸。③ 应用血小板解聚药物,延缓肾功能衰竭,如应用大剂量双嘧达莫(300~400 mg/d)、小剂量阿司匹林(40~300 mg/d)等。④ 糖皮质激素和细胞毒药物:一般不主张积极应用,是否应用此类药物,应根据实际情况区别对待。⑤ 尽量避免加重肾损害的因素,如感染、劳累、妊娠、肾毒性药物(链霉素类抗生素、含马兜铃酸的中药等)都应尽量避免。

7.5.3.3　急性肾衰

急性肾衰(acute renal failure,ARF)是指各种原因引起的肾功能在短时间内(几小时到几周)突然下降而出现的氮质废物滞留和尿量减少的综合征。肾功能下降可发生在原来无肾脏疾病的患者,也可发生在慢性肾病(chronic kidney disease,CKD)患者。ARF 主要表现为氮质废物血肌酐(Cr)升高和尿素氮(BUN)升高,水、电解质和酸碱平衡紊乱,及全身各系统并发症,常伴有少尿(<400 ml/d)。

广义的 ARF 可分为肾前性、肾性和肾后性三类,狭义的 ARF 主要指肾小管急性坏死(ATN)。肾前性 ARF 的常见原因包括血容量减少(如各种因素导致的体液丢失和出血)、有效动脉血流量减少和肾内血流动力学改变等,导致肾小球滤过率(GFR)降低。肾后性 ARF 的特征是急性尿路梗阻。肾性 ARF 有实质性的肾损伤,常见的是肾缺血或肾毒性物质(包括外源性毒素如生物毒素、化学毒素、抗菌药物、造影剂等和内源性毒素如血红蛋白、肌红蛋白等)损伤肾小管上皮细胞。

ATN 是肾性 ARF 最常见的类型,通常按其病因分为缺血性和肾毒性,但临床上 ATN 常是多因素所致。临床典型病程可分为三期:

1) 起始期:患者遭受到一些已知的 ATN 的病因,如低血压、缺血、脓毒血症和肾毒素等,但尚未发生明显实质性损伤,此阶段的 ARF 是可以预防的。随着肾小管上皮细胞发生明显损伤,GFR 突然下降,临床上 ARF 症状突然表现得明显,则进入维持期。

2) 维持期(少尿期):典型的为 7~14 d,GRF 保持在低水平,许多患者出现少尿(<400 ml/d),也有部分患者尿量在 400 ml/d 以上。此时病情一般较轻,预后较好。但不论是否出现少尿,随着肾功能减退,临床上出现尿毒症一系列表现。

全身并发症:消化系统症状可见食欲减退、恶心、呕吐、腹胀、腹泻等,严重者可发生消化道出血。呼吸系统可出现呼吸困难、咳嗽、憋气、胸痛等症状。循环系统,因少尿和未控制饮水,以致体液过多,出现高血压及心力衰竭、肺水肿表现;因毒素滞留、电解质平衡紊乱、贫血及酸中毒等引起各种心律失常和心肌病。神经系统症状可见意识障碍、躁动、谵妄、抽搐、昏迷等尿毒症脑病症状。血液系统,有出血倾向和轻度贫血。水和电解质紊乱可表现为代谢性酸中毒、高钾血症(≥5.5 mmol/L)和低钠血症,还可出现低钙和高磷血症。

3) 恢复期(多尿期):肾小管上皮细胞再生、修复,肾小管完整性恢复;肾小球滤过率逐渐回复正常水平或接近正常水平。可有多尿表现,在不使用利尿剂的情况下,尿量可达 3 000~5 000 ml 或更多。通常持续 1~3 周,继而逐渐恢复。少数患者可最终留下不同程度的肾脏结构和功能缺陷。

ARF 治疗包括非透析性治疗和透析性治疗。非透析性治疗包括纠正可逆的病因,维持体液平衡,补充营养、限制钠、钾、氯摄入量,不能口服的患者静脉补充氨基酸及葡萄糖。高钾血症和代谢性酸中毒的处理包括静脉注射葡萄糖酸钙、乳酸钠或碳酸氢钠静滴,以纠正酸中毒和促使钾离子向细胞内流动。感染是常见并发症,也是死亡的主要原因之一,应尽早使用抗生素。如有明显尿毒症综合征或重症患者,应尽早进行透析治疗。

积极治疗原发病,及时发现导致肾小管坏死的危险因素并加以去除是防止 ARF 发生的关键。老年人、糖尿病患者、原有 CKD 者,特别应注意避免使用肾毒性药物、造影剂、肾血管收缩药物,避免肾缺血和血容量丢失。

7.5.3.4　慢性肾衰

慢性肾功能衰竭(chronic renal failure,CRF)是指由慢性肾病引起的肾小球滤过率(GFR)降低以及与此相关的代谢紊乱和临床症状组成的综合征,简称慢性肾衰。CRF 可分为四个阶段:肾功能代偿期、肾功能失代偿期、尿毒症前期和尿毒症期。

CRF 不同时期其临床表现也各不相同。肾功能代偿期和失代偿早期,患者可无任何症状,或仅有乏力、腰酸、夜尿增多等轻度不适;少数患者可有食欲减退、代谢性酸中毒及轻度贫血。中晚期后上述症状更加明显。进入尿毒症期,可出现急性心衰、严重高钾血症、消化道出血、中枢神经系统障碍,甚至有生命危险。

早、中期肾衰防治对策与策略:提高对 CRF 的警觉,努力做到早诊断、早治疗;对已有的肾脏疾病或可能引起肾损害的疾患(如糖尿病、高血压病等)进行及时有效的治疗,防止 CRF 发生。轻、中度 CRF 及时进行治疗,延缓、停止或逆转 CRF 进展,防止尿毒症发生。基本对策是:① 坚持病因治疗:包括有效控制高血压、严格控制血糖、控制蛋白尿;② 采用低蛋白(摄入量$\geqslant$0.6 g/kg/d,补充必需氨基酸和 α 酮酸)、低磷[<800 mg/(kg・d)]饮食;③ 积极纠正贫血、减少尿毒症毒素积累;④ 适当应用降脂药物、戒烟;⑤ 纠正高钾血症与代谢性酸中毒;⑥ 预防感染和适当使用抗生素抗感染治疗等。有尿毒症表现,经药物治疗不能缓解者,应进行透析治疗,或进行肾移植手术换肾治疗。

7.5.3.5　尿毒症

尿毒症是 ARF、CRF 发展最严重的阶段。患者除发生水、电解质代谢紊乱、酸碱平衡紊乱和某些内分泌功能失调外,大量的代谢终产物在体内潴留,使体内出现多种尿毒症毒素(如尿素、胍类、多胺类,多肽类、细胞或细菌裂解产物,甲状旁腺素、肌酐、尿酸等)积累,并出现消化、心血管、肺、神经肌肉、皮肤、血液等全身各系统、器官功能紊乱。这种严重病理过程称为尿毒症。尿毒症患者全身各系统功能代谢障碍表现如下:

神经系统症状是尿毒症患者主要症状之一。周围神经系统病变以下肢为重,有感觉异常和不适感,可有足部麻木,重者可出现肌腱反射消失或减弱,远侧肌群消瘦无力直至最后麻痹。中枢神经系统紊乱(尿毒症脑病)表现为不安、思维不集中、记忆力减退、易激怒、抑郁和失眠等;重者可出现嗜睡或呈木僵状态,或出现惊厥和昏迷。

消化道症状是尿毒症最早出现的症状。早期表现为厌食,继之出现恶心、呕吐、腹泻、口腔黏膜溃疡和消化道出血等症状。

心血管系统症状主要有充血性心衰、心律失常及心包炎等。

呼吸系统改变,轻、中度酸代谢中毒可出现呼吸加深加快,重度酸代谢中毒出现呼吸抑制,呼出气体有氨味等。

此外,患者感觉皮肤瘙痒,并可见"尿素霜";内分泌变化主要表现为性腺功能减退等;免疫系统功能低下;糖、蛋白质、脂质代谢异常。

尿毒症治疗与肾功能衰竭治疗相同。

(华　萍)

第8章 生殖系统

生殖系统(reproductive system)是由产生生殖细胞(精子、卵子)、繁育新个体、分泌性激素等功能的一组器官构成。男、女生殖系统所属器官,按部位可分为内生殖器和外生殖器两部分。内生殖器位于体内,包括生殖腺(产生生殖细胞、分泌性激素)、输送生殖细胞的管道及其附属腺。外生殖器显露于体表,是两性交接器官。

8.1 男性生殖系统

男性内生殖器官包括睾丸、附睾、输精管、射精管、精囊、前列腺、尿道球腺;外生殖器官有阴囊和阴茎(图8.1)。

8.1.1 男性内生殖器

8.1.1.1 睾丸

睾丸(testis)是男性的生殖腺,具有产生男性生殖细胞(精子)和分泌男性激素的功能(图8.2)。

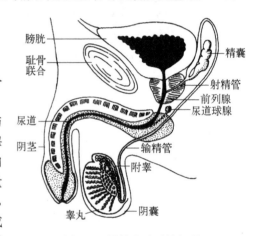

图8.1 男性生殖系统概观

睾丸位于阴囊内,左、右各一;呈略扁平椭圆形。前缘游离,后缘与附睾相邻,并连有睾丸血管、神经、淋巴管。除后缘外,均被有腹膜,称睾丸鞘膜。鞘膜分为脏、壁两层,脏层紧贴睾丸表面;壁层附于阴囊的内面。脏、壁两层在睾丸后缘相互移行,构成一个封闭囊腔,腔内含有少量浆液,起润滑作用(图8.3)。成熟睾丸长4～4.5 cm、宽2.5 cm、厚3 cm,重12～15 g。每个睾丸有1个附睾,呈半月形,与睾丸紧密相连。性成熟以前,睾丸体积增长慢;性成熟期,睾丸迅速发育、长大、成熟,至老年期体积逐渐缩小。睾丸大小有明显个体和种族差异。正常情况下,睾丸体积大小与产生精子数量有密切关系,与性交频率也有一定关系,但精子的产生主要取决于生精小管长度和数量。

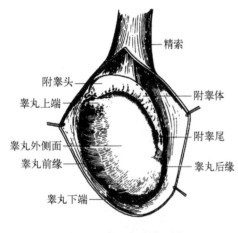

图8.2 睾丸与附睾形态

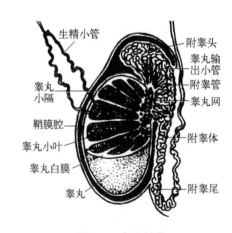

图8.3 睾丸结构

睾丸表面有一层致密结缔组织称白膜。白膜后缘增厚,形成许多小隔,并呈放射状深入睾丸实质,将其分成若干锥形小叶(图8.3)。每个小叶中含1～4条生精小管,生精小管行向睾丸上后部汇成网状,最后形成十多条输出小管进入附睾。生精小管间的疏松结缔组织,称睾丸间质。

生精小管是产生精子的部位,管壁的生精上皮由支持细胞和生精细胞构成(图8.4)。支持细胞(sustentacular cell)较大,略呈长锥体,底部贴于基膜,顶端伸向管腔,侧面和管腔面有生精细胞嵌入;对生精细胞有营养、保护和支持作用。

生精细胞(spermatogenic cell)散在分布于支持细胞之间,由一系列发育、分化至不同阶段的男性生殖细胞构成,这些细胞呈圆形或卵圆形,由基膜到管壁呈多层排列。精原细胞是生精细胞最幼稚的阶段,靠近基膜排列。自青春期开始,在垂体促性腺激素作用下,精原细胞不断分裂增生,经初级精母细胞、次级精母细胞等发育阶段发育成精子细胞,并随细胞发育不断向管腔推移。精子细胞体积小、靠近管腔面,不再分裂,只需通过变形即成为精子。

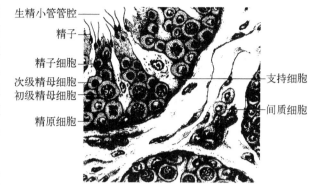

图 8.4　睾丸生精小管及间质细胞

精子(spermatozoon)由精子细胞经过复杂的变形而来,呈蝌蚪状,分头、尾两部分。精子细胞变形成为精子的过程,称为精子形成。精子细胞在变形为精子的过程中,常会出现形态异常的畸形精子;如果畸形精子数量超过 20%,可能会导致男性不育。

睾丸间质是含丰富血管和淋巴管的疏松结缔组织,内有间质细胞(圆形或多边形,单个或成群分布),能分泌雄性激素,有促进生殖器官发育、精子形成、激发和维持第二性征等作用。

8.1.1.2　附睾

附睾(epididymis)贴附于睾丸上端和后缘,是上部膨大、下部狭细的长条状结构,从上向下依次可分为头、体、尾三个部分(图 8.2、图 8.3)。头部由十多条输出小管盘曲而成,输出小管再汇集成极度蜷曲的附睾管,沿睾丸后缘下降形成体部和尾部。附睾管末端折而上升与输精管相连。精子在附睾管停留 2 周,获得运动能力和进一步成熟。附睾储存、活化精子能力与温度有关,温度上升时精子活化能力下降。附睾结核是附睾的常见病。

8.1.1.3　输精管和射精管

输精管是附睾管的直接延续,输送精子的通道,长 40～50 cm。输精管在睾丸后缘上行,离开阴囊后,穿过腹股沟管后转向内下,沿盆腔侧壁到达膀胱底后方,与精囊腺排泄管汇合成射精管。射精管长约 2 cm,从后上方穿入前列腺,开口于尿道的前列腺部(图 8.1)。

8.1.1.4　生殖道附属腺

生殖道附属腺包括精囊腺、前列腺、尿道球腺(图 8.1)。

精囊(seminal vesicle)左、右各一,位于膀胱底输精管外侧,略呈椭圆形,外部有许多囊性膨出,下端窄细变为排泄管,与输精管合成射精管。精囊分泌淡黄色液体构成精液主要成分(占精液的 70%)。

前列腺(prostate)位于膀胱下方,形似栗子,底朝上,直径 3～4 cm,重约 20 g;尿道和射精管从中通过。前列腺分泌乳白色液体排入尿道,参与精液构成(占精液的 10%～30%,含特殊物质使精液呈特殊气味)。当前列腺增生肥大时,可压迫尿道引起排尿困难或尿潴留。

尿道球腺(bulbourethral gland)为一对豌豆大小腺体,位于尿生殖膈内,分泌物经排泄管进入尿道球部,参与精液构成,有利于精子活动。

精液(semen)为弱碱性乳白色液体,由精子与输精管及附属腺体分泌物混合而成,正常情况下每次射精量为 2～6 ml,含有精子 3～5 亿个。

8.1.1.5　睾丸的年龄变化

青春期以前,发育很不完全,睾丸容积不足 3 ml,仅略大于婴儿期,生精小管呈条索状。进入青春期后,睾丸体积迅速增大,容积可达 12 ml 以上;生精小管延长,曲折增多,管腔(10 岁时逐渐出现)增粗,精原细胞增殖活跃,可产生精子;在垂体促性腺激素作用下,睾丸间质细胞分泌大量雄激素和少量雌激素。成年时期睾丸体积和功能都处于最佳状态,以后随年龄增长,睾丸萎缩而体积逐渐变小。40 岁以后睾丸重量开始缓慢下降,50 岁以后睾丸重量和体积都缓慢缩小,60 岁以后更加明显,70 岁时睾丸仅相当于 11～12 岁儿童的大小。老年人生精小管直径变小、管壁变薄,各级生精细胞数量减少;睾丸结缔组织逐渐增生,白膜增厚;生精小管间组织纤维化,管腔硬化变窄;逐渐失去生精能力。

8.1.2　男性外生殖器

8.1.2.1　阴囊

阴囊(scrotum)位于阴茎后下方,为一皮肤性囊袋,主要由皮肤和肌膜构成(1～2 mm 厚)。阴囊皮肤薄而软、颜色深暗,松弛而皱缩,成人有少量阴毛;平滑肌舒缩调节阴囊温度,以适应精子生存和发育。阴囊具有保护睾

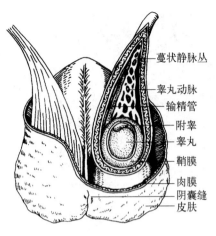

图 8.5　阴囊

丸、附睾、精索功能。阴囊正中有 1 条纵行的阴囊缝,肌膜在此线上向深面发出阴囊中隔,将阴囊分为左、右两部,分别容纳左右两侧的睾丸和附睾(图 8.5)。

8.1.2.2　阴茎

阴茎(penis)悬垂于耻骨联合前下方,分头(龟头膨大,尖端有尿道口)、体(中间部分)、根(埋于阴囊深部)三部分。

阴茎由海绵体外被筋膜、皮肤而成。阴茎海绵体共有三条,两条阴茎海绵体(cavernosum body of penis)位于阴茎背侧份,平行紧连,但其后端分开,分别附于两侧坐骨枝和耻骨下枝。尿道海绵体位于两条阴茎海绵体腹侧,两端膨大,前端为阴茎头(龟头)、后端为尿道球,尿道贯穿其全长。每条海绵体都包有一层坚厚的纤维膜。海绵体由许多海绵体小梁及其间的腔隙构成,腔隙为与血管相连的窦隙。当海绵窦充血时,阴茎变硬勃起。三条海绵体外周被筋膜与皮肤共同包被(图 8.6)。

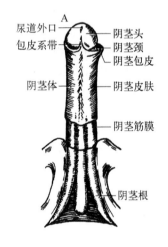
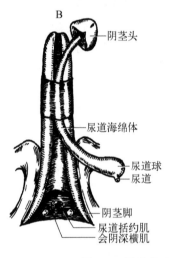
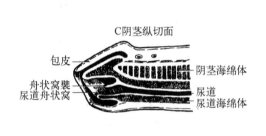

图 8.6　阴茎构造

阴茎皮肤为全身最薄、最软的皮肤,富有延展性;皮下富含神经,使之十分敏感,轻微刺激即可产生快感。在阴茎前端,皮肤向前形成双层游离皱裂包绕阴茎头,称包皮;包皮与阴茎头腹侧中线处联有一条皮肤皱襞,称包皮系带,其功能是防止阴茎外露过多。幼儿阴茎包皮较长,包绕整个阴茎头;随年龄增长逐渐退缩,包皮口逐渐扩大,露出龟头。如到性成熟期或成年时期阴茎头仍被包皮包覆,或包皮口过小,包皮不能退缩暴露阴茎头,则分别称为包皮过长和包茎,应进行包皮环切术。阴茎背面处筋膜深面有阴茎背神经和阴茎背血管。

阴茎是具有勃起功能的器官,勃起功能受交感神经支配;心理想象、印象、机械刺激、骨盆反射均可引起海绵体充血而勃起。阴茎对刺激的敏感度(快感区)依次为冠状沟下部＞龟头＞包皮。阴茎大小有个体、种族差异(通常是黑种人＞白种人＞黄种人)。勃起时长度为 11～15 cm,周长 9～12.5 cm,勃起时角度与阴道角度和曲线十分吻合,非常适合精液注射到阴道深处。

8.1.2.3　男性尿道

男性尿道是男性尿液和精液排泄管道,起于膀胱尿道内口,依次穿过前列腺、尿生殖膈、海绵体,止于尿道外口。成人尿道长 16～22 cm。尿道内许多腺体集合成尿道球腺,分泌少量透明、稀薄碱性液体(润滑剂)。分泌多发生于阴茎勃起时,精神因素对其分泌起关键作用。

根据行程,由上而下分为前列腺部、膜部(合称后尿道)和海绵体部(称前尿道)三部分。男性尿道全长有 3 处狭窄、3 处扩大和 2 个弯曲(图 8.1,图 8.7)。3

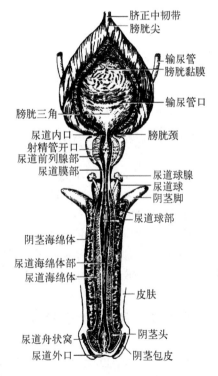

图 8.7　男性尿道

处狭窄分别位于尿道内口、膜部和尿道外口。3 处扩大分别是前列腺部、尿道球部和舟状窝。当阴茎自然下垂时,尿道有 2 个弯曲,1 个凹向前上的耻骨下弯,此弯曲是固定的;另 1 个位于耻骨联合的前下方,凹向后下,此弯位于海绵体部,将阴茎拉向腹前壁时此弯即可消失,因此导尿时须将阴茎上提,使导尿管能顺利进入膀胱。

8.2　女性生殖系统

女性生殖系统包括内生殖系统和外生殖器(图 8.8)。

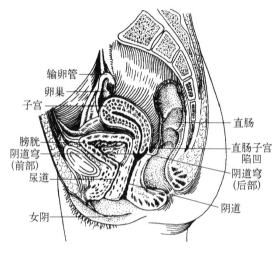

图 8.8　女性盆腔正中矢状面

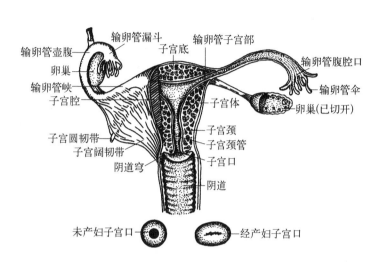

图 8.9　女性内生殖系统

8.2.1　女性内生殖器

女性内生殖器包括卵巢、输卵管、子宫、阴道、前庭大腺(图 8.9)。

8.2.1.1　卵巢

卵巢(ovary)为女性生殖腺,具有产生卵细胞、分泌女性激素的功能。女性激素具有刺激女性生殖器官发育、第二性征出现和维持,促使子宫内膜增生等作用。

卵巢位于子宫两侧,左、右各一,呈扁平卵圆形;成人卵巢长 3～5 cm,宽 1～3 cm,厚 1 cm,重 6～12 g;前缘借系膜连于子宫阔韧带后层,前缘中部是卵巢神经、血管、淋巴出入位置。卵巢大小随年龄而异,幼女体积较小、表面光滑,性成熟时体积最大,此后由于多次排卵而出现许多瘢痕。35～40 岁时开始缩小,50 岁以后开始逐渐萎缩。

卵巢为实质性器官,表面被有单层扁平上皮或立方上皮,上皮深层有一层致密结缔组织(白膜);实质(卵巢皮质)周围含有不同发育阶段卵泡、黄体、白体、闭锁卵泡及结缔组织,中央(髓质)由疏松结缔组织、血管、淋巴管、神经构成,皮质与髓质之间无明显界限(图 8.10)。

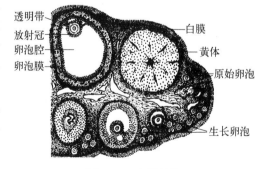

图 8.10　卵巢结构

卵泡(follicle)是由中央一个卵母细胞和周围许多卵泡细胞组成的球泡状结构。初生女婴两侧卵巢共含有原始卵泡 30～40 万个,但人一生中仅有 400～500 个发育成熟并排卵,其余全部退化。卵泡的发育与成熟是一个连续的过程,通常将其分为原始卵泡、生长卵泡和成熟卵泡三个发育阶段(图 8.10)。

原始卵泡(primordial follicle)是出生时既有的卵泡,位于皮质浅部,体积小、数量多,是相对静止的卵泡。中央仅有一个较大的卵母细胞,周围是小而扁平的卵泡细胞,对卵母细胞起支持、营养作用。

青春期开始,在垂体促性腺激素作用下,部分原始卵泡开始生长发育,称生长卵泡(growing follicle)。生长卵泡阶段,卵泡细胞开始分裂,从一层分裂增殖为多层(此时将其称为颗粒细胞),卵母细胞不断增大,并在表面出现一层嗜酸性膜(透明带);颗粒细胞间逐渐形成一个卵泡腔,透明带周围的卵泡细胞增大,呈放射状排列,称放射冠;周围结缔组织变化为卵泡膜。

成熟卵泡(mature follicle)是卵泡发育的最后阶段。卵泡细胞停止分裂,卵泡液继续增多,卵泡体积增大(直径可达20 mm),并向卵巢表面隆起。排卵前不久,卵细胞完成第1次成熟分裂,产生1个次级卵母细胞和1个小体(第一极体)。次级卵泡很快进入第2次减数分裂,并停止于分裂中期。在一个月经周期中,可有几十个原始卵泡发育,但通常只有1个卵泡发育成熟并排卵,其余的在不同的发育阶段退化形成闭锁卵泡(atretic follicle)。

成熟卵泡内液体迅速增加,突出卵巢表面部分卵泡壁,白膜及其表面上皮变薄、结构松散,最终破裂,次级卵母细胞连同放射冠、透明带、卵泡液脱离卵巢进入腹膜腔。这一过程称为排卵(ovulation)。卵子(ovum)和精子(sperm)均为单倍体细胞,即仅有23条染色体,其中22条是常染色体,1条为性染色体。

正常情况下,女性自青春期开始至绝经,大约每28天排卵1次,排卵发生于月经周期12～16 d。通常是左、右卵巢交替排卵,每次排卵1个,偶尔可同时排出2个或2个以上。

排卵后,卵泡壁凹陷,卵泡膜血管随之陷入。在黄体生成素影响下,逐渐发育成一个体积较大、血管丰富的细胞团,新鲜时呈黄色,称黄体(corpus luteum)。黄体分泌黄体酮,也称孕酮或孕激素(progestogen),和少量雌激素(estrogen)。雌激素与孕激素协同作用,可促进子宫内膜增生、乳腺组织发育增生,抑制子宫平滑肌收缩。黄体的发育与是否受精关系密切。如受精并妊娠,在胎盘分泌的绒毛膜促性腺激素(HCG)作用下,黄体维持到妊娠6个月后退化(以后所需黄体酮由胎盘产生),称妊娠黄体。如未受精,黄体维持到半个月后退化,称月经黄体。无论哪种黄体,最终都退化而被结缔组织取代,成为白体。

8.2.1.2　输卵管

输卵管(oviduct)是1对弯曲的肌性管道,位于子宫两侧,长10～14 cm,外侧端开口于腹膜腔,内侧端以子宫口和子宫相连,通子宫腔;故女性的腹膜腔与外界相连(图8.9)。输卵管平滑肌节律性收缩、上皮纤毛向子宫腔摆动,将卵细胞推向子宫腔。输卵管由内向外可分为子宫部(穿过子宫壁的部分)、峡部(紧贴子宫壁细而直的一段,通常在此部位进行结扎手术)、壶腹部(管径粗而较弯曲,卵子通常在此部位受精,占输卵管全长的2/3)和漏斗部(输卵管外侧膨大部分,形似漏斗,其游离端有许多指状突起,称输卵管伞,覆盖在卵巢表面,具有捕获卵子的作用)。临床上将卵巢与输卵管合称为子宫附件(或简称附件)。

8.2.1.3　子宫

子宫(uterus)是一个厚壁、腔小的肌性器官,富有延展性,为胎儿发育场所。子宫的形态、位置、结构随年龄、月经、妊娠影响而变化。成人未育子宫呈前后略扁的倒置梨形,分子宫底、子宫体、子宫颈三部分。子宫颈下1/3深入阴道内(子宫颈阴道部),上2/3称子宫颈阴道上部。子宫颈与子宫体联结部分稍细,称子宫峡(通常在此部位进行剖腹产手术)。子宫腔较为狭窄,分为上、下两部分;上部位于子宫体内,称为子宫腔,呈前后略扁的倒三角形裂隙,基底的两角接输卵管子宫口;下部位于子宫颈内,称子宫颈管,呈梭形,上通子宫腔,下接阴道,下口成为子宫口。未经产妇子宫口为圆形,边缘整齐光滑,经产妇变为横裂状(图8.8、图8.9)。

子宫位于盆腔中央,介于膀胱和直肠之间;两侧有输卵管和子宫阔韧带相连。正常人子宫呈前倾前屈位,前倾是指子宫整体向前倾斜,前屈是子宫体与子宫颈之间向前的弯曲。子宫的正常位置有赖于子宫阔韧带(限制子宫向两侧移动)、子宫圆韧带与子宫骶韧带(维持子宫前屈的主要结构)、子宫主韧带(有固定子宫颈,防止子宫下垂作用)的固定作用。由于子宫与直肠紧密相邻,临床上可通过直肠检查子宫及其周围的结构。

子宫壁很厚,从内到外可依次为子宫内膜、肌层和外膜三部分(图8.11)。子宫内膜(黏膜)由单层柱状上皮和固有层构成。固有层由增生分化能力较强的结缔组织构成,内含管状的子宫腺和高度盘曲的子宫螺旋动脉(图8.12)。子宫内膜浅层(功能层)占内膜厚度的4/5,在月经周期中发生周期脱落,妊娠时胚泡植入此层,并生长发育为胎儿。深层(基底层)占内膜厚度的1/5,不参与月经形成,不发生周期性脱落;在月经期后增生分化、修复功能层。子宫肌层很厚,肌层间有较大血管穿行通过。外膜大部分为浆膜,少部分为结缔组织。

自青春期到绝经期,子宫内膜在卵巢分泌的女性激素的作用下,呈现周期性变化,表现为28 d左右发生一次内膜脱落和出血,并经阴道排出体外。该过程称为月经(menstruation)。子宫内膜的周期性变化,称月经周期。

通常将子宫内膜周期性变化分为月经期(menstrual phase)、增生期(proliferative phase)和分泌期(secretory phase)三个时期(图8.13)。

月经期(月经周期的第1～4天),卵巢中的月经黄体退化,孕激素与雌激素急剧减少,螺旋动脉持续收缩,导致子宫内膜功能性缺血性坏死、脱落,继而螺旋动脉突然短暂扩张,功能层血管破裂出血。脱落的子宫内膜随血液一起经阴道排出体外,形成月经。一般月经持续3～5 d,出血量为30～50 ml。由于月经期内子宫内膜有创面形成,容易导致感染,应注意经期卫生。

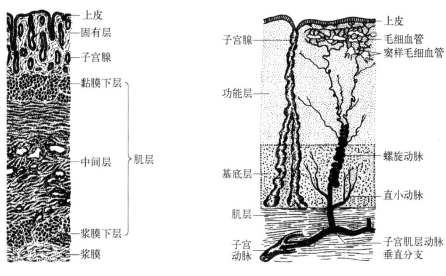

図 8.11　子宫壁结构　　　　　　　図 8.12　子宫腺与血管分布

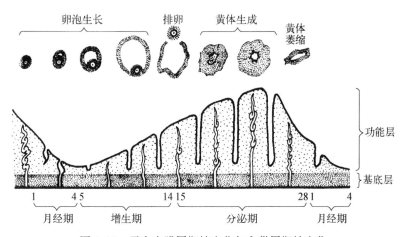

图 8.13　子宫内膜周期性变化与卵巢周期性变化

增生期(月经周期的第 5~14 天),卵泡增生发育、雌激素增多,在雌激素作用下,基底层增生修复,子宫内膜逐渐增厚并形成新的功能层。在增生末期排出卵子。

分泌期(月经周期的第 15~28 天),排卵并生成黄体,孕激素分泌增加,在孕激素和雌激素共同作用下,内膜继续增生,螺旋动脉充血,子宫内膜腺分泌,固有层液体增多(适应胚胎植入与发育)。如未受精,则黄体退化,子宫内膜开始脱落,进入下一个月经周期。

8.2.1.4　阴道

阴道(vagina)是连接子宫与外阴的肌性管道,壁厚约 4 mm,是女性交接器官、胎儿娩出产道和月经通道(分娩后失去部分弹性)。阴道位于骨盆中央,后面贴近直肠,前面与尿道、膀胱毗邻;长约 7.5~10 cm,富有延展性;前壁较后壁稍短,前后壁经常处于相贴状态。阴道上部较宽,呈环形穹隆环绕抱住子宫颈阴道部;下部较窄,以阴道口开口于前庭;未婚女性阴道口有处女膜,膜破裂后留下处女膜痕(图 8.8、图 8.9)。

阴道壁由黏膜、肌层和外膜组成。黏膜平时呈淡红色,形成许多皱裂,阴道下部皱裂密而高,少女更为明显。黏膜为复层扁平上皮,在雌激素作用下发生周期性变化。雌激素增多时,上皮角质化细胞可分泌大量糖原,浅层黏膜不断脱落、更新,糖原在阴道乳杆菌作用下产生乳酸,使子宫腺液体酸化,阴道维持 pH4.5 左右的酸性环境,有防止病原菌侵入和繁殖的作用。老年人体内雌激素含量降低,上皮细胞内和阴道内的游离糖原减少,阴道 pH 升高,容易发生病原微生物感染,导致老年性阴道炎。阴道肌层为女性生殖器官重要组织,阴道平滑肌感受理、化直接和间接刺激。阴道外口有骨骼肌构成的环形括约肌,可有意识做到十分强健,有弹性和有力的舒缩,有利于性满意和顺利分娩。外膜为富有弹性的致密结缔组织。

8.2.2 女性外阴

女性外阴(female pudendum)由阴阜、大阴唇、小阴唇、阴道口、阴蒂等组成(图8.14)。

8.2.2.1 阴阜

阴阜(mons pubis)位于耻骨联合上方,为皮肤和脂肪隆起,青春期后被有阴毛,皮下有皮脂腺和汗腺;中年后阴阜皮下脂肪减少。

8.2.2.2 大阴唇

大阴唇(greater lips of pudendum)位于阴阜后下方,是一对纵行隆起的皮肤皱襞,构成女阴的外侧界。其内部是富含弹性纤维的疏松结缔组织。表面生有阴毛。

8.2.2.3 小阴唇

小阴唇(lesser lips of pudendum)位于大阴唇内侧的一对较薄的皮肤皱襞,表面光滑。小阴唇向前包绕阴蒂,形成阴蒂包皮和阴蒂系带。

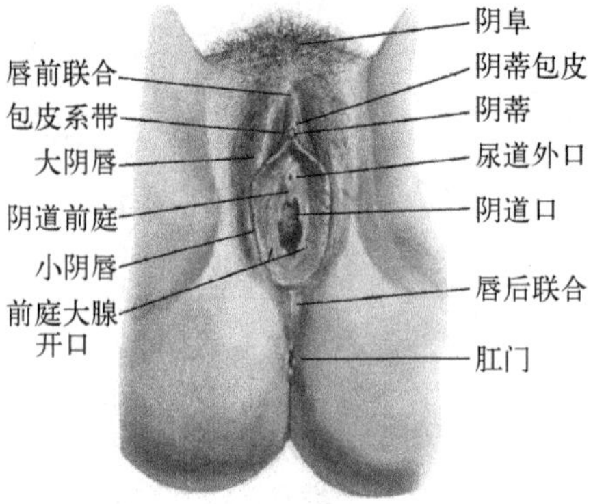

图 8.14 女性外阴

8.2.2.4 阴蒂

阴蒂(clitoris)由两条海绵体组成,后部大部分位于大阴唇深部,前部位于小阴唇连接的前方;阴蒂表面有阴蒂包皮,阴蒂头有丰富的神经末梢,感觉十分敏感。

8.2.2.5 阴道前庭

阴道前庭(vaginal vestibule)是两侧小阴唇间的裂隙,前部有尿道外口、后部有阴道口。

8.2.2.6 前庭大腺

前庭大腺(greater vestibular gland)是女性生殖管道附属腺,成对,位于阴道口后外侧深部,分泌黏液,有润滑阴道口作用。其导管开口于处女膜与小阴唇之间的沟内。

8.2.2.7 处女膜

处女膜环绕于阴道口黏膜,含结缔组织、血管、神经末梢,中央有孔,孔的形状与处女膜厚薄因人而异(图8.15)。

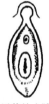 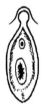 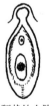 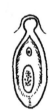

唇状处女膜　　　伞状处女膜　　　环状处女膜　　　筛状处女膜

图 8.15 处女膜类型

8.3 生殖系统常见疾病防治与保健

8.3.1 女性生殖系统炎症

8.3.1.1 外阴及阴道炎症

外阴及阴道炎症是女性常见的妇科疾病,各年龄组均可发生。外阴与尿道、肛门接近,局部潮湿,易受污染;育龄女性性活动频繁,且外阴、阴道是月经、分娩、宫腔操作的必经之道,容易受到损伤和外界病原体感染;绝经后的女性雌激素水平降低,局部抵抗力降低,也容易感染。外阴炎和阴道炎可单独存在,也可两者并存。

1　非特异性外阴炎　外阴与尿道、肛门邻近,经常受到经血、阴道分泌物、尿液、粪便刺激,如不注意会阴部皮肤清洁,容易引起外阴炎;糖尿病患者糖尿刺激、粪瘘患者粪便刺激及尿瘘患者尿液长期浸渍等,亦容易引起外阴炎。此外,穿紧身的化纤内裤、经期使用卫生巾导致局部通透性差,均可引起非特异性外阴炎(non-specific vulvitis)。

外阴炎临床表现为外阴瘙痒、疼痛、烧灼感,于活动、性交、排尿、排便时加重。检查见外阴充血、肿胀、糜烂,常有抓痕,严重者可形成溃疡或湿疹。慢性炎症可使皮肤增厚、粗糙、皲裂,甚至苔藓样变。

治疗原则为保持局部清洁、干燥;局部应用抗生素,并注意消除病因。可用 0.1％聚纤酮碘液或 1∶5 000 高锰酸钾 (PP 粉)坐浴,bid,每次 20～30 min。坐浴后涂抗生素软膏或紫草油或中药水煎熏洗外阴部 1～2 次/d。如发现糖尿病应立即治疗,如有尿瘘、粪瘘等应及时进行修补手术。尽可能穿着棉织内裤。

2　前庭大腺炎　前庭大腺位于两侧大阴唇后 1/3 深部,腺管开口于处女膜与小阴唇之间,在性交、分娩等情况污染外阴时,易发生前庭大腺炎症(bartholinitis)。本病育龄女性多见,幼女及绝经后女性少见。病原体主要为葡萄球菌、大肠埃希菌、链球菌、肠球菌、淋球菌、沙眼衣原体等。急性炎症发作时,病原体首先侵犯腺管,导致前庭大腺管炎,腺管开口常常因肿胀或渗出物凝聚而阻塞,脓液不能外流、积沉而导致前庭大腺脓肿。

炎症多为一侧,初起时局部肿胀、疼痛、灼热感,行走不便,有时会致大小便困难。检查见局部皮肤红肿、发热、压痛明显,患侧前庭大腺开口处有时可见白色小点。脓肿形成时疼痛加剧,局部可触及波动感。部分患者可出现发热等全身症状,腹股沟淋巴结肿大。脓肿破溃时,如破口较大,可自行引流,炎症很快消退;如溃口较小引流不畅,炎症可持续不退,并可反复发作。

急性发作期卧床休息,保持局部清洁。根据前庭大腺开口处分泌物细菌培养及药敏试验结果,选用口服或注射抗生素治疗,也可选用清热解毒中药局部热敷或坐浴。脓肿形成后,需开口引流,并放置引流条。

3　滴虫性阴道炎　滴虫性阴道炎(trichomonal vaginitis)是由阴道毛滴虫引起的常见阴道炎症。阴道毛滴虫适宜在 25～40℃、pH5.2～6.6 的潮湿环境中生长,在 pH5.0 以下或 pH7.5 以上不能生长。正常阴道 pH4.0～4.5,但月经前、后阴道 pH 接近中性,栖息在腺体及阴道皱襞中的滴虫于月经前后经常得以繁殖,引起炎症发作。由于阴道毛滴虫能吞噬阴道上皮细胞内的糖原,阻碍阴道乳酸菌生长,使阴道 pH 升高(患者阴道 pH5.0～6.5)。滴虫不仅侵入阴道,还常侵入尿道或尿道旁腺,甚至膀胱、肾盂及男性的包皮皱褶、尿道或前列腺中。

本病可经性交后直接传播,由于男性感染后常无症状,易成为感染源。此外,经公共浴池、浴盆、浴巾、游泳池、坐式便器、衣物、污染的器械和敷料也可传播。

感染后潜伏期 4～28 d,25％～50％的感染者初期无症状。主要症状是阴道分泌物增多(分泌物特点为稀薄脓性、黄绿色、泡沫样、有臭味)、外阴及阴道口瘙痒,间或有灼热、疼痛、性交痛等。如合并尿道感染,可有尿频、尿急、尿痛,有时可见血尿。由于毛滴虫能吞噬精子,并能阻碍乳酸生成,影响精子在阴道内的活性,可致不孕。检查可见阴道黏膜充血,严重者有散在出血点,后穹隆有大量白带,呈灰黄色或白色稀薄液体或黄绿色脓性分泌物,常呈泡沫状。常可在分泌物中找到阴道毛滴虫。

由于滴虫性阴道炎可同时伴有尿道、尿道旁腺、前庭大腺滴虫感染,治疗时需全身用药。主要治疗药物为甲硝唑和替硝唑。可选择其中一种,剂量 2 g,单次口服;或每次 400 mg,bid,连服 7 d;治愈率 90％～95％。由于可通过性交传播,性伴侣应同时治疗,治疗期间禁止性交。

4　细菌性阴道炎　细菌性阴道炎(bacterial vaginosis)也称非特异性阴道炎,是阴道正常菌群失调所致的混合感染。正常情况下,阴道内以能产生过氧化氢的乳杆菌占优势,细菌性阴道炎时,由于乳杆菌减少,导致其他细菌大量繁殖。阴道菌群发生变化可能与频繁性交、多个性伴侣或阴道灌洗使阴道碱化等因素有关。

主要表现为阴道分泌物增多,可伴有轻度外阴瘙痒或烧灼感。分泌物特点为灰白色、稀薄、匀质,常黏附于阴道壁,呈鱼腥臭味,性交后臭味加重,分泌物 pH>4.5。检查阴道黏膜无充血炎症表现,胺(臭味)试验阳性。

治疗首选甲硝唑口服(400 mg,bid,疗程 7 d)或克林霉素口服(300 mg,bid,疗程 7 d)或局部给药。性伴侣无需治疗。

5　假丝性酵母菌性外阴、阴道炎　假丝性酵母菌性外阴、阴道炎(VVC)是由假丝性酵母菌引起的常见外阴、阴道炎症。假丝性酵母菌是外阴、阴道的正常微生物群成员,通常并不致病,只有在全身及阴道局部免疫力下降时,大量繁殖才引起疾病。常见的发病诱因有:应用广谱抗生素(抑制乳酸菌生长)、妊娠(机体免疫力降低)、糖尿病(机体免疫力降低)、大量应用免疫抑制剂或免疫缺陷症或应用含高剂量雌激素的避孕药(机体免疫力降低)、穿紧身化纤内裤及肥胖(会阴局部温度和湿度增加)等。这些因素均有利于假丝性酵母菌生长繁殖而引起感染。

本病主要是内源性传染,假丝性酵母菌除寄生于阴道外,还寄生于人的口腔、肠道,一旦条件适宜,即可引起感染,三个部位的假丝性酵母菌可相互传染。少数患者可通过性交传染。

主要表现是外阴瘙痒、灼痛、性交痛及尿痛,部分患者阴道分泌物增多。尿痛特点是排尿时尿液刺激水肿外阴及前庭导致疼痛,分泌物特征为豆腐渣样。

治疗主要根据患者情况选择局部或全身用抗真菌药物。

局部可选用以下药物之一放入阴道内:米康唑栓剂(200 mg/粒,每晚 1 粒,连用 7 d;或 400 mg/粒,每晚 1 粒,连用

3 d;或 1 200 mg/粒,单次)、克霉唑栓剂(150 mg/粒,每晚 1 粒,连用 7 d;或 150 mg/粒,早晚 1 粒,连用 3 d;500 mg/粒,单次)、制霉菌素(每晚 1 粒,10 万单位,连用 7~14 d)。

对不能耐受局部用药者、未婚女性不愿局部用药者,可选用口服药物。常用药物:氟康唑(150 mg,顿服),或伊曲康唑(200 mg/次,qd,连服 3~5 d)。

性伴侣无需治疗。对有症状的男性应进行假丝酵母菌检查并治疗。

6　婴幼儿外阴、阴道炎　婴幼儿阴道炎常见于 5 岁以下幼女,多与外阴炎并存。由于婴幼儿的解剖、生理特点,容易发生炎症。婴幼儿外阴发育差,不能覆盖尿道口和阴道前庭,细菌容易侵入;婴幼儿雌激素水平低,阴道 pH 为 6~8,乳杆菌为非优势菌,易受其他细菌感染;不良的卫生习惯、外阴不洁、大便污染、外阴损伤或蛲虫感染等,均可引发炎症。阴道内误放异物可造成继发感染。常见的病原体有大肠埃希菌、葡萄球菌、链球菌、淋球菌、阴道毛滴虫、假丝酵母菌等。病原体通过患者母亲或保育员的手、衣物、毛巾、浴盆等间接传播。

主要症状为阴道分泌物增多,呈脓性,部分患儿伴有下尿路感染,出现尿频、尿急、尿痛。检查可见外阴、阴蒂、尿道口、阴道口黏膜充血、水肿,有时可见脓性分泌物自阴道流出。

治疗原则为保持外阴清洁、干燥,减少摩擦;针对病原体选择抗生素治疗,或用吸管将抗生素滴入阴道进行防治。阴道有异物时将异物取出。伴外阴炎症可局部应用抗生素。

8.3.1.2　宫颈炎

宫颈炎(cervicitis)是常见的女性下生殖道炎症。正常情况下,宫颈具有多种防御功能,包括黏膜免疫、体液免疫及细胞免疫,是阻止下生殖道病原体进入上生殖道的重要防线。但宫颈也容易受到性交、分娩、宫腔操作的损伤,且宫颈管单层柱状上皮抗感染能力较差,容易发生感染。

大部分宫颈炎患者无症状。有症状者主要表现为阴道分泌物增多,呈黏液脓性,阴道分泌物刺激可引起外阴瘙痒及灼热感。此外,可出现月经间期出血,性交后出血等症状。如合并尿路感染,可出现尿频、尿急、尿痛等症状。妇科检查可见宫颈出血、水肿、黏膜外翻,有黏液脓性分泌物附着甚至从宫颈流出;显微镜检查分泌物可见白细胞增多。

主要采用抗生素治疗。有性传播疾病等高危因素的患者,未获得病原体检测结果即可给予治疗,可选用阿奇霉素或多西环素治疗。对已获得病原体者,针对病原体选择抗生素。

8.3.1.3　盆腔炎性疾病

盆腔炎性疾病(pelvic inflammatory disease,PID)是指女性生殖道的一组感染性疾病,主要包括子宫内膜炎、输卵管炎、输卵管卵巢脓肿、盆腔腹膜炎。炎症可局限于一个部位,也可同时累及几个部位,以输卵管卵巢炎(习称子宫附件炎、附件炎)最为常见。盆腔炎性疾病多发生在性活跃期、有月经的女性。初潮前、绝经后或未婚女性很少发生盆腔炎性疾病,如发生炎性疾病也往往是附近器官炎性播散。盆腔炎如未得到及时、彻底的治疗,可导致不孕、输卵管妊娠、慢性盆腔痛及炎性反复发作,严重影响女性生殖健康,且增加家庭与社会经济负担。

1　女性生殖道自然防御机制　正常生理状态下,女性生殖道解剖、生理、生化及免疫学特点具有较为完善的自然防御功能,对感染有较强的抵抗力,健康女性阴道内虽然有某些病原体存在,但并不引起炎症。这些防御因素包括:① 两侧大阴唇自然合拢,遮掩阴道和尿道;② 由于会阴肌的作用,阴道口闭合,阴道前后壁紧贴,可防止外界污染。阴道正常微生物群(尤其是乳杆菌),可抑制其他细菌生长。此外,阴道分泌物可维持巨噬细胞活性,防止外界细菌侵入阴道黏膜;③ 子宫内口紧闭,黏膜形成皱褶、嵴突或陷窝,从而增加黏膜的表面积;宫颈管黏膜为分泌黏液的单层柱状上皮,宫颈管分泌大量黏液形成胶冻状黏液栓,成为预防上生殖道感染的机械屏障;黏液栓内含具有杀菌作用的乳铁蛋白、溶菌酶等,可抑制细菌侵入子宫内膜;④ 育龄女性子宫内膜周期性脱落也是消除宫内感染的有利条件。并且子宫内膜分泌液也含乳铁蛋白、溶菌酶,可有效清除少量侵入病原体;⑤ 输卵管内膜纤毛向子宫腔方向摆动及输卵管蠕动,均有利于阻止病原体侵入;输卵管分泌物与子宫内膜分泌液一样,也含乳铁蛋白、溶菌酶,可有效清除偶尔侵入病原体;⑥ 生殖道局部免疫的免疫抗性发挥抗感染作用。当自然防御机制遭到破坏或机体免疫力低下、内分泌发生变化或外源性病原微生物侵入,均可导致炎症发生。

2　病原体与传播途径、高危因素　盆腔炎性疾病的病原体有外源性病原体(主要为性传播疾病的病原体,如淋球菌、沙眼衣原体等)和内源性病原体(来自阴道内的正常菌群,包括需氧菌和厌氧菌),两种病原体可单独存在,但通常为混合感染,可能是淋球菌、沙眼衣原体等造成输卵管损伤后,容易继发需氧菌和厌氧菌感染。病原体侵入外阴、阴道,或阴道内的微生物沿宫颈黏膜、子宫内膜、输卵管黏膜蔓延至卵巢及腹腔,是非妊娠期、非产褥期盆腔炎性疾病主要感染途径。淋球菌、沙眼衣原体、葡萄球菌常沿此途径播散。病原体经外阴、阴道、宫颈及宫外创伤处的淋巴管侵入盆腔结缔组织和其他器官,是产褥感染、流产后感染及放置宫内节育器后感染的主要途径。病原体侵入机体其他部分,再经血流传播感染生殖器,为结核菌感染的主要途径。腹腔其他器官感染后,可直接蔓延到内生殖器引起感染。

盆腔炎性疾病的高危因素包括以下方面:① 年龄:美国的调查资料显示,本病高发年龄为 15～25 岁。年轻女性易发本病的原因可能与频繁的性活动、宫颈柱状上皮生理性外移、宫颈黏液机械防御能力较差有关;② 性活动:本病多发生在性活跃期女性,尤其是初次性交年龄小、有多个性伴侣、性交活动过于频繁及性伴侣有性传播疾病者;③ 下生殖道感染、宫腔内手术操作后感染(如刮宫术、宫腔镜检查等)导致上行感染;④ 性卫生不良、经期性交、使用不洁月经垫等;⑤ 邻近器官感染蔓延。

3　临床表现　盆腔炎性疾病的临床表现可因炎症轻重和炎性范围大小而有所不同。轻者可无症状或症状轻微。常见症状为下腹疼痛、发热(>38.0℃)、阴道分泌物增多。腹痛为持续性,活动或性交后加重。病情严重者可有寒战、高热、食欲缺乏。月经期发病可出现经血量增多、经期延长。如有腹膜炎,可出现消化系统症状,如恶心、呕吐、腹胀、腹泻等。如有脓肿形成,可有下腹包块与局部压迫刺激症状。妇科检查可见子宫颈举痛、宫体压迫痛或附件区压迫痛等;阴道检查可见脓性臭味分泌物、宫颈充血、水肿等。

4　治疗与预防保健　本病主要采用抗生素治疗,必要时手术治疗。抗生素治疗可清除病原体,改善症状及体征,减少后遗症。经适当的抗生素治疗,绝大多数盆腔炎性疾病患者可彻底治愈。

如患者一般情况较好,症状较轻,能耐受口服抗生素,可给予口服或注射抗生素。常用方案为:① 氧氟沙星(400 mg,bid)或左氧氟沙星(500 mg,qd),同时加用甲硝唑(400 mg,bid 或 tid),口服,连用 14 d;② 头孢曲松钠(250 mg)或头孢西丁钠(2 g)单次肌注,同时口服丙磺舒(1 g),后改为多西环素(100 mg,bid),口服,同时加用甲硝唑(400 mg,bid 或 tid),口服,连用 14 d;③ 选用头孢噻肟或头孢曲松或头孢唑肟或头孢哌酮等药物与多西环素、甲硝唑合用;④ 选用活血化瘀、清热解毒中药治疗,如银翘解毒汤、安宫牛黄丸、紫雪丹、金刚藤等。

如患者一般情况较差,病情严重,伴有发热、恶心、呕吐,或有盆腔腹膜炎或输卵管卵巢脓肿,或以上治疗无效,应住院给予抗生素药物为主的综合性治疗。

本病预防措施主要有:① 注意性生活卫生,减少性传播疾病;② 及时治疗下生殖道感染;③ 加强公众教育,提高公众认识;④ 预防医源性感染;⑤ 及时治疗盆腔炎性疾病,防止后遗症发生。

8.3.2　女性生殖内分泌疾病

8.3.2.1　功能失调性子宫出血

正常月经的发生是基于排卵后黄体生命的结束,雌激素和孕激素锐减,使子宫内膜功能层皱缩坏死而脱落出血。正常月经的周期、持续时间和血量表现为明显的规律性和自限性。当机体受到内部和外部的各种因素,如精神紧张、营养不良、代谢紊乱、慢性疾病、环境及气候骤变、饮食紊乱、过度运动、酗酒或其他药物影响时,可通过大脑皮层和中枢神经系统,引起下丘脑-垂体-卵巢功能轴调节或效应细胞异常而导致月经失调。临床可分为无排卵性功血和排卵性功血,前者占绝大多数。本节主要讨论无排卵性功血。

1　病因与发病机制　无排卵性功血好发于青春期和绝经过渡期,也可发生于生育年龄。在青春期,丘脑-垂体-卵巢功能轴激素间的反馈调节尚未成熟,大脑中枢对雌激素的正反馈作用存在缺陷,促卵泡素(FSH)呈持续低水平,体内无黄体生成素(LH)高峰形成而不能排卵。在绝经过渡期,卵巢功能不断衰退,卵巢对垂体促性腺激素反应低下,卵泡发育受阻而不能排卵。育龄期女性有时因各种应激因素干扰,也可发生无排卵。各种原因引起的无排卵均可导致子宫内膜受单一的雌激素刺激且无孕酮对抗,从而发生雌激素突破性出血或撤退性出血。雌激素突破性出血有两种类型,低水平雌激素维持在阈值附近水平,可发生间断性少量出血,内膜修复慢,出血时间延长;高水平雌激素维持在有效浓度,引起长时间闭经,但因为无孕激素参与,内膜增厚但不牢固,容易发生急性突破性出血,血量汹涌。雌激素撤退性出血是子宫内膜在单一的雌激素刺激下持续增生,此时由于多数生长卵泡退化闭锁,导致雌激素水平突然下降,内膜失去激素支持而发生剥脱性出血。

无排卵性功血时,子宫异常出血还与子宫内膜出血自限机制缺陷有关。主要表现为子宫内膜组织脆性增加,容易导致溃破性出血;子宫内膜脱落不规则、不完整致使修复困难;内膜血管结构和功能异常;血管舒张因子异常,前列腺素 E_2(PGE_2)含量和敏感性增高等。

2　临床表现　无排卵性功血患者可有各种不同的临床表现。最常见的症状是子宫不规则出血,表现为月经周期紊乱,经期长短不一,经量不定或增多,甚至大量出血。出血期间一般无腹痛或其他不适,出血量多或时间长时,常发生继发性贫血。根据子宫出血特点,异常子宫出血包括以下类型:① 月经过多:周期规则,经期延长(>7 d),经血过多(>80 ml);② 子宫不规则过多出血:周期不规则,经期延长,经量过多;③ 月经过频:月经频发,周期缩短(<21 d)。

3 治疗与预防保健 贫血患者应补充铁剂、维生素C和蛋白质,严重贫血者需输血治疗。经期延长者给予抗生素以预防感染。出血期间应加强营养、避免过度劳累和保证充分休息。

口服避孕药物治疗青春期和育龄期无排卵性功血常有效。

出血量不多、轻度贫血的青春期和育龄期患者,可于月经第1日起口服复方低剂量避孕药口服(服药21 d,停药7 d,28 d为1周期,连续服用3~6个周期)。

急性大出血、病情稳定者,可口服复方单相孕激素避孕药,每6~8 h 1片,止血后每3日递减1/3药量,直至维持量(每日1片,共21 d后停药);停药后3~7 d发生撤退性出血,子宫内膜脱落完全,起到药物刮宫作用。也可在雌、孕激素联合的基础上加用雄激素达到加速止血的目的,如三合激素(黄体酮12.5 mg、苯甲酸雌二醇1.25 mg、睾酮25 mg)2 ml肌肉注射,每8~12 h 1次,止血后逐渐递减(每3日递减1次)至维持量,第21天停药。

间歇性少量长期出血者,雌激素水平常较低,应用雌激素治疗是一个较好的方法。可口服结合雌激素(1.25 mg,qd,21 d),最后7~10 d加用孕激素如醋酸甲羟孕酮(10 mg,qd)。需要注意的是停药后出血量较多,一般7 d内停止。

应用性激素治疗后必须调整月经周期。青春期及育龄期女性无排卵性功血者需要恢复正常的内分泌功能,以建立正常的月经周期;绝经过渡期者需控制出血及预防子宫内膜增生性炎症发生。常用方法有:① 人工周期:模拟自然月经周期中卵巢分泌的变化,序贯应用雌、孕激素,使子宫内膜发生相应变化,引起子宫内膜脱落。适用于青春期及育龄期宫血内源性雌激素水平较低者。具体方案为:撤药性出血第5日开始口服雌激素(结合雌激素1.25 mg或戊酸雌二醇2 mg,每晚一次,连服21 d),口服雌激素第11日开始加用孕激素(醋酸甲羟孕酮10 mg,qd,连服10 d)。连续3个周期为1个疗程。停药后未建立正常月经周期者,重复使用上述方法;② 雌、孕激素联合疗法:适用于育龄期宫血内源性雌激素水平较高者及绝经过渡期宫血。撤药性出血第5天开始口服孕激素(醋酸甲羟孕酮10 mg,qd,连服21 d,7 d为出血期间隔)。连续3个周期为1个疗程。停药后未建立正常月经周期者,重复使用上述方法;③ 手术刮宫治疗。

8.3.2.2 痛经

痛经(dysmenorrhea)是指行经前后或月经期出现下腹部疼痛、坠胀,伴有腰痛和其他不适,症状严重影响生活质量者。痛经可分为原发性和继发性两类,原发性痛经是指生殖器官无器质性疾病的痛经,占痛经的90%以上,继发性痛经是指器质性疾病引起的痛经。本节仅讨论原发性痛经。

1 发病机制 研究表明,原发性痛经的发生主要与月经时子宫内膜前列腺素(prostaglandin,PG)含量增高有关。患者子宫内膜和经血中$PGF_{2\alpha}$和PGE_2含量较正常女性明显升高;其中$PGF_{2\alpha}$含量增高是造成痛经的主要原因。$PGF_{2\alpha}$高含量可引起子宫平滑肌过强收缩,血管痉挛,造成子宫缺血、乏氧状态而出现痛经。此外,原发性痛经还受精神、神经因素的影响,疼痛主观感受也与个体痛阈有关。增多的PG还进入血液循环,引起心血管和消化道等症状。无排卵的增生期子宫内膜因无孕酮刺激,所含PG很低,故通常不发生痛经。

2 临床表现 主要特点表现为:① 痛经在青春期多见,常在初潮后1~2年内发病;② 疼痛多自月经来潮后开始,最早出现在经前12 h,以行经第1日最为疼痛,持续2~3 d后缓解;疼痛常呈痉挛性,常位于下腹部耻骨上,可放射至腰骶部和大腿内侧;③ 可伴有恶心、呕吐、腹泻、头晕、乏力等症状,严重时面色苍白、出冷汗;④ 妇科检查无异常发现。

3 治疗 月经时轻度不适是正常的生理反应,消除紧张和顾虑具有缓解效果。疼痛不能忍受时,可选择布洛芬(200~400 mg,tid或qid),或酮洛芬(50 mg,tid),或甲氯酚那酸、双氯酚酸、甲酚那酸、萘普生等抑制前列腺素合成酶药物治疗,有效率可达80%。也可口服避孕药抑制排卵减少前列腺素含量(适用于要求避孕的痛经女性,有效率达90%以上)。

8.3.2.3 经前期综合征

经前期综合征(premenstrual syndrome)是指反复在黄体期内出现周期性以躯体、精神症状为特征的综合征。月经来潮后,症状自然消失。其病因目前尚未定论,可能与社会精神因素(如紧张、焦虑)、卵巢激素失调(黄体后期雌、孕激素撤退因素)、神经递质异常(脑内阿片肽水平降低)等有关。

1 临床表现 多见于25~45岁女性,症状出现于月经前1~2周,月经来潮后症状迅速减退或消失。主要症状有头痛、背痛、乳房胀痛、腹部胀满、便秘、肢体浮肿、体重增加、运动协调功能减退等躯体症状;以及易怒、焦虑、抑郁、情绪不稳定、疲乏和饮食、睡眠、性欲等改变。行为上表现为注意力不集中、工作效率低、记忆力减退、神经质、易激动等。临床特点是周期性反复出现。

2 治疗与预防保健 患者精神放松,保持合理的饮食营养、适当的身体运动,戒烟,限制钠盐和咖啡摄入,有助于减轻症状。

有明显焦虑者,可选用阿普唑仑(月经前用药、0.25 mg,bid,用至月经来潮第 2～3 天)治疗。有明显抑郁者,选用氟西汀(20 mg,qd,黄体期用药)改善精神症状。或选用螺内酯(20～40 mg,bid 或 tid,减轻水钠潴留),或口服维生素 B_6(10～20 mg,tid)等可改善症状。此外,口服避孕药也能改善症状。

8.3.2.4　绝经(更年期)综合征

绝经综合征是指女性绝经前后出现的性激素波动或减少所致的一系列躯体及精神心理症状。绝经可分为自然绝经和人工绝经,自然绝经是指卵巢内卵泡生理性耗竭所致的绝经,人工绝经是指手术切除两侧卵巢或放射治疗所致的绝经。人工绝经更容易发生绝经综合征。

1　临床表现　近期症状主要有:① 月经紊乱,是绝经综合征最常见的症状,由于无排卵,表现为月经不规则、经期持续时间长及经量减少或增多;② 血管舒缩症状,主要表现为潮热,是雌激素水平下降的特征性表现。特点是反复出现短暂的面部、颈部、胸部皮肤阵阵发热,伴有轰热继之出汗,每次持续 1～3 min;可持续 1～2 年或更长;③ 自主神经失调症状,常见有心悸、眩晕、头痛、失眠、耳鸣等;④ 精神神经症状,表现为注意力不集中,情绪波动大,激动易怒、焦虑不安、情绪低落或抑郁、不能自我控制等。

远期症状主要有:① 泌尿生殖道症状,主要表现为阴道干燥、性交困难,反复阴道感染,排尿困难、尿痛、尿急等反复发生的尿路感染;② 50％以上的女性会发生绝经后骨质疏松症,通常在绝经 5～10 年内出现,椎体最常发生;③ 易发老年性痴呆症及动脉粥样硬化等心血管疾病。

2　治疗　本征的治疗目的是缓解近期症状,早期发现和预防骨质疏松、动脉粥样硬化等老年性疾病发生。

处于绝经过渡期的女性应保持良好的精神心理状态,精神神经症状严重者应进行心理治疗。必要时可选用适量的镇静药物(如艾司唑仑)帮助睡眠,选用谷维素调节自主神经功能等。坚持体育锻炼,增加日晒量,摄入足量的蛋白质及含钙丰富的食物,并补充适量的维生素 D,以预防骨质疏松。

可采用以雌激素为主,孕激素为辅的性激素治疗,以缓解绝经症状并预防骨质疏松;也可选用非激素类药物如盐酸帕罗西汀(20 mg,qd)改善血管舒缩及精神神经症状。

8.3.3　男性生殖系统疾病

8.3.3.1　前列腺炎

前列腺炎(prostatitis)大多由尿路上行感染所致(病原体与尿路感染基本一致),为男性生殖器感染的常见病。统计资料显示,20 岁以上男性,31％～40％患有慢性前列腺炎;泌尿科门诊疾病的 1/4 为前列腺炎。本病多为潜在慢性炎症,病程长且迁延不愈,急性前列腺炎少见。

临床分型:① 急性细菌性前列腺炎(Ⅰ型);② 慢性细菌性前列腺炎(Ⅱ型);③ 慢性非细菌性前列腺炎(Ⅲ型,慢性骨盆疼痛综合征);④ 无症状性炎症性前列腺炎(Ⅳ型)。

1　临床表现　急性者表现明显,具有尿频、尿急、尿痛或尿道灼热(疼痛可放射至阴茎头)、尿不净等膀胱刺激症状;晨起尿道口可有黏液性或脓性分泌物;部分患者可出现排尿困难,腹部、会阴部或直肠内出现放射性疼痛。尿液镜检可见较多红细胞或(和)脓细胞,三杯试验阳性;直肠指诊前列腺呈饱满、增大、质地柔软、有轻度压痛。

慢性病症状表现多样,或无明显症状,主要综合多种检查明确诊断。直肠指检前列腺压痛、增生肥大。前列腺液检查(EPS)脓、白细胞>10 个/HP(高倍镜)、卵磷脂小体降低、细菌培养(＋)。

2　治疗与预防保健　急性前列腺炎患者应保持休息,大量饮水,禁忌饮酒和食用刺激性食物。应用抗菌消炎药物如左氧氟沙星、莫西沙星等抗炎(参见泌尿系统/泌尿系感染),及对症治疗,通常疗效明显。

慢性前列腺炎患者单一方法疗效差,主要是综合治疗,及时治疗原发疾病以除去病因,同时进行精神和心理治疗。祖国医学中清利湿热、清热通淋法有一定疗效。

患者每日应饮用足量的水分,禁饮烈酒,避免食用辛辣肥甘的食物、咖啡、柑橘、橘汁等,多食新鲜水果、蔬菜、粗粮及大豆制品有助于预防或减缓本症发生。

8.3.3.2　良性前列腺增生

良性前列腺增生症(benign prostatic hyperplasia,BPH)是老年男性的常见疾病,亦为男性泌尿生殖系较常见的疾病之一。其发病率与年龄有关,国外调查显示,50、60、70、80 岁男性 BPH 发病率分别为 40％、60％、70％、90％,国内 BPH 统计显示,40～49、50～59、60～69、>70 岁发病率分别为 9.5％、23.2％、40.8％、64.8％,城市居民发病率高于农村。

1　病因与发病机制　BPH 病因及发病机制目前尚完全不清楚,相关研究已成为热门课题。尽管各家见解不尽相同,但以双氢睾酮(DHT)学说、间质-上皮相互作用学说(揭示雄激素发挥作用的细胞机制)、生长因子和细胞凋亡及其基因调控的理论(揭示雄激素调控细胞生长,增殖与死亡平衡的分子机制)等被大多数学者接受。这些理论的基本观点是:老龄和有功能的睾丸是发病的基础,两者缺一不可;上皮和间(基)质的相互影响,各种生长因子的作用,随着年龄增长睾丸、DHT以及雌激素的改变和失去平衡是BPH重要病因。增生后的影响可分为三个阶段:① 由于机械性梗阻或(和)膀胱肌 α 受体分布异常、肌张力升高,造成出口梗阻而导致排尿困难。② 膀胱功能异常,其梗阻和刺激症状加重。表现为逼尿肌肥厚,膀胱顺应性降低(容量小、膀胱内压升高)或膀胱顺应性增高(容量大、内压低、残余尿增多)。③ 膀胱功能代偿失调,小梁和憩室形成,双侧上尿路积水和肾功能损害。

2 临床表现 男性,一般>50岁有症状,病程长、发展缓慢。症状取决于梗阻程度、发展速度及是否有并发症。增生而未引起明显梗阻,可无明显症状;梗阻后表现为排尿困难和慢性肾功能不全(晚期)。

早期症状为尿频,夜间为甚。主要和常见症状为进行性排尿困难表现,轻度增生者表现为排尿迟缓、时间延长、断续、尿后滴沥;重度增生者排尿费力、射程缩短、尿线细而无力,直至滴沥状。如严重达一定程度,可出现残余尿,尿潴留(急、慢性),充溢性尿失禁等症状。

并发或伴随疾病相关表现包括:① 膀胱刺激症;② 肾积水、肾功不全病象;③ 腹外疝、脱肛或内痔等。

肛门指检可初步估计增生程度(传统分为Ⅰ、Ⅱ、Ⅲ度)、病变性质及梗阻程度。

3 治疗 梗阻轻或不能耐受手术者,采取非手术疗法或姑息性的手术治疗;梗阻重且能耐受手术者,应考虑及早手术治疗。治疗时必须同时考虑梗阻程度和全身情况。

有人建议药物治疗为首选第一线治疗方法。主要药物有三大类。

1)α-受体阻滞剂,如阿夫唑嗪(桑塔)、特拉唑嗪(高特灵)、坦索罗辛(哈乐)等,针对平滑肌张力性梗阻,减轻膀胱出口阻力,改善梗阻症状的对症治疗。

2)抗雄激素药物,如5α-还原酶抑制剂(如保列治,MK906)可使前列腺体积缩小,改善尿流率,阻止前列腺进一步增生。

3)植物药,种类繁多,疗效不确切。其功用在于抗炎消肿,抗增生作用。以舍尼通(前列泰)为代表正广泛用于临床。

高龄、高危患者可采用激光治疗;经尿道气囊高压扩张术治疗;体外高强度聚焦超声治疗;前列腺记忆合金支架疗法(钛或镍钛记忆合金支架)。

如出现以下情况,且无手术禁忌证,应考虑手术干预治疗:症状恶化,梗阻加重;反复发作尿路感染;持续性血尿;膀胱顺应性差,残余尿>100 ml;膀胱结石、肿瘤、尿潴留(急性发作);肾功能进行性损害等。

如出现急性尿潴留可进行导尿(或留置)或耻骨上膀胱穿刺(应急);膀胱造瘘。

8.3.4　不孕不育与异位妊娠

有正常性生活,未经避孕1年未妊娠者,称不孕症(infertility)。未避孕而从未妊娠者称原发性不孕;曾有过妊娠而后未避孕连续1年不孕者,称继发性不孕。不孕发生率因国家、民族、地区不同而有很大差异。资料显示,国内育龄男女中不能生育者占7%～10%;中国台湾约1/7的夫妇由于某种因素不能生育或在怀孕生育上存在极大困难;美国约有8%的夫妇不能生育。不孕原因可能在女方、男方或男女双方。其中女方因素约占40%,男方因素占30%～40%,男女双方因素占10%～20%。也有资料显示,由男因素引起的不孕比例超过女方因素引起的不孕。反复流产和异位妊娠未获得活胎,目前也列为不孕不育范围。

8.3.4.1　女性不孕

1 女性不孕的原因 女性不孕的原因以排卵障碍和输卵管因素居多。

(1)不排卵

占女性不孕的25%～35%。导致不排卵的主要原因有:① 卵巢病变,如先天性卵巢发育不全,卵巢功能早衰,卵巢功能性肿瘤,卵巢子宫异位囊肿,卵巢不敏感综合征等;② 下丘脑-垂体-性腺轴功能紊乱,引起无排卵性月经,闭经等;③ 全身性疾病,如重度营养不良,甲状腺功能亢进等,均影响卵巢功能导致不排卵。

(2)输卵管因素

输卵管因素引起的不孕症女性约占不孕妇女总数的50%。输卵管具有运送精子、摄取卵子及把受精卵运送到子宫腔的作用。任何因素影响输卵管这些功能时,均可导致不孕,如各种输卵管炎引起的输卵管阻塞或通而不畅、子宫内膜异位、输卵管发育不全、输卵管损伤等。

（3）子宫因素

子宫先天畸形、子宫黏膜下肌瘤均可造成不孕或孕后流产。子宫内膜炎、内膜结核、内膜息肉、宫腔粘连或子宫内膜分泌反应不良等,均可影响受精卵着床而导致不孕。多次人工流产导致子宫内膜功能受损,也可能导致不孕。

（4）宫颈因素

宫颈黏液量和性状与精子能否进入子宫腔关系密切。雌激素不足或宫颈管感染时,都会改变宫颈黏液的性质,影响精子活力和精子进入子宫数量。宫颈息肉,宫颈肌瘤等能阻塞宫颈管影响精子穿入;宫颈口狭窄也可造成精子难以进入子宫。

（5）阴道因素

阴道损伤后形成的粘连瘢痕性狭窄或先天性无阴道、阴道横隔、处女膜无孔等都能影响性交,并阻碍精子的进入。严重阴道炎时,大量白细胞消耗精液中的能量物质,降低精子活力,缩短其生存时间,从而影响受孕。

（6）免疫因素

同种免疫（女性体内有抗精子抗体存在,可使精子凝集失活）和自身免疫（自身透明带抗体,屏蔽卵子透明带上的精子受体,或使透明带不能适时消失）均可影响受孕。

2 女性不孕的诊断与治疗　通过男女双方的检查找出不孕的原因是诊断和治疗不孕症的关键。

（1）检查与诊断

病史询问与体格检查。询问内容主要包括：结婚年龄,男方健康状况,是否两地分居,性生活情况,是否采用过避孕措施,月经史,既往史（有无结核病、内分泌疾病等）,家族史（有无精神病、遗传病等）。对继发不孕,应了解以往流产史或分娩经过,有无感染等。体格检查时注意第二性征发育情况,内、外生殖器发育情况,有无畸形,炎症,包块、触痛、泌乳等,并排除甲状腺、垂体、肾上腺皮质等器质性疾病。

女性不孕的特殊检查主要包括以下方面。

1）卵巢功能检查：包括排卵监测和黄体功能检查。常用方法有 B 型超声波检测卵泡发育和排卵,测定基础体温、宫颈黏液检查、黄体期子宫内膜活性检查,以及检查卵巢激素的分泌等情况。

2）输卵管通畅试验：输卵管通液术准确性差、情报价值有限。子宫输卵管造影可明确阻塞部位和子宫输卵管有无畸形,有无子宫黏膜下肌瘤以及子宫内膜或输卵管结核病变;是目前应用最广、诊断价值最高的方法。

3）子宫镜检查：可了解子宫腔内情况,能发现宫腔粘连、黏膜下肌瘤、内膜息肉、子宫畸形等。对找出不孕症的原因有一定实用价值。

4）腹腔镜检查：适于上述检查均正常者。通过腹腔镜可直接观察子宫,输卵管、卵巢有无病变或粘连,并可在直视下确定输卵管是否通畅、子宫内膜状况、异位结节等。约有 20% 患者通过腹腔镜可以发现术前未能诊断的疾病。

（2）治疗

首先应增强体质与增进健康,纠正营养不良和贫血;改掉不良生活方式、戒烟、戒毒、不酗酒;掌握性知识,学会预测排卵期性交（排卵前 2～3 日至排卵后 24 h）;性交频度适中,以增加受孕机会。

治疗器质性疾病。输卵管慢性炎症及阻塞治疗：① 保守治疗,对卵巢功能正常、不孕年限不长、生育愿望不迫切者,可先行保守治疗,口服活血化瘀中药或中药保护灌肠,同时配合超短波、离子透入等物理治疗,以改善局部血液循环,利于炎症消除;② 手术治疗,输卵管阻塞或粘连者,可行输卵管造口术、整形术、吻合术或输卵管子宫移植术等达到输卵管再通目的;③ 局部药物治疗,输卵管内注射地塞米松＋庆大霉素加入生理盐水中注入输卵管内消炎等。

若发现卵巢肿瘤、宫颈口狭窄、阴道横隔、阴道炎症等疾病,应积极进行相应治疗。

诱发排卵。对于由于不排卵而导致不孕者,可采用氯米芬（clomiphene）、尿促性素（HMG）、人绒毛膜促性腺激素（HCG）、黄体生成素（LH）、促性腺素释放激素（RH）、溴隐亭等药物诱发排卵。

8.3.4.2 男性不育

1 男性不育的原因　男性不育的主要原因包括精液异常、精子运送受阻、免疫性不育和内分泌功能障碍等。

（1）精液异常

精液异常包括少精,无精,弱精,精子发育停滞,畸精或精液液化不全等。影响正常精子产生的因素有：① 先天发育异常,如先天隐睾,先天睾丸发育不全等;② 全身慢性消耗性疾病,如长期营养不良,慢性中毒,精神过度紧张等,均可能影响精子产生;③ 局部原因,如睾丸炎,睾丸结核,精索静脉曲张等。

（2）精子运送受阻

附睾及输精管结核造成输精管阻塞,阳痿、早泄、不射精和逆行射精患者不能使精子进入阴道,均可造成男性不育。

（3）免疫因素

男性精液中存在精子自身抗体，精子发生免疫性凝集。

（4）内分泌功能障碍

内分泌功能障碍，如甲状腺功能减退、肾上腺皮质功能亢进、垂体功能减退等均能引起不育。

2　男性不育的诊断与治疗

（1）检查与诊断

对男性检查主要包括：① 询问既往有无慢性病，如腮腺炎、结核等；② 了解性生活情况，有无性交困难；③ 全身检查，是否患有器质性疾病；④ 重点检查外生殖器有无畸形、感染或病变；⑤ 精液检查，是不孕不育夫妇第 1 个必须进行的常规检查。

精液检查：正常精液量为 2～6 ml/次，平均 3～4 ml，pH7.5～7.8，在室温中放置 20～30 min 完全液化，精子数≥6 000 万/ml，精子活动数≥60%，异常精子≤20%，具有生育能力；若精子数量为 2 000 万～6 000 万/ml，生育能力差；精子数量少于 2 000 万/ml 者，生育能力极差；若精子数量少于 500 万/ml，则生育能力接近于零。

（2）治疗

由器质性疾病或全身慢性疾病导致的不育，应积极治疗原发性疾病。生精异常导致精子数量过少的不育，如果生精小管上皮中存在有精原细胞及精细胞，采用药物治疗以促进精子生成，有一定临床效果。

8.3.4.3　辅助生育技术

对于某些不育的夫妇来说，他们往往认为有了孩子生活才有意义，不能生育孩子就好像生活走到了尽头。为了帮助这些不能生育的夫妇实现其为人父母的愿望，人工授精技术、体外受精技术，以及在试管中培育生命的研究工作就先后蓬勃地开展起来。

1　试管婴儿　试管婴儿也称为体外受精-胚胎移植技术（in vitro fertilization and embryo transfer，IVF-ET），是指将人的精子、卵子取出体外，人工模拟体内环境，在试管或培养皿中使卵子在体外受精和卵裂，再将卵裂的受精卵移植到母体的子宫内，然后胚胎在子宫内正常发育并娩出成熟的婴儿。1978 年 7 月 25 日，世界上第一批（3 个）试管婴儿在英国诞生，1988 年中国的第 1 例试管婴儿在北京诞生。由于体外受精技术并不比正常的怀孕的危险更大，收费也不是太高，再加上成功率较高，这项技术为许多不育夫妇带来了福音。

输卵管不孕症、原因不明的不孕症、子宫内膜异位症、男性因素不育症、排卵异常、宫颈因素等，均属于 IVF-ET 的适应证。IVF-ET 的具体技术过程包括药物促进排卵与监测卵泡发育，B超监测下取卵，同时完成精子的采集，精子激活获能和卵子的体外成熟培养，体外受精、受精卵体外培养和受精卵移植等步骤。

2　人工授精　人工授精（artificial insemination，AI）是通过非性交方法将精液注入女性子宫颈口附近或直接注入宫腔内，然后让精子自行向上游动到输卵管与卵子相遇、受精。人工授精的过程主要包括采集精液，对采集的精液进行检查、处理、保存，向女性生殖道注入精液等步骤。

人工授精不仅可以解决男性不育问题，而且可以使某些不宜生育的男性遗传病患者（如血友病、镰刀状贫血等），或既成事实的近亲结婚者通过这种方法得到健康的孩子，达到优生的目的。

人工授精有两种类型，一类是配偶间的人工授精（AIH），另一类是非配偶间的人工授精（AID）。

适合于做 AIH 的情况大体有以下几种：① 精子状况不良：精子数量<2 000 万个/ml，每次射精量<0.3 ml，精子运动率<60%；② 子宫颈异常者；③ 输卵管异常，如一侧输卵管闭锁；④ 子宫位置异常；⑤ 不能正常性交或不能在阴道内射精者。

适合于做 AID 的情况大体有以下几种：① 无精子症、无精液症、精子死灭症，极端的少精子症，经过治疗仍无改善而未见妊娠者；② 丈夫患有严重的遗传病，但又希望成为父母者；③ 因血型不合而出现习惯性流产或不孕症者；④ 由于妻子体液因素导致丈夫精子凝聚、死亡等妨碍夫妻间的性细胞组合者；⑤ 因外伤或其他原因不能射精者。

20 世纪 70 年代，AIH 的成功率为 10%～20%，AID 的成功率约为 50%。虽然这比正常受精的成功率要低很多，但毕竟解决了部分夫妇的生育问题。最近 30 多年来，人工授精技术得到了迅速的发展，其中的重要原因之一就是这项技术非常赚钱。此外，也有人主张通过"天才人物"的精子进行人工授精，从而达到整体提高人类智力水平的目的。但这种想法缺乏科学依据，因为智力的遗传是多基因的，同时又受到周围环境的影响，而每个基因的影响究竟有多大，学者们至今仍然还在争论不休。天才人物的精子并不能将全套基因传递给后代，也不能保证其精子出生的后代优于常人。而且天才人物往往年龄偏大，精子发生突变的概率也很高，这样出生先天性缺陷孩子的可能性也大大提高。按中国国家法规，目前 AID 精子一律由卫生部认定的人类精子库提供和管理。

到了 20 世纪 80 年代,人工授精技术取得了令人瞩目的成就,除了成功率大为提高以外,妇女也可以根据自己的需要,对精液提供者的遗传性状,包括智力因素等进行选择。更为重要的是,医生在实施人工授精技术时,都尽可能的运用最新的遗传知识研究成果,严格审查精液提供者的身体状况、精神健康、遗传因素,尽可能使受孕者得到一个健康的、没有先天缺陷的孩子。由于客观条件的具备和完善,便极大地促进了方便、安全的人工授精技术的应用和发展。目前,人工授精技术已经得到越来越多的不育患者的认可和利用。

8.3.4.4 异位妊娠

受精卵在子宫以外的部位着床称为异位妊娠(ectopic pregnancy),习称宫外孕(extrauterine pregnancy)。按受精卵在宫外体腔植入部位不同可分为输卵管妊娠、卵巢妊娠、腹腔妊娠、阔韧带妊娠、宫颈妊娠等。输卵管妊娠占异位妊娠的 95% 左右,其中壶腹部妊娠约占 78%。本节主要讨论输卵管妊娠。

1 病因与结局 导致宫外孕的主要原因主要有以下方面:① 输卵管炎症(首要病因);② 输卵管手术史(占发病率的 10%～20%);③ 输卵管发育不良或功能异常;④ 辅助生殖技术;⑤ 放置宫内节育器避孕失败;⑥ 盆腔肿物。

由于输卵管官腔小、管壁薄且缺乏黏膜下组织,其肌层远不如子宫肌厚与坚韧,妊娠时不能形成完好的蜕膜,不利于胎儿生长,因而常发生以下两种结局:① 输卵管妊娠破裂,多见于 6 周左右的输卵管峡部妊娠,受精卵着床于输卵管黏膜皱襞间,绒毛侵蚀肌层及浆膜,最后穿破浆膜导致破裂。输卵管肌层血管丰富,短期内可发生大量腹腔内出血,患者表现出休克,剧烈腹痛。孕囊自破裂口排出,被吸收或形成包块或钙化为石胎。② 输卵管妊娠流产,多见于 8～12 周输卵管壶腹部妊娠,受精卵在输卵管黏膜皱襞内植入,因蜕膜形成不完整,致囊胚与管壁分离。如囊胚完全剥离,形成输卵管妊娠完全流产,出血量一般不多;如囊胚剥离不完全,则形成输卵管妊娠不全流产,导致反复出血,形成输卵管血肿或盆腔血肿或腹腔积血。

2 临床症状与体征

(1) 症状

输卵管妊娠的临床表现与受精卵着床部位、有无流产或破裂、出血量多少与时间长短等有关。

典型症状为停经后腹痛及阴道流血。

多数患者有 6～8 周的停经史;部分患者无停经史,这是因为误将异位妊娠时出现的阴道不规则流血认为是月经,或由于月经仅过数日而不认为是停经。

腹痛是输卵管妊娠最主要的症状,妊娠破裂前常表现出一侧下腹隐痛或酸胀感。当妊娠破裂或流产时,突感下腹部撕裂样疼痛,常伴有恶心、呕吐。如血液局限于病变区,主要表现为下腹疼痛;当血液积聚于直肠子宫凹陷时,可出现肛门坠胀感;如血液扩散至全腹,可引起肩胛部放射性疼痛及胸部疼痛。

由于疼痛、腹腔内急性出血,可导致患者晕厥甚至休克。血肿时间较久者腹部可扪及包块。

(2) 体征

一般情况:腹腔内出血多时,患者呈贫血貌,脉快而细弱,血压下降甚至休克。体温一般不高,出血时间长,因腹腔内血液吸收可发热,但不超过 38℃。

腹部检查:一侧下腹可有压痛和反跳痛,腹肌紧张不明显,出血多时可有移动浊音(叩诊)。

盆腔检查:子宫稍大而软,内出血多时子宫有漂浮感;输卵管妊娠未流产或破裂时,在子宫侧方可触及小包块及轻压痛,流产或破裂后,因内出血,有后穹隆饱满及触痛,宫颈举摆痛;因一侧出血,形成血性包块。

3 治疗 异位妊娠的治疗包括期待疗法、药物疗法和手术疗法。

少数患者输卵管妊娠可能发生自然流产或被吸收,症状轻而无需药物或手术治疗,可采用期待疗法。

药物疗法适应于早期异位妊娠,要求保留生育能力的年轻患者。符合以下条件:输卵管妊娠病灶直径不超过 4 cm;输卵管妊娠未破裂或流产;无明显内出血;血 β- HCG<2 000U/L。方法:常用氨甲蝶呤或 5 -氟尿嘧啶全身用药或局部用药化疗,以抑制滋养细胞增生,破坏绒毛,使胚胎组织坏死、脱落、吸收。

手术疗法可分为切除妊娠侧输卵管和输卵管整形术。

(华 萍)

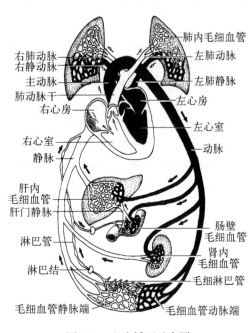

脉管系统是分布于全身各部位密闭的管道系统,包括心血管系统与淋巴系统。心血管系统由心脏、动脉、毛细血管和静脉组成(图 9.1),血液在其中流动。心是推动血液流动的动力,也是连接动脉和静脉的枢纽。淋巴系统由各级淋巴管道、淋巴器官、淋巴组织构成。淋巴管以盲端起始于组织间隙,其通透性比毛细血管大,回收一部分组织液而成为淋巴液,淋巴液沿淋巴管道向心流动,最后汇入静脉。就液体回流而言,淋巴系统的功能是辅助静脉引流组织液。

脉管系统的主要功能是物质的运输,即将消化系统吸收的营养物质和肺吸收的氧运送到全身器官的组织细胞,同时将组织细胞的代谢产物及 CO_2 运送到肾、肺和皮肤,排出体外,以保证机体新陈代谢不断进行;内分泌器官和散在于各处的内分泌组织细胞分泌的激素及生物活性物质也由脉管系统输送,作用于相应的靶器官,以实现机体的体液调节。此外,脉管系统对维持体内环境理化特征的相对稳定及机体防御功能均有重要作用。脉管系统还具有重要的内分泌功能,如心肌细胞可产生和分泌心钠素、肾素、血管紧张素、脑钠素和抗心律失常肽等;心的神经可产生和分泌降钙素基因肽与血管活性肠肽等;血管平滑肌能合成、分泌肾素、血管紧张素等;心内皮细胞合成、分泌内皮素、内皮细胞生长因子等。这些激素和生物活性物质参与体内多种功能的调节。本章主要讨论心血管系统及相关的常见病。

图 9.1　血液循环示意图

9.1　血管

9.1.1　血管的类型与结构

9.1.1.1　血管的类型

血管可分为动脉、毛细血管和静脉。

动脉(artery)是将血液导出心脏的血管,血管壁厚而有弹性,可随心脏的收缩和舒张而搏动,在行程中逐渐分支、变细,最后移行为毛细血管。

静脉(vein)是将血液导回心的血管,由毛细血管汇集而成,在向心回流的过程中逐级汇合、变粗,最后将血液注入右心房。静脉通常比同名的动脉数量多、管壁薄、管腔大、弹性小、容量大。

毛细血管(capillary)是连接动、静脉间的微细血管,分布在全身各处(软骨、角膜、晶状体、毛发、牙釉质、被覆上皮没有毛细血管分布),彼此吻合成网。在代谢旺盛的心、肝、肾等器官分布密度较大,而在代谢速率较低的肌腱、骨等与气体交换器官内分布密度较低。毛细血管数量多、管壁薄、通透性大,管内血流缓慢,是血管与血管外组织液进行物质交换的场所。

9.1.1.2　血管的结构

1　动脉　按血管直径的大小,可将动脉分为大、中、小动脉和微动脉。动脉的管壁结构一般分为内膜、中膜和外膜 3 层,各层的结构随动脉的分支而发生变化,其中以中膜变化最为明显。

大动脉(弹性动脉)是靠近心脏的动脉干,包括主动脉、肺动脉干、颈总动脉、锁骨下动脉、头臂干和髂总动脉等,管壁含大量的弹性纤维(图 9.2)。其内膜由内皮和内皮下层构成,内皮为单层扁平上皮,内皮下层为结缔组织,内含少量的平滑肌纤维。中膜较厚,由 40~70 层弹性膜构成,中间夹有少量的平滑肌、胶原纤维和基质。在病理状态下,中膜内的平滑肌可迁入内膜增生,使内膜增厚,导致动脉硬化。外膜由疏松结缔组织构成,较薄,内有血管壁的营养血管。大动脉在心收缩时管壁扩张,心舒张时管壁弹性膜引起管壁回缩,使血液均匀、持续的向前流动,故又称弹性储器。

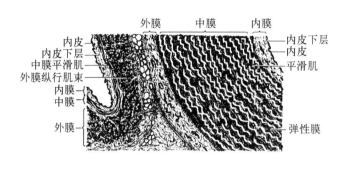

图 9.2　大动脉与大静脉结构

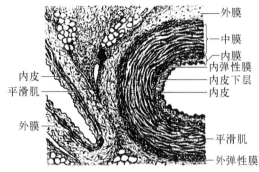

图 9.3　中动脉与中静脉结构

中动脉(肌性动脉)管壁中膜平滑肌非常丰富,包括除大动脉以外的在解剖学上有命名的大多数动脉(图9.3)。其内膜由内皮、内皮下层和内弹性膜构成。内弹性膜是弹性蛋白构成的有孔薄膜,在血管横切面上常呈波浪形,可作为内膜与中膜的分界线。中膜较厚,由 10～40 层环形平滑肌构成,肌纤维间夹有弹性纤维、胶原纤维。相邻的肌纤维之间有缝管连接,能协调中膜平滑肌收缩。外膜为疏松结缔组织,内含营养血管和神经纤维束;靠近中膜处有密集的外弹性膜。

小动脉是指管径在 0.3～1.0 mm 的动脉,属肌性动脉,结构类似于中动脉。

管径小于 0.3 mm 的动脉属微动脉范畴,管壁内膜无弹性膜,中膜有 1～2 层平滑肌,外膜较薄。

2　静脉　静脉的管壁结构同样包括内膜、中膜和外膜三层(图9.2、图9.3)。与伴行的动脉相比,静脉管腔大、管壁薄、弹性小,三层膜界线不清,血管壁中平滑肌和弹性组织少,结缔组织多。内膜弹性不明显或没有弹性,中膜不发达,外膜则比较厚,无弹性外膜;大静脉外膜中含有较多纵行的平滑肌束。管径在 2 mm 以上的静脉管腔内含有半月形的静脉瓣(图9.4),其根部与内膜相连,彼此相对,游离缘朝向血流方向,表面覆有内皮、中间为含弹性纤维的结缔组织,能防止血液倒流。

管径在 2 mm 以下的静脉称微静脉。

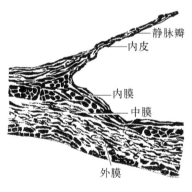

图 9.4　静脉瓣

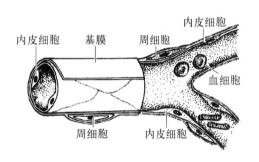

图 9.5　毛细血管结构模式图

3　毛细血管　毛细血管的直径多为 6～8 μm,表面积大、血管壁薄,是血液与组织间物质交换与气体交换的主要场所。毛细血管壁通常由 2～3 个内皮细胞围成,内皮基膜只有基板。内皮与基膜之间散在分布着有表面突起的周细胞(pericyte);当组织受到损伤后,周细胞可分化为平滑肌纤维,参与血管重建(图9.5)。

根据内皮和基膜结构特点,在电子显微镜下可将毛细血管分为连续毛细血管、有孔毛细血管和血窦三类。连续毛细血管有连续的内皮细胞,细胞间有紧密连接,基膜完整,细胞质含有直径 60～80 nm 的吞饮小泡。主要分布在结缔组织、肌组织、胸膜、肺和中枢神经系统等处。有孔毛细血管内皮细胞不含核的地方极薄,有直径60～80 nm 的孔贯穿细胞,小孔由 4～6 nm 厚的隔膜封闭,细胞间有细胞连接,基膜完整。有孔毛细血管通透性较大,主要分布于胃肠黏膜、肾小球血管、内分泌腺等处。血窦即窦状毛细血管,管腔大而不规则,内皮薄而有孔,细胞间隙较大,无紧密连接,基膜不完整或缺乏;窦壁和窦腔中常含有巨噬细胞。血窦主要分布于肝、脾、骨骼肌与某些内分泌腺中。

9.1.2　血液循环途径

血液由心射出,经动脉、毛细血管、静脉回心,这一过程称血液循环。根据循环途径不同,可分为体循环和肺循环(图9.1),两个循环同时进行,彼此相通。

肺循环(pulmonary circulation)起于右心室,经肺动脉干及其分支达到肺泡毛细血管,在此进行气体交换,再由肺静脉进入左心房。肺循环的特点是流程短,血液只经过肺,主要功能是吸收肺泡中的 O_2 提高血氧浓度和排出 CO_2。

体循环(systemic circulation)起于左心室,经主动脉各级分支及全身毛细血管到达周围组织,血液在毛细血管与组织、细胞进行物质和气体交换,再经各级静脉汇入下、上腔静脉及冠状窦返回右心房。体循环特点是流程长、流经范围广,主要功能是将 O_2 含量高和营养丰富的血液运送到各组织、器官,营养全身各器官、组织、细胞,并将代谢产物和 CO_2 带回心。

9.1.2.1　肺循环的动脉与静脉

肺动脉干起自右心室,为一粗短动脉干;在升主动脉前方向左后上方斜行,至主动脉弓下方分左、右肺动脉;左肺动脉较短,在左支气管前方横行,分2支进入肺上、下叶;右肺动脉较长而粗,经升主动脉和上腔静脉后方向右横行,至右肺门处分3支分别进入上、中、下肺叶。肺动脉内流动着 O_2 含量较低的血液。

肺静脉每侧2条,分别称左肺上、下静脉和右肺上、下静脉;起自肺泡周围毛细血管网,自肺门出肺后合成肺静脉,注入左心房。肺静脉内流动着 O_2 含量高的血液。

9.1.2.2　体循环的动脉与静脉

1　体循环动脉　体循环的动脉分布于全身,其行程、分支和分布遵循一定的规律。进器官前的一段动脉,称器官外段,进入器官后的一段,称器官内段。器官外段的分布规律是:① 左、右对称地分布于头颈、躯干和四肢;② 常与静脉、神经伴行于身体屈侧和比较隐蔽安全的地方;③ 常以最短的距离到达分布的器官;④ 口径、分支数取决于所分布器官的功能活动;⑤ 在躯干保持节段性分布。器官内段的分布规律是:① 实质性器官从门进入,呈辐射状分布;② 空腔性器官可以横行或纵行方式进入器官(图9.6)。

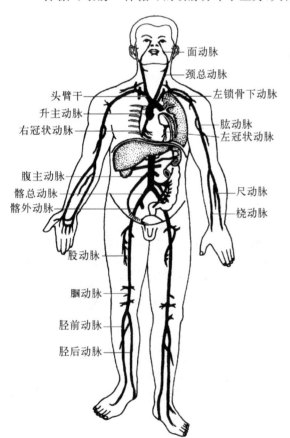

图9.6　全身动脉分布

主动脉是体循环的动脉主干。主动脉(aorta)粗而长,发自左心室,先向上行继而弓状弯向左后方,再沿脊柱下行,穿过膈的主动脉裂孔入腹腔,至第4腰椎体下缘处分为左、右髂总动脉。依其行程主动脉以胸骨角平面分为3段,升主动脉、主动脉弓和降主动脉;降主动脉又以膈为界分为胸主动脉和腹主动脉。

升主动脉在上腔静脉左侧向右前上行,至第2胸肋关节高度移行为主动脉弓;升主动脉发出左、右冠状动脉分布于心。

主动脉弓续升主动脉,是主动脉向左后方呈弓形弯曲的部分,跨左肺根,于第4胸椎体下缘左侧移行为胸主动脉。主动脉弓凸侧向上发出3大分支,从右向左依次为头臂干(又分支为右颈总动脉和右锁骨下动脉)、左颈总动脉和左锁骨下动脉。主动脉弓的分支主要分布在头颈部和上肢。主动脉弓壁外膜下有丰富的游离神经末梢,通过感受主动脉压力变化来调节血压;主动脉弓下还有2～3个粟粒样大小的主动脉小球,能感受血液中 CO_2 变化,反射性地调节呼吸运动。

颈总动脉左侧发自主动脉弓,右侧起自头臂干,经胸锁关节后方沿食管、气管和喉的外侧上行至甲状软骨上缘高度,分为颈内动脉和颈外动脉。颈动脉叉处有两个重要结构,颈动脉窦和颈动脉小球。颈动脉窦是颈总动脉末端与颈内动脉起始部的膨大部分,窦壁含有丰富的游离神经末梢,为压力感受器;当血压升高时,刺激此处可反射性地引起心跳减慢。颈动脉小球借结缔组织连于颈动脉叉后方,为化学感受器,可感受血液中 O_2 和 CO_2 分压变化及 H^+ 浓度变化,反射性地调节呼吸运动。

图中标注：面动脉、颈总动脉、左锁骨下动脉、头臂干、升主动脉、右冠状动脉、肱动脉、左冠状动脉、腹主动脉、髂总动脉、髂外动脉、尺动脉、桡动脉、股动脉、腘动脉、胫前动脉、胫后动脉胸主动脉为主动脉弓的延续,其分支有壁支(肋间后动脉、肋下动脉、膈上动脉)和脏支(支气管支、食管支、心包支,为分布于同名器官的细小分支)。

腹主动脉是腹部的动脉主干,其分支也有壁支和脏支。壁支主要有腰动脉、膈下动脉、骶正中动脉;脏支包括成对脏支(肾上腺中动脉、肾动脉、睾丸动脉或卵巢动脉)和不成对脏支(腹腔干、肠系膜上动脉、肠系膜下动脉)两种。腹主动脉在腹腔内沿脊柱左前方下降,至第4腰椎体下缘处分为左、右髂总动脉,每侧髂总动脉在髂关节处又分支成髂内、外动脉。

2 体循环静脉 静脉与动脉在结构与配布上有许多相似之处,但两者功能不同,静脉有其自身的特点:① 静脉分深静脉和浅静脉两种,浅静脉位于皮下浅筋膜内,称皮下静脉,不与动脉伴行;深静脉位于深筋膜深面或体腔内,多与同名动脉伴行;收集血液范围多与伴行动脉分布区大体一致;② 静脉间的吻合丰富,当某一静脉发生阻塞时,其吻合便成为血液回流的重要途径;浅静脉吻合成网,深静脉吻合成丛;③ 有静脉瓣,受重力影响越大的部位(如下肢)静脉窦越多;④ 存在一些结构特殊的静脉,如硬脑膜窦、板障静脉等。

体循环的静脉分为心静脉系、上腔静脉系和下腔静脉系。上腔静脉系由上腔静脉及其属支组成,收集头、颈、上肢、部分胸腔器官、胸壁和脐以上腹前外侧壁的静脉血。下腔静脉系由下腔静脉及其属支组成,收集下半身的静脉血;其中肝静脉系收集腹腔不成对脏器(肝除外)的静脉血。

9.1.3 血管吻合及其功能意义

人体内的血管除经动脉—毛细血管—静脉相连通外,动脉与动脉之间、静脉与静脉之间,甚至动脉与静脉之间,可借血管支(吻合支或交通支)彼此连接,形成血管吻合(vascular anastomosis)。

9.1.3.1 动脉间的吻合

人体内许多部位或器官(如脑底)的两动脉之间可借交通支相连。在经常活动或受压迫的部位,其邻近的多条动脉分支常互相吻合成动脉网,如关节动脉网。在时常改变形态的器官,两动脉末端或其分支可直接吻合成动脉弓,如掌动脉弓、掌动脉浅弓、胃小弯动脉弓、肠动脉弓等。这些吻合都有缩短循环时间和调节血流量的作用。在肾内还存在一种特殊形式的动脉吻合(动脉怪网),不同于一般的动脉、毛细血管和静脉的连接顺序,而是小动脉、动脉毛细血管,再汇合成小动脉,网内都是动脉血,功能尚不明确。

体内少数器官内的动脉与相邻动脉之间无吻合,这种动脉称为终动脉,终动脉的阻断可导致其供血区域的组织缺血甚至坏死。视网膜动脉被认为是典型的终动脉。如某一动脉虽与邻近动脉有吻合,但该动脉被阻断后,邻近动脉不足以代偿其血液供应,这种动脉称功能性终动脉,如脑、肾、脾内的一些动脉分支。

9.1.3.2 静脉间的吻合

静脉间的吻合远比动脉丰富,除具有和动脉相似的吻合形式以外,常在脏器周围或脏器壁内形成静脉丛,以保证脏器扩大或腔壁受压时的血流通畅。在肝内可见静脉怪网,连接形式是小静脉、毛细血管、小静脉。

9.1.3.3 动静脉吻合

在体内许多部位,如指尖、趾端、唇、鼻、外耳皮肤、消化道黏膜、肾窦、肾皮质、肾被膜、甲状腺和生殖勃起组织(海绵体)等处,小动脉和小静脉之间可借血管支直接相连,形成小动静脉吻合。这种吻合具有缩短循环途径、调节局部血流量和体温的作用。新生儿动静脉吻合尚未发育完善,数量较少;老年人动静脉吻合大多数萎缩或硬化,故调节体温能力差。

9.1.3.4 侧支吻合

有些血管主干在行程中发出与其平行的侧副管(collateral vessel)。不同高度的侧副管彼此吻合形成侧支吻合。正常状态下,侧支副管比较细小,但当主干阻塞时,侧副支逐渐增粗,血流可经扩大的侧支达到阻断以下的血管主干,使受阻区域的血液循环得到不同程度的代偿恢复。这种通过侧支建立的循环称为侧支循环,侧支循环显示出血管的适应能力和可塑性,对保证器官在病理状态下的血液供应具有重要意义。

9.2 心

心(heart)为中空性器官,主要由心肌组成;是连接动、静脉的枢纽和推动血液循环的动力机,并具有重要的内分泌功能。心的大小、形态、位置随生理功能、年龄、体型、性别、健康状况不同而有所差异。

9.2.1　心的位置与外形

9.2.1.1　心的位置

心位于中纵隔内,2/3在身体正中面左侧,1/3在右侧(图9.7);上连出入心的大血管,下与膈相邻;两侧借纵隔胸膜与肺相邻;后方平对第5～8胸椎;前方与胸骨体和第2～6肋软骨相邻。心大部分被肺和胸膜所覆盖,仅在左肺心切迹内侧部分与胸骨体下部左半及左侧第4、5肋软骨相邻。因此,临床上常在胸骨左缘第4肋间隙进行心内注射,以避免损伤肺和胸膜。

心脏在胸前壁的体表投影位置可以用4个点及其连线来表示。① 左上点在左侧第2肋软骨下缘,距离心胸骨左侧缘1.2 cm;② 右上点位于右侧第3肋软骨上缘,距胸骨右缘约1 cm;③ 右下点在右侧第6胸肋关节处;④ 左下点在左侧第5肋间隙、锁骨中线内侧1～2 cm处。顺序连上以上4个点就是心脏在胸前壁的体表投影。了解此投影对临床诊断具有重要实用意义。

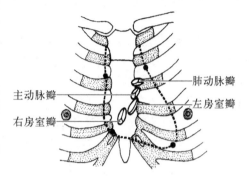

图9.7　心的位置与体表投影

9.2.1.2　心脏的外形

成人心呈倒置的圆锥体形,一般略大于自身的拳头;长轴斜行,与身体正中线呈45°角;分1尖,前、下2面,左、右、下3缘;表面有4条沟(图9.8)。

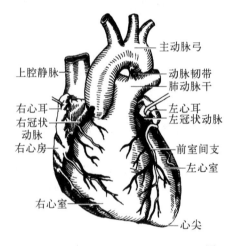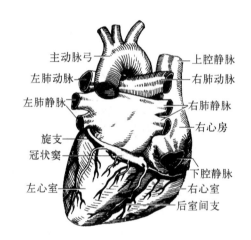

图9.8　心脏外形与血管

心尖圆钝,由左心室构成,朝向左前下方,与左胸前壁接近,在此处可看见或扪及心尖搏动。心底朝向右后方,大部分由左心房、小部分由右心房构成。上、下腔静脉分别从上、下方注入右心房,左、右两对肺静脉分别从两侧注入左心房。心前面(又称胸肋面)朝向前上方,3/4由右心室和右心房构成,1/4由左心室构成。隔面(又称下面或后壁)与膈相邻,近似水平位,朝向后下方,2/3由左心室、1/3由右心室构成。心下缘尖锐,近水平位,由右心室和心尖构成;心右缘垂直而圆钝,由右心房构成;心左缘圆钝,大部分由左心室构成,上方的小部分由左心耳构成。

冠状沟在心表面几乎成环形,是心房和心室在心表面的分界标志,近于冠状位,前方被肺动脉干中断。在心室的胸肋面和膈面各有一条从冠状沟走向心尖右侧的小沟,分别称为前、后室间沟,作为左、右心室的分界标志,它们在心尖右侧汇合而成的凹陷,称为心尖切迹。在心底,右上、下静脉与右心房交界处的浅沟,称房间沟。上述各沟内都有血管经过和结缔组织填充。

9.2.1.3　心内腔形态

心的内腔包括左、右心房和左、右心室。

1　右心房与右心室　右心房(right atrium)壁厚约2 mm,位于心的右上部(图9.9),前部有突向前上方的右心耳,内面有梳状排列的梳状肌。右心房有3个入口,上、下方分别为上、下腔静脉口,分别导入从身体上半身和下半身回流的静脉血。下腔静脉口与右心室口间有冠状窦口,心壁血液主要经此口回流右心房。右心房的出口是位于左前下方的右房室口,通向右心室。右心房的后内侧壁为房间隔,间隔的下部有一浅窝,称卵圆窝,是胎儿时期卵圆孔闭合后遗留的痕迹,房间隔缺损多发生在卵圆窝处。

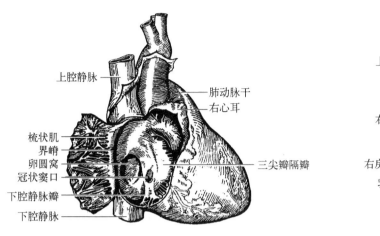
图 9.9　右心房(右前面)

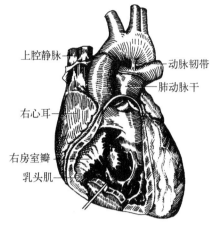
图 9.10　右心室(前面)

　　右心室(right ventricle)位于右心房左前下方,呈尖端向下的锥形体,室腔可分为流入道和流出道(图 9.10)。流入道从右房室口到室尖,壁较厚,右房室口的周缘有三片略呈三角形的瓣膜,称右房室瓣(三尖瓣)。瓣膜的基底附于右房室口周围的纤维环,尖端向下突入右心室。流入道的内壁有许多肌性隆起,其中 3～4 处呈锥形隆起突入室腔,称乳头肌。每个乳头肌的尖端都有数条腱索,分别联于三片瓣膜的游离缘及心室内面。当心室收缩时,血液推动右房室瓣使其相互对合封闭房室口;由于乳头肌的收缩,通过腱索牵制瓣膜,使瓣膜恰好对紧而不至于反入右心房,从而阻止血液返流入右心房。流出道较短,位于右心室左上部,内壁光滑,形似倒置的漏斗,称动脉圆锥,上端有肺动脉口通往肺动脉干。肺动脉口周缘有 3 个彼此相连的半环形纤维环(肺动脉环),环上附有 3 个袋口向上、呈半月形的肺动脉瓣。当右心室收缩时,血液冲开肺动脉瓣进入肺动脉干;右心室舒张时,3 个袋状瓣膜被倒流的血液充盈而关闭,防止血液倒流回心室。

　　2　左心房与左心室　　左心房(left atrium)构成心底的大部,向右前方突出的部分称左心耳,与二尖瓣邻近,为心外科手术常用的入路之一。左心房后部较大,腔面光滑,有 5 个开口,即后方两侧左肺上、下静脉和右肺上、下静脉开口,前下方是通往左心室的左房室口(图 9.11)。

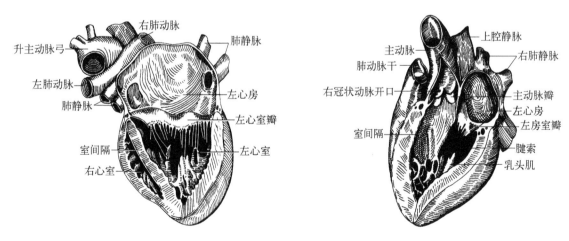
图 9.11　左心房与左心室

　　左心室(left ventricle)呈锥体形,壁厚 9～12 mm,为右心室的 3 倍(图 9.11);左心室腔也分为流入道和流出道。流入道位于室腔后外侧部,入口即左房室口,口周缘有两片三角形瓣膜,称二尖瓣(左房室瓣),二尖瓣基底部附着在左房室口周缘,游离缘及心室面借腱索与乳头肌相连。流出道位于室腔前内侧部,腔面光滑,出口为主动脉口(位于左房室口前内侧),周缘有 3 个袋口向上的、呈半月形的主动脉瓣,分别排列在主动脉的左、右、后方,形态和功能与肺动脉瓣相同。与每个主动脉瓣相对应的主动脉血管壁向外膨出,形成左、右、后主动脉窦,在左、右窦内分别有左、右冠状动脉开口。分隔左右心室的间隔主要是心肌,但在接近心房处有一缺乏心肌的卵圆形区域,称膜部,是室间隔缺损的常见部位。

9.2.2　心壁结构

心壁主要由心肌组成,从内到外依次为心内膜、心肌膜与心外膜(图9.12)。

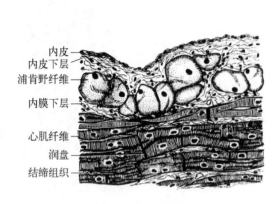

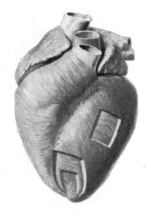

图9.12　心壁结构　　　　　　　　　图9.13　心肌层结构

9.2.2.1　心内膜

心内膜由心内皮、内皮下层、心内膜下层构成。内皮覆盖于心腔面,与血管内皮相延续,表面光滑,有利于血液流动。内皮下层由结缔组织构成,内含少量的平滑肌纤维。心内膜下层位于心内皮下层与心肌层之间,为疏松结缔组织。在心室内膜下层含有浦肯野纤维。

9.2.2.2　心肌膜与心外膜

心肌膜最厚,由螺旋状排列的心肌纤维构成,分为内纵、中环、外斜三层(图9.13);肌束之间含有较多的结缔组织和丰富的毛细血管。

心外膜含有丰富的结缔组织,最外层是心包的脏层,为浆膜。

9.2.2.3　心传导系

心传导系由特殊分化的心肌纤维组成,位于心壁内。包括窦房结、房室结、房室束及其分支,主要功能是产生和传导冲动,控制心的节律性活动(图9.14)。窦房结(sinuatrial node)是心的正常起搏点,呈长椭圆形,位于上腔静脉与右心房交界的心外膜深面。房室结(atrioventricular node)呈扁椭圆形,位于冠状窦口与右房室口之间的心内膜深面,其前端发出房室束。房室束(atrioventricular bundle)由房室结前端向前行至室间隔肌部上缘分成左、右束支,分别分布于左、右心室;左、右束支在心内膜深面交织成心内膜下的浦肯野纤维网。

传导系的细胞可分为三种,起搏细胞位于窦房结、房室结中心,是心肌兴奋的起搏点;移行细胞起传导冲动作用,介于起搏细胞和心肌纤维之间;浦肯野纤维(束细胞)能将冲动快速传导至各部心肌,产生同步收缩。

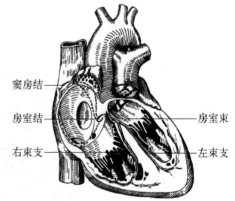

图9.14　心传导系

9.2.2.4　心的血管

心的动脉主要来自于左、右冠状动脉(coronary artery),静脉血绝大部分经冠状窦回流到右心房(图9.8)。

9.2.2.5　心包

心包(pericardium)为圆锥形纤维浆膜囊,包裹心和出入心的大血管根部,分内、外两层,外层称纤维心包,为坚韧的纤维结缔组织囊,上方与大血管的外膜相续,下方与膈中心腱相接。内层称浆膜心包,分为脏、壁两层,脏层即心外膜,包裹于心肌面;壁层贴衬于纤维心包内面,在大血管根部移行为脏层;两层间的间隙有少量浆液,起润滑作用。心包的作用主要是减少心脏搏动时的摩擦;防止心过度扩张并使心固定于正常位置;作为屏障防止感染蔓延至心。

9.2.3　心与血管的年龄变化

随着年龄的增长,心与血管也逐渐老化。心壁内弹性纤维和胶原纤维增加,心肌细胞相应减少,心肌内脂褐素增加;可见淀粉样性变和嗜碱性糖原;还可见心肌润盘增多。中年期以后,血管壁胶原纤维、弹性纤维、蛋白聚糖等逐渐增多,平滑肌和水分逐渐减少,导致血管壁弹性降低、硬度逐渐增大。进入老年期后,以上变化更加明显,血管壁增厚,血管内膜出现钙化现象和脂质沉积。这些变化在弹性动脉表现更为突出,且以主动脉、冠状动脉、基底动脉等变化出现较早、较明显。老年期出现的病理性动脉硬化表现也是如此,因此,老年人病理性动脉硬化的表现与生理性血管衰老表现常常难以区分,只有当血管壁变化程度超过同龄人的变化范围时,才认为是病理性改变。

9.3 心血管系统常见疾病防治与保健

9.3.1 肥胖症

肥胖症(obesity)指体内脂肪堆积过多和/或分布异常、体重增加,是包括遗传和环境因素在内的多种因素相互作用所引起的慢性代谢性疾病。超重和肥胖在一些发达国家和地区的人群中已经达到流行程度。国内肥胖患病率也正在迅速攀升,我国成人超重率为 22.8%,肥胖率为 7.1%,估计患病人数分别是 2 亿和 0.6 亿。肥胖症作为综合性代谢疾病(MS,指心脑血管多种代谢危险因素与代谢异常相关的心脑血管疾病危险因素在个体内的集结状态,全球总体患病率为 25%)组分之一,与多种疾病如血脂异常、2 型糖尿病、高血压、冠心病、脑卒中等密切相关。肥胖症及其相关疾病可损害患者身心健康,使生活质量降低,预期寿命缩短,现已成为世界性健康问题之一。为预防和控制肥胖疾病发生与发展,我国卫生部疾病控制司于 2003 年制定了《中国成人超重和肥胖症预防控制指南(试用)》。由于肥胖能导致高血压、高脂血症、动脉硬化等多种心脑血管疾病,故列于此节进行讨论。

9.3.1.1 病因和发病机制

体内存在一套精细的监测与调节系统来维持体重的稳定,称为体重调定点。由于体重调定点的存在,短期内体重增加或减少将自动代偿,体重倾向于恢复到调定点水平。机体的体重受到神经系统和内分泌系统的双重调节,最终影响能量摄入和消耗的效应器官而发挥作用。中枢神经系统控制饥饿感和食欲、影响能量消耗速度、调节与能量储存有关的激素分泌,在能量内环境稳定和体重调节上发挥重要作用。下丘脑是控制能量代谢的最重要部位。来自内脏的传入神经信号(如胃肠饱胀程度)、激素(如瘦素、胰岛素、各种肠肽等)信号以及代谢产物(如葡萄糖)信号传入下丘脑中枢,经过整合后通过神经-体液传出信号到效应器官,以保持个体近期和长期的能量平衡。

肥胖症是一种异质性疾病,学者们认为是包括遗传因素和环境因素在内的多种因素相互作用的结果。脂肪的积聚总是由于摄入能量超过消耗的能量,即无论多食或消耗减少,或两者兼有,均可引起肥胖,但这一能量平衡紊乱的原因尚未完全阐明。

肥胖症具有家族聚集的倾向,但遗传基础未明,也不能排除共同饮食、生活习惯的影响。某些人的肥胖症以遗传因素在发病上占主要地位,如一些经典的遗传综合征。近年来研究发现,数种单基因(如瘦素基因、瘦素受体基因、激素原转换酶基因、黑皮素基因等)突变可引起人的肥胖。绝大多数人类肥胖症是由于多基因系统与环境系统作用的结果。环境中的因素主要是饮食(如摄食过多、喜甜食、高脂肪饮食等)和体力活动(如坐位生活方式、体育运动少、体力活动不足等)。此外,胎儿期母体营养不良、蛋白质缺乏,或出生时低体重婴儿,在成年期饮食结构发生变化时,也容易产生肥胖症。

遗传因素与环境因素如何引起脂肪积聚尚未明确,较为普遍接受的是 Neel(1962)提出的"节俭基因假说"。节俭基因是指参与"节俭"的各个基因型的组合,它使人们在食物短缺时能有效利用食物能源而生存下来,但在食物供应极其丰富的情况下,却引起(腹型)肥胖和胰岛素抵抗。

脂肪细胞是一种高度分化的细胞,具有储存和释放能量的作用,而且还是一个分泌器官,能分泌数十种脂肪细胞因子、激素和其他调节物质,在机体代谢和维持内环境稳定中发挥重要作用。脂肪组织块的增大可由于脂肪细胞数量增多、体积增大或数量、体积同时增大。

体内脂肪分布有性别差异。男性型脂肪分布主要在内脏和上腹部皮下,称为"腹型"或"中心型"肥胖。女性型脂肪分布主要在下腹部、臀部和股部皮下,称"外周型"肥胖。中心型肥胖发生代谢综合征的危险性更大,而外周型肥胖者减肥更加困难。

长期高热量、高脂肪饮食,体重增加后,即使恢复到正常的饮食,也不能恢复到原来的体重。这是因为持续维持高体重可引起适应,使"体重调定点"不可逆升高。轻度和短期的体重增加是现有脂肪细胞大小增加的结果,当引起脂肪增加的情况去除后,脂肪细胞减少其平均大小而体重恢复到原有水平。重度和持续体重增加可能伴有脂肪细胞数目增加,因此变化是不可逆的。

9.3.1.2　临床表现与诊断标准

肥胖症可见于任何年龄,女性较多见。多有进食过多和/或运动不足病史。常有肥胖家族史。轻度肥胖多无症状。中、重度肥胖可引起气急、关节痛、肌肉酸痛、体力活动减少,以及焦虑、抑郁等。临床上肥胖、血脂异常、脂肪肝、高血压、冠心病、糖耐量异常或糖尿病等疾病常同时发生,并伴有高胰岛素血症,即代谢综合征。肥胖症还可伴随或并发睡眠中阻塞型呼吸暂停、胆囊疾病、高尿酸症和痛风、骨关节病、静脉血栓及生育功能受损等。

肥胖的评估包括测量身体肥胖程度、体脂总量和脂肪分布,其中后者对预测心脑血管疾病危险性更加准确。常用的测量方法有:① 体重指数(BMI):$BMI(kg/m^2)=$体重$(kg)\div$身高(m),是诊断肥胖最重要的标准。② 理想体重(IBW):$IBW(kg)=[$身高$(cm)-100]\times0.9$(男)或0.85(女),可测量肥胖程度,但主要用来计算饮食中热量和各种营养素供应量。③ 腰围或腰/臀比(WHR),反映脂肪分布,是诊断腹部脂肪聚集最重要的临床指标。

目前国内为肥胖的标准尚未统一,2003 年《中国成人超重和肥胖症预防控制指南(试用)》以 BMI≥24 为超重,BMI≥28 为肥胖;男性腰围≥85 cm 和女性腰围≥80 cm 为腹型肥胖。2004 年,中华医学会糖尿病学分会建议将代谢综合征中肥胖标准定为 BMI≥25。

9.3.1.3　治疗与预防

肥胖治疗的两个主要环节是减少热量摄入和增加热量消耗。强调以行为、饮食、运动为主的综合治疗,必要时辅以药物或手术治疗。继发性肥胖针对病因治疗;各种并发症及伴随病给予相应处理。一般认为,肥胖患者体重减轻5%～10%,就能明显改善各种与肥胖相关的心血脑血管危险因素和并发症。应结合患者实际情况制定合理的减肥目标,减重过分或(和)迅速下降而不能维持往往会使患者失去信心。

1　行为治疗　教育患者及家属对肥胖症的危害有正确认识而积极配合治疗,采用健康的生活方式,改变饮食和运动习惯,自觉长期坚持,是治疗肥胖最重要的步骤。

2　医学营养治疗　控制总进食量,低热卡、低脂肪饮食。只有当能量摄入量略低于生理需要量,达到一定程度的负平衡,才能消耗已经储存的脂肪。由于每千克脂肪含热量 7 500 kcal(1 cal＝4.2 J),如果每天热量负平衡达到 500 kcal,则每 15 天可减轻体重 1 kg。热量过低患者难以坚持,而且可引起衰弱、脱发、抑郁,甚至心律失常,有一定的危险性。一般低热量饮食指每天 15～20 kcal/kg IBW;极低热量饮食指每天＜15 kcal/kg IBW。减少体重极少需极低热量饮食,且极低热量饮食通常不宜超过 12 周。饮食结构合理极为重要,必须采用混合平衡的饮食,糖类、蛋白质、脂肪提供的热量分别占能量比的 60%～65%、15%～20%、25%左右,膳食中含有适量的优质蛋白、复杂多糖(谷类)、足够的新鲜蔬菜(400～500 g/d)、适量维生素和矿物质。避免油煎/炸食品、方便食品、巧克力、零食等。低盐饮食。适量增加纤维素、非吸收物质、无热量液体以满足饱腹感。

3　体力活动与运动锻炼　与医学营养相互配合,长期坚持适量的运动。

4　药物治疗　根据《中国成人超重和肥胖症预防控制指南(试用)》(2003),以下人群需要采用药物减重:① 食欲旺盛,餐前饥饿难忍,每餐进食量较多;② 合并高血糖、高血压、血脂异常和脂肪肝;③ 合并负重关节痛;④ 肥胖引起呼吸困难或有睡眠中阻塞性呼吸暂停综合征;⑤ BMI≥24,有上述合并症,或 BMI≥28,经过 3～6 个月单纯饮食控制和增加活动量处理仍不能减重 5%,甚至有体重上升(儿童、孕妇与乳母、对减重药物有不良反应者等不宜采用药物减重)。减重药物主要有以下几类:① 食欲抑制剂(如苯丁胺、氟西汀、西布曲明);② 代谢增强剂(其疗效仍在研究和评价之中,一般少用);③ 减少胃肠道脂肪吸收药物(如奥利司他、西布曲明)。

5　外科手术治疗　可选择吸脂术、切脂术和各种减少食物吸收的手术。

6　预防　肥胖的发生与遗传和环境有关,而环境的可变性为预防肥胖提供了可能。人们应采取健康的生活方式,尽可能将体重维持在正常范围之内。预防应从儿童期开始,尤其是加强对学生的健康教育等。

9.3.2　血脂异常与动脉粥样硬化

9.3.2.1　血脂异常(高脂血症)

血脂异常(dyslipidemia)是指血中脂质含量和组成的异常。由于脂质不溶于水,在血浆中必须与蛋白质结合以脂蛋白的形式存在,因此血脂异常实际上表现为脂蛋白异常血症。血脂异常可作为综合性代谢疾病组分之一,与多种疾病如肥胖、2 型糖尿病、高血压、冠心病、脑卒中等密切相关。长期血脂异常可导致动脉粥样硬化,增加心脑血管的发病率和死亡率。随着人们生活水平的提高和生活方式的改变,国内血脂异常的病例已明显增加。据《中国居民营养与健康状况(2004)》报道,国内成年人血脂异常患病率为 18.6%,防治血脂异常对延长寿命、提高生活质量有重要意义。

1 血脂、脂蛋白与载脂蛋白及其代谢 血脂是血浆中的中性脂肪（三酰甘油和胆固醇）与类脂（磷脂、糖脂、固醇、类固醇）的总称。

血浆脂蛋白（lipoprotein）是由载脂蛋白（apolipoprotein，Apo）和三酰甘油、胆固醇、磷脂等形成的球形大分子复合物。应用超速离心方法可将血浆脂蛋白分成5类：乳糜微粒（CM）、极低密度脂蛋白（VLDL）、低密度脂蛋白（LDL）、中间密度脂蛋白（IDL）和高密度脂蛋白（HDL）。此外还有脂蛋白（a）（Lp a）。各类脂蛋白颗粒大小、密度、蛋白质和脂质组成及含量不同，生理功能、代谢途径也各有差异。

载脂蛋白是脂蛋白中的蛋白质，因其与脂质结合在血浆中转运脂类而得名。目前已经发现20多种Apo，常用的分类方法是Alaupovic提出的ABC分类法，按载脂蛋白组成分为A、B、C、D、E型；根据氨基酸组成的差异，每一型又分为若干亚型。载脂蛋白除作为脂质载体装运脂质外，还参与酶活性的调节以及参与脂蛋白与细胞膜受体的识别和结合反应。

人体的脂蛋白有两条代谢途径：外源性代谢途径是指饮食中摄入的胆固醇和三酰甘油在小肠中合成CM及其代谢过程；内源性代谢途径是指由肝脏合成的VLDL转变成为IDL和LDL，以及LDL被肝脏及其他器官代谢的过程。此外还有一个胆固醇逆向转运途径，即HDL代谢。

CM在小肠内生成，为脂蛋白中颗粒最大、密度最低者，中心部分富含三酰甘油，表面由磷脂、游离的胆固醇及新合成的数种Apo等组成，主要功能是将外源性三酰甘油运送到肝外组织。CM进入血液，与HDL交换部分载脂蛋白，然后经肝外组织脂蛋白酶（LPL）水解，中心部分三酰甘油释放出来，体积随之缩小而成为乳糜微粒残粒。乳糜微粒残粒与肝细胞特异性受体结合而从血中清除。乳糜微粒残粒颗粒较小，含三酰甘油较少，胆固醇和磷脂相对增多。当CM残粒被肝脏清除后，它的胆固醇加入到肝脏胆固醇库中。肝的胆固醇抑制LDL受体的结合与表达，因此可减少LDL胆固醇的代谢性清除，而引起高胆固醇血症，并可能与动脉粥样硬化有关。

VLDL在肝脏合成，富含三酰甘油，主要功能是将肝内的三酰甘油运送到外周组织，也向外周组织和细胞直接或间接提供胆固醇。VLDL的三酰甘油在毛细血管内皮细胞表面被LPL水解，水解后释放的游离脂肪酸部分储存在脂肪组织内，部分在骨骼肌和心肌中被氧化分解。VLDL颗粒随之缩小而成为IDL，其中的1/2与受体结合被带入肝细胞，另1/2被肝血管内皮细胞内的三酰甘油酶（HTGL）转化成LDL。HTGL的任何异常都会导致IDL升高而发生异常脂蛋白血症。目前多认为VLDL升高是冠心病的危险因素。

LDL胆固醇所占比例特别大（65%），主要功能是将血液内的胆固醇运送到肝外组织。LDL颗粒与其相应的受体结合，然后进入细胞并被溶酶体水解；在此过程中，LDL受体再循环利用，LDL在细胞内降解成胆固醇和氨基酸。约有2/3的LDL可经此途径被清除。LDL基因有四种突变型，导致LDL受体异常而引起家族性高胆固醇血症。LDL受体随年龄增长而减少，血内LDL-胆固醇（LDL-C）因而也随之升高。某些激素可影响LDL和胆固醇水平，如甲状腺素和雌激素可增加LDL受体，绝经后因雌激素降低，LDL-C升高。研究表明，LDL为导致动脉粥样硬化的重要蛋白质；经过氧化修饰或化学修饰的LDL具有更强的致动脉粥样硬化作用。

HDL在肝和肠细胞内合成，蛋白质和脂类各占一半，主要功能是将外周组织包括动脉壁的胆固醇运送到肝脏进行代谢，这一过程称胆固醇逆转运，可能是HDL抗动脉粥样硬化的机制之一。

Lp a为LDL的变异体，由一个LDL样的核心部分和结构与纤维蛋白原相似的大的糖蛋白分子结合而成。Lp a可抑制纤维蛋白酶原与内皮细胞结合而产生抑制血栓溶解作用，因而引起动脉粥样硬化和冠状动脉疾病。人体内Lp a浓度由遗传决定。

脂蛋白的代谢极为复杂，不论何种原因，如引起脂质来源、脂蛋白合成、代谢过程关键酶异常或降解过程通路受阻等，均可导致血脂异常。高脂蛋白血症，尤其是高血清总胆固醇和LDL-C升高、HDL-C的降低是动脉粥样硬化与冠心病的主要危险因素。血管疾病的发生率因LDL-C升高、HDL降低和LDL/HDL比值升高而升高。高LDL和低HDL最终都会因动脉粥样硬化而使大动脉发生进行性阻塞而产生特异性器官损害。高浓度LDL可直接损伤血管内皮细胞，引起血管内膜中富含胆固醇脂的泡沫细胞积累，如LDL的这种所用反复发生，则可出现明显的细胞增生，并伴有细胞死亡频率增加，血管壁因胶原等物质增多而增厚，导致动脉管腔狭窄。

2 血脂异常的临床表现、分型与诊断标准 血脂异常可见于不同年龄、性别的人群，某些家族性血脂异常可发生于婴幼儿。多数血脂异常患者无临床症状，而于常规血液化验检查时被发现。部分患者可表现出体力和精力不足、头昏、头痛、胸闷等症状，多数患者肥胖。血脂异常可表现为黄色素瘤、早发性角膜坏死、血脂眼底改变，和动脉粥样硬化。黄色素瘤中最常见的是眼睑周围的扁平黄色瘤，颜色可为黄色、橘黄色或棕红色，多呈结节、斑块、或丘疹状，质地柔软。早发性角膜坏死出现在40岁以下。严重的高三酰甘油血症可出现血脂眼底改变。

血脂异常的临床分类与诊断标准见表9.1、表9.2。

表9.1　血脂异常的临床分类

分　型	总胆固醇(TC)	总三酰甘油(TG)	高密度脂蛋白胆固醇(HDL－C)
高胆固醇血症	↑↑		
高三酰甘油血症		↑↑	
混合性高脂血症	↑↑	↑↑	
低高密度脂蛋白胆固醇血症			↓

表9.2　中国成年血脂异常诊断标准

	血清总胆固醇(TC)	血清三酰甘油 i(TG)	血清 LDL －胆固醇(LDL－C)	血清 HDL －胆固醇(HDL－C)
合适范围	＜5.18 mmol/L(200 mg/dl)	＜1.70 mmol/L(150 mg/dl)	＜3.37 mmol/L(130 mg/dl)	≥1.04 mmol/L(40 mg/dl)
边缘升高	5.18～6.19 mmol/L (200～239 mg/dl)	1.70～2.25 mmol/L (150～199 mg/dl)	3.37～4.12 mmol/L (130～159 mg/dl)	
升　高	≥6.22 mmol/L(240 mg/dl)	≥2.26 mmol/L(200 mg/dl)	≥4.14 mmol/L(160 mg/dl)	≥1.55 mmol/L(60 mg/dl)
降　低				＜1.04 mmol/L(40 mg/dl)

3　治疗与预防保健　血脂异常的治疗与保健措施是综合性的。治疗性生活方式改变(TLC)为首要的基本治疗措施,药物治疗应严格掌握指征,必要时可考虑率血浆净化治疗或外科治疗,基因治疗措施尚在研究当中。治疗血脂异常的最主要目的是防治缺血性心脑血管疾病。《中国成年人血脂异常防治指南(2007)》建议,首先应根据是否有冠心病等危症及心脑血管疾病危险因素,和血脂水平综合评估心脑血管病的发病危险,将人群的血脂异常危险分层。危险层越高,调脂治疗应越积极。

低危患者指 10 年内发生缺血性心脑血管疾病危险性＜5%;中危患者指 10 年内发生缺血性心脑血管疾病危险性5%～10%;高危患者为冠心病或冠心病等危症,10 年内发生冠心病的危险性为 10%～15%;极高危患者指急性冠状动脉综合征或缺血性心脏病合并糖尿病。

血脂异常各项治疗开始及目标值见表9.3。

表9.3　血脂异常开始调脂治疗的 TC 和 LDL－C 值及其治疗目标值/mmol/L(mg/dl)

危险等级		TLC 开始	药物治疗开始	治疗目标
低　危	TC	≥6.22(240)	≥6.99(270)	＜6.22(240)
	LDL－C	≥4.14(160)	≥4.92(190)	＜4.14(160)
中　危	TC	≥5.18(200)	≥6.22(240)	＜5.18(200)
	LDL－C	≥3.37(130)	≥4.14(160)	＜3.37(130)
高　危	TC	≥4.14(160)	≥4.14(160)	＜4.14(160)
	LDL－C	≥2.59(100)	≥2.59(100)	＜2.59(100)
极高危	TC	≥3.11(120)	≥3.11(120)	＜3.11(120)
	LDL－C	≥2.07(80)	≥2.07(80)	＜2.07(80)

(1)治疗性生活方式改变(TLC)

医学营养治疗:高胆固醇血症应采用低饱和脂肪酸、低胆固醇饮食,增加不饱和脂肪酸。外源性高三酰甘油血症应严格保持低脂肪饮食,脂肪摄入量＜30%总热量。内源性高三酰甘油血症应注意限制总热量及糖类,减轻体重,并增加不饱和脂肪酸。

增加有规律的体力活动,控制体重,保持合适的体重指数。

其他:戒烟、限盐、限酒、忌烈性酒等。

(2)药物治疗

根据血脂增高特征、药物作用机制及药物其他特点选用适当调血脂药物。高胆固醇血症首选他汀类,如不能达到治疗目标,可加用衣折麦布。高三酰甘油血症首选贝特类或烟酸类,也可选用 n－3 脂肪酸制剂。混合型血脂增高,如以 TC、LDL－C 增高为主,首选他汀类;如 TC、LDL－C、TG 均显著增高,应考虑联合用药。他汀类＋衣折麦布可强化降脂作用而不增加副作用;他汀类＋贝特类或烟酸类可明显改善血脂谱。轻型混合性血脂增高也可选用他汀类和 n－3

脂肪酸制剂。常用调血脂药物见表9.4。

表9.4 常用调脂药物

类　　别	常用药物	剂量与用法/mg/每日次数	适 应 证 与 禁 忌 证
HDM - CoA 还原酶抑制剂(他汀类)	洛伐他汀	10～80 / 1	适应于高胆固醇血症和以胆固醇升高为主的混合性高脂血症。儿童、孕妇、哺乳期女性和准备生育的女性不宜服用
	辛伐他汀	5～40 / 1	
	普伐他汀	10～40 / 1	
	氟伐他汀	10～40 / 1	
	阿托伐他汀	10～80 / 1	
	瑞舒伐他汀	10～20 / 1	
苯氧肪酸类(贝特类)	菲诺贝特	100 / 3	适应于高三酰甘油血症和以三酰甘油升高为主的混合性高脂血症。儿童、孕妇、哺乳期女性和肝肾功能不全者禁用
	苯扎贝特	200 / 3	
	环丙贝特	100 / 3	
烟酸类	烟酸	200 / 3	适应于高胆固醇血症和以胆固醇升高为主的混合性高脂血症
	阿昔莫司	250～2 000 / 1～3	
胆酸螯合剂(树脂类)	考莱西胺	4～16 g/2～3	适应于高胆固醇血症和以胆固醇升高为主的混合性高脂血症
	考莱替哌	5～20 g/ 2～3	
	衣折麦布	10 / 1	
	普罗布考	500 / 2	
n - 3脂肪酸类		0.5～1 g/ 2～3	适应于高三酰甘油血症和以三酰甘油升高为主的混合性高脂血症

9.3.2.2　动脉粥样硬化与冠心病

1　动脉粥样硬化　动脉粥样硬化(atherosclerosis)是一组称为动脉硬化的血管疾病中最常见、最重要的一种。各种动脉硬化的共同特点是动脉管壁增厚、失去弹性和管腔缩小。动脉粥样硬化的特点是受累动脉病变从内膜开始,先后有多种病变合并存在,包括局部脂质与复合糖类聚集、纤维组织增生和钙质沉着形成斑块,并由动脉中层逐渐蜕变;继发性病变尚有斑块内出血、斑块破裂及局部血栓形成。本病发病机制尚未确定,研究显示,本病是多病因疾病,血脂异常是本病最重要的危险因素;血压增高与本病的发生关系密切;长期精神紧张或应激状态,吸烟(主动和被动吸烟),肥胖,高热量、高盐、高脂肪、高胆固醇饮食等都是本病的危险因素,可提高本病发病率。

本病发展过程可分为四个时期,但临床上并非严格按顺序出现,各期可交替或同时出现。① 无症状期(亚临床期):过程长短不一,包括从较早的病理变化开始,直到动脉粥样硬化斑块形成,但尚无器官或组织受累的表现。② 缺血期:由于动脉血管腔狭窄而产生器官缺血症状。③ 坏死期:由于血管内急性血栓形成,使管腔阻塞而产生组织器官坏死表现。④ 纤维化期:长期缺血,各组织器官纤维化萎缩而引起症状。按受累部位不同,本病有主动脉及其分支、冠状动脉、颈动脉、脑动脉、肾动脉、肠系膜动脉和四肢动脉粥样硬化等类别。

临床表现主要是有关器官受累后出现的病象,患者通常都会出现脑力和体力衰退。本病的防治原则是积极预防动脉粥样硬化发生,如已发生,应积极治疗,防止病变发展并争取逆转;已发生并发症者应积极治疗,防止恶化,延长患者寿命。一般防治措施与药物治疗与血脂异常基本相同。

2　冠状动脉粥样硬化心脏病　冠状动脉粥样硬化心脏病(coronary atherosclerotic disease)是动脉粥样硬化中导致器官病变的最常见类型,也是严重危害人类健康的常见病。冠状动脉粥样硬化使血管腔狭窄或阻塞,或(和)冠状动脉功能性改变(痉挛)导致心肌缺血、缺氧或坏死引起的心脏病,统称冠状动脉性心脏病,简称冠心病,也称缺血性心脏病。

心绞痛(angina pectoris)是冠状动脉供血不足和/或心肌耗氧量剧增,使心肌急剧暂时性缺血、缺氧所引起的临床综合征。典型特点是胸骨后或心前区阵发性压榨感或紧缩感;可放射至左肩、左臂,或至颈、咽或下颌部;持续数分钟;休息或含服硝酸甘油可缓解。心绞痛包括两种类型:① 稳定型劳累性心绞痛,每次发作的性质、强度、部位、次数、诱因等较恒定。② 不稳定型心绞痛,病情发展常难以预料,患者应处于医生监护之下。其分型命名有十多种,如恶化型劳累性心绞痛(一般由稳定性转化而来,其发作的频率、性质、时限等发生进行性恶化)、自发型变异性心绞痛(无明显诱因,可在休息或梦醒时发作)等。

针对心绞痛的治疗原则是改善冠状动脉的供血和减少心肌耗氧量,同时治疗已存在的动脉粥样硬化(见上所述)。长期使用阿司匹林(75～100 mg/d)和给予有效的降血脂治疗可促使动脉粥样硬化斑块稳定,减少血栓形成,降低不稳定性心绞痛和心肌梗死的发生率。

心绞痛发作时应立即休息,一般停止活动后症状缓解。如症状较重,可舌下含服硝酸甘油(0.3～0.6 mg)或硝酸异山梨酯(5～10 mg),缓解疼痛。

缓解期应尽量避免各种确知的足以诱发心绞痛的因素。调节饮食,特别是一次不能进食过饱;禁绝烟酒。调节日常生活与工作,减轻精神负担。保持适当的体力活动,强度以不至于引发疼痛为度。控制血脂和高血压。积极治疗原发疾病(如糖尿病、甲状腺功能减退症、肾病综合征等)。一般不需卧床休息。

使用作用持久的抗心绞痛药物预防心绞痛发作:可单独选用、交替使用或联合使用药物。常用联合用药方案如硝酸酯类+β受体阻断药,或钙通道阻滞药+β受体阻断药,或钙通道阻滞药+硝酸酯类,或钙通道阻滞药+β受体阻断药+硝酸酯类。患者应在医生指导下合理选用抗心绞痛药物。常用抗心绞痛药物及剂量见表9.5。中医治疗方面,"活血化瘀""祛痰通络"法最为常用,适用于缓解期治疗和预防,有一定的效果。

表9.5　常用抗心绞痛药物

类　别	药物名称	剂量/mg
硝酸酯类		
	硝酸异山梨酯	10～60,tid 或 qid
	5-单硝酸异山梨酯	20,bid
	长效硝酸甘油	2.5～6.5,bid
β受体阻滞剂		
	美托洛尔	25～100,bid
	阿替洛尔	12.5～25,qd
	比索洛尔	2.5～5,qd
钙通道阻滞剂		
	硝苯地平	5～10,tid
	氨氯地平	5～10,qd
	尼索地平	10～40,qd
	地尔硫䓬缓释剂	90～180,qd

说明:qd 为每日一次,bid 为每日二次,tid 为每日三次,qid 为每日四次

9.3.3　原发性高血压

原发性高血压(primary hypertension)是以血压升高为主要临床症状、伴有或不伴多种心脑血管危险因素的综合征,通常简称为高血压。高血压是多种心、脑血管疾病的重要病因和危险因素,影响重要脏器,如心、脑、肾的结构与功能,最终导致这些器官功能衰竭。迄今仍然是心脑血管疾病死亡的重要因素之一。

人群中的血压呈连续正态分布,正常血压与血压升高并无明确的界线。高血压定义为收缩压$\geqslant$140 mmHg(1 mmHg=1.333$\times$10^2 Pa),或(和)舒张压$\geqslant$90 mmHg。根据血压升高水平,又进一步将高血压分为1～3级。目前,我国采用的血压分类和标准如表9.6。

表9.6　血压的定义与分类

类　别	收缩压/mmHg	舒张压/mmHg
正常血压	<120	<80
正常高值	120～139	80～89
高血压		
Ⅰ级(轻度)	140～159	90～99
Ⅱ级(中度)	160～179	100～109
Ⅲ级(重度)	$\geqslant$180	$\geqslant$110
单纯收缩期高血压	$\geqslant$140	<90

高血压患病率和发病率在不同的国家、地区和种族之间有差别,工业化国家较发展中国家高。国家卫生部 2002 年

组织全国27万人群营养与健康状况调查显示,国内18岁以上的成人高血压患病率已达到18.8%(估计患者人数1.6亿),而国内高血压人群知晓率、治疗率、控制率分别为30.2%、24.7%、6.1%。流行病学调查显示,国内高血压患病率北方高于南方、城市高于农村、沿海高于内地,华北和东北属于高发区。男女性患病率差异不大,青年期男性略高于女性,中年后女性稍高于男性。

9.3.3.1 病因和发病机制

高血压的病因为多因素,包括遗传因素和环境因素两类,高血压是两种因素相互作用的结果。通常认为遗传因素占40%,环境因素占60%。其发病机制如图9.15。

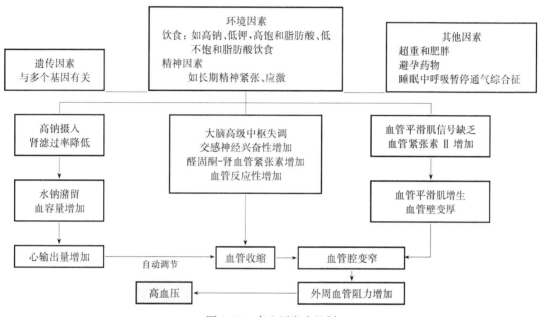

图9.15 高血压发病机制

9.3.3.2 临床表现

大多数患者起病缓慢、渐进,一般缺乏特殊的临床表现。约1/5患者无症状,仅在测量血压时或发生心、脑、肾等并发症时才被发现。常见的症状有头昏、头痛(血压下降后消失)、颈项板紧、疲劳、心悸等,呈轻度持续性,多数症状可自行缓解,在紧张和劳累后加重。也可出现视力模糊、鼻出血等较重症状。症状与血压有一定关联。高血压患者还可以出现受累器官症状,如胸闷、气短、心绞痛、多尿等。

血压随季节、昼夜、情绪等因素有较大波动。冬季血压较高,夏季较低;夜间较低,清晨起床活动时迅速上升。

9.3.3.3 治疗与预防保健

原发性高血压目前尚没有根治的方法,降压治疗的目的是减少高血压患者心、脑血管疾病的发生率和死亡率。治疗与保健原则如下:

1 改善生活行为 ① 减轻体重,尽可能将体重指数(BMI)控制在≤25。降低体重对改善胰岛素抵抗、糖尿病、高脂血症和左心室肥厚均有益。② 减少钠盐摄入,每日摄入食盐量不宜超过6 g。③ 补充钙盐和钾盐,每日吃新鲜蔬菜、水果400~500 g,喝牛奶500 ml,可补充钾1 000 mg,钙400 mg。④ 减少脂肪摄入,膳食中脂肪热量摄入控制在25%以下。⑤ 戒烟、限酒,每日饮酒量不宜超过相当于50 ml乙醇的量。⑥ 增加运动,运动有利于减轻体重和改善胰岛素抵抗,提高心血管调节适应能力。较好的运动方式是中等或低强度运动,可根据年龄及身体状况选择慢跑或步行,每周3~5次,每次20~60 min。⑦ 患者尽可能自行监测血压水平。

2 降压药物治疗 以下人群需要采用降压药物进行治疗:① 血压≥160/100 mmHg;② 高血压合并糖尿病,或已有心、脑、肾等损害和并发症者;③ 血压持续升高,改善生活行为后血压不能得到有效控制者。

血压原则上应降到患者能最大耐受的水平,目前一般主张血压控制目标值至少≤140/90 mmHg;糖尿病或慢性肾病合并高血压者,血压控制目标值≤130/80 mmHg。降压药物治疗时应注意针对不同情况个体化选药、联合用药、避免和减少不良反应、保护靶器官,应平稳降压和持之以恒地治疗。目前常用的降压药物可分为五大类,即利尿剂、β受体阻滞剂、钙通道阻滞剂(CCB)、血管紧张素转换酶抑制剂(ACEI)和血管紧张素Ⅱ受体阻滞剂(ARB)。常用降压药物使用见表9.7。

表9.7 常用降血压药物名称、剂量、用法和适应证

药 物 分 类	药 物 名 称	剂量/mg,用法	适 应 证
利尿药			
	氢氯噻嗪	12.5,qd 或 bid	适用于轻、重度高血压;对盐敏感性高血压、合并肥胖或糖尿病、更年期女性、老年人有较强的降压效果。能增强其他降压药降压效果
	氯噻酮	25~50,qd	
	螺内酯	20~40,qd 或 bid	
	氨苯蝶啶	50,qd 或 bid	
	阿米洛利	5~10,qd	肾功能不全和痛风患者禁用
	夫噻咪	20~40,qd 或 bid	
	吲达帕胺	1.25~2.5,qd 或 bid	
β受体阻滞剂			
	普奈诺尔	10~20,bid 或 tid	适用于各种不同程度的高血压,尤其是心率较快的中青年患者或合并心绞痛者。对老年人高血压疗效不佳
	美托洛尔	25~50,bid	合并糖尿病患者慎用
	阿替洛尔	50~100,qd	急性心衰、支气管哮喘、病态窦房结综合征、房室传导阻滞、外周血管疾病禁用
	培他洛尔	10~20,qd	
	比索洛尔	5~10,qd	
	卡索洛尔	12.5~25,qd 或 bid	
	拉贝洛尔	100,bid 或 tid	
钙通道阻滞剂	硝苯地平	5~10,tid	
	尼卡地平	40,bid	
	尼群地平	10,bid	适用于各种不同程度的高血压,尤其是老年患者有较好的降压效果,与其他降压药物合用能明显增强降压效果
	非洛地平缓释剂	5~10,qd	可用于合并糖尿病、冠心病和外周血管疾病患者
	氨氯地平	5~10,qd	急性心衰、窦房结功能低下、房室传导阻滞者禁用
	拉西地平	4~6,qd	
	乐卡地平	10~20,qd	
	地尔硫罩缓释剂	90~180,qd	
血管紧张素转换酶抑制剂			
	卡托普利	12.5~50,bid 或 tid	肥胖、糖尿病与心、肾受损的高血压患者有较好的疗效,特别适合于伴有心力衰竭、心肌梗死后、糖耐量减低或糖尿病肾病综合征高血压
	依那普利	10~20,bid	
	贝那普利	10~20,qd	
	莱诺普利	10~20,qd	高血钾症、妊娠女性、双侧肾动脉狭窄者禁用
	雷米普利	2.5~10,qd	
	福辛普利	10~20,qd	
	西拉普利	2.5~5,qd	
	培哚普利	4~8,qd	
血管紧张素Ⅱ受体阻滞剂			
	氯沙坦	50~100,qd	肥胖、糖尿病与心、肾受损的高血压有较好的疗效,特别适合于伴有心力衰竭、心肌梗死后、糖耐量减低或糖尿病肾病综合征高血压
	缬沙坦	80~160,qd	
	厄贝沙坦	150~300,qd	
	替米沙坦	40~80,qd	低盐饮食和与利尿降压药合用疗效明显增强
	坎地沙坦	8~16,qd	
	奥美沙坦	20~40,qd	

说明:qd 为每日一次,bid 为每日二次,tid 为每日三次。

大多数无并发症或合并症的患者可单独选择利尿、β受体阻滞剂、CCB、ACEI 或 ARB,先从小剂量开始,逐步递增。Ⅱ级以上的高血压患者应选择两种降压药联合治疗,联合治疗有利于血压在短时期内达到治疗目标,也有利于减少不良反应。联合治疗应使用不同作用机制的药物,比较理想的两种降压药联合治疗方案是:利尿剂＋β受体阻滞剂,利尿剂＋ ACEI 或 ARB,CCB＋β受体阻滞剂,CCB＋利尿剂或 ACEI 或 ARB。三种以上降压药联合应用必须包括利尿剂。采用合理的治疗方案和良好的治疗依从,一般在用药 3～6 个月内可达到治疗控制目标。

（华　萍）

第 10 章　内分泌系统

为适应不断改变的内外界环境并保持机体内环境的相对稳定,人体必须依赖于神经、内分泌和免疫系统的相互配合与调控,使各器官系统活动协调一致,共同担负起机体代谢、生长、发育、生殖、运动、衰老和病态等生命现象。内分泌系统(endocrine system)是机体重要的调节系统,与神经系统在结构和功能上密切相关,其调节主要是在中枢神经系统,特别是在下丘脑直接或间接控制之下进行的。反之,内分泌系统分泌的激素又可影响神经系统功能,如甲状腺分泌的甲状腺素能影响脑的发育和功能。某些神经细胞(如下丘脑)具有分泌激素的功能,所分泌的激素称神经激素。

内分泌系统由各种内分泌细胞组成,在机体内主要有三种形式存在。一种是结构上独立存在、肉眼可见的内分泌器官(内分泌腺),如甲状腺、甲状旁腺、肾上腺、脑垂体、松果体、胸腺等(图 10.1)。第 2 种是位于相关器官内的内分泌细胞团块(内分泌组织),如胰岛、睾丸间质细胞、卵泡、黄体等。第 3 种是散在的内分泌细胞,广泛分布于下丘脑-垂体-靶器官轴,以及消化道、呼吸道、泌尿道和生殖管道等部位。

内分泌腺和内分泌组织分泌的物质称激素(hormone),直接进入血液或淋巴液周流全身,作用于远隔的细胞,也可直接作用于邻近的细胞(旁分泌),调节机体新陈代谢、生长、发育、生殖等。通常一种激素只能作用于特定的器官或细胞,能接受激素刺激的器官或细胞称为靶器官或靶细胞。内分泌系统的任何器官或组织功能亢进或低下,都可引起机体功能紊乱,甚至形成疾病。本章主要介绍内分泌腺结构与功能,及其与之相关的常见疾病。

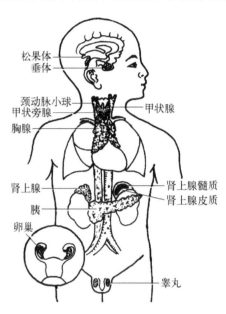

图 10.1　人体的内分泌腺

10.1　甲状腺与甲状旁腺

10.1.1　甲状腺

甲状腺(thyroid gland)位于颈前部,略呈"H"形,分左、右两叶及连接的甲状腺峡。峡的上缘常有锥形叶向上伸出;左、右两叶分别贴于喉和气管颈段两侧,后外方与颈血管相邻;内侧面与喉、气管、食管、喉返神经相邻;峡横于第 2~4 支气管软骨前方,借结缔组织连接于喉软骨,吞咽时随喉上下移动(图 10.2)。甲状腺肥大时可压迫喉和气管,导致呼吸困难、吞咽困难、声音嘶哑;如压迫颈静脉,可引起面部水肿。

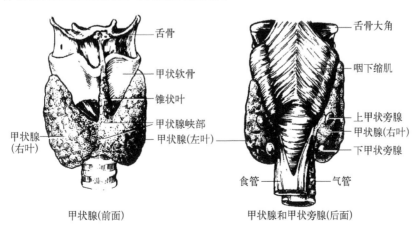

图 10.2　甲状腺与甲状旁腺

甲状腺外面包被结缔组织膜,被膜深入甲状腺将甲状腺分成许多小叶。每个小叶中含许多滤泡;滤泡间有少量的结缔组织、丰富的毛细血管和滤泡旁细胞。

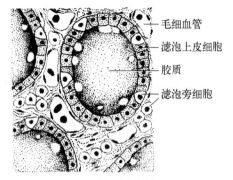

10.3　甲状腺滤泡结构

滤泡大小不等,呈圆形或不规则形,是由单层立方上皮围成的球形或椭圆形泡状结构(图 10.3)。滤泡上皮细胞分泌甲状腺素,可提高绝大多数组织耗氧率,增加产热;促进糖吸收和肝糖原分解,促进胆固醇降解,促进蛋白质及各种酶生成;并具有提高神经兴奋性及促进脑和骨骼生长发育的功能。儿童期甲状腺功能低下,可导致小儿身材矮小、智力低下(呆小症);成人甲状腺功能低下,中枢神经兴奋性降低,出现记忆减退、说话和行动迟缓、淡漠无情及终日思睡等状态,还可引起黏液性水肿、体温降低、食欲不振等。甲状腺功能过高则形成甲亢,患者常出现心跳加速、神经过敏、体重减轻及眼球突出等症状。

位于滤泡之间和滤泡上皮细胞之间的滤泡旁细胞(parafollicular cell),分泌降钙素,使血钙浓度降低。

10.1.2　甲状旁腺

甲状旁腺(parathyroid gland)为棕黄色扁圆小体,大如黄豆,每个重 30~50 mg,位于甲状腺后缘(少数埋在甲状腺组织内),上、下各一对(图 10.2)。

甲状旁腺细胞呈条索状或成团排列,细胞团/索之间有大量的结缔组织和丰富的毛细血管。甲状旁腺细胞包括主细胞和嗜酸性细胞。主细胞分泌甲状旁腺素,可增强破骨细胞活动,促使骨溶解及小肠对钙的吸收,可使血钙增高。如果甲状腺手术中误将甲状旁腺切除,可导致起血钙降低,引起肌肉抽搐,甚至死亡。

10.2　肾上腺

肾上腺(suprarenal gland)位于肾的上后方,左、右各 1 个,右侧为三角形,左侧为半月形(图 10.1),平均每个重约 7 g,黄色,外面包有结缔组织被膜。肾上腺实质分皮质和髓质两部分,皮质占肾上腺体积的 80%~90%,位于外周;髓质位于中央。

10.2.1　肾上腺皮质

肾上腺皮质由外向内分三部分:球状带、束状带和网状带。三个带之间没有明显的界线(图 10.4)。

球状带较薄,位于被膜下方。细胞较小、呈矮柱形,排列成团。球状带分泌盐皮质激素(醛固酮),调节体内水盐代谢(即调节钠、钾、水的平衡)。

束状带位于球状带的深层,最厚,细胞多边形,体积较大,由皮质向髓质呈放射状成束排列。束状带分泌糖皮质激素,调节糖代谢和蛋白代谢(促进糖异生、抑制葡萄糖分解,促进蛋白质分解),降低体内过敏反应等。因此,临床上常用糖皮质激素配合其他药物治疗严重感染和过敏性疾病。

网状带位于皮质最深层,细胞为多边形,细胞排列成索状,细胞索连接成网。主要分泌性(雄激素、雌激素)激素和糖皮质激素。

10.2.2　肾上腺髓质

肾上腺髓质位于肾上腺中央部,主要由肾上腺髓质细胞构

图 10.4　肾上腺结构模式图

成,细胞体积较大,圆形或多边形;细胞排列成团或索状,其间含有丰富的毛细血管、无髓神经纤维与少量的交感神经节细胞(图 10.3)。髓质分泌两种激素:肾上腺素,主要作用于心肌,使心跳加快加强,去甲肾上腺素,使小动脉平滑肌收缩,升高血压。在应激状态下这两种激素分泌急剧增多。

此外,肾上腺髓质与交感神经构成交感-肾上腺髓质系统。当机体遇到特殊紧急情况(如畏惧、惊恐、严重焦虑、剧痛、失血、脱水、暴冷暴热、缺氧等),这一系统将立即调动起来,使中枢神经兴奋性提高,机体警觉性增加、反应灵敏;呼吸加快,通气量增多;心率加快,心输出量增多,血压升高;内脏血管收缩,肌肉血流增多,血流重新分配,以利于应激时重要器官能得到更多的血液供应;以及物质能量代谢改变,使机体能获得足够能量暂时度过紧急时刻。

10.3　垂体和松果体

10.3.1　垂体

垂体(hypophysis)位于颅中窝蝶骨体上的垂体窝内,借漏斗连于下丘脑。形态呈椭圆形,灰红色,重量 0.6～0.7 g,由腺垂体和神经垂体组成。腺垂体包括远侧部(垂体前叶)、结节部和中间部(合称垂体后叶);神经垂体分神经部和漏斗部(图 10.5)。

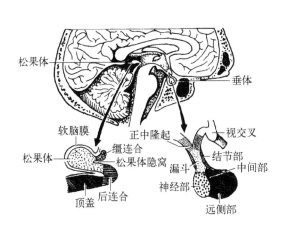

图 10.5　垂体与松果体

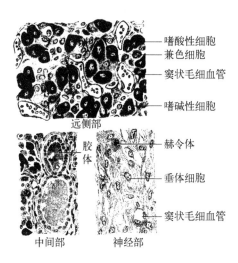

图 10.6　垂体细胞结构

10.3.1.1　腺垂体

腺垂体主要由腺细胞构成,腺细胞排列成索或成团,细胞团、索之间有丰富的血窦。腺细胞可分为嗜酸性细胞、嗜碱性细胞和兼色细胞三类(图 10.6)。

嗜酸性细胞数量较多、体积大,圆形或多边形,细胞质内充满嗜酸性颗粒。嗜酸性细胞包括生长素细胞、催乳素细胞。催乳素细胞分泌催乳激素(PRL),可促进乳腺发育,在妊娠晚期和泌乳期促进乳汁分泌。生长素细胞分泌生长素(GH),促进机体生长与代谢,促进骨骼生长。GH 分泌具有日周期变化,深度睡眠时分泌明显多于觉醒时。如生长素细胞分泌过剩,幼儿期可导致巨人症,成人期则引起肢端肥大症。反之,如果生长素分泌不足,则引起垂体性侏儒症。

嗜碱性细胞数量较少,椭圆形或多边形,细胞质内充满嗜碱性颗粒。包括促甲状腺素细胞、促性腺素细胞和促肾上腺皮质激素细胞三类。促甲状腺素细胞分泌促甲状腺激素(TSH),可促进甲状腺素合成与分泌。促性腺素细胞合成分泌两种促性腺激素,卵泡刺激素(FSH)和黄体生成素(LH)。卵泡刺激素在女性可促进卵泡发育,在男性促进精子形成。黄体生成素在女性促进排卵与黄体形成,在男性促进睾丸间质细胞分泌雄激素。促肾上腺皮质激素细胞合成分泌促肾上腺皮质激素(ACTH),促进肾上腺分泌糖皮质激素。

兼色细胞数量最多,体积小、胞质少,着色浅,无分泌功能。

10.3.1.2　神经垂体

神经垂体由无髓神经纤维、垂体细胞和丰富的毛细血管构成(图 10.6)。垂体细胞为神经胶质细胞,有支持营养神经纤维的作用。神经垂体储存、释放下丘脑合成的加压素(抗利尿激素)和催产素两种激素。加压素可使尿量减少,使小血管平滑肌收缩、血压升高。催产素引起子宫平滑肌收缩、加速分娩,并促进乳腺分泌。

10.3.2　松果体

松果体(pineal body)位于背侧丘脑的后上方,为卵圆形灰红色腺体(图 10.5)。松果体在儿童时期比较发达,青春期期后腺体组织逐渐消退,而代之以结缔组织。成年以后松果体可部分钙化形成钙斑。

松果体主要由松果体细胞、少量的神经胶质细胞和一些细胞间质构成,其主要功能是产生吲哚胺和肽。松果体中的褪黑素(melatonin)和 5 -羟色胺含量有明显的昼夜节律改变,参与调节生殖系统的发育和动情周期、月经周期等节律。松果体分泌的激素对儿童有抑制性早熟的作用。松果体病变引起功能不全时,可出现性早熟或生殖器官过度发育;功能过剩可导致青春期延期。

此外,松果体的活动呈明显节律的周期性变化。昼夜周期中光照与黑暗的交替引起褪黑素分泌量的昼夜波动;光照能抑制褪黑素分泌,而黑暗能增加其分泌。褪黑素还呈现月与季及年周期的变化,通过褪黑素的分泌周期向中枢神经系统发放"时间信号",从而影响机体时间生物学效应,如睡眠与觉醒,特别是下丘脑-垂体-性腺轴周期性活动。

10.4　内分泌腺的年龄变化

随着年龄的增长,内分泌腺也发生某些衰老性变化。下丘脑功能逐渐减退,促激素合成与分泌量降低、作用减弱,接受下丘脑调节的垂体和靶器官的功能也随之全面性减弱。垂体重量下降,嗜色细胞数量减少,兼色细胞相对增多,结缔组织增生。甲状腺重量减轻,滤泡数量减少,胶质增生,甲状腺碘化能力与甲状腺素合成量降低,腺体呈结节状变化,腺泡间结缔组织增加。甲状旁腺细胞减少,结缔组织、脂肪细胞增多,钙运转减慢。肾上腺皮质、髓质细胞减少,结缔组织增生,两性中雄性激素分泌量减少。整个内分泌系统功能紊乱与退化又加速了机体的老化过程。

10.5　内分泌系统常见疾病

10.5.1　甲状腺功能亢进与甲状腺功能低下

10.5.1.1　甲状腺功能亢进症

甲状腺毒症(thyrotoxicosis)是指血液中甲状腺素过多,引起以神经、循环、消化系统兴奋性增高和代谢亢进为主要临床表现的一组临床综合征。根据甲状腺功能状态,甲状腺毒可分为甲状腺功能亢进症类型和非甲状腺功能亢进类型。甲状腺功能亢进症(hyperthyroidism,简称甲亢),是指甲状腺本身产生甲状腺素过多而引起的甲状腺毒症,发病的主要原因是弥散性毒性甲状腺肿(Graves disease,GD)、多结节性毒性甲状腺肿和甲状自主高功能腺瘤。非甲状腺功能亢进类型包括破坏性甲状腺毒症(由于甲状腺炎症破坏甲状腺滤泡,滤泡中的甲状腺素过量进入血液循环引起的甲状腺毒症)和服用外源性甲状腺素;该类型的甲状腺毒症甲状腺本身的功能并不亢进。所有因素中,GD 是甲状腺功能亢进最常见的病因,占全部甲亢的 80%～85%,国内 GD 发病率为 1.2%,女性显著高于男性[女:男=(4～6):1],高发年龄为 20～50 岁。临床主要表现为甲状腺毒症、弥漫性甲状腺肿、眼征和胫前黏液性水肿。

1　临床表现

(1) 甲状腺毒症表现

甲状腺素分泌过多导致交感神经兴奋性增高和新陈代谢加速,患者常有乏力、怕热多汗、皮肤潮湿、多食善饥、体重显著下降等(即高代谢综合征);甲状腺肿大或不肿大;心悸、气短、第一心音亢进;便稀、排便次数增加,重者可见肝肿大和肝功能异常;血液淋巴细胞比例增加、单核细胞增加,但白细胞总数偏低;可伴有血小板减少。部分女性可见月经减少或闭经,男性可见阳痿,偶有乳腺增生。

实验室检查血清游离甲状腺素(FT_4)和游离三碘甲状腺原氨酸(FT_3)增高,血清 TSH 减低;血清总甲状腺素(TT_4)持续增高,血清三碘甲状腺原氨酸(TT_3)增高,或 TT_3/TT_4 比值增加;甲状腺 ^{131}I 摄取率增高。

(2) 眼征

眼征主要有轻度突眼、眼睛炯炯发亮、眨眼减少、上睑痉挛、眼裂增宽、双眼向下看时眼睑不能随眼球下落(显现白色巩膜)、眼球向上看时前额皮肤不能被皱起,双眼看近物时,眼球辐辏不良。

2　治疗　目前尚不能进行病因治疗,针对甲亢主要有三种疗法即抗甲状腺药物(ATD)、^{131}I 和手术治疗。

ATD 是甲亢的基础治疗,也是手术治疗和 ^{131}I 治疗的准备阶段。适应证为① 病情轻、中度患者;② 甲状腺轻、中度肿大;③ 年龄＜20 岁;④ 孕妇、高龄或由于其他疾病不愿手术者;⑤ 手术前准备;⑥ 手术后恢复且不宜用 ^{131}I 治疗者。常用的治疗药物分为硫脲类和咪唑类两大类。硫脲类包括丙硫氧嘧啶(PTU)、甲硫氧嘧啶等,咪唑类包括甲硫咪唑(MMI)、卡比马唑(carbimazole)等。目前普遍使用的药物是 MMI 和 PTU。

^{131}I 治疗的机制是甲状腺摄取^{131}I 后,放射线破坏甲状腺组织细胞。该法总有效率达 95%,临床治愈率达 85% 以上,复发率小。^{131}I 用于治疗甲亢已有 60 多年的历史,我国从 1958 年开始应用。中华医学会内分泌学会与核医学分科学会 2007 年制定的《中国甲状腺疾病诊治指南》指出该法适应证有① 成人 GD 甲亢伴甲状腺肿大Ⅱ度以上;② ATD 治疗失败或过敏;③ 甲亢手术后复发;④ 甲状腺毒心脏病或甲亢伴其他心脏病;⑤ 甲亢伴白细胞和(或)血小板减少或全血细胞减少;⑥ 老年甲亢;⑦ 毒性多结节性甲状腺肿;⑧ 自主功能性甲状腺结节合并甲亢;⑨ 甲亢合并糖尿病;⑩ 甲亢合并肝、肾功能损害等。禁用于妊娠和哺乳期女性。

手术治疗治愈率为 95% 左右,复发率 0.6%～9.8%。适用于:① 中、重度甲亢,长期服药无效,或停药发作,或不能坚持服药者;② 甲状腺肿大显著,有压迫症状者;③ 胸骨后甲状腺肿;④ 多结节性甲状腺肿伴甲亢。

10.5.1.2　甲状腺功能减退症

甲状腺功能减退症(hypothyroidism,简称甲减)是由于各种原因导致的低甲状腺素症或甲状腺素抵抗引起的全身性低代谢综合征。国内临床甲减患病率为 1%,发病率为 0.29%。

1　表现　患者表现为易疲劳、怕冷、体重增加、记忆力减退、反应迟钝、嗜睡、精神抑郁、便秘、月经不调、肌肉痉挛疼痛等。体格检查可见表情淡漠、面色苍白、皮肤干燥发凉、粗糙脱屑、颜面、眼睑和手皮肤水肿,声音嘶哑、毛发稀疏、眉毛外 1/3 脱落。实验室检查:血清 TSH 增高,TT_3、TT_4 降低;轻、中度贫血;血清甘油三酯、总胆固醇、低密度脂蛋白胆固醇(LDL-C)增高,高密度脂蛋白胆固醇(HDL-C)降低等。

2　治疗　治疗目的是将血清中的 TSH 和甲状腺素恢复到正常水平范围。治疗药物有左甲状腺素(L-T_4),患者需终身服药。

10.5.2　单纯性甲状腺肿

甲状腺肿(goiter)是指甲状腺上皮细胞增生形成的甲状腺肿大。单纯性甲状腺肿也称为非毒性甲状腺肿,是指非炎症和肿瘤原因,不伴临床甲状腺功能异常的甲状腺肿。单纯性甲状腺肿患者约占人群的 5%,女性发病率是男性的 3～5 倍。如果一个地方儿童单纯性甲状腺肿发病率超过 10%,称之为地方性甲状腺肿。

地方性甲状腺肿最常见的原因是碘缺乏病(iodine deficiency disorder,IDD)。多见于山区和远离海洋的地区。碘是甲状腺素合成的重要原料之一,碘缺乏时合成甲状腺素不足,反馈性地引起垂体分泌过量的 TSH,刺激甲状腺细胞增生肥大。患者甲状腺呈弥散性或结节性肿大,重量 60～1 000 g 不等。

地方性甲状腺肿临床上一般无明显症状。可见甲状腺组织呈现轻、中度肿大,表面平滑,质地柔软。中度甲状腺肿大可引起压迫症状,出现咳嗽、气喘、吞咽困难、或声音嘶哑等。胸骨后甲状腺肿可使头面部、颈部和上肢静脉回流受阻,引起局部水肿。

甲状腺肿的患病率与碘缺乏程度密切相关,补充碘后,甲状腺肿患病率明显下降(低于 5%);但过多摄碘,甲状腺肿患病率又出现回升。尿碘是监测碘营养水平的重要指标,尿碘中位数(MUI)100～200 μg/L 是最适当的碘营养状态;MUI<100～80 μg/L 为碘轻度缺乏,MUI<80～50 μg/L 为中度碘缺乏,MUI<50 μg/L 为重度碘缺乏。部分轻度缺碘的地区人群在机体碘需要量增加时,可出现甲状腺肿,如妊娠期、哺乳期、青春期等。这些人群可食用含碘高的食物,如海带、紫菜等海产品以预防缺碘。

世界卫生组织(WHO)推荐成年人日摄入碘量为 150 μg。1996 年起,我国立法推行普遍食盐碘化(universal salt iodization,USD)防治碘缺乏病,使碘缺乏病得到有效控制。根据国内自然碘环境,2002 年,我国修改立法标准,将食盐加碘浓度从原来不低于 40 mg/kg 修改为 35±15 mg/kg。

甲状腺肿一般无需治疗。对甲状腺明显肿大者,可试用 L-T_4 治疗。肿大明显、有压迫症状者应采用手术治疗。

10.5.3　侏儒症、巨人症与肢端肥大症

10.5.3.1　生长激素缺乏型侏儒症

生长激素缺乏性侏儒症(growth hormone deficiency dwarfism,GHD)又称垂体性侏儒症,是指在出生后或儿童期起病,因下丘脑-垂体-胰岛素样生长因子(IGF-1)生长轴功能障碍而导致的生长缓慢、身材矮小。患者身材比例匀称,多见于男性,男女比例(3～4):1。按病因可分为特发性和继发性 2 种,按部位分垂体性和下丘脑性两种,可为单一缺乏GH,也可伴有垂体其他激素缺乏。继发性患者常常可找到诱发原因(如颅咽管瘤、神经纤维瘤、颅内感染及肉芽肿病变、创伤、放射性损伤等),特发性患者临床上无明显原因可找。

1　临床表现　患者出生时身长、体重往往正常,数月后躯体生长缓慢,但常不被发觉,多在 2～3 岁后与同龄儿童差别愈见显著。生长发育并不完全停止,只是发育极为缓慢,即 3 岁以前身高增长低于每年 7 cm,3 岁至青春期每年不超过 4～5 cm。体态一般尚匀称,成年后仍保持童年体形和外貌,皮肤较细腻,有皱纹,皮下脂肪有时可略丰满,营养状态一般良好,成年身高通常不超过 130 cm。

患者至青春期,性器官不发育,第 2 性征缺如。男性生殖器小,与幼儿相似,睾丸细小,多伴有隐睾症,无胡须;女性表现为原发性闭经,乳房不发育。单一 GH 缺乏者可出现性器官发育和第 2 性征,但往往明显延迟。智力一般正常。X 射线检查可见长骨均短小,骨龄幼稚,骨骺久不愈合。

2　治疗　由于重组人生长激素(rhGH)充足量供应,临床上治疗生长激素缺乏性侏儒症效果显著;生长激素释放素(GHRH1 - 44)疗效与 rhGH 相似,适用于下丘脑性 GH 缺乏症;胰岛素样生长因子 - 1 用于 GH 不敏感症。继发性生长激素缺乏症应针对原发病进行治疗。

10.5.3.2　巨人症与肢端肥大症

GH 分泌过多,在骨骺闭合之前引起巨人症(gigantism),在骨骺闭合之后导致肢端肥大症(acromegaly)。同一患者常可兼有巨人症和肢端肥大症。GH 和 IGF - 1 分泌过多的原因主要有垂体和垂体外原因。垂体原因占 98%,以垂体腺瘤为主。垂体外因素主要包括异位 GH 分泌瘤、GHRH 分泌瘤、胰岛细胞瘤、支气管类癌等伴垂体生长素细胞增生。

1　表现

(1) 巨人症

巨人症常始于幼年,生长较快,身材较同龄儿童明显高大,持续长高直至性腺发育完全、骨骺闭合,身高可达 2 m 或以上。如缺乏促性腺激素,性腺发育不良,骨骺不闭合,GH 可持续加速长高。软组织表现为面部粗糙、手脚增厚增大,心、肺等内脏增大。如垂体瘤发展,迫使其他激素分泌减少,可导致腺垂体功能减退,精神不振,全身乏力,毛发脱落,性欲减退,生殖器萎缩。多数可因心血管疾病而死亡。过多 GH 可拮抗胰岛素作用,导致糖耐量减低或糖尿病。

(2) 肢端肥大症

肢端肥大症多见于 31～50 岁,发病率男女相当。起病一般较缓,使诊断延误 5～10 年,临床表现取决于垂体瘤大小、发展速度、GH 分泌情况及对正常垂体及周围组织压迫的影响。肢端肥大症既有 GH 分泌过多,又可伴有促性腺激素、TSH、ACTH 分泌不足,使功能亢进与减退相混杂,患者可有软弱、乏力及缺乏活力。

垂体瘤可引起头痛、视物模糊、视野缺损、复视。大多数因 GH 分泌过多而引起骨、软组织过度生长,如皮肤粗厚、皮脂腺分泌亢进(油质感)、汗腺分泌亢进(多汗)。头部表现尤为突出,唇肥厚、鼻唇沟隆起,头颅皮肤增厚呈脑回状,额部皱褶肥厚,鼻宽舌大。头围增大,下颌增大前突,齿间隙增宽,咬合困难;眉弓和颧弓过长,鼻窦增大,声带变粗变厚,发音低沉。手脚粗大、肥厚、手指变粗,不能做精细动作。骨关节病和关节痛发病率较高。

2　治疗　本病是一种慢性进展性疾病,患者预后较差,病残和死亡率较高。治疗生长激素分泌瘤目的,一是解决占位性病变引起的体征和症状,如头痛、视力改变;二是将 GH 分泌和 IGF - 1 水平转为正常,尽可能保留腺垂体功能。治疗措施主要有三种:手术治疗为首选方法。放射治疗可用于垂体小病变和清除术后残余肿瘤细胞的辅助治疗。不宜或拒绝手术治疗者、肿瘤未压迫视神经和交叉,以及手术放疗失败者,可考虑药物治疗以保障腺垂体功能。一般药物治疗有效、安全,并能良好耐受和提高生活质量。常用药物主要有溴隐亭、奥曲肽、培维索孟等。

(吕　虎)

第 11 章 神经系统

人的神经系统是地球上迄今最为精密、复杂的信息处理系统。在人体各大系统中,神经系统的机构与功能最为复杂,在体内起主导作用。神经系统通过反射控制和调节身体其他系统的正常活动,使人体成为一个有机的整体。神经系统通过感受器不断接受身体内、外的各种刺激,经过传入神经传到中枢(脊髓和脑)的不同部位,通过中枢整合后发出相应的神经冲动,再经过传出神经将冲动传至相应的效应器,产生各种适当的反应,以维持机体内环境的平衡和适应外环境的变化,从而保证生命活动的正常进行。

人体的神经系统的结构与功能是在长期进化的过程中形成的。人类长期的生产劳动、语言交流、社会生活使大脑皮质发生了与动物完全不同的质的变化,产生出了更为高级的感觉和运动中枢,大脑成为语言文字、思维意识活动的物质基础。人类的神经系统不仅能被动地适应环境变化,更能主动地认识和改造世界,在结构和功能上都远远地超越了其他的动物。

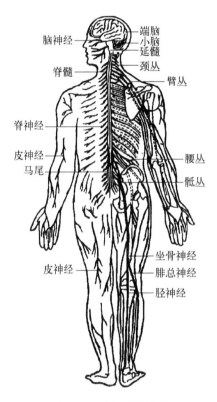

图 11.1 神经系统概貌

神经系统(nervous system)由位于颅腔内的脑、椎管内的脊髓及其附于脑和脊髓的脑神经、脊髓神经构成(图 11.1)。神经系统是一个完整的、不可分割的整体,为了叙述与学习方便,人们通常按其所在的位置与功能,将其分为中枢神经系统(central nervous system,CNS)(包括脑和脊髓)和周围神经系统(peripheral nervous system,PNS)(中枢神经以外的所有神经,包括脑神经和脊神经等)。周围神经根据分布部位不同,又可分为躯体神经(somatic nerves)与内脏神经(visceral nerves)。躯体神经分布在体表、骨、关节、骨骼肌中,内脏神经分布于内脏、平滑肌、腺体中。躯体神经与内脏神经都含有感觉神经纤维和运动神经纤维。感觉神经纤维将冲动从周围向中枢传导,又称传入神经;运动神经纤维将冲动从中枢传至周围,又称传出神经。内脏运动神经又分为交感神经和副交感神经。

11.1 神经活动的基本形式与神经系统常用术语

11.1.1 神经活动的基本形式与结构基础

反射(reflex)是指在中枢神经系统的参与下,机体对内、外环境刺激产生的规律性应答反应。反射可分为条件反射和非条件反射两大类。非条件反射是与生俱来的反射,如防御反射、觅食反射、性反射等,这类反射对机体生存与种系繁衍具有重要意义。条件反射是在出生以后通过训练逐渐建立起来的反射,可以建立也可以消退。条件反射的建立扩大了生物体的适应范围,使之具有更大的灵活性,能更好地适应内、外环境的变化。

神经活动的基本形式是反射,完成一个反射活动的结构基础称反射弧(reflex art),它的结构包括感受器、传入神经、中枢、传出神经、效应器五部分。感受器是感觉神经末梢的特殊结构,能感知内、外环境变化,把刺激信号转变为神经冲动。效应器为运动神经末梢的特殊结构,位于肌肉和腺体内,肌肉收缩与腺体分泌即是反射产生的效应。反射活动只有在反射弧结构完整的条件下才能进行,反射弧的任何部位受损都会导致反射活动障碍。医学临床上经常采用检查反射的方法来协助诊断某些疾病。

11.1.2 神经系统常用的几个术语

神经系统的基本结构与功能单位是神经元(神经细胞),神经元分为胞体和突起两个部分。位于不同部位的神经元胞体和突起具有不同的名称。

灰质(gray matter)与白质(white matter)都位于中枢神经系统内。灰质主要由神经元胞体和树突聚集而成,因其色泽灰暗而称为灰质。位于大脑和小脑表层的灰质称为皮质(cortex)。白质由神经纤维构成,由于多数神经纤维具有髓鞘而呈白色,故称白质。分布于大脑和小脑深层的白质又称为髓质(medulla)。

神经核(nucleus)与神经节(ganglion)都是由形态与功能相似的神经元细胞体聚集而成的团块,位于中枢神经系统内称为神经核,位于周围神经系统内则称为神经节。

中枢神经系统内,起止和功能基本相同的神经纤维聚集成束,称纤维束(fasciculus);周围神经系统内,神经纤维聚集而成的条索状结构,称为神经(nerve)。

网状结构(reticular formation)只存在于中枢神经系统中,即神经纤维交织成网,灰质团块散在其中的结构,位于灰质和白质之间。

11.2 中枢神经系统

11.2.1 脊髓

11.2.1.1 脊髓外形、节段

脊髓(spinal cord)位于椎管内,上端在平枕骨大孔处与延髓相连,下端在成人平第1腰椎体下缘。脊髓呈前后略扁的圆柱状,长40~45 cm,全长有颈膨大(cervical enlargement)与腰骶膨大(lumbosacral enlargement)两处膨大。位于上部的称颈膨大,连有分布到上肢的神经。位于下部的称腰骶膨大,连有分布到下肢的神经。人类上肢的功能远比下肢发达,因此颈膨大比腰骶膨大更加显著。脊髓的末端变为圆锥状,称脊髓圆锥(conus medullaris),脊髓圆锥的下端续以无神经组织的细丝,其末端附于尾骨背面,称终丝(filum terminale)(图11.2)。

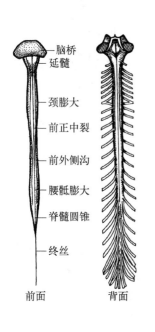

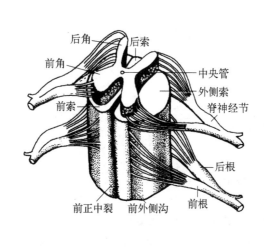

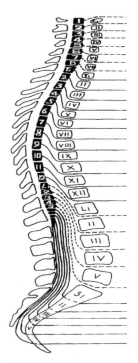

图11.2 脊髓外形 　　图11.3 脊髓与脊神经 　　图11.4 脊髓节段与椎骨的对应关系

脊髓的表面有6条纵贯全长、彼此大致平行的沟、裂。前正中裂(anterior median fissure)(位于脊髓前面正中)与后正中沟(posterior median sulcus)(位于脊髓后面正中)将脊髓分为左、右对称的两半;前正中裂的两侧各有1条前外侧沟,有脊髓前根的根丝附着;后正中沟两侧各有1条后外侧沟,有脊髓后根的根丝附着。前、后两根在椎间孔处汇合成1条脊神经,每条脊神经后根上都有1个膨大的脊神经节(spinal ganglia)(图11.3)。

脊髓的两侧有31对脊神经,每对脊神经所连的一段脊髓称为1个脊神经节段。因此,脊髓可分为8个颈节、12个胸节、5个腰节、5个骶节和1个尾节,共31个节段。由于脊髓的长度与脊柱的长度不等,脊髓节段与椎骨不完全对应(图11.4)。在成人,上颈髓节($C_{1\sim4}$)大致与同序数椎骨相对应;下颈髓节($C_{5\sim8}$)与上胸髓节($T_{1\sim4}$)与同序数椎骨的

上 1 节椎体平对；中部胸髓节（$T_{5\sim8}$）与同序数椎骨的上 2 节椎体平对；下胸髓节（$T_{9\sim12}$）与同序数椎骨的上 3 节椎体平对；腰髓（$L_{1\sim5}$）平对第 10～12 胸椎范围内；骶髓（$S_{1\sim5}$）和尾髓（C0）约平对第 1 腰椎。在临床诊断过程中，这些对应关系对确定脊髓与脊柱病变具有重要意义。

11.2.1.2 脊髓结构

新鲜的脊髓横切面观察，可见脊髓由灰质与白质构成（图 11.5、图 11.3）。脊髓中央有 1 个小孔，称中央管（central canal）。

1 脊髓灰质 脊髓灰质呈蝶形，位于中央管周围，纵贯脊髓全长（图 11.5）。

脊髓灰质向前部突出扩大的部分，称为前角（anterior horn），内含运动神经元。前角内神经元发出的轴突从脊髓前外侧沟穿出，组成脊髓神经前根，构成脊髓神经躯体运动纤维，直接支配骨骼肌运动。前角的运动神经元有两种类型，一种是大 α 运动神经元，其发出的神经纤维支配梭外肌纤维，引起肌肉收缩；另一种是小 γ 运动神经元，支配梭内肌纤维，调节肌张力。当脊髓前角受到损伤时，引起同侧相应的骨骼肌随意运动障碍、肌张力低下、反射消失、肌肉萎缩等，临床上称为软瘫。

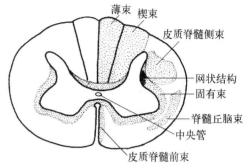

图 11.5　脊髓横切面

灰质的后部突出较为狭长，称后角（posterior horn），内含联络神经元，接受来自后根的纤维。后角发出的长轴突向上组成上行传导束到脑；短的轴突在脊髓各节段之间起联络作用。在脊髓胸段与上腰段（$T_1\sim L_3$）的前角与后角之间，灰质向外突出形成侧角（lateral horn），内含交感神经元的细胞体。侧角发出的轴突随脊髓神经前根出椎管。脊髓的第 2～4 骶椎段无侧角，而是在前角的基底部（相当于胸段侧角部位）含有副交感神经，称骶副交感神经核。它发出的轴突随脊髓神经前根出椎管。

脊髓前后角之间的外侧有网状结构。

2 脊髓白质 白质由密集的纵行纤维束构成。每侧白质均借助脊髓表面的沟、裂分成 3 个索；后索位于后正中沟与后外侧沟之间；外侧索在前、后外侧沟之间；前索在前正中裂与前外侧沟之间。每条索都由多个纤维束组成（图 11.3、图 11.5）。纤维束有上行和下行两种，主要位于白质的外周部；纤维束按其起止部位进行命名。上行纤维束起自脊神经节或脊髓灰质，将各种感觉信息传递到脑；下行纤维束起自脑的不同部位，止于脊髓，将脑发出的神经冲动传递至脊髓。紧贴灰质边缘有一层短距离的纤维，起止点都在脊髓，称固有束（proper fasciculus），主要在脊髓不同节段起联络作用，完成脊髓节段内和节段之间的反射活动。

脊髓中的上行纤维主要有薄束（fasciculus gracilis）、楔束（fasciculus cuneatus）、脊髓丘脑束（spinothalamic tract）；下行纤维主要包括皮质脊髓束（corticospinal tract）、红核脊髓束（rubrospinal tract）等。

薄束位于后索内侧，贯穿脊髓全长，传导第 5 胸节以下的意识性本体感觉（肌、腱、关节位置觉、运动觉和振动觉）与精细触觉（两点辨别与纹理感）冲动。

楔束位于薄束外侧，仅见于第 4 胸节以上的脊髓，传导来自上半身（不包括头、面部）的神经冲动。当后索发生病变时，本体感觉与辨别觉的信息不能传入大脑皮质，患者闭目时不能确定各关节位置。

脊髓丘脑束位于外侧索的前部与前索中，起自后角，经白质前联合交叉到对侧，在外侧索和前索上升形成脊髓丘脑索，将来自躯干和四肢的痛觉、温度觉、触觉和压觉冲动传导入脑。

皮质脊髓束是人类脊髓中最大的下行纤维束，起源于大脑皮质，在延髓锥体交叉中大部分纤维交叉至对侧脊髓外侧索下行（称皮质脊髓侧束），未交叉的小部分纤维在同侧脊髓前索中下行（称皮质脊髓前束），将来自大脑的神经冲动传导至脊髓前角运动神经元，管理骨骼肌的随意运动。

红核脊髓束位于外侧索，在皮质脊髓侧束前方，起于中脑红核，下行止于脊髓前角运动神经元，参与调节肌紧张和协调运动。

3 脊髓的功能 脊髓的主要功能包括传导功能与反射功能。

脊髓具有重要的传导功能，通过上行纤维束将感觉信息传递到脑，又通过下行纤维接受高级中枢的调控，是脑与脊髓低级中枢和周围神经联系的重要通道。当脊髓横断面损伤时，纤维束全部阻断，脊髓失去高级中枢的调控，损伤节段以下的躯体感觉与运动功能全部丧失，称为截瘫。

脊髓作为一个低级中枢，许多的反射中枢都位于脊髓灰质内，通过固有束、神经前根、后根完成一系列的反射活动，如排便反射、血管舒缩反射等。此外，浅反射和深反射都是脊髓反射。浅反射是刺激皮肤引起肌肉收缩的反射，如腹壁反射、提睾反射等；深反射即腱反射,如膝反射、肱二头肌反射、肱三头肌反射等。当中枢病变时,还可出现一些病理性的反射,是诊断中枢病变的重要体征。

11.2.2 脑

由于劳动、语言及社会因素的影响,使得人脑与其他动物的脑有所不同。人脑最大的特点就是大脑皮质高度

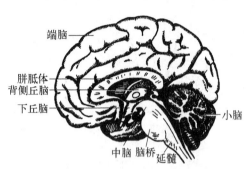

图 11.6　脑正中矢状切面观

发展,并控制脑的其他部分和脊髓的活动,成为人体中最高的调节器官。成年人脑的平均重量约 1 400 g,新生儿脑的平均重量为 445 g,生长至周岁时脑的重量几乎增加 1 倍;以后脑重量增加明显减慢,到 20～25 岁时脑重量达到最高值。在正常的范围内,人脑的重量有明显的个体差异,但脑重量差异并不能反映人的智力高低。

脑(brain)位于颅腔内,起源于胚胎时期神经管的前部,形态与功能均比脊髓复杂。人的脑包括端脑、间脑、中脑、脑桥、延髓和小脑六部分(图 11.6)。延髓穿过枕骨大孔连接脊髓。通常人们将中脑、脑桥、延髓三部分合称为脑干(brain stem)。

11.2.2.1 脑干

脑干位于颅后窝枕骨大孔前方的斜坡上。自上而下由中脑、脑桥、延髓三部分组成。脑干下接脊髓,上接间脑,后方与小脑相连。延髓、脑桥与小脑间的室腔称为第 4 脑室;向下与脊髓中央管连续,向上连通中脑水管(图 11.6)。

脑干具有传导功能,能承上启下地传导各种上、下神经冲动;这些传导可以是穿过脑干或先在脑干中继后再向上或向下传导。如脊髓丘系和皮质脊髓束纵贯脑干上行和下行。脑干也是重要的生命中枢所在,如延髓网状结构的某些核团与心血管、呼吸运动有关,严重损伤后可危及生命。脑干还具有一些重要的反射中枢,如中脑中的对光反射中枢、脑桥的角膜反射中枢等。脑干网状结构有维持大脑皮质觉醒、引起睡眠、调节骨骼肌张力以及内脏活动等功能。

1　脑干外形　腹侧面:延髓(medulla oblongata)上端膨大、下部缩细,表面有与脊髓相续的同名沟、裂。延髓上部前正中裂两侧各有一行纵行隆起,称锥体(pyramid),由大脑皮质到脊髓的皮质脊髓束构成。在锥体的下方,皮质脊髓束纤维大部分左右交叉,构成锥体交叉(decussation of pyramid)。因此,前正中裂在下部不明显。锥体的外侧是前外侧沟(图 11.7)。脑桥(pons)上缘与中脑相连,下缘借延髓脑桥沟与延髓分界。脑桥腹侧面膨隆,称脑桥基底部,向两侧延伸出巨大的纤维束,称小脑中脚,与小脑相连。基底部正中有 1 条纵行浅沟,称基底沟(basilar sulcus)。中脑(mesencephalon)的腹侧面有一对柱状结构,称大脑脚。两脚间的凹窝称脚间窝(interpeduncular fossa)。

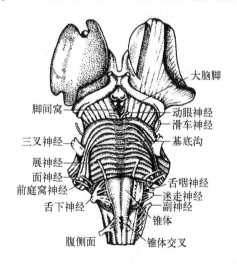

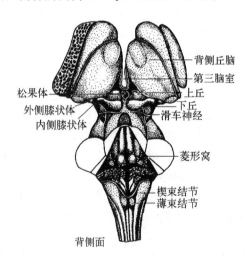

图 11.7　脑干外形

背侧面:延髓下部后正中沟两侧各有 2 个纵行隆起,位于内侧的称薄束结节(gracile tubercle),外侧的称楔束结节(cuneate tubercle);在其深面分别有薄束核与楔束核。薄束结节外侧是后外侧沟。延髓上部与脑桥共同形成的菱形凹窝称菱形窝。中脑的背侧有 2 对隆起,上方的 1 对,称上丘(superior colliculus),与视觉反射有关;下方的 1 对,称下丘(inferior colliculus),与听觉反射有关(图 11.7)。

脑神经共有 12 对,嗅神经连于端脑、视神经连于间脑,其余 10 对都与脑干相连。在橄榄的背侧与延髓相连的脑神经自上而下依次是舌咽神经、迷走神经和副神经;舌下神经经橄榄和锥体之间的前外侧沟穿出;经延髓脑桥沟与脑桥相连的神经由内侧向外侧依次是展神经、面神经和前庭蜗神经;在脑桥腹侧面开始变窄处,连有三叉神经。与中脑相连的神经中,动眼神经自脚间窝穿出,滑车神经由下丘的下方穿出。

2　脑干的结构　脑干由灰质、白质和网状结构组成。

脑干灰质与脊髓灰质配布不同,脑干灰质配布不形成连续的灰质柱,而是分散成团块,称神经核。与脑神经有关的称脑神经核(又分脑神经运动核和脑神经感觉核两种)。脑神经核的名称多与其相连的脑神经名称一致,各脑神经核在脑干内的位置与其相连脑神经的连脑部位相对应。除脑神经核外,脑干内还有非脑神经核。如中脑内的黑质和红核对调节肌张力有重要作用,延髓中的薄束核和楔束核与本体感觉和精细触觉冲动传导有关。

白质主要由纤维束组成,多位于脑干的腹侧部和外侧部。

网状结构位于脑干中央区,结构上保持有多突触联系的形态特征。传入纤维接受来自各种感觉传导体系的信息,传出纤维直接或间接地联系着中枢神经的各级水平。

11.2.2.2　小脑

1　小脑外形、位置　小脑(cerebellum)位于颅后窝内,在脑桥和延髓的上方(图 11.6、图 11.8)。小脑的两侧膨大,称小脑半球,中间缩细,称小脑蚓。在小脑下面,小脑蚓两侧有 1 对隆起,称小脑扁桃体。小脑扁桃体靠近枕骨大孔,当颅内压增高时,可被挤压而嵌入枕骨大孔形成小脑扁桃体疝,压迫延髓导致呼吸、循环障碍,可引起生命危险。根据进化的先后,小脑分为古小脑(archicerebellum)、旧小脑(paleocerebellum)、新小脑(neocerebellum)三部分。古小脑即绒球小结叶,位于小脑下面的前部,与前庭联系;旧小脑位于小脑上面的前部,与来自脊髓传导本体觉冲动的纤维联系;其余部位均为新小脑,主要接受大脑皮质的纤维。

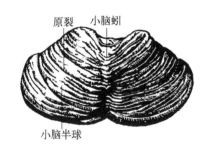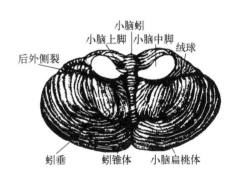

图 11.8　小脑外形(上面和下面)

2　小脑结构　小脑内部结构与脊髓和脑干不同,表层为灰质,称小脑皮质,深部是白质,称髓体。髓体内含数对灰质团块,称小脑核。

3　小脑功能　小脑是一个重要的运动调节中枢,其主要功能是接受大脑、脑干、延髓的有关运动的信息;传出神经纤维也主要与运动中枢有关。古小脑通过与前庭核的联系维持身体姿势平衡;如果古小脑受到损伤,表现为平衡失调、站立不稳、步态蹒跚。旧小脑主要与调节肌张力有关,旧小脑病损主要表现为肌张力降低。新小脑主要调节骨骼肌运动的协调,如病变则表现为小脑共济失调症,出现随意肌收缩的力量、方向、限度和各肌群之间的协调紊乱(如跨越步态、持物时手指过度伸开、指鼻试验阳性、轮替不能等),同时出现运动性震颤。由于小脑中的纤维联系大量重叠,并且小脑损伤通常也不会仅仅局限在某一叶,因此实际出现的临床症状往往更为复杂。

11.2.2.3　间脑

间脑(diencephalon)位于中脑上方,其大部分被端脑所掩盖,包括背侧丘脑、后丘脑、下丘脑等。间脑的室腔称第三脑室(图 11.7、图 11.9)。

背侧丘脑又称为丘脑(thalamus),是位于间脑背侧份的 1 对卵圆状灰质块。丘脑被 Y 形的内髓板分隔成前核群、内侧核群和外侧核群。外侧核群后部的腹侧份,称腹后核,全身各部躯体感觉冲动都需经过腹后核中继后,才能传到大脑。

后丘脑(metathalamus)位于丘脑后外侧,包括内侧膝状体(与听觉传导有关)、外侧膝状体(与视觉传导有关)。

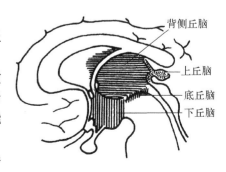

图 11.9　间脑的分部

下丘脑(epithalamus)位于丘脑前下方,由前向后包括视交叉、灰结节、乳头体等(图 11.10)。灰结节向下延伸为漏斗,漏斗下端连接垂体(hypophysis)。下丘脑内含有多个神经核群,其主要特点是神经元联络广泛,有些神经元即能接受神经冲动,又可接受血液与脑脊液的理化信息;部分神经元还能合成激素,其轴突即可传导神经冲动,又可将合成的激素运送到末梢释放。如下丘脑视上核(位于视交叉上方)与室旁核(位于第三脑室侧壁)合成加压素与催产素,经各自神经元轴突穿过漏斗直接输送到神经垂体释放入血。

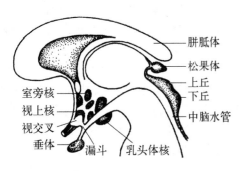

图 11.10 丘脑的主要神经核

下丘脑是神经内分泌中心,通过与垂体的紧密联系,将神经调节与体液调节融合为一体,调节机体内分泌活动。同时,下丘脑也是大脑皮质以下自主神经活动的高级中枢,涉及功能非常广泛,如将机体内脏活动与其他生理活动联系起来,对机体体温、摄食、生殖、水盐平衡及内分泌活动进行广泛的调节。下丘脑不仅能通过神经通路接受有关信息,还可直接通过血液接受信息(如血液成分改变、体温变化等),有效实现其调节功能。下丘脑与边缘系统联系密切,从而参与情绪行为调节(如防御反应、发怒等)。下丘脑视上核与人类昼夜节律有关,能调节机体的昼夜节律。

11.2.2.4 端脑

端脑(telencephalon)是脑的最高级部位,由左、右两个大脑半球组成。人类的大脑高度发达,笼罩在间脑、中脑和小脑上面。左、右大脑半球之间的深裂,称大脑纵裂(cerebral longitudinal fissure),裂的底部是连接两侧大脑半球的白质板,称为胼胝体(corpus callosum)。两侧大脑半球后部与小脑间的横裂称为大脑横裂(cerebral transverse fissure)。

1 大脑半球的外形 大脑半球表面凹凸不平,布满深浅不同的沟,总称为大脑沟;沟与沟之间的隆起,称为大脑回。大脑半球的前端称为额极,后端称为枕极。每侧大脑半球都有 3 个面:上外侧面、内侧面和下面。每侧大脑半球有 3 条位置较为恒定的沟,分别是外侧沟、中央沟和顶枕沟。外侧沟(lateral sulcus)大部分在大脑半球的上外侧面,是一条自前下向后上行的深裂。中央沟(central sulcus)在大脑半球上外侧面,自半球上缘中点稍后方向前下斜行,几乎到达外侧沟。顶枕沟(parietooccipital sulcus)位于大脑半球内侧面后部,自胼胝体后端稍后方斜向后上,并略延至大脑半球上外侧面。上述 3 条沟将每侧大脑半球分成的 5 叶,分别是枕叶(位于顶枕沟后下方)、颞叶(位于枕叶前方,外侧沟下方)、顶叶(位于外侧沟上方,顶枕沟与中央沟之间)、额叶(位于外侧沟上方,中央沟前方)和岛叶(隐于外侧沟深处,略呈三角形)。大脑半球外侧面上主要的沟、回如图 11.11 所示。

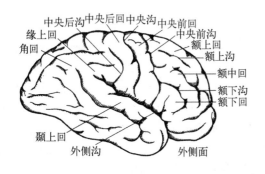
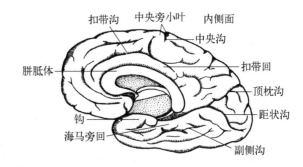

图 11.11 大脑半球外形

大脑半球的内侧面(图 11.11)位于胼胝体背侧与头端的大脑回,称扣带回(cingulate gyrus)。扣带回中部背侧有中央前、后回在半球内侧面的延续部,合称中央旁小叶(paracentral lobule)。自胼胝体后端下方开始,有一条弓形伸向枕叶的深沟,称距状沟。在距状沟前下方,自枕叶向前伸向颞叶的沟,称侧副沟。侧副沟前部上方的回,称海马旁回(parahippocampal gyrus)。海马旁回前端向后返的部分,称钩(uncus)。

大脑半球的下面,额叶下方有 1 对椭圆形的嗅球,其后端细缩向后延为嗅束,与嗅觉冲动传导有关。

扣带回、海马旁回、钩等大脑回,位于大脑半球与间脑交界处的边缘,合称为边缘叶(limbic lobe)。

2 大脑半球的内部结构与功能定位 大脑半球的表面为灰质层,称大脑皮质;深部的白质称为髓质;蕴藏在白质内的灰质团块,称基底核;大脑半球内部的腔隙为侧脑室。

大脑皮质内的神经元呈分层排列,各层细胞大小、形态不同。大脑皮质不同的局部在功能上有所不同,其皮质的厚度、细胞层次、纤维连接等存在一定的差别。人类在长期的进化与劳动实践过程中,通过感觉器官接受的刺激,在大脑皮质的一定部位形成反映。于是,大脑皮质的某些部位就逐渐形成了接受某些刺激,并完成某一反射活动的比较集中的区域,这些区域的大脑皮质便相对地形成特定的功能,这个过程称大脑皮质的功能定位。大脑皮质上具有重要医学意义的功能区域如图 11.12。

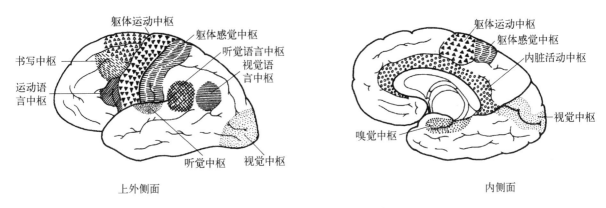

图 11.12　大脑皮质的功能区域

　　躯体运动区Ⅰ(first somatic motor area)主要位于中央前回和中央旁小叶前部,对机体运动控制有以下特征:① 交叉性,即一侧皮质运动区控制另一侧躯体肌,但面部为双侧支配;② 功能定位精细,一定部位的皮质支配一定部位的肌,其定位安排呈身体的倒影,即下肢代表区在中央前回和中央旁小叶前部,上肢和躯体在中间部,头面部在下部(但头面部内部安排呈正位);③ 运动代表区的大小与运动精细程度有关,运动愈精细、愈复杂,在皮质中所占范围愈大(图 11.13)。

　　除中央前回和中央旁小叶前部外,大脑皮质内还有第Ⅱ躯体运动区、运动辅助区等。

　　躯体感觉区Ⅰ(first somatic sensory area)主要位于中央后回和中央旁小叶后部,接受背侧丘脑腹后核传入的对侧半身痛、温、触、压及位置与运动觉。

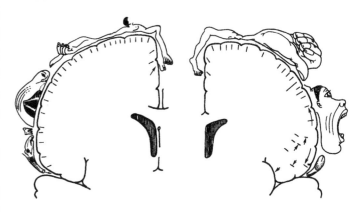

图 11.13　大脑感觉区Ⅰ和运动区Ⅰ的定位

其投射特征是:① 投射纤维左右交叉;② 投射区域空间安排与躯体运动区相似,为倒置人体投影(但头面部内部安排呈正位);③ 投射区域的大小与不同部位体表感觉灵敏程度有关,灵敏度高的拇指、食指、唇等代表区域较大,感觉迟钝的背部代表区域小;④ 感觉区定位明确而清晰(图 11.13)。

　　人脑中央前回与岛叶之间分布有躯体第Ⅱ感觉区。

　　内脏感觉区:主要分布于躯体感觉区Ⅱ部位(位于中央前回与岛叶间)、运动辅助区及边缘系统皮质等部位。

　　视觉区(visual area):位于枕叶距状沟的上、下缘。左侧枕叶皮质接受左眼颞侧和右眼鼻侧视网膜传入纤维的投射;右侧枕叶皮质接受右眼颞侧和左眼鼻侧视网膜传入纤维的投射。

　　听觉区(auditory area):位于颞横回,其投射呈双侧性,也就是一侧听觉区接受双侧耳蜗听觉感受器传入的冲动,但以对侧为主。因此,一侧的听力区受损可使双侧听力降低,但又不会完全耳聋。

　　嗅觉区(olfactory area)与味觉区(gustatory area):嗅觉区在大脑皮质的投射位于边缘叶前底部;味觉投射区在中央后回头面部感觉区下方。

　　语言区:语言功能为人类大脑皮质所特有,是人类在长期的社会历史发展过程中逐渐形成的特殊功能。凡不是由于听觉、视觉或骨骼肌运动障碍导致的语言缺陷,都称为失语症。在大脑皮质的语言区有 4 个(图 11.12):① 听觉性语言中枢:位于颞上回后部,当其受到损害时,听觉无障碍,但不能理解其语言的意义,称感觉性失语;② 视觉性语言中枢:位于角回、视区附近,如果该区受到损害,患者视觉并无障碍,但不能阅读和理解文字符号的意义,称失读症;③ 书写中枢:位于额中回后部,如果此区受损,手能运动,但会失去书写文字的能力,称失写症;④ 运动性语言中枢:位于额下回后部,当受到损害时,喉肌不瘫痪,也能发音,但不能将音节、词组等组成表达思想活动的语言,称运动性失语。

语言活动中枢常集中在一侧大脑半球,这种现象称语言半球优势。通常习惯用右手的人其语言优势在左侧半球;而习惯用左手的人中,左、右半球相关区域都有可能成为语言活动中枢。这种一侧优势的现象说明人的两侧大脑半球的功能是不对称的。通常左侧半球的语言功能占优势,而右侧半球的非词语性认知占优势。但这种优势是相对的,左侧半球也有一定的非词语性功能,而右侧半球同样具有一定的简单语言活动能力。

大脑基底神经核为大脑半球髓质内的灰质团,因位置靠近脑底而得名。基底核包括尾状核、豆状核和杏仁核。基底核对躯体运动的调节主要是参与随意运动的稳定,肌紧张的控制及本体传入冲动的处理。基底核损害引起的运动功能障碍可分两类,一类是运动过少而肌紧张力亢进综合征,如震颤麻痹;另一类是运动过多而肌紧张减退综合征,如舞蹈病。

大脑髓质位于皮质深面,由大量纤维束构成。纤维束分三种:投射纤维是连接大脑皮质和皮质下结构的上、下行纤维,如内囊;连合纤维是连接左、右大脑半球的纤维,如胼胝体;联络纤维是连接同侧大脑半球各叶或各回的纤维。

侧脑室位于大脑半球内,左、右各一,延伸至半球各个叶内。

边缘系统由边缘叶及与其密切联系的皮层下结构共同组成,与内脏活动、情绪和记忆有关,因此有内脏脑之称。

11. 2. 3 大脑的年龄变化

随着年龄的增长,大脑在组织形态与神经生化方面会发生一系列的老化现象,这些变化包括大脑重量和大体形态的变化、组织结构的变化、中枢神经递质代谢改变和神经元程序性死亡(细胞凋亡)等。形态学与生化代谢的改变是大脑老化的基础。40岁以后,脑的重量随年龄增长而逐渐减轻,60岁以后变化明显,70岁以后脑的重量仅有年轻时期的95%左右,80时约为90%,90岁后约为85%。与年轻时期(20~25岁)相比,老年人脑的重量可减少100~150 g。在脑的形态与组织结构上,最主要的变化是随着年龄增加而出现增龄性萎缩,表现为大脑皮质的额叶、顶叶及颞叶的脑回变窄、脑沟加宽、脑室体积增大等。神经元数量随年龄增加而减少(老年人的新记忆力衰退与神经元数量减少有关),神经胶质细胞数量和体积增加。在60岁以后神经胶质细胞增加更为明显。中枢神经递质代谢改变,脑内乙酰胆碱不足,儿茶酚胺类神经递质在某些脑区内含量降低,细胞内钙调控能力降低。随着年龄的增加,脑内神经递质系统内酶活性出现不平衡状态,导致不同递质之间的协调活动出现不平衡。环境因素长期作用于神经元,引起神经元凋亡。研究表明,脑的老化可能是神经系统退变性疾病(如老年性痴呆症)的初级阶段。

11.3 周围神经系统

周围神经系统是中枢神经系统以外的神经成分,主要由神经和神经节等组成。根据与中枢神经系统连接的部位不同,通常将周围神经分为:① 脊神经,与脊髓相连,共31对;② 脑神经,与脑相连,共12对。根据分布对象的不同,可分为躯体神经(分布于体表、骨、关节、骨骼肌)和内脏神经(分布于内脏、心血管、腺体)。

脊神经和脑神经含有的纤维一般可分为四种:① 躯体感觉纤维,分布于皮肤、肌、腱、关节及其口、鼻黏膜、视器和前庭器官;② 内脏感觉纤维,分布于内脏、心血管和腺体;③ 躯体运动纤维,支配全身骨骼肌运动;④ 内脏运动纤维,支配平滑肌和心肌运动,控制腺体分泌。

11.3.1 脊神经

脊神经借前根和后根与脊髓相连,前根属运动性,后根为感觉性,二者在椎间孔处合成1条神经干。因此,脊神经都是混合性的。脊神经后根在近椎间孔处有一圆形膨大,称脊神经节(spinal ganglion)。在椎间孔处,脊神经前方为椎体和椎间盘,后方为椎间关节和黄韧带,当这些结构发生病变,如椎间盘脱出等常使椎间孔狭窄,累及脊神经,出现相应区域感觉和运动障碍。脊神经共31对,包括颈神经(cervical nerves)8对、胸神经(thoracic nerves)12对、腰神经(lumbar nerves)5对和骶神经(sacral nerves)5对、尾神经(coccygeal nerve)1对。脊神经出椎间孔后立即分成前、后两支;后支一般较为细小,主要分布于项、背和腰、骶部深层肌和皮肤;前支较粗大,主要分布于胸、腹和四肢的骨骼肌与皮肤。除胸前神经仍保持其节段外,其余的前支先交织成丛,再由丛分支分布到相应区域。脊神经前支形成的丛计有颈丛、臂丛、腰丛和骶丛,概述如表11.1。

表 11.1 脊神经及主要分支概要

神经丛	组 成	重要分支	分 布	损 伤 后 表 现
颈丛	$C_{1\sim4}$ 颈神经前支	皮支		
		枕小神经	枕部	
		耳大神经	耳部	
		颈横神经	颈前区	
		锁骨上神经	肩部皮肤	
		肌支		
		膈神经	膈	膈肌瘫痪，腹式呼吸减弱
臂丛	$C_{5\sim8}$ 颈神经前支、第1胸神经前支大部	肌皮神经	前臂肌群和前臂外侧皮肤	
		正中神经		
		肌支	支配除拇收肌以外的3块鱼际肌和第1、2蚓状肌	前臂不能前旋，屈腕和外展力弱，拇指、食指、中指不能屈曲，拇指不能做对掌运动。皮支分布区感障碍
		皮支	手掌桡侧2/3皮肤、桡侧3个半指的掌面皮肤及其背面中节和远节皮肤	
		尺神经		
		肌支	支配尺侧屈腕肌和指深屈肌尺侧半；手掌支配小鱼际肌、拇收肌、全部骨间肌和第3、4蚓状肌	肌肉萎缩，爪形手
		皮支	手掌侧、背侧尺侧皮肤	分布区感觉障碍
		桡神经		
		肌支	支配前臂所有伸肌及肱桡肌	不能伸腕、伸指，拇指不能外展，抬前臂时出现"垂腕症"
		皮支	手背桡尺侧皮肤	分布区感觉障碍，以手背第1、2掌骨区最为明显
		腋神经		
		肌支	支配三角肌、小圆肌	外展受限，三角肌萎缩
		皮支	三角肌区皮肤	三角肌区皮肤感觉障碍
		胸神经	除第1对大部分参与臂丛、第12对小部分参与腰丛外，其余均不成丛。上6对分布于肋间隙、腹前外侧肌群、腹外侧皮肤及壁腹膜	
腰丛	T_{12} 胸前支、$L_{1\sim4}$ 腰前支	髂腹下神经	腹外斜肌附近皮肤	
		髂腹股沟神经	阴茎根部、阴囊、大阴唇皮肤	
		股外侧皮神经	大腿外侧面皮肤	
		股神经	股四头肌、缝匠肌、耻骨肌及股前区皮肤	股前区和小腿内侧皮肤感觉障碍；屈髋力弱，不能伸膝，膝跳反射消失
		闭孔神经	大腿内侧肌群及大腿内侧皮肤	
骶丛	L_4 腰前支部分、L_5 腰前支及全部骶神经及尾神经前支	臀上神经	支配臀中肌、臀小肌	
		臀下神经	支配臀大肌	
		股后皮神经	大腿后面皮肤	
		阴部神经	支配会阴肌、肛门外括约肌；分布于肛门及外生殖器的皮肤	
		坐骨神经	支配大腿后肌群	
		胫神经	小腿分布于膝关节、小腿后肌群、小腿后面皮肤；足部分布于足底肌和皮肤	钩状足，小腿后面及足底皮肤感觉迟钝或消失
		腓总神经	浅支分布腓骨长、短肌，小腿外侧、足背、趾背皮肤；深支配小腿前肌群、足背肌，分布于第1～2趾相邻缘背侧皮肤	内马蹄翻足，小腿外侧及趾背皮肤感觉障碍

11.3.2 脑神经

脑神经共有 12 对,通常按其与脑的连接顺序,用罗马数字编码。脑神经的排列顺序与名称为Ⅰ嗅神经、Ⅱ视神经、Ⅲ动眼神经、Ⅳ滑车神经、Ⅴ三叉神经、Ⅵ展神经、Ⅶ面神经、Ⅷ前庭蜗神经(听神经)、Ⅸ舌咽神经、Ⅹ迷走神经、Ⅺ副神经、Ⅻ舌下神经。每对脑神经所含的神经纤维种类不同。根据脑神经所含纤维成分不同,将脑神经分为感觉神经(Ⅰ、Ⅱ、Ⅷ)、运动神经(Ⅲ、Ⅳ、Ⅵ、Ⅺ、Ⅻ)、混合性神经(Ⅴ、Ⅶ、Ⅸ、Ⅹ)。脑神经中只有 4 对含有副交感神经纤维(Ⅲ、Ⅶ、Ⅸ、Ⅹ)。

脑神经纤维成分、分布范围、损伤后主要表现见表 11.2。

表 11.2 脑 神 经 概 要

顺序和名称	纤维成分	分 布 范 围	损 害 后 主 要 表 现
Ⅰ嗅神经	内脏感觉	鼻黏膜嗅区	嗅觉障碍
Ⅱ视神经	躯体感觉	眼球视网膜	视觉障碍
Ⅲ动眼神经	躯体运动	上、下、内直肌,下斜肌,提上睑肌	眼外斜视、上睑下垂
	内脏运动	瞳孔括约肌、睫状肌	瞳孔对光及调节反射消失
Ⅳ滑车神经	躯体运动	上斜肌	眼不能转向外下方,轻微内斜视
Ⅴ三叉神经	躯体感觉	头面部皮肤、口腔和鼻黏膜的一般感觉,眼、咽、咀嚼肌本体感觉	分布部位感觉障碍,角膜反射消失
	躯体运动	咀嚼肌	咀嚼肌瘫痪,张口时下颌偏向患侧
Ⅵ展神经	躯体运动	外直肌	眼内斜视
Ⅶ面神经	躯体运动	面肌、颈阔肌	额纹消失,眼睑不能闭合,口角歪向健侧,鼻唇沟变浅
	内脏运动	泪腺、下颌下腺、舌下腺、鼻腔腺体及腭的腺体	分泌障碍、角膜干燥
	内脏感觉	舌前 2/3 味蕾	味觉障碍,舌前 2/3 味觉消失
Ⅷ前庭蜗神经	躯体感觉	壶腹嵴、球囊斑、椭圆囊斑	眩晕,眼球震颤
	躯体感觉	螺旋器	听力障碍
Ⅸ舌咽神经	躯体运动	部分咽肌	咽反射消失
	内脏运动	腮腺	腮腺分泌障碍
	一般内脏感觉	咽、中耳、软腭、舌后 1/3 黏膜	舌后 1/3 感觉消失
	特殊内脏感觉	舌后 1/3 味蕾、颈动脉窦、颈动脉小体	舌后 1/3 味觉消失
Ⅹ迷走神经	内脏运动	胸、腹脏器平滑肌,心肌,腺体	心动过速,腺体分泌障碍
	躯体运动	咽、喉肌	发音困难、声音嘶哑、发呛、吞咽困难
	内脏感觉	胸、腹内脏器、咽喉黏膜	内脏感觉障碍
	躯体感觉	硬脑膜、耳廓、外耳道皮肤	耳廓及外耳皮肤感觉障碍
Ⅺ副神经	躯体运动	胸锁乳突肌、斜方肌	
Ⅻ舌下神经	躯体运动	舌肌	舌肌瘫痪萎缩,伸舌时舌尖偏向患侧

11.3.3 内脏神经

内脏神经主要分布于内脏、心血管、腺体,按性质可分为内脏运动神经和内脏感觉神经。内脏运动神经调节内脏、心血管运动和腺体分泌,控制和调节动、植物共有的物质新陈代谢活动;通常不受人的意志所控制,故又称为自主神经(autonomic nerve)或植物神经(vegetative nerve)。内脏感觉神经来自内脏、心血管等处的内感受器,感觉冲动传入中枢,通过反射调节这些器官的活动,从而维持机体内、外环境平衡稳定和保证机体正常的生命活动。

11.3.3.1 内脏运动神经

内脏运动神经同样接受大脑皮质和皮质下各级中枢的调节,与躯体运动神经相比,内脏运动神经在形态结构、功能和分布范围上存在很大差异(表 11.3)。

表 11.3　内脏运动神经与躯体运动神经的差别

	内 脏 运 动 神 经	躯 体 运 动 神 经
支配器官	支配平滑肌、心肌和腺体，在一定程度上不受意识支配	支配骨骼肌，受意识支配
纤维成分	有交感和副交感两种神经纤维，且多数内脏同时受两种纤维支配	只有一种神经纤维
神经元数目	神经自脑干或脊髓发出后，必须在自主神经节内更换神经元，再由节内神经元发出神经纤维到达效应器官	神经不经交换直接到达骨骼肌
分布形式	神经元节后纤维通常在效应器周围形成神经丛，再由神经丛发出分支至效应器	以神经干形式直接分布于效应器
神经纤维种类	为薄髓（节前纤维）和无髓纤维（节后纤维）	通常是有髓纤维

根据形态、功能和药理上的不同，内脏运动神经可分为交感神经(sympathetic nerve)和副交感神经(parasympathetic nerve)两部分（表 11.4）。

表 11.4　交感神经与副交感神经的比较

	交 感 神 经	副 交 感 神 经
低级中枢位置	脊髓 $T_1\sim L_2$ 或 L_3 节段侧柱	脑干和脊髓 $S_2\sim S_4$ 节段的骶副交感核
周围神经节位置	椎旁神经节和椎前神经节	器官旁节和器官内节
节前、节后纤维	节前纤维短，节后纤维长	节前纤维长，节后纤维短
神经元的联系	一个节前神经元可与多个节后神经元形成突触	一个节前神经元只与少数节后神经元形成突触
分布范围	广泛（全身血管、内脏、平滑肌、心肌、腺体、瞳孔开大肌、竖毛肌）	局限（主要分布于瞳孔括约肌及睫状体肌、消化腺等，大部分血管、肾上腺髓质、汗腺、竖毛肌等处无分布）

11.3.3.2　内脏感觉神经

人体内脏除有交感神经和副交感神经支配外，还有感觉神经分布。内脏感觉神经与躯体感觉神经有一些不同之处：① 内脏感觉神经纤维数较少、直径较细、痛阈较高，一般强度的刺激不会引起主观感觉，如手术中的挤压、切割或烧灼内脏时患者并不感到疼痛。但内脏活动强烈，可产生内脏感觉甚至疼痛，如内脏受到过度牵拉、膨胀或痉挛等，都可刺激内脏感觉神经产生内脏痛。② 内脏感觉传入途径较分散，也就是一个脏器的感觉神经可经过多个节段的脊神经传入中枢，而一条脊神经可能包括几个器官的感觉纤维。因此，内脏疼痛感觉是模糊、弥散和定位不准确的。

当某些器官发生病变时，常在体表的一定区域产生过敏或痛觉，这种现象称为牵涉痛。牵涉痛可发生在患者内脏附近的皮肤，也可发生在离内脏较远的皮肤。如心绞痛时，常在左胸前区及左臂内侧感到疼痛；肝胆疾病时，常在右肩部感到疼痛等。

11.4　神经系统常见疾病

11.4.1　中枢神经疾病

11.4.1.1　头痛

头痛是临床上最为常见的症状之一，统计显示，96％的人都经历过头痛，40 岁以上者几乎都经历过 1 次严重的头痛。头痛的原因和发病机制十分复杂，无论颅内或颅外的结构或功能性疾病，只要头部的痛敏结构受到刺激、压迫、牵张或高级神经活动障碍都会出现头痛。头面部的肌肉持续收缩，颅内动脉扩张、收缩、伸展或移位，颅内占位性病变对脑神经或脊神经压迫，颅内或颅周围部感染、外伤、情绪障碍等都是头痛的常见原因。

病程在 2 周以内的为急性头痛，以脑卒中、颅内感染、高血压脑病、血管性头痛、急性颅内梗阻性疾病、腰穿后颅内低压性头痛和青光眼等多见。病程在 2 周以上 3 个月以内的为亚急性头痛，以颅内占位性病变、紧张性头痛、脑神经痛、良性颅内高压等多见。病程超过 3 个月者为慢性头痛，以偏头痛、丛集性头痛、颈椎病所致的头痛和鼻窦炎伴发的头痛多见。

1　紧张性头痛　紧张性头痛(tension headache)是指双侧枕、颈部或全头部紧缩性或压迫性头痛，约占所有头痛患者的 40％，是临床上最为多见的头痛类型。其发病机制尚不完全清楚，颅周肌肉（特别是颈部肌肉）的收缩或缺血、细胞内外钾离子运转障碍、中枢神经系统（特别是丘脑、脑干与脊髓）单胺或 5-羟色胺能系统的慢性或间断性功能障碍,以及情绪障碍、应激和心理因素都可导致紧张性头痛。

紧张性头痛以中青年多见,女性多于男性。常在枕部两侧颈部、额颞部或全头部的胀、压、紧缩性疼痛。疼痛程度为轻度至中度,不影响日常活动,不伴恶心、呕吐、畏光或畏声等症状。疼痛部位可有肌肉触痛或肌肉紧张感。疼痛可呈发作性或持续性,病程短则数天至数周,长则数月到数年。常合并有失眠、头昏、乏力、焦虑或抑郁症状。部分病例可兼有血管性头痛的症状,几乎每日都有头痛出现,故又称慢性日头痛(daily chronic headache)。

这类头痛治疗可采用以下药物治疗:① 镇静止痛剂,如阿司匹林、对乙酰氨基酚(acetaminophen)、非类固醇抗炎剂(如奈普生、普来定、双氯芬酸钠等);② 抗焦虑、抗抑郁药物,如阿米替林、氯西汀等;③ 肌肉松弛剂,如中枢性肌肉松弛剂、地西泮或氯硝基安定等。

2 偏头痛 偏头痛(migraine)是一种良性、反复发作的一侧搏动性头痛或/和神经功能障碍。恶心、呕吐、畏光、畏声和倦怠是常见的伴发症状。半数以上的病例在 20 岁以前发病,40 岁以上发病者并不多见。2/3 以上病例为女性,其中 50% 左右的病例有偏头痛家族史。

典型的偏头痛有以下四期症状:

1) 前驱期:60% 的病例头痛发作前数小时到数天内表现出一个或多个前驱症状,包括精神症状(抑郁、活动过强、欣快、不安、易激惹等),神经症状(畏光、畏声、注意力不集中、言语困难、嗅觉过敏、哈欠等),体质及自主症状(颈僵、食物癖、寒冷感厌恶、迟钝、腹泻或便秘、口渴、排尿和体液潴留等)。

2) 先兆期:先兆症状涉及视觉(最常见)、躯体感觉和运动障碍(次常见)、语言和脑干功能障碍(如脑神经麻痹、失语、意识障碍、深反射亢进或减弱等)。

3) 头痛期:典型病例为一侧重度搏动性头痛,活动加重疼痛。部分病例发病时即为双侧性头痛或开始为一侧性头痛,随后变为全头痛。通常头痛开始时较轻,然后逐渐加重,继后头痛减弱。如不治疗,一次头痛发作成人可持续4~72 h,儿童可持续 2~8 h。头痛发作频率因人而异,从一生发作数次到每周发作数次不等。头痛常伴随以下 2 个或多个症状,包括厌食、畏光、畏声、嗅恐惧、腹泻、多尿、黑蒙、苍白或出汗、头面部水肿、触痛、颞部动静脉突出、四肢冷、注意力及情感障碍以及头昏等。

4) 头痛后期:头痛消散以后常有疲劳、倦怠、烦躁、注意障碍、情绪改变、头皮触痛等症状。

偏头痛治疗包括发作期的治疗和预防性的治疗。

发作期的治疗目的是减轻头痛严重程度或中断头痛的发生和发展。发作期间,中轻度头痛者宜在光线较弱的室内安静休息。首先予以解热镇痛剂或非类固醇性消炎药(如阿司匹林、布洛芬、消炎痛或萘普生等)治疗。如果疗效不佳,在 1 h 内症状无明显缓解,可适当增加药物剂量,或选用拟肾上腺素药物握克丁(isometheptene)或含巴比妥类的混合镇痛剂治疗。中重度头痛(难以忍受的头痛)者,宜首选麦角衍生物药物(5 - HT 受体激动剂),如二氢麦角胺肌肉或静脉注射,或麦角胺鼻腔给药等。头痛伴随的恶心、呕吐症状可给予奋乃静、小剂量氯丙嗪或巴比妥类药物治疗,眩晕或头昏者可给予眩晕停或东莨菪碱治疗。

预防期的治疗首先应消除或减少偏头痛的诱因,避免情绪紧张,尽量不使用血管扩张药物和利血平类药物,不饮用红酒和不进食奶酪食品等。也可酌情选用普萘洛尔、氟桂利嗪或尼芬地平或尼莫地平、赛庚啶或麦角衍生物等药物预防性治疗。抗抑郁药物也可酌情选用。

11.4.1.2 短暂性脑缺血发作

短暂性脑缺血发作(transient ischemic attack,TIA)是指脑动脉一过性供血不足引起短暂发作的局灶脑功能障碍,即尚未发生脑梗死的一过性脑缺血。每次发作出现的相应症状和体征一般持续数秒至数十分钟,24 h 内完全恢复,但可反复发作。流行病学调查显示,年发病率约 $30/10^5$,患病率 $180/10^5$。未经治疗的 TIA 有 1/3 最终发展成脑梗死,有TIA 病史者发生脑出血的危险性是正常中老年人的 4~5 倍。

1 病因与发病机制 导致 TIA 的因素很多,但确切的病因和发病机制尚未完全阐明。颅外动脉粥样硬化斑块脱落或其他来源的微栓子进入脑内动脉,从而出现相应的症状与体征。当微栓子溶解或侧支循环建立,脑血管恢复供血,症状和体征也随即消失。脑血管狭窄、受压(如颈椎骨质增生),受各种刺激而痉挛时,也可出现一过性局灶性脑缺血。脑血管硬化、管腔狭窄时,一旦血压降低,由于血管的自身调节能力差,脑血流降低,可发生局灶性脑供血不足,血压恢复后症状消失。血液成分的改变,如红细胞增多症、血小板增多症或白血病等,影响脑供血,也可发生一过性脑缺血。

2 临床表现 本病多发生于 50 岁以上,有动脉硬化、高血压、糖尿病、冠心病或颈椎骨质增生者。可在安静或活动时突然起病,多在 2 min 内症状发展至高峰,一般不超过 5 min,常反复发作,每次发作症状基本相同,持续时间短暂,不少患者仅几秒钟,一般持续 2～20 min,24 h 内完全恢复,不遗留神经功能缺损症。

颈内动脉系统 TIA 表现为短暂的侧偏或单肢无力,面部、单个肢体或偏身麻木,同向偏盲,单眼一过性失明等单个或多个症状组合。椎-基底动脉系统 TIA 常见症状为眩晕、复视、平衡失调和吞咽困难等脑干和小脑症状;眩晕常伴有恶心、呕吐,但一般无耳鸣。突发的四肢无力、跌倒,随后在极短的时间内自行起立,患者不察觉意识障碍,是椎-基底动脉 TIA 的一种特殊表现。脑 CT 和 MAR 检查、B 超多普勒断层扫描和 TCD 检查、颈椎 X 射线片或 CT 可帮助确定 TIA 的病因。

3　治疗　选用钙离子拮抗剂如尼群地平、尼莫地平(nimodipine)或盐酸氟桂嗪(flunarizine)(每晚睡前口服),或扩血管药物如倍他司汀(betahistine)静脉滴注,或中药丹参、川芎、红花、三七等活血化瘀治疗本病有效。对 TIA 必须进行紧急治疗,以预防其发展成脑梗死。对短期内反复发作、症状逐渐加重,尤其是椎-基底动脉系统 TIA,或超声波检查发现有粥样硬化斑块或心壁内附血栓者,在排除消化性溃疡、出血倾向、严重高血压或肝肾疾病等禁忌症后,应尽早静脉注射肝素治疗,24 h 后改用口服华法林维持。阿司匹林或塞氯匹啶等药物抗血小板治疗对预防复发有一定效果。

积极寻找病因,针对病因进行治疗是防止 TIA 再发的关键。治疗心脏疾病、调整过低血压、纠正异常的血液成分均可能取得效果。未经治疗的 TIA 1/3 发展成脑梗死,1/3 可反复发作,1/3 可自行缓解。

11.4.2　周围神经疾病

11.4.2.1　脑神经疾病

脑神经共有 12 对,脑神经疾病可为 1 个或多个受累,损害部位可以在脑干内或脑干外,分为原因不明的原发性损害和由于各种原因引起的继发性损害。脑神经损害只有疼痛发作,而无形态和功能变化称为神经痛。常见的病因主要有血管病、炎症、肿瘤、外伤、脱髓鞘病、变性病及先天性发育异常等。以下介绍几种常见的脑神经疾病。

1　三叉神经痛　三叉神经痛(trigeminal neuralgia)是原因未明的视三叉神经分布区域短暂的、反复发作性剧痛。本病很少自愈,患病率为 $45.5/10^5$,发病率为 $5.5/10^5$。

三叉神经痛在 40 岁以上的中老年人中居多,女性略高于男性,多为单侧性发作。发作剧痛限于三叉神经分布区内,通常为一侧,双侧发病的很少,可长期固定在某一分支,尤其是涉及上颌支与下颌支较为见。疼痛发作无先兆,突然发生短暂性剧烈疼痛,持续数秒至 2～3 min 后骤然停止。疼痛呈刀割样、撕裂样、针刺样、电灼样疼痛。疼痛从一处痛点开始,沿受累神经分布区扩散。重者可引起面肌反射性抽搐,口角牵向患侧,可伴有流泪、流涕、面色潮红、结膜充血等。疼痛初期发作次数少,间歇期长,周期发作。以后多数患者进行性加重,发作频繁,疼痛加剧,间歇期短。受累三叉神经分布区内,疼痛以口角、鼻翼、面颊、舌等处极为敏感,轻触即引起发作,这些敏感区域称触发点。常因为说话、进食、洗脸、刷牙等刺激而诱发,患者异常恐惧,不敢做上述动作。神经系统检查无阳性体征。

对本病的治疗原则上以止痛为目的。先用药物治疗,无效时再采用面神经阻滞疗法或手术治疗。常用的治疗药物主要有卡马西平(首选药物)、苯妥英钠、氯硝地平、七叶莲等。

2　特发性面神经麻痹　特发性面神经麻痹(idiopathic facial palsy),又称为面神经炎,是指原因未明,由于茎乳突孔内面神经非化脓性炎症引起的、急性发病的面神经麻痹。占全部面神经麻痹的 40%,年发病率 26～34/10^5,患病率 258/10^5。有资料显示,本病发生可能与嗜神经病毒感染有关。也有人认为由于面神经受凉,引起局部营养神经的血管发生痉挛,导致神经缺血、水肿及面神经受压;或由于茎乳突孔内滑膜炎,使面神经受压或血液循环障碍,产生面神经麻痹。主要的病理变化为面神经管内面神经和神经髓鞘水肿。

本病在任何年龄均可发生,男性略多于女性。急性发病,于发病前多有受凉史,如迎风乘车、窗下入睡等。首发症状为患侧耳后或乳突区疼痛,1～2 d 后出现面部表情肌瘫痪,3～4 d 达到高峰(图 11.14)。面部表情肌瘫痪的表现为额纹减少或消失、眼裂变大、闭眼不全或不能,试闭眼时病侧眼球向外侧转动,露出白色巩膜;鼻唇沟变浅、口角下垂、示齿时口角歪向健侧,鼓腮漏气、吹口哨不能。多数在洗刷时感到面肌不灵活、口角漏水,进食时食物滞留于颊齿之间,发现面部歪斜而去医院就诊。

除面部表情肌瘫痪以外,由于面神经受损部位不同,还可表现出舌前 2/3 味觉减退或消失,或同时出现听觉过敏。

对本病的治疗原则是减轻面神经水肿与压迫,改善局部血液循环,促进功能恢复。急性期应及早,适量使用皮质激素(如地塞米松、泼尼松),并应用神经营养剂(维生素 B_1、维生素 B_{12}、维生素 C

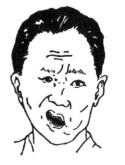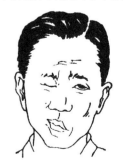

图 11.14　左侧面神经损伤症状

等)、局部循环改善剂(如地巴唑)、抗病毒药等治疗,以及采用热敷、红外热疗、超短波热疗等物理治疗,并注意保护眼睛,预防角膜损伤及结膜炎的发生。在恢复内,根据病情酌情使用面肌按摩、运动锻炼、针灸、碘离子透入等方法促进康复。不可恢复者可考虑整容手术或面-舌下神经吻合术治疗。

面神经麻痹恢复不完全可产生以下后遗症:① 面肌痉挛或抽搐,患侧眼裂变小,鼻唇沟变深,自主运动时患肌收缩运动不良(易将患侧误认为是健侧)。挛缩面肌伴有症阵发性抽搐。② 面肌联合运动,眨眼时发生口唇颤动、露齿时不自主闭眼、闭眼时发生额肌收缩等。③ 反常的味觉泪反射,表现为进食咀嚼时,病侧眼泪流下或颞部皮肤潮红、发热、汗液分泌等。

3 面肌痉挛 面肌痉挛(facial spasm)又称面肌抽搐,是以一侧面部肌肉阵发性不由自主地抽动为表现,无神经系统其他阳性体征的周围神经疾病。年发病率约 $64/10^5$。病因未明,多数学者认为本病发生与面神经通路受到机械性刺激或压迫,从而引起面神经异位兴奋或伪突触传导有关。小部分见于面神经麻痹恢复不完全。

本病多见于老年人,女性多发。表现为阵发性、快速而不规律的面肌抽动,多限于一侧。起病首先从眼轮匝肌轻微抽动开始,逐渐向口角、整个面部扩展;重者眼轮匝肌抽搐时使睁眼困难。每次抽动数秒至数分钟。经神经张、疲劳和自主运动时加剧,睡眠时消失,不伴有疼痛。无其他神经系统阳性体征,晚期少数病例可有面肌轻度无力和萎缩。

口服卡马西平或氯硝地平治疗,可使症状改善或消失。疗效不佳或症状加剧时,可进行药物神经注射治疗。

11.4.2.2 脊神经疾病

脊神经疾病(spinal nerve disease)是指各种原因引起的脊神经支配区的疾病。按疾病原因可分为外伤、嵌压、感染、中毒、营养障碍、遗传等。根据受损部位分为神经节、神经根、神经丛、神经末梢。根据临床特点分运动性、感觉性、混合性。根据损伤范围分单神经病、多发神经病等。治疗上主要是正对病因和症状治疗,必要时可行手术治疗。

1 臂丛神经痛 臂丛支配上肢感觉和运动。组成臂丛神经的任何部分受损,产生其支配范围的疼痛称臂丛神经痛。原发性的臂丛神经痛指臂丛神经炎或称神经痛性肌萎缩。发病可能与流行性感冒、受凉、躯体病灶感染有关。继发性臂丛神经痛是由于臂丛神经外伤或臂丛神经受压所致,颈椎病是最常见的病因。

患者主要表现为肩、上肢疼痛。开始于肩、颈部,向同侧上肢扩散,呈针刺样、烧灼样及酸胀感,疼痛为持续性或阵发性加剧,夜间或上肢活动时加重。锁骨上、肩胛冈上方、腋窝、上肢神经干压痛和感觉障碍。体征有上肢腱反射消失,臂丛牵拉试验和直臂抬高试验阳性。

本病首先是针对病因治疗。药物治疗可选用消炎、止痛、激素、脱水剂、神经营养剂。根据病情可做理疗、针灸、推拿,颈椎病者可施行颈椎牵引。封闭治疗可缓解疼痛,必要时根据相关病因实施手术治疗。

2 坐骨神经痛 坐骨神经痛(sciatica)是指沿坐骨神经通路及其分布区内,以疼痛为主的综合征。是由多种病因引起的一种症状。发病率高,为各种神经痛之首,是急慢性腰腿痛的主要原因。

原发性坐骨神经痛(又称坐骨神经炎)病前常有受凉或感冒史。继发性坐骨神经痛则有相关的原发病史。少数见于全身疾病(如糖尿病、痛风、结缔组织病等),多数为坐骨神经通路上受附近组织病变压迫或刺激所致。腰椎间盘突出是最为常见的原因,脊柱疾病、骶髂关节病、髋关节病、盆腔炎及肿瘤、子宫附件炎及肿瘤、妊娠子宫压迫及注射部位不当等也可能引发坐骨神经痛。

本症常见于青壮年,多为急性起病,单侧居多。疼痛主要在坐骨神经分布的腰部、臀部,向股后、小腿外侧及足部放射。疼痛呈电击样、烧灼样、刀割样;也可为持续性钝痛,并有阵发性加剧;行走活动及牵拉坐骨神经时疼痛明显,咳嗽、喷嚏、用力时疼痛加重。患肢肌力弱、肌张力低,运动障碍。坐骨神经沿途都有压痛点(腰椎 4～5、棘突旁点、骶髂点、臀点、股后点、腓点、踝点)。小腿外侧、足背感觉减退。直腿抬高试验阳性、踝反射减弱或消失等。

本病治疗包括病因治疗和药物治疗两个方面。病因治疗是根据不同病因采用相应的治疗方案,如腰椎间盘突出者采用卧硬板床、牵引、推拿及按摩等保守治疗;无效或慢性复发者采用手术治疗。治疗药物主要有皮质激素(如地塞米松、泼尼松,病因明确、疼痛严重时使用)、神经营养剂、消炎止痛剂(如阿司匹林、消炎痛、扶他林、布洛芬、卡马西平等)。也可采用物理疗法、封闭疗法及中医药治疗。

(华　萍)

第二篇
优生与优育

第 12 章 优生与优育

胎儿是怎样形成的？为什么有的人一次可以生下两个或更多的孩子？为什么许多夫妇难圆为人父母的梦想？又该如何帮助他们实现自己的父母梦？怎样才能使我们的下一代更加健康、更加聪明？为什么有的婴儿一出生就是畸形或有先天性缺陷？如何使人类繁衍的速度与社会发展相适应？……本章将就这些问题进行讨论。

12.1 人体胚胎的发育

人体的发生开始于受精卵，受精卵在母体内经过一系列复杂的发育过程，形成胎儿。这一复杂的、变化极为协调的生理过程称妊娠。从孕妇末次月经的第 1 天开始至胎儿娩出，历时约 280 d，以 4 周(28 d)为 1 个妊娠月，共计 10 个妊娠月，用这种方法计算出来的胎龄，称月经龄。由于卵子在月经中期排出并受精，因此确切的胎龄应从受精开始，即从月经龄中减去 14 d，计约 266 d，用这种方法计算出来的胎龄，称受精龄。胚胎学通常按受精龄来计算胎龄，受精龄至第 8 周末，胚胎各器官的基原已基本形成，并初具人体外形；自第 9 周开始，组织、器官进一步发育，功能也逐步建立。故人体胚胎发生可分为两个时期：发育前 8 周为胚胎(embryo)期，自第 9 周开始至分娩称胎儿(fetus)期。

12.1.1 受精与卵裂

12.1.1.1 精子获能与受精

精子进入女性生殖道前并不具备有受精能力。当精液射入阴道内，精子离开精液，经宫颈管进入子宫腔和输卵管腔，精子顶体表面的糖蛋白被女性生殖道中的酶水解，从而获得受精能力，称精子获能(capacitation)。

受精(fertilization)即精子与卵子结合形成受精卵的过程。受精一般发生在排卵后 12 h 内，地点多在输卵管壶腹部。已获得受精能力的精子穿过放射冠和透明带与卵接触，两者的细胞膜迅速融合，精子的细胞核与细胞质进入卵内。同时，精子核膨大变圆，形成雄性原核。卵子受到精子激发，立即完成第 2 次成熟分裂，形成成熟的卵，其细胞核称雌性原核。两原核逐渐靠近，并相互融合，受精卵形成(图 12.1)。在精子和卵子细胞膜接触的瞬间，卵细胞透明带的结构和化学成分发生变化，阻止了其他精子穿越透明带，从而保证了人类的单精受精。

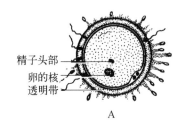
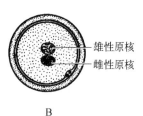
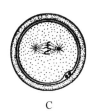
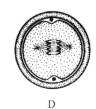

精子头部 —
卵的核 —
透明带 —

雄性原核
雌性原核

A   B   C   D

图 12.1 受精过程

受精条件：① 男、女生殖管道必须畅通；② 必须有足够数量的精子，且精子发育正常并获能(精液中精子数目<5×10^6 个/ml，受精可能性几乎为零；异常精子数量>20%，受精可能性极低)；③ 精子必须有活跃的运动能力；④ 卵细胞发育正常，并在 24 h 内受精；⑤ 女性体内雌激素、孕激素水平正常。

受精的意义：受精标志着新生命的开始，精子和卵子结合形成的受精卵继续发育成为一个新的生命体。受精卵具有双亲的遗传物质，又有自己的特异性和更强的生命力。受精决定了新个体的遗传性别，受精卵核型为 46/XY 时，胚胎为男性；核型为 46/XX 时，胚胎为女性。

12.1.1.2 卵裂

受精 24 h 后，受精卵开始分裂。受精卵早期细胞分裂称为卵裂(cleavage)。卵裂后形成的细胞称为卵裂球(blastomere)。受精72 h,受精卵已经分裂成16个卵裂球的实心细胞团,聚集如桑椹,称桑椹胚(morula)。受精卵在卵裂同时,在输卵管内逐步向子宫腔移动,到桑椹胚时,已进入子宫腔(图12.2)。

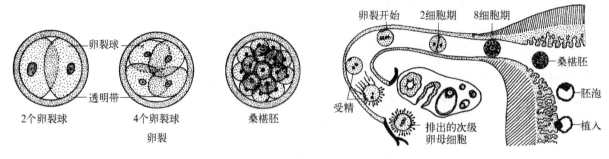

图12.2 排卵、受精、卵裂与植入的位置

12.1.2 胚泡、植入与蜕膜

12.1.2.1 胚泡形成

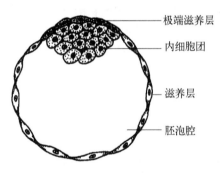

图12.3 胚泡

桑椹胚进入子宫腔后继续进行细胞分裂,并吸收外周液体,当卵裂球数量达到100个左右时,形成囊状胚泡(blastocyst)。胚泡内的腔,称胚泡腔。胚泡的细胞分为两部分,围成胚泡腔的一层称为滋养层;在胚泡腔的一侧,紧贴于滋养层的一团细胞称内细胞团。与内细胞团相邻的滋养层,称为极端滋养层(图12.3)。随着胚泡的形成,透明带逐渐消失;胚泡逐渐与子宫内膜接触,植入开始。

13.1.2.2 植入

植入(implantation)指胚泡逐渐埋入子宫内膜的过程,又称为着床(imbed)。植入过程开始于受精后的第5～6天,到11～12天完成。极端滋养层首先与子宫内膜接触,并产生水解酶将子宫内膜水解,胚泡由此逐渐埋入子宫内膜;胚泡完全植入子宫内膜后,子宫内膜缺口周围细胞增生,将缺口修复,植入完成(图12.4)。此时的子宫内膜正处于分泌期,能为早期胚泡发育提供丰富的营养。

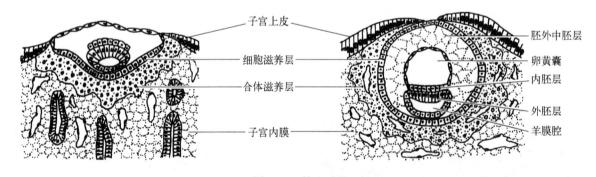

图12.4 植入过程

胚泡植入位置即是将来的胎盘部位,植入部位是否正常可影响胎儿的发育后果。植入位置通常位于子宫底或子宫体上部。如植入位置在子宫颈并形成胎盘,胎盘将覆盖子宫内口,称前置胎盘;在妊娠后期或分娩时能引起严重的出血。如胚泡在子宫以外部位植入,称子宫外孕(图12.5)。输卵管是最常见的宫外孕部位,由于局部组织不能适应胎儿生长发育,故多引起胎儿早期死亡或组织破裂,造成大出血。

胚泡的植入是在神经内分泌的调节下进行的,胚泡的正常植入需要具备以下条件:① 女性体内雌激素/孕激素分泌正常,子宫内膜维持在分泌期;② 胚胎准时进入子宫腔、透明带及时溶解消失;③ 胚泡发育与子宫内膜发育同步且功能协调;④ 子宫的内环境正常。如果母体内分泌失调(如避孕药避孕)、胚泡不能适时到

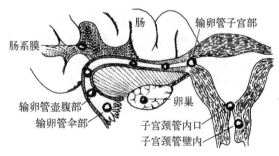

图12.5 胚胎异常植入部位

达子宫腔或子宫内有异物干扰(如宫内安装节育器)时均可影响植入的完成。

12.1.2.3 蜕膜

妊娠子宫内膜功能层在分娩时将脱落,所以称为蜕膜(decidua)。依据蜕膜与胚的关系,将蜕膜分 3 部分(图12.6):位于子宫深部与胚泡极端滋养层接触的部分称底蜕膜,以后发育成胎盘的母体部;覆盖于胚胎表面的子宫腔面的称包蜕膜;其余部分称壁蜕膜。

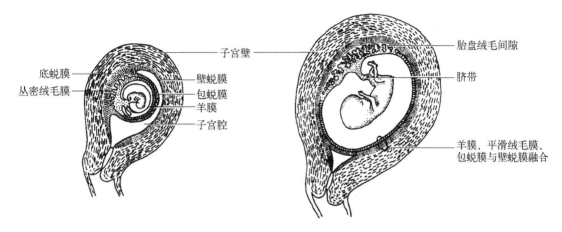

图 12.6 胎膜与蜕膜的位置关系

随胚胎生长发育,包蜕膜逐渐向子宫腔凸起,子宫腔逐渐变窄;最后包蜕膜与壁蜕膜相贴,并相互融合,子宫腔消失。

12.1.3 二胚层胚盘发生

受精后 7 d 左右,胚泡的内细胞团增殖、分化成两层细胞,逐渐形成一圆盘状结构,称胚盘(embryonic disk),或称二胚层胚盘。靠近滋养层的一层高柱状细胞,称外胚层;靠近胚泡腔一侧的一层立方体细胞,称内胚层(图 12.4)。胚盘的外胚层面为背面,内胚层面为腹面。胚盘是胎儿的原基。在外、内胚层形成的同时,外胚层的背侧出现一腔,称羊膜腔(amniotic cavity),由羊膜上皮围成。内胚层的腹侧出现一囊,称卵黄囊(yolk sac)。

在植入过程中,与子宫内膜接触的滋养层细胞迅速增殖、增厚,并分化为两层。外层细胞彼此融合,细胞间界限消失,称合体滋养层(syntrophoblast);内层细胞界限清楚,称细胞滋养层(cytotrophoblast)。细胞滋养层继续分裂增殖,补充、融入合体滋养层内;合体滋养层继续向蜕膜深层生长,以便获取更多的营养。细胞滋养层同时向胚泡腔内迁移,形成星形细胞网,称胚外中胚层(图12.4)。

胚胎第 3 周初,在胚外中胚层形成一个大腔,称胚外体腔。胚外体腔将胚外中胚层分隔成两部分,一部分衬在滋养层内面,另一部分覆盖在羊膜腔和卵黄囊的外表,二者于胚盘的尾端相连,形成体蒂(body stalk),体蒂将发育成脐带的主要部分(图12.7)。

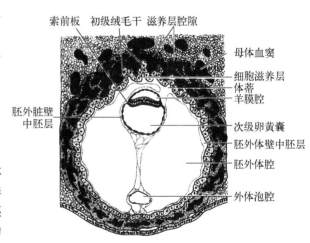

图 12.7 13天人胚泡示意图

12.1.4 三胚层形成与分化

胚胎第 3 周初,外胚层细胞向胚盘中轴线的一端迁移,形成一条细胞带,称原条(primitive streak);在原条形成的同时,原条细胞向深部迁移进内、外胚层之间,并在那里形成一个胚层,即中胚层(mesoderm)。胚盘具有的原条的一端为胚盘的尾端,另一端为胚盘的头端。原条的头端增厚形成原结。原结的细胞在内、外胚层之间向胚盘头端延伸,形成一条细胞索,称脊索(notochord)。原条和脊索构成了胚盘的中轴,对早期胚胎起支持作用,并在诱导神经管与椎体发生的过程中起重要作用。脊索在完成诱导作用后,退化形成椎间盘髓核。胚盘的头、尾端各有 1 片无中胚层的小区,分别构成口咽膜和泄殖腔膜。由于中胚层和脊索向头端的生长速度较快,因而胚盘逐渐由圆形变成梨形,头侧部较宽大,尾侧部较狭小(图 12.8)。

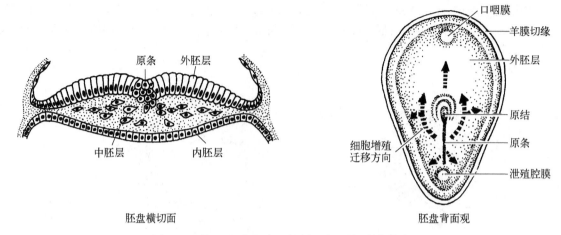

胚盘横切面　　　　　　　　　　　　胚盘背面观

图 12.8　第 16 天人胚盘(示原条、中胚层、脊索形成)

在胚胎发育过程中,结构和功能相同的细胞分裂、增殖,形成结构和功能不同的细胞,称为分化(differentiation)。3个胚层的细胞经过分化和增殖,形成人的各种细胞和组织,各种组织构成人体的器官。

12.1.5　胚胎、胎儿发育特征

以妊娠月为单位描述胚胎、胎儿发育特征如下:

4 周末:可辨认出胚盘与体蒂。

8 周末:胚胎初具人形,头大,占整个胚胎体近一半,能分辨出眼、耳、鼻、口、手指及足趾,各器官正在分化发育,心脏已形成,B超可见胎心搏动。

12 周末:胎儿身长约 9 cm,顶臀长 6.1 cm,体重约 14 g;外生殖器已发育;四肢可活动。

16 周末:胎儿身长约 16 cm,顶臀长 12 cm,体重约 110 g;从外生殖器已可确认胎儿性别;头部已长出毛发,胎儿已开始出现呼吸运动,;皮肤菲薄、呈深红色,无皮下脂肪;部分经产妇已能自觉胎动。

20 周末:胎儿身长约 25 cm,顶臀长 16 cm,体重约 320 g;皮肤暗红,出现胎脂,全身覆盖毳毛,并可见少许头发;开始出现吞咽、排尿功能;检查可听见胎心音。

24 周末:胎儿身长约 33 cm,顶臀长 21 cm,体重约 630 g;各脏器已经发育,皮下脂肪开始堆积,因脂肪不多皮肤仍呈皱缩状;出现眉毛。

28 周末:胎儿身长约 35 cm,顶臀长 25 cm,体重约 1 000 g;皮下脂肪不多,皮肤粉红,有时有胎脂;眼睛半张开,出现眼睫毛;四肢活动好;有呼吸运动。

32 周末:胎儿身长约 40 cm,顶臀长 28 cm,体重约 1 700 g;皮肤深红,面部毳毛已脱落;出现脚趾甲;睾丸下降;出生后注意护理能存活。

36 周末:胎儿身长约 45 cm,顶臀长 32 cm,体重约 2 500 g;皮下脂肪较多,毳毛明显减少,面部皱褶消失;胸部、乳房突出;睾丸位于阴囊;指(趾)甲已达指(趾)端;出生后能啼哭及吸吮,生活能力良好,出生后基本能存活。

40 周末:胎儿身长约 50 cm,顶臀长 36 cm,体重约 3 400 g;发育成熟,胎头双向径值大于 9 cm;皮肤粉红色,皮下脂肪较多;头发粗,长度大于 2 cm;外观体形丰满,肩、背部有时尚有毳毛;足底皮肤有纹理;男性睾丸已降至阴囊内,女性大小阴唇发育良好;出生后哭声响亮,吸吮能力强,能很好存活。

12.1.6　胎膜与胎盘

胎膜与胎盘是胎儿的附属结构,对胎儿起保护、营养、吸收、排泄和内分泌等作用。胎儿娩出后,胎膜与胎盘一并排出,总称衣包(afterbirth)。

12.1.6.1　胎膜

胎膜(fetal membrane)包括绒毛膜、羊膜、卵黄囊、尿囊和脐带(图 12.9)。对胚胎具有保护作用,及参与胚胎与母体物质交换等功能。

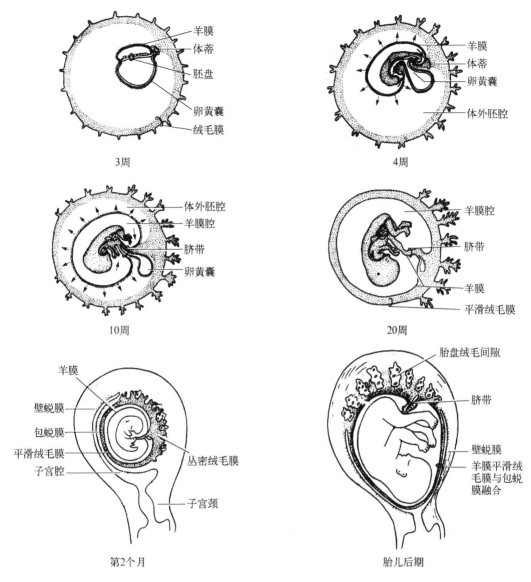

图 12.9 胎膜形成

绒毛膜(chorion)由滋养层和胚外中胚层发育而成。胚胎第 2 周,滋养层细胞向周围生长,形成许多细小的突起,称绒毛。随着胚胎的发育,胚外中胚层进入绒毛的中轴部,并形成血管,血管内含有胎儿的血液。胚胎早期,绒毛膜表面都有绒毛。第 8 周后,与包蜕膜相邻的绒毛逐渐退化消失(这部分绒毛膜称平滑绒毛膜),逐渐与壁蜕膜融合,参与衣包形成;与底蜕膜相邻接的部分绒毛发育旺盛,分支呈树枝状(这部分绒毛膜称丛密绒毛膜),与底蜕膜共同构成胎盘。绒毛膜的主要功能是从母体子宫吸收营养物质,供胎儿生长发育,并排出胎儿的代谢产物。此外,绒毛膜还具有屏障作用与分泌功能。

在绒毛膜发育过程中,如果绒毛膜中的血管发育不良,则会影响胎儿发育甚至死亡。如果绒毛膜表面滋养层细胞过度增生,绒毛膜中轴间质变性水肿、血管消失,胚胎被吸收消失,整个胚块变成囊泡状,呈葡萄状结构,称葡萄胎。如果滋养层细胞恶性变,则为绒毛膜上皮癌。

羊膜(amnion)是半透明的薄膜。最初,羊膜附着于胚盘的周缘,羊膜腔位于胚盘的背侧。随着胚盘向腹侧弯曲,羊膜的附着缘也移向胚体的腹侧面,羊膜腔也同时向腹侧面扩展;最后,羊膜的附着线移至胎儿脐带的根部,使胎儿完全游离于羊膜腔。由于羊膜腔不断扩大,使羊膜与绒毛膜逐渐接近,最后融合,体外胚腔消失。羊膜腔内含有羊水,羊水为淡黄色液体,由羊膜分泌而来,其中也含有一些胎儿的排泄物。胎儿能吞咽羊水,羊水经胎儿消化管吸收后,部分代谢废物通过胎儿的血液循环运输至胎盘,由母体排泄。胎儿在羊水中生长发育,羊水有保护功能,能减轻外力对胎儿的震荡和挤压;防止胎儿与羊膜发生粘连;分娩时扩张子宫颈口、润滑和冲洗产道。足月胎儿分娩时,羊水含量为 1 000~1 500 ml。如果羊水少于 500 ml,为羊水过少,常见于胎儿无肾或尿道闭锁等;若多于 2 000 ml,则为羊水过多,常见于消化管闭锁、无脑儿等。

　　脐带(umbilical cord)由羊膜包绕体蒂、卵黄囊(vitelline duct)、尿囊(allantois)和部分胚外体腔构成的一条索状结构。脐带的一端连于胎儿,另一端连于胎盘(图 12.9)。以后脐带内的卵黄囊、尿囊等退化,最后脐带内只有 1 对脐动脉、1 条脐静脉和结缔组织。脐带为联结胎儿与胎盘的血管通道。脐带长约 55 cm,脐带过短,可影响胎儿娩出,或引起胎儿娩出时胎盘过早剥离;脐带过长,可能缠绕胎儿颈部,影响胎儿正常发育。

12.1.6.2　胎盘

　　胎盘(placenta)由胎儿绒毛膜和母体子宫底蜕膜构成(图 12.10)。胎盘呈圆盘状,直径 15～20 cm;胎盘胎儿面覆盖有羊膜、表面光滑、中央与脐带相连;母体面粗糙。丛密绒毛膜上的绒毛形成 10～15 个胎盘小叶;胎盘小叶之间有底蜕膜形成的胎盘隔。胎盘隔之间的间隙称血窦,其内充满母体的血液,绒毛即浸于胎盘血窦内的母体血液当中。母体子宫内螺旋动脉开口于胎盘血窦,经过血窦后,由底蜕膜小静脉回流至子宫静脉。胎儿脐动脉在胎盘内分成许多小动脉,最后形成绒毛内的毛细血管。胎儿血液借绒毛与血窦内的母血液进行物质交换后,经胎盘小静脉汇入脐静脉。

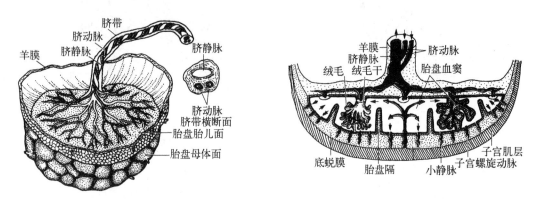

图 12.10　胎盘的外形与结构模式图

　　胎盘内母体血液与胎儿血液循环是两个独立的体系,胎儿血液与母体血液不相混合,其间隔着三层结构:① 绒毛膜内毛细血管内皮及其基膜;② 绒毛表面滋养层细胞及其基膜;③ 两层基膜之间的结缔组织。这三层结构合称胎盘屏障(placental barrier)。胎盘屏障能阻止母体血液中的大分子物质进入胎儿体内,但对抗体、大多数药物、部分病毒和螺旋体,如风疹病毒、麻疹病毒、脑炎病毒、梅毒螺旋体等没有屏障作用。

　　胎盘的主要功能有以下两方面:一是物质交换功能,胎儿通过胎盘从母体获得 O_2 和营养物质,将代谢产物和 CO_2 排入母体血液,再经母体排出体外。因此胎盘具有相当于出生后小肠、肺和肾的功能。某些药物、病毒、激素可透过胎盘屏障进入胎儿体内,影响胎儿发育,故孕妇用药需特别慎重。二是分泌激素功能,胎盘能分泌二十几种激素,对维持妊娠有重要作用。最主要的有以下几种:① 绒毛膜促性腺激素(human chorionic gonadotropin,HCG),作用是维持卵巢黄体发育,维持妊娠;抑制母体对胎儿、胎盘的免疫排斥作用。HCG 在妊娠后 2 周末即出现于母体血液中,第 9～11 周达到高峰。受孕后 2 周即可在母体尿液中检出,常作为早早孕的监测指标;② 胎盘催乳素(human placental lactogen,HPL),可促进母体乳腺发育,及促进胎儿代谢与生长发育;③ 雌激素(estrogen)和孕激素(progesterone),在妊娠第 4 个月后由胎盘逐渐代替黄体开始分泌,起到维持妊娠作用。

12.2　双胎与联胎

　　人类一次分娩通常只生出 1 个胎儿。一次分娩生出 2 个或 3 个以上胎儿的现象,分别称为双胎和多胎。

12.2.1　双胎

　　双胎(twins)又称孪生,双胎的发生概率约占新生儿的 1%。双胎又分为单卵双生和双卵双生 2 种。

12.2.1.1　双卵双生

　　双卵双生又称假孪生,是卵巢一次排出 2 个卵,分别受精后发育成双卵孪生,占双生的大多数。两个胎儿各有自己的胎膜和胎盘,性别相同或不同,相貌和生理特征的差异如同一般的同胞兄妹/姐弟。

12.2.1.2　单卵双生

单卵双生又称为真孪生,是 1 个受精卵发育成为 2 个胎儿,这种孪生儿基因完全相同,是一种天然的克隆。两个胎儿性别相同、外貌相似;两个个体之间相互进行组织与器官移植而不会引起免疫排斥反应。单卵双生发生原因主要有以下三种:① 1 个受精卵分裂成为 2 个胚泡,每个胚泡形成 1 个胎儿;有各自的胎盘、绒毛膜、羊膜腔和脐带(图 12.11A);② 1 个胚泡内形成 2 个内细胞团,每个内细胞团发育成为 1 个胎儿;他/她们具有共同的绒毛膜和胎盘,但有各自的羊膜囊和脐带(图 12.11B);③ 胚盘形成后,发生 2 个原条,再发育形成 2 个胎儿;这类孪生儿位于同一个羊膜腔内,共用一个绒毛膜和胎盘(图 12.11C)。

12.2.2　联胎

联胎发生于真孪生。当 1 个胚盘出现 2 个内细胞团或 2 个原条并分别发育成 2 个胚胎时,如果 2 个内细胞团或原条靠得过近,胚体形成时就会发生局部的联系,称联胎(conjoined twins)。联胎有对称型和不对称型 2 类。对称型指 2 个胎儿大小相同,可有头联体双胎、臀联体双胎、胸腹联体双胎等。不对称型指双胎大小不等,小的 1 个通常发育不完全,形成寄生胎或胎中胎(图 12.12)。

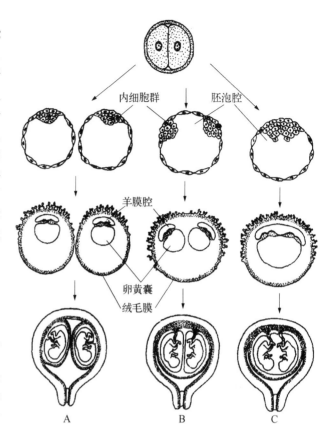

图 12.11　单卵双生形成示意图

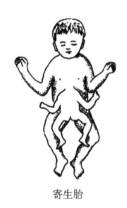 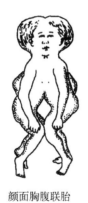 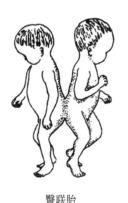 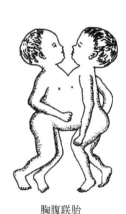

寄生胎　　　　颜面胸腹联胎　　　　臀联胎　　　　胸腹联胎

图 12.12　联体双胎

12.3　先天性畸形

12.3.1　出生缺陷主要类型

出生缺陷,也称先天畸形(congenital malformation),是指胎儿在器官形成的发育过程中,由于某些因素影响所导致的形态结构异常或生化代谢异常。外形异常出生时即可发现,但某些器官的内部结构异常或生化代谢异常,则在出生后一段时间或相当长的时间内才能显露出来。出生缺陷的发生率为 1%～2%;新生儿死亡中,出生缺陷占 20%～30%。常见的出生缺陷主要有以下类型:

胚胎整体发育畸形:多由严重的遗传缺陷引起,大多数在胚胎早期死亡或流产。

胚胎局部发育畸形:由胚胎局部发育紊乱所致,多数畸形发生在 2 个器官以上,如并肢畸形等。

　　器官局部畸形：为某一器官发育不全或不发育,如房间隔缺损、室间隔缺损、肺发育不全(单侧或双侧)、主动脉狭窄、肺动脉狭窄、气管-食管瘘、脐瘘、先天性脐疝等。

　　组织分化不良畸形：如骨发育不全、先天性巨结肠等,出生时不易发现。

　　发育过度畸形：是某一器官过度增生,如多指(趾)、肠狭窄等。

　　吸收不全性畸形：在胚胎发育过程中有些结构吸收不完全而引起畸形,如肛门闭锁、蹼指(趾)等。

　　超数或异位发生畸形：器官的原基超数发生或发生于异常部位所致,如多乳腺、异位乳腺、双肾盂/双输尿管、多指(趾)等。

　　发育滞留性畸形：某些器官的发育中途停止,器官处于中间状态,如双角子宫、双子宫和双阴道、有隔子宫、单角子宫、隐睾、有隔胆囊等。

　　寄生畸形：即不对称的寄生胎。

12.3.2　出生缺陷的发生原因

　　引起出生缺陷的原因包括遗传因素和环境因素。其中遗传因素引起的占 25%,环境因素引起的占 10%,二者共同作用和不明原因引起的占 65%。

12.3.2.1　遗传因素

　　遗传因素引起的出生缺陷包括染色体组型异常和基因突变引起的畸形。

　　人类正常的染色体是成对的,男性有 22 对常染色体和 1 对性染色体(XY),女性有 22 对常染色体和 1 对性染色体(XX)。如果染色体数目发生异常导致染色体组型异常,可引起先天性畸形。不同的组型异常可引起不同的畸形,如先天痴呆、室间隔缺损、双侧唇裂、脊柱裂等。

　　基因突变可引起畸形,但发生率比染色体组型异常要少得多,基因突变引起的先天畸形,如多指(趾)、多囊肾等。

12.3.2.2　环境因素

　　可引起出生缺陷的环境因素包括生物因素、化学因素和物理因素三方面。

　　1　生物因素　妊娠早期感染病毒的致畸发生率较高。常见的有风疹病毒感染引起的畸形,如小头、脑水肿、白内障、耳聋等;巨细胞病毒感染引起的畸形,如心血管畸形、脑钙化、耳聋、脑水肿、大脑麻痹等。单纯疱疹病毒、梅毒螺旋体等其他病原微生物感染也可导致畸形。

　　2　化学因素　某些化学药物和环境污染物有致畸作用。多数的抗肿瘤药物、某些抗生素、抗惊厥药物和激素都有不同程度的致畸作用,如甲氨蝶呤(抗肿瘤药物)可致无脑、脑积水及四肢畸形等,肝素(抗凝血药物)可致白内障、耳聋等,可的松(激素)可致腭裂、心畸形等。工业三废、食品添加剂和防腐剂中含有一些致畸作用的化学物质,通过扰乱机体分泌而影响胚胎质量,如孕妇食用有机汞污染的农作物或鱼可致胎儿大脑麻痹等。大量吸烟、酗酒、缺氧、严重营养不良等都有致畸作用。

　　3　物理因素　大剂量的 X 射线照射以及 α、β、γ 射线都可引起染色体畸形或基因突变而导致畸形,如腭裂、脊柱裂等。

12.3.3　致畸敏感期

　　受精 2 周内,细胞分化程度较低,受到致畸因子作用时,如果大部分细胞受到损害,则易引起早期流产;如果只是少数细胞受到损害,则可由邻近的为分化细胞补偿,故不出现畸形。胚胎第 3～8 周,细胞分化程度较高,多数器官的基原在此期已经形成,对致畸因素高度敏感,称致畸敏感期。不同的致畸因素致畸敏感期不尽相同,延续时间也有所差异,对胚胎不同器官的影响也不相同(图 12.13)。

12.4　优生与优育

12.4.1　孕期保健

　　女性怀孕后,由于胎儿生长发育的需要,身体会产生一系列的适应性生理变化。了解母体变化,有助于做好孕期保

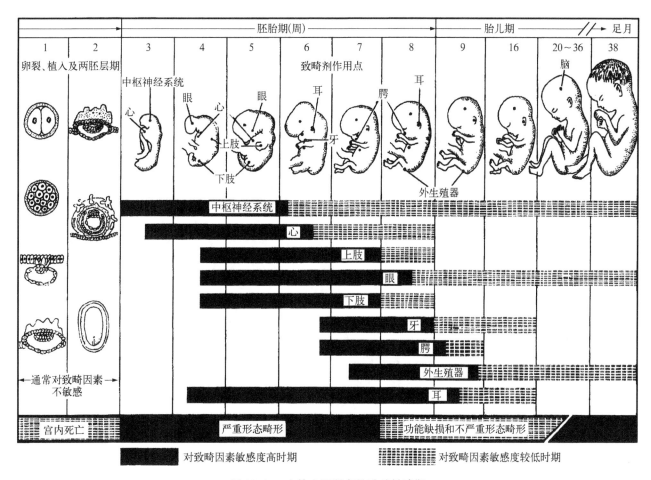

图 12.13　人体主要器官的致畸敏感期

健工作。根据母体与胎儿变化,对孕妇的定期产前检查,指导孕期营养和合理用药,出现异常情况及时处理等,使孕妇正确认识妊娠,消除不必要的顾虑,并同时对胎儿宫内情况的监护,是贯彻预防为主、及早发现高危妊娠、保障孕妇及胎儿健康和安全分娩的必要措施。

12.4.1.1　早期妊娠的表现

1　症状与体征　停经(cessation of menstruation)是妊娠最早出现的症状(但不是妊娠特有症状),育龄、有性生活的健康女性,平时月经规则,一旦月经过期,应考虑到妊娠可能。停经 10 d 以上,尤应高度怀疑妊娠。如停经 2 个月以上,则妊娠的可能性更大。部分女性在停经 6 周左右出现畏寒、头晕、流涎、乏力、嗜睡、食欲不振、喜食酸物、恶心、晨起呕吐等早孕反应(morning sickness),多数在停经 12 周左右自行消失。由于前倾增大的子宫在盆腔内压迫膀胱,妊娠早期会出现尿频(frequency of urination)现象,当子宫增大超出盆腔后,尿频现象自然消失。妊娠后往往会自觉乳房胀痛,检查乳房体积增大,有明显的静脉显露,乳头增大,乳头乳晕着色增多。乳晕周围皮脂腺增生出现褐色结节,称蒙氏结节。哺乳女性妊娠后乳汁明显减少。

2　妊娠辅助检查　1) 妊娠试验(pregnancy test):临床上多采用早早孕试纸检测受检者尿液,检查 HCG 阳性者,结合以上表现即可确诊为妊娠。滋养细胞产生的 HCG 对妊娠诊断有很高的特异性,很少出现假阳性。

2)B 型超声检查和超声多普勒检查:诊断早期妊娠快速、准确。阴道超声比腹部超声诊断早孕可提前 1 周。停经 4～5 周时,阴道超声即可宫腔内即可见到圆形或椭圆形妊娠囊。停经 5 周时妊娠囊内见胚芽和原始心管搏动,可以确诊为宫内妊娠、活胎。停经 12 周时,测量胎儿头、臂长度,能准确估计孕周。

3) 宫颈黏液检查:可帮助排除早期妊娠。

4) 基础体温(BBT)测定:双向型体温的已婚女性出现高温相超过 18 天持续不降,早孕的可能性大;高温相超过 3 周,早孕的可能性更大。

根据症状和体征怀疑早孕者,应尽快做妊娠试验以确定是否妊娠。停经 6 周以上 B 型超声检查可以明确宫内妊娠,排除异位妊娠,了解胚胎发育状况和确定孕周。

12.4.1.2 产前检查

1 产前检查的目的与时间安排 规范的产前检查(antenatal care)是孕妇检测的主要方法,首次产前检查从确诊早孕时开始。产前检查主要目的是:① 确定孕妇和胎儿的健康状况;② 估计孕期及胎龄;③ 确定以后的产科检查计划。妊娠20周起,进行产前系列检查;妊娠20~36周期间,每4周检查一次;自妊娠36周起,每周检查1次(即妊娠20、24、28、32、36、37、38、39、40周,共做产前检查9次)。高危孕妇(高血压、心脏病、糖尿病、肾脏病、高龄等)酌情增加产前检查次数。

2 产前系列检查内容 产前系列检查内容主要包括:① 胚胎发育状况(形态、大小、心跳等);② 孕妇血压;③ 孕妇心、肝、肾功能、营养状况;④ 孕妇骨盆、阴道状况;⑤ 胎盘、脐带状况;⑥ 血、尿常规检查;⑦ 必要时进行遗传学检查。

孕妇首次进行门诊检查时,医生应详细了解受检者的病史、年龄、职业、月经史、既往孕产史、既往史及手术史、本次妊娠过程、家族史、丈夫健康状况等情况,并推算预产期(按末次月经第1日算起,月份减3或加9,日数加7)。详细进行全身检查(包括孕妇发育、营养及精神状态,血常规、血型、尿常规、肝功能、肾功能、心脏检查等)和产科检查(包括腹部检查、骨盆测量、阴道检查、肛门检查、B超检查及绘制妊娠图等)。

对于到门诊进行复诊的孕妇,重点是对新出现的特殊情况对症处理,如有无头痛、眼花、浮肿、阴道出血、阴道分泌物异常、胎动变化、羊水量等,经检查后予以相应处理。检查孕妇的体重、血压、是否水肿、胎位、胎心率、胎儿大小、宫高腹围等。并检查孕妇是否出现尿蛋白,必要时B超检查胎儿发育状况。

12.4.1.3 孕期合理用药

随着优生优育的实施,孕妇死亡率明显降低。妊娠期某些疾病需要用药物治疗或预防,而药物具有双重性,适当用药疾病得到治愈或控制,不合理用药则可能带来危害。妊娠期合理用药是指在给孕妇用药之前,要充分了解妊娠期药物代谢动力学特点,充分考虑给孕妇用药时药物经胎盘对胎儿及新生儿的药理作用,正确选择对胚胎、胎儿无损害而又对孕妇所患疾病最有效的药物,适时适量用药。20世纪60年代,为治疗妊娠呕吐而服用沙力度胺(thalidomide,反应停),继而诞生数以千计的"海豹肢畸形儿",使全世界为之震惊。这一严重的用药后副作用不但唤起了人们对药物致畸作用的高度重视,而且打碎了"胎盘屏障"是胎儿天然保护神的梦想。人们对孕妇用药产生恐惧,甚至病后盲目拒绝用药而延误病情治疗,使病情加重。因此,孕期如何合理用药并保证母婴安全至关重要。

孕妇罹患疾病可影响子宫内的胚胎、胎儿,用药物治疗使其尽早痊愈有利于胚胎和胎儿的生长发育。然而药物有时会对胚胎、胎儿造成损害,其损害程度又与用药时的胎龄有密切关系。孕妇在不同孕期用药的适应证常常不同,对胎儿损害也有很大差别。有报道显示,药物引起的先天畸形约占所有先天畸形的1%。

妊娠早期(受精2周内),虽然胚胎对药物高度敏感,但如果受到药物严重损害,易引起极早期流产;如果只是少数细胞受到损害,可由邻近的未分化细胞补偿,胚胎可能继续发育而不发生后续问题。此期如短暂服用少量药物,无需过分担忧。关键在于胚胎第3~12周(尤其是3~8周)期间,胚胎、胎儿细胞处于高度分化、迅速发育阶段,药物影响可能会导致某些器官或系统畸形。这段时间是致畸的敏感期,孕妇用药需特别慎重。妊娠3~4个月以后,胎儿绝大多数器官已经形成,对药物致畸的敏感性降低,虽然造成的功能缺损或畸形不太严重,但对一些尚未分化的器官仍可能损害。神经系统在整个妊娠期持续分化、发育,药物的影响也一直存在(图12.13)。有些药物对胎儿的不良影响不在新生儿期,而是在出生后许多年才表现出来,如孕妇服用己烯雌酚所致的生殖道畸形或阴道癌等,直至青春期才明显表现出来。

妊娠中晚期,药物对胎儿致畸的可能性减少。但此时牙、眼、女性生殖系统还在继续分化发育,药物不良影响主要表现在上述各系统、各器官发育迟缓和功能异常,此期用药也需慎重。根据利弊权衡斟酌选择使用。

妊娠期用药的原则是:单药治疗有效者避免联合用药;有疗效肯定的老药避免使用尚难确定的对胎儿是否有无不良影响的新药;小剂量有效避免使用大剂量;妊娠早期(12周前)避免使用C类、D类药物;如病情紧急,要应用肯定对胎儿有危害的药物,应先终止妊娠后再用药。

部分常见的对胎儿有害的药物见表12.1,部分妊娠期常用药物及安全性见表12.2。

表 12.1 对胎儿有害的药物

药 物 名 称	不 良 影 响
甲氨蝶呤	无脑儿、脑积水、腭裂等多发畸形,流产
环磷酰胺	四肢及鼻畸形、腭裂、耳缺如等多发畸形
氯霉素	灰婴综合征危险性增高
氯磺丙脲、甲苯磺丁脲	新生儿低血糖、畸形率上升
可的松	腭裂畸形率上升

续　表

药　物　名　称	不　良　影　响
卡那霉素	听力、肾损害
巴比妥类、地西泮	长期用药新生儿对药物有依赖性
氯喹	视网膜损害
三甲双酮	骨畸形、小头畸形
碳酸锂	心血管畸形
乙醇	长期大量[>2g/(kg·d)]可产生头骨畸形、智力障碍、胎儿酒精综合征
碘剂	先天性甲状腺肿大、甲状腺功能低下
美沙酮、海洛因	长期用药新生儿对药物有依赖性
甲基睾丸酮	女性胎儿男性化
抗雄性激素	男性胎儿女性化
炔雌酮、炔诺酮	男性胎儿女性化
己烯雌酚、氯米酚	阴道腺癌、宫颈透明细胞癌、苗勒管发育障碍
苯妥英钠	唇裂、腭裂
四环素	乳牙色素沉着、骨发育障碍
丙硫氧嘧啶	先天性甲状腺肿大
沙力度胺	海豹肢畸形
二甲噁唑烷二酮	先天多发畸形
双香豆素类、肝素、华法林	鼻畸形、眼损害、智力发育障碍、心脏畸形、流产、死胎、耳聋
苯环利定	不育症
异维 A 酸	耳畸形、腭畸形
三环类抗抑郁药	血细胞损害

表 12.2　妊娠期常用药物对胎儿的影响与安全等级

药 物 类 别	药　物　名　称	可能产生的不良影响	安全级别
抗感染药	氨苄西林	缺乏资料证明	B
	羟苄西林	缺乏资料证明	B
	克拉霉素	缺乏资料证明	B
	呋喃妥因	G-6-PD 缺乏婴儿有溶血	B
	磺胺类	G-6-PD 缺乏婴儿有溶血、核黄疸	C
	灰黄霉素	联体双胎畸形	D
	甲硝唑	动物有致畸，人类未能证实	B
	氯霉素	灰婴综合征、血小板减少、肝损害	C
	庆大霉素	对听神经有毒性	C
	卡那霉素	对听神经有毒性、先天性耳聋	D
	链霉素	对听神经有毒性、先天性耳聋	D
	四环素	牙齿、骨骼生长异常	D
	青霉素	未发现	B
	红霉素	未发现	B
	头孢噻吩钠	未发现	B
	多粘菌素	未发现	B
	克林霉素	未发现	B
	奎宁	致畸率升高	X
	氯喹	致畸	C
	克霉唑	未见对胎儿明显不良影响、可分泌到乳汁	B
	制霉菌素	未见对胎儿明显不良影响	B
	酮康唑	动物致畸、人类未证实	B
	硝基咪唑类	动物致畸、人类未证实	B
	病毒唑	安全性资料不多	B
	阿昔洛韦	安全性资料不多	B
	阿糖腺苷	安全性资料不多	B
	更昔洛韦	安全性资料不多	B

药 物 类 别	药 物 名 称	可能产生的不良影响	安全级别
强心、抗心律失常 与高血压用药	洋地黄	一般治疗量未见对胎儿不良影响	B
	地高辛	未见人类致畸报道	B
	奎尼丁	未见人类致畸报道	B
	利多卡因	未见人类致畸报道	B
	普络萘尔	未见人类致畸报道	B
	阿替络尔	国外应用广泛、临床安全性资料不多	B
	美托络尔	国外应用广泛、临床安全性资料不多	B
	哌唑嗪	临床安全性缺乏证明	D
	甲基多巴	临床安全性资料缺乏	C
	可乐定	临床安全性资料缺乏	C
	硝苯地平	临床安全性资料缺乏	C
	肼屈嗪	临床安全性资料缺乏	C
	卡托普利	动物杀胎、人类致畸、胎儿生长迟缓	D
	甲巯丙脯酸	动物杀胎、人类致畸、胎儿生长迟缓	D
	螺普利	早期致畸	C
	噻嗪类	早期用药有致畸可能	D
抗惊厥药	水合氯醛	一般治疗量未见对胎儿不良影响	B
	硫酸镁	一般治疗量未见对胎儿不良影响	B
	苯妥因钠	长期应用可致畸、有争议	C
平喘药	氨茶碱	动物实验证实有危害可能、人类缺乏资料	C
	特布他林	动物实验证实有危害可能、人类缺乏资料	B
降糖药	磺酰脲类	第 1 代有致畸作用、第 2 代未经证实	D
	双胍类	对胎儿有危害	D
	胰岛素	人类未见致畸报道	B
止吐药	氯丙嗪	动物实验证实有危害可能、人类缺乏资料	C
	异丙嗪	动物实验证实有危害可能、人类缺乏资料	C
	美克络嗪	未见致畸作用	B
	噻克利嗪	未见致畸作用	B
肾上腺皮质激素类	泼尼松	未见致畸作用	B
	泼尼松龙	未见致畸作用	B
	地塞米松	动物实验腭裂发生率增加、人类缺乏资料	C
性激素类	雄性激素	女性胎儿男性化	D
	女性激素	男性胎儿女性化	D
	黄体酮	小剂量、短期应用安全	B

说明：A 类,动物实验及临床对照未见对胎儿损害,为最安全类药物；

　　B 类,动物实验显示对胎仔有危害,但临床未能证实,或动物实验无致畸作用,但无临床验证资料,为较安全类,多种药物属于此类；

　　C 类,仅在动物实验中证实对胎仔有致畸或杀胎作用,但人类缺乏资料证明；

　　D 类,临床有一定资料证实对胎儿有危害,但治疗孕妇疾病疗效肯定,又无替代药物,效益明显超过危害时再考虑使用

　　X 类,证实对胎儿有害,妊娠期禁用。

12.4.1.4 哺乳期合理用药

　　母乳喂养是婴儿最好的喂养方式,母乳哺养不仅有利于胎儿的生长发育,而且可以增加母婴感情。但由于很多药物可以通过乳汁转运被胎儿吸收,有些药物可能影响乳汁分泌和排泄,因此哺乳期合理用药日益受到重视。某些可能通过乳汁进入新生儿体内,可能造成不良影响的药物,在哺乳期应为禁忌用药。纵然是哺乳期允许使用的药物,也应掌握适应证,适时、适量应用。哺乳期禁用和慎用药物见表 12.3。

表 12.3　哺乳期禁用和慎用的药物

哺乳期禁忌使用的药物	哺乳期需谨慎使用的药物
甲氨蝶呤、长春碱、环磷酰胺、卡铂、顺铂、氟尿嘧啶、曲唑酮、曲帕胺、甲红霉素、甲硝唑、噻络酚酸、氟卡尼、氟司唑喃、四环类抗抑郁症药、硝硫氰胺类、氟马西尼、苯二氮䓬类、阿普唑仑、培垛普利、西拉普利、喹那普利、非络地平、尼卡地平、莫索尼定、甲哕络尔、波哕络尔、尼索地平、长春西汀、尼墨地平、去氢苯脂类、莫西富利、环孢素 A、普美孕酮、去氧孕酮、达那唑、噻氯匹定、阿佐塞米、奥美拉唑、伊曲康唑、特比萘酚、罗沙前列醇、莫匹罗星软膏	胺碘酮、依那普利、赖诺普利、培他络尔、酮康唑、阿糖腺苷、莫维普利、干扰素、曲马朵、依诺昔酮、磺马曲坦、美西律、恩卡尼、氨力农、酮巴林、普罗帕酮、多沙唑嗪、吲达帕胺、阿西莫司、丁咯地尔、吲哚青绿、雷尼他定、西替利嗪、复方美沙芬、倍他米松、左布诺络尔、布库络尔

12.4.1.5　孕期经常出现的症状及处理

1　消化系统症状

1）妊娠早期，恶心、呕吐常见。应少食、多餐，忌油腻食物；给予维生素 B_6 10～20 mg/次，tid 口服。消化不良者口服维生素 B_1 20 mg，干酵母 3 片，胃蛋白酶 0.3 g，饭时与 1 ml 稀盐酸同服，tid。呕吐症状严重的妊娠剧吐，应到医院进行治疗。此外，由于妊娠子宫使胃上移，胃内容物返流至食管下段，加上食管下段括约肌松弛，会引起胃灼热，应避免饭后弯腰或平躺，或服用抑酸剂，或服用复方氢氧化铝（胃舒平）、复方铝酸铋（胃必治）等。

2）便秘在妊娠期间常见。由于妊娠时肠蠕动与肠张力减弱，排空时间延长，大肠内容物水分被肠壁过度吸收，加上增大的子宫及胎先露对肠道下段的压迫，常会引起便秘。每天清晨饮白开水 1 杯，多吃易消化、富含纤维素的新鲜蔬菜和水果，并每天进行适当的运动，养成按时排便的良好习惯，排便习惯正常的孕妇可以在孕期防止便秘。必要时可服缓泻剂，如车前番泻颗粒（5 g）足量水冲服，qd，或比沙可定（5～10 mg）整片吞服，qd。或使用开塞露、甘油栓等，使粪便润滑，容易排除。忌用峻泻剂，也不应灌肠，以免引起流产或早产。

3）痔疮可在妊娠期间首次出现，或妊娠引起已有的痔疮复发或恶化。除多吃水果、蔬菜和少吃辛辣食物外，通过温水浸泡、服用缓泻剂可缓解痔疮疼痛和肿胀感。

2　腰背痛　妊娠期关节韧带松弛，增大的妊娠子宫向前凸起使躯体重心后移，腰椎向前突使背肌长期处于紧张状态，孕妇常出现轻微的腰背疼痛。休息时，腰背部垫枕头可缓解疼痛。必要时应卧床休息、局部热敷及服用止痛药物。如腰背痛明显，应及时查找原因，针对病因治疗。

3　下肢及外阴静脉曲张　静脉曲张因股静脉压力升高，随妊娠次数增多逐渐加重。妊娠末期应适当步行锻炼，避免长时间站立，下肢绑以弹性绷带，晚间睡眠时适当垫高下肢以利于静脉回流。

4　贫血　贫血也是妊娠中、晚期常见的症状之一。孕妇妊娠后期对于铁的需要量增多，单靠饮食补充已明显不足。自妊娠 4～5 个月开始，应适量补充铁剂，如富马酸亚铁 0.2 g/次或硫酸亚铁 0.3 g/次，qd，预防贫血；或吃一定量的动物血或肝等补充铁。如已经出现贫血，应查明原应。孕妇以缺铁性贫血最常见，每日应服用富马酸亚铁 0.4 g 或硫酸亚铁 0.6 g 治疗，同时补充维生素 C 和钙剂，以促进肠道对铁的吸收。

5　下肢肌肉痉挛　下肢肌肉痉挛是孕妇缺钙的表现，痉挛多发于小腿腓肠肌，妊娠后期多见，常发作于夜间，多能迅速缓解。已发生下肢痉挛的孕妇应注意补充钙剂，如氨基酸螯合钙胶囊每次 1 粒，qd，或葡萄糖酸钙片每次 2～4 片，tid。

6　下肢浮肿　孕妇下肢轻度浮肿，休息后消退，属正常现象。睡眠时取左侧卧位，下肢垫高 15° 能改善下肢静脉回流，缓解浮肿。如下肢浮肿严重，休息后仍不消退，应考虑是否为妊娠高血压病或妊娠合并肾脏病等，应及时去医院检查，按相关疾病进行治疗。

7　仰卧位低血压　妊娠末期，孕妇如较长时间采取仰卧位，由于增大的妊娠子宫压迫下腔静脉，使回心血量和心脏排出量突然减少，出现低血压。此时孕妇改为左侧卧位，血液可迅速恢复。

8　假丝性酵母菌性阴道炎　约有 1/4 的孕妇阴道分泌物中可培养出假丝性酵母菌。多数孕妇无症状，部分孕妇可出现阴道分泌物增多、外阴瘙痒伴疼痛、红肿。给予阴道内放置克霉唑栓剂或制霉菌素栓剂等抗真菌药物治疗。

12.4.2　控制人口数量——计划生育

12.4.2.1　人口危机与人口政策

生育后代是生物的一种生理现象，是种群延续的需要，也是任何生物生命活动的重要组成部分。从这个意义上来说，生育孩子同样是人类生活中的一个重要环节。一个人一生中是否生育孩子，生几个孩子，每个孩子间隔几年等又是个人自由决定的，也是个人不可剥夺的公民基本权利。然而数千年来，在人类社会中生育不仅仅被看成传宗接代的源泉，而且也被看成人对未来的选择和个人生活幸福与希望所在。尤其是生活在贫困之中的人们更是这样。于是生孩子往往成为他们的一种选择,因为多一个孩子就多一份劳动力,也就意味着多了一份财产、多了一份养老的依靠,孩子之间也多了一份帮助。在这种生育心理的支配下,包括中国在内的很多发展中国家和地区的人类自身生产正陷入一种盲目的状态。

从世界范围来看,人类已经真正陷入了人口危机、环境危机和粮食危机之中,而这三大危机的核心就是人口危机。由于人口过剩,才引发出环境遭到难以恢复的破坏和粮食供应严重不足的问题。但这并不意味着世界上所有的国家都感到自己的人口过多,有些国家则认为本国的人口过少,而采用一些特殊的政策来刺激人口增长。由于人口与经济发展密切相关,因此各国都希望能有一个理想的人口数量,它既可以为社会生产提供足够的劳动力,又能为消费者提供尽可能多的消费品。那么这种理想人口数量的标准究竟是什么?澳大利亚人口经济学家皮切福特认为,能适当地使用资本设备(如工厂、道路等),同时维持再生性资源(如土地等)供给数量不变,按一定的比例开采不可再生性资源(如石油、煤炭等),使人均消费维持在高水平上。这种消费既包括物质消费,也包括对清新空气、清洁的水资源、公共绿地等影响生活质量的资源消费和诸如教育、文化等非物质消费。这样的人口数量就是理想的、适度的。换句话说,就是在可持续发展的前提下,能尽可能快地提高人民的生活水平的人口数是适度的。

世界各国都是根据自己的国情对人口的适度性做出判断。一些发达的西方国家,家庭中是否生孩子是由女方决定的,这些国家的女性愿意外出工作,经济上越来越独立,因此越来越多的女性不希望生孩子。如法国,多年来人口呈现负增长,人口老龄化日益严重,政府只好采用征税的办法来促使育龄夫妇多生孩子。发展中国家的情形也很不一样,就中国而言,长期以来中国一直是世界上第一人口大国,目前人口数超过13亿,约占全球人口的22%。然而,中国的人居资源又相对缺乏,耕地面积仅占世界的7%,并且以每年30万 hm² 的速度递减,人均不足1.22亩,只有世界平均水平的1/4;人均粮食占有量只有美国的1/5左右;人均淡水资源仅有世界平均水平的1/4。显而易见,中国如果不采取计划生育政策,国家将难以承受沉重的人口的重负,人民生活水平也难以得到提高。因此,中国的人口控制政策不仅符合中国自身的利益,也符合世界的利益。就家庭而言,避孕和计划生育不仅使人们摆脱养育多个子女的劳动负担与精神负担,而且可以减少养育子女的各项开支,有利于家庭的金钱积累,提高家庭生活质量。

自从20世纪80年代初提倡一对夫妇只生一个孩子以来,中国至少已经少出生了3亿个孩子,并且已经初步遏制住了人口增长速度过快的势头。然而,由于育龄妇女基数太大,虽然人口自然增长率仅为1%左右,但每年人口数仍净增长1 000多万。专家预测,到2010年,中国的人口数将为14亿;2050年为16亿。而16亿是中国人口的警戒线。显然,中国人口增长的潜力非常巨大,对中国人口的严峻形势不容乐观(表12.4)

表12.4 中国人口每增长1亿所需要的时间

年　　　代	1900	1949	1953	1964	1967	1974	1982	1988	1995	2000
全国总人口/亿	4.0	5.0	5.8	6.9	8.0	9.0	10.0	11.1	12.1	>13
平均每增长1亿人所需的时间/年		49	5	10	3	7	8	6	7	6

在中国,必须严格控制人口数量的增长不但已经成为公众的共识,而且已经成为国家的基本国策。中国的计划生育政策是根据国内严峻的人口形势、经济发展需要及环境承受能力等多方面因素而制定的。中国的计划生育政策始终是将宣传教育放在首位,实行国家指导和群众自愿相结合的原则,因此也得到广大民众的理解和支持。目前,我国人口政策是一对夫妇只准生育一个孩子;对晚婚晚育者予以奖励,对领到独生子女证的夫妇每月发给5～10元的独生子女父母奖励费;对超计划怀孕者终止妊娠;对破坏计划生育工作的予以行政处罚等。

计划生育工作是一项复杂的社会系统工程。在人口政策中,如果大多数人得不到社会保障,而仅仅跟大家说,减少人口出生率就可以使经济增长,这势必不可能使他们放弃生育的权利。人口政策应该使得放弃生育权利的人能够有实现的期望,也就是他们放弃了生育权利,就能真正使社会条件有所改善,并且向他们提供最低限度的社会保障,使他们老有所养而不必完全依赖孩子。显然,这两者之间存在等价交换的原则。但两者之间的合作是基于说服而不是强迫。国内近20多年来开创的农村养老保险金等社会保障措施与妇幼卫生保健措施的结合,不仅使已经出生的孩子健康有了保障,更为重要的是解决了人们,尤其是农民养儿防老等后顾之忧。这些措施有力地推动了依法管理计划生育工作的开展。

12.4.2.2 避孕

除了政府控制人口的政策和民众的自觉意识外,人们还必须掌握并合理选择相关的避孕节育方法,才能真正做到人口数量的有效控制。

避孕(contraception)是指用科学的方法使女性暂时不受孕,主要控制生殖过程中的3个环节。抑制精子与卵子产生;阻止精子与卵子结合;使子宫内环境不利于精子获能、生存,或不宜受精卵着床和发育。理想的避孕方法应符合安全、有效、简便、实用、经济的原则,对性生活及性生理无不良影响,男女双方都乐于接受及乐意持久使用。目前,常用的女性避孕方式主要有宫内节育器、药物避孕及外用药物避孕法等,男性避孕在国内主要是采用避孕套。

1　宫内节育器　宫内节育器(intrauterine device,IUD)是一种安全、有效、简便、经济、可逆的避孕工具,为国内育龄女性主要的避孕措施。目前国内约 70% 的育龄女性选用 IUD 作为避孕方法,占世界 IUD 使用人数的 80%。

本法的优点是近似生理状态,且方便。常见的副反应主要为不规则阴道出血,主要表现为月经量增多、经期延长或少量点滴出血。通常不需处理,3～6 个月后逐渐恢复。少数患者可能出现白带增多或伴有下腹胀痛,应根据具体情况对症处理。

目前应用的是第 2 代活性 IUD,其内含有活性物质,如 Cu^{2+}、激素、药物等,这些物质可提高避孕效果,减少副反应。大体可分为两大类:含铜 IUD 和含药 IUD。含铜 IUD(Cu-IUD)是国内目前应用最广泛的 IUD,在宫内持续释放具有生物活性的 Cu^{2+}。从形态上可分为"T"形、"V"形、宫形等多种。避孕效果与含铜表面积成正比,避孕有效率在 90% 以上。研究表明,其抗生育作用机制主要是局部组织对异物的组织反应而影响受精卵着床。

(1) IUD 放置

适应证:凡育龄女性无禁忌证,要求放置 IUD 者均可采用。

禁忌证:① 妊娠或妊娠可疑;② 生殖道急性炎症;③ 人工流产出血多,怀疑有妊娠组织物残留或感染;中期妊娠引产、分娩或剖宫产出胎儿后子宫收缩不良,有出血或潜在感染可能;④ 生殖器官肿瘤;⑤ 生殖器官畸形;⑥ 宫颈内口过松、重度陈旧性宫颈裂伤或子宫脱垂;⑦ 严重全身疾患;⑧ 宫腔<5.5 cm 或>9.0 cm;⑨ 近 3 个月内有月经失调、阴道不规则出血;⑩ 有铜过敏史。

放置时间:① 月经干净 3～7 d 无性交;② 人工流产后立即放置;③ 产后 42 日恶露已净,会阴伤口已愈合,子宫恢复正常后放置;④ 剖宫产后 6 个月放置;⑤ 含孕激素 IUD 在月经第 3 日放置;⑥ 自然流产转经后放置,药物流产转 2 次经后放置;⑦ 哺乳期排除早孕后放置。

(2) IUD 取出

生理情况:① 计划再生育或不需再避孕;② 放置期限已满需要更换;③ 绝经过渡期停经 1 年内;④ 拟改用其他避孕措施或绝育。

病理情况:① 有并发症及副反应,经治疗无效(如节育器移位、节育器嵌顿或断裂、节育器下移或脱落等);② 带器妊娠,包括宫内和宫外妊娠。

2　药物避孕　药物避孕即口服或注射女性甾体激素(主要成分是雌激素和孕激素)进行避孕。甾体激素避孕机制包括抑制排卵,改变子宫颈黏液性状阻止精子进入子宫,改变子宫内膜或输卵管内膜功能干扰受精卵着床等环节。目前常用避孕药物及其用法、不良反应见表 12.5。

表 12.5　常用避孕药物分类、用法与不良反应

分　类	制　剂　名　称	用　　法	不　良　反　应
口服短效	复方炔诺酮片(口服避孕片Ⅰ号) 复方甲地孕酮片(口服避孕片Ⅱ号) 复方炔诺孕酮甲片	从月经周期的第 5 天起,每晚服 1 片,连服 22 日,不能间断。如有漏服,应在 24h 内补服 1 片。停药 2～4 天发生撤退性出血。下次服药仍从月经第 5 天起。停药 7 天仍没有来月经,应立即服下一周期的药物	类早孕反应(少数人服药初期出现恶心、呕吐等,坚持用药 2～3 月后消失,严重者可加服维生素 B_6) 子宫不规则出血(少数人用药后出现阴道点滴样出血或月经样出血) 闭经(连续闭经 2 个月应停止用药)
口服长效	复方炔诺孕酮乙片(长效避孕片) 复方氯地孕酮片 复方次甲氯孕酮片	从月经来潮当天算起的第 5 天口服 1 片,最初 2 次间隔 20 天,以后每月服用 1 次。	
长效注射	复方己酸甲羟孕酮注射液(避孕针Ⅰ号) 复方甲地孕酮注射液	于月经周期的第 5 天注射 2 支,以后每隔 28 日或于每月经的第 11～12 日注射 1 支。避孕成功率达 99%	
探　亲	甲地孕酮片(探亲Ⅰ号) 炔诺酮片(探亲避孕片) 双炔失碳酯(53 号避孕针) 米非司酮	夫妻探亲当晚或性生活后服用,也可作为紧急避孕措施	类早孕反应,停药后阴道出血,但可自愈
外　用	壬苯醇醚 辛苯醇醚 烷苯醇醚	房事前置入阴道深部。药膜 5 min 后溶解成胶体,作用保持 2 h;栓剂 10 min 后起效,作用保持 2～10 h;含药海绵立即生效,作用保持 24 h,房事后 6 h 取出	阴道分泌物增多,不同程度烧灼感,外阴瘙痒等,停药后逐渐消失

分　类	制　剂　名　称	用　　法	不　良　反　应
缓　释	皮下埋植 　左炔诺孕酮埋植剂Ⅰ型 　左炔诺孕酮埋植剂Ⅱ型 阴道环 　甲硅环 　左炔诺孕酮环	皮下埋植 阴道放置	与其他口服避孕药类似

3　其他避孕方法　主要包括紧急避孕、外用避孕和自然避孕。

（1）紧急避孕

紧急避孕（emergency contraception）是指无保护性生活或避孕失败后几小时或几日内,女性为防止非意愿妊娠的发生而采用的补救措施。包括放置宫内节育环或口服紧急避孕药物。

本法适用于①　避孕失败,包括阴茎套破裂、滑落,未能做到体外排精,错误估算安全期,漏服短效避孕药,宫内节育器脱落;②　性生活未使用任何避孕方法;③　遭遇性暴力等。

在无保护性生活后 5 d 内放入 Cu-IUD,有效率＞95％。紧急避孕药物及用法见表 12.5。

（2）外用避孕

外用避孕工具包括男用阴茎套（condom）和女用阴道套（vaginal pouch）。其机制是阻止精子到达阴道而达到避孕目的。国内主要采用阴茎套,阴道套个别地区有人使用,但尚未大规模应用。

外用避孕药物见表 12.5。

（3）自然避孕

自然避孕也就是所谓的安全期避孕,是指避开女性排卵期而阻止精子与卵子结合受精的避孕方法。

女性的月经周期为 28～30 d,通常在月经中期的第 10～20 d 排卵的可能性最大,而在月经的前 10 d 和后 10 d 排卵的可能性较小,因而月经的前、后 10 d 也称为生理安全期。判断方法包括日历表法、基础体温法、宫颈黏液观察法等。安全期避孕方法要求男、女双方具有一定的生理医学知识、且女性月经周期比较规则稳定的夫妇。但这种方法可靠性不高,常常会导致避孕的失败。

12.4.2.3　绝育

绝育手术（tubal sterilization operation）即结扎手术,包括对女性的输卵管结扎术和对男性的输精管结扎术两种。通过外科手术方法切断或采用药物使管腔粘连,堵塞生殖细胞输送管道（输卵管或输精管）,阻止精子和卵子的结合,从而达到避孕目的。是一种安全、可靠、永久性绝育措施。在美国,绝育手术已经成为最为流行的避孕方法。目前,美国每年约有 70 万名女性和 50 万名男性接受绝育手术;全美约有 1/4 的育龄妇女接受了绝育手术,还有 11％左右的育龄妇女要求丈夫做绝育手术。国内,同样有许多的育龄妇女接受了绝育手术。

12.4.2.4　避孕失败的补救措施

调查显示,在所有的妊娠当中,仅有 25％左右是计划妊娠,有 25％是意外妊娠,50％是计划外妊娠。对于这些非意愿妊娠或计划外的妊娠,人们如果不希望生下孩子,就只能采用人工干预来终止妊娠。对于那些被诊断严重缺陷或罹患遗传病、医学专家建议不宜生下的胎儿,也需要通过人工干预来终止妊娠。

1　人工流产术　人工流产术（artificial abortion operation）,也称为堕胎,指在妊娠 14 周以内,通过刮宫手术（钳刮术）或负压吸引术（吸宫术）来终止妊娠的方法。

刮宫手术指在孕早期用器械方法刮除胚胎组织的手术,需要扩宫、爬宫。吸宫术是利用负压将妊娠物从宫腔吸出。该法的优点是流血少、终止快、术后恢复快;缺点是疼痛。目前采用的无痛人流法即是在麻醉状态下进行刮宫术,可大大减轻被手术者的痛楚。

2　药物流产　口服药物（米非司酮＋米索前列醇）终止妊娠的方法。优点是不需宫内操作,无创伤性,不痛。一般用于停经 7 周内孕妇,完全流产率达 90％～95％,且副反应轻。缺点是服药后需观察出血量,出血较多。

12.4.2.5　节育措施的合理选择

1　新婚期或尚未生育者　新婚或尚未生育的夫妇,应选择方便、不影响生育的避孕方法。复方短效避孕药使用方便,避孕效果好,不影响性生活,列为首选避孕方法。男用阴茎套也是一种理想的避孕方法,性生活适应后可选用避孕套。也可选择外用避孕药栓、药膜等。由于尚未生育,一般不宜选择宫内节育器。也不宜采用体外排精、安全期避孕及长效避孕药物等方法避孕。

2　哺乳期　避孕措施应不影响乳汁质量和婴儿健康。阴茎套是哺乳期最佳的选择方法。也可选用单方孕激素制剂长效避孕药物(如醋酸甲羟孕酮或抗炔诺酮针剂或皮下埋植)。哺乳期内可放置宫内节育器。不宜采用外用药栓/膜避孕,不宜使用复方雌、孕激素避孕,也不宜采用安全期避孕。

3　生育后期　生育后期应选择长效、安全、可靠的避孕方法,减少因非意愿妊娠进行手术带来的痛苦。各种方法均可使用,可根据个人情况将进行选择。已生育 2 个或 2 个以上的夫妇,建议采用绝育手术。

4　绝经过渡期　选择不影响内分泌的外用药物、阴茎套等为主的避孕方法。不宜选择安全期避孕或复方药物避孕。不宜选择避孕药膜,但可选择避孕药栓或凝胶。

12.4.3　提高人口质量

12.4.3.1　政策与措施

控制人口数量、提高人口质量是人口政策的两个重要组成部分。人口素质通常是指人的思想品德、科学文化水平和身体健康状况三个方面的内涵,它们之间既有区别,又有联系。调查显示,老年性痴呆患者发病率与受教育程度成反比,并且受教育程度越高,发病年龄也越迟。因此,有时候提高人口质量比控制人口数量显得更为重要。

随着社会经济的发展,现代社会中由于工作紧张、收入增加,社会保障体系不断完善,生育观念的更新等多重因素的影响,人们不愿意再被抚养子女所拖累,也不必再为自己的养老问题而担忧,因此不愿意生育的夫妇人数也在不断地增加。我国就有数千万对有生育能力的夫妇自愿不要生育子女,这些家庭以知识分子、军人、干部居多,其中大专以上文化程度的占 68%。在英国,有 30% 左右的夫妇无子女。新加坡为维持经济增长和政府兵源的需要,曾经鼓励每对夫妇生育 3～4 个孩子,但不少年轻人不愿意多生孩子。在人口出生率下降的情况下,社会总是希望所生下的孩子有更高的素质。由于受过高等教育的女性一般不愿意多生育或不愿意生育,有人担心社会将会出现"人口逆淘汰现象",也就是高素质人口逐渐减少,而低素质人口越来越多。新加坡根据自己的国情,20 世纪 90 年代曾经规定:持有高等教育文凭的女性,生第 1 个孩子薪水增加 50%,生第 2 个孩子薪水增长 10%,生第 3 个孩子薪水增加 15%;没有受过教育的女性生第 2 个孩子就要被罚款。虽然制定这样"优生"法规的国家极少,但其影响却非常大。很多人认为这是一条强制"优生"的良好道路,因为在受过教育的父母身边,一般都有一个良好的学习环境。这种观点是否正确、在国内是否值得提倡有待商榷。因为高学历者所生的孩子不一定就是高智商,就一定会有所作为;而非高学者的孩子成就斐然,才智出众者也并非少见。

就身体素质来看,希望提高优质人口比例,减少劣质人口出生,最为有效的办法是采取有效的生物医学预防措施,以及制定出相关的政策法规,以保证生物医学措施得到有效执行。生物医学预防措施有两级:第 1 级预防措施是胚胎形成前的预防措施,主要包括禁止近亲结婚、婚前检查、婚前指导、遗传咨询、控制环境不利因素对胎儿的影响等。第 2 级预防措施是产前诊断,以判别胎儿是否有严重的遗传缺陷或疾病,并及时做出是否需要堕胎的决定。如此可有效的降低人群中出现不利基因或基因型的比率。

12.4.3.2　禁止近亲结婚

由于近亲通婚范围过小,男、女双方携带的隐性遗传致病基因很容易碰到一起,致使后代中表现出严重的先天性缺陷或遗传疾病。因此,近亲结婚是非常有害的。20 世纪 80 年代 WHO 的一个统计资料显示,近亲婚配的后代中约有 8.1% 的人有遗传缺陷,特别是堂(表)兄妹结婚所生的后代有 22.9% 早亡,遗传病的发病率要比随机婚配的发病率高几倍至几十倍(表 12.6)。目前已知近亲婚配所生后代中所出现的遗传疾病多达上千种,其中有些疾病可以贻害几十代人。

表 12.6　近亲结婚与部分隐性遗传病的发病率

疾 病 名 称	隐性遗传病的出生风险率		表兄妹结婚和随机结婚的相对风险(倍)
	随 机 婚 配	表 兄 妹 婚 配	
先天性耳聋	1∶11 800	1∶1 500	7.8
苯丙酮尿症	1∶14 500	1∶1 700	8.5
着色性干皮病	1∶23 000	1∶2 200	10.5
全身白化病	1∶40 000	1∶3 600	13.5
全色盲	1∶73 000	1∶4 100	17.9
小头症	1∶77 000	1∶4 200	18.3
先天性鱼鳞癣	1∶1 000 000	1∶16 000	63.5

近亲结婚的危险性不仅可以从理论上进行推导,社会调查的资料也显示这种危险性的存在。20 世纪 90 年代中国的一项调查显示,中国农村通婚圈的平均半径仅为 12.5 km,这样的一个范围就很难避免近亲结婚。根据对患者家族病史调查结果绘制的遗传系谱,就可以看出造成这种情况的主要因素之一就是近亲婚配。调查显示,呆傻人在农村,特别是远离城市的边远山区农村,占人口的比例都比较高。如在湖南省大庸市边远山区发现 3 个"傻子村",其痴呆人数占人口总数的比例分别为 11.6%、11.9% 和 12.3%;辽宁省重度智力残疾人有 8 万人。在国内,共有 6 000 多万残疾人,其中智力残疾的有 1 000 多万,而智力残疾儿童超过 400 万。这一大批不能自食其力的残疾人最后只能推向社会,由社会赡养他们,从而给社会、给他人带来负担。换句话说就是他们侵犯了公众利益,因此公众有权要求社会制止他们繁衍。中国的婚姻法规定呆傻人不能结婚,就是这种社会权利的体现。

科学文化水平的低下同样是导致一部分人身体遗传素质极差的重要原因。尽管科学家们已经根据研究结果明确指出近亲结婚极其有害,而且国家婚姻法中也明确规定禁止近亲结婚,但是由于愚昧无知的落后观念仍然占据着一些人的头脑,于是就出演了一幕幕人间悲剧。这些堂(表)兄妹一旦结婚,就出现了接连生下无脑儿、死胎、怪胎或呆傻人的严重后果。近亲婚配不仅在农村存在,在城里同样也有,只不过经济落后地区显得更为严重而已。

中国婚姻法规定——禁止婚配的近亲是指直系血亲和 3 代以内的旁系血亲。所谓直系血亲是指本人与父母、祖父母(包括外祖父母),以及本人与子女、孙子女(包括外孙子女)之间的血缘亲属。旁系血亲是指亲兄弟姐妹、堂兄弟姐妹、表兄弟姐妹之间的血缘关系,还包括叔、伯、舅、姨、侄子、侄女、外甥、外甥女等血缘亲属。

12.4.3.3　婚前检查与婚前指导

婚前检查的目的是诊断申请结婚的当事人是否患有禁止结婚的疾病或影响生育的疾病。这是减少出生先天缺陷新生儿、提高人口质量的重要途径,也是优生的第一个有效步骤。

现实生活中,谁都希望自己的孩子不会罹患严重的遗传疾病,或不受到遗传病的连累。同时,后代也有权要求父母给自己一个没有先天缺陷、没有严重遗传疾病身体的权利。每一对夫妇的生育行为都是与社会大众的利益密切相关的,如果他们生下一个有严重遗传疾病的孩子,那么这些孩子最终都要成为社会的沉重负担。为了保障孩子要求有健康体魄的权利,以及承担起对社会相应的责任,所有希望成为父母的人,尤其是那些严重遗传疾病基因携带者或正罹患严重遗传病的人,必须进行可靠的婚前检查。以便能从医学检查结果和医学专家的指导中,做出正确的选择。

婚前检查主要是对准备结婚的男、女双方进行身体检查,包括发育状况、有无畸形、心肝肺等重要器官功能检查;生殖器官有无疾病或异常的检查;双方病史的询问,如是否患过精神病、遗传病、传染病及其医治结果等;双发家族病史调查等内容。同时,医生还应该向准备结婚者介绍性医学知识、性卫生常识,介绍和帮助他们选择适当的节育方法,以及指导安排家庭生育计划等。在中国,20 世纪 90 年代就有很多申请结婚者自愿要求进行结婚检查,随后许多地区卫生、民政部门也规定必须进行婚前检查,办理结婚证时要求检查当事人的婚前健康检查证明,否则不予批准结婚。规定明确指出,执行婚前检查的机构是妇幼保健部门,且这些检查部门必须持有卫生行政部门颁发的婚前健康检查合格证书。1995 年,《中华人民共和国母婴保健法》中规定,"男女双方在结婚登记时,应当持有婚前医学检查证明或者医学鉴定证明。","对婚前检查认为不宜生育的,男、女双方同意采取长效避孕措施或施行结扎手术后,方可办理结婚登记。"目前我国新的"婚姻法"取消了强制性婚前检查,遗传咨询和产前检查为此提供了新的选择,对于婚前检查的项目在遗传咨询和产前诊断中都可得到检查。

在婚前检查和咨询中,医生应认真负责,家族病史必须调查清楚,不能根据不确切的资料来判断处理;不宜轻易判断咨询者不宜结婚、不应生育,必须考虑到社会效应、家庭稳定和个人的心理因素等。同时,医生应保护受检者的隐私权不被泄密。因为,医生的错误判断,或受检者的某种生理缺陷或家族病史一旦被泄密,往往会造成受检者婚姻、就业、人际交往等方面的严重困难。这方面的案例在国内也时有所闻。

此外,一旦在检查中发现某一方家族史中有人患过严重的遗传疾病,或本人有某种生理缺陷等,常常会导致受检者或其家属的恐慌和不安。尤其是在我国一对夫妇只能生育 1 个孩子的计划生育政策下,人们的择偶更加谨慎。尽管医生告诫其某种生理缺陷可以被纠正,对家族中的某些遗传性疾病只要采取某些适当措施,不至于影响下一代健康,但人们的紧张心态往往很难消除。那么,医生该如何帮助他们正确理解医生所提供的医学、遗传资料?又如何使得他们既不过于紧张又不掉以轻心?如何保护受检者的隐私?如此等等的令人烦恼的社会、伦理、心理学的问题,随着婚前检查和遗传咨询的不断普及,已经逐渐在某些人群中凸现出来。

事实表明,婚前检查在人口优生中起了很大的作用。例如,早在 20 世纪 90 年代,上海就率先成为中国接受婚前检查受检率最高的城市。专家估计,上海当时的婚前检查至少阻止了 1/3 带有遗传缺陷的婴儿出生。

12.4.3.4　遗传咨询

所谓遗传咨询(genetic counseling)是医生或从事人类遗传研究的专业人士应个人或家庭的请求,对遗传病患者及其家属所提出的有关疾病的遗传方式、诊断、预防和预后,以及咨询者的同胞、子女再罹患此病的风险、应采取的应对措施等问题进行解答,并就咨询者提出的婚育问题提出医学建议。需要指出的是,遗传咨询的目的不是医生越俎代庖地替咨询者做出决定,而是向咨询者提供充分的资料和知识,以防止或减少严重的遗传病在家庭成员中的复现。医生提供的资料仅供咨询者参考,医生要充分尊重咨询者的选择意愿,并为之严守秘密。

遗传咨询并不是每对夫妇都必需的,真正需要进行遗传咨询的人主要包括以下几类:① 本人患有某种严重的遗传疾病,或有遗传病家族史者;② 曾生过有严重遗传病或先天缺陷孩子的夫妇;③ 子女有不明原因的智力低下;④ 多次原因不明的流产者;⑤ 孕期接触有害物质或长期使用某种药物者;⑥ 高龄孕妇;⑦ 近亲结婚者等。

遗传咨询的过程大致有以下三个步骤:① 对咨询者的疾病做出是否是遗传病的正确判断;② 确定遗传病的遗传方式,推算出预期的风险(如果咨询者被诊断罹患遗传病);③ 向咨询者或其家属提出可供选择的对策和方法(如不能结婚、暂缓结婚、可结婚但不能生育、限制生育等),以便他们能自主地做出选择。

然而,在现实生活中咨询者要做到自主选择是相当困难的。因为咨询者及其家属一般都缺乏医学知识和遗传知识,对医学专家或遗传学家在短时间内所提供的全部资料难以消化,特别是对所有致病因子的危害缺乏充分的理解。因此不会分析专家做出的发病风险推算,也无法对医生提出的种种应对策略做出正确的选择。例如,医生对某对夫妇妊娠生下的孩子有先天性痴呆的风险估计为10%,有些夫妇认为概率如此之小,不至于会生下一个傻孩子;也有些夫妇则可能会认为,如果这10%的概率要落到自己头上,那就是100%的现实,因此可能不敢再生孩子。实际上发病风险为10%,他们还有90%的可能性生下正常的孩子,在这种情况下,除非当事人坚持要求,否则不必终止妊娠;但应当加强产前检查,以防止万一发生。许多咨询者和家属往往在茫然之际求助于医生,询问他们该怎么办,该如何选择等。很多情况下,咨询者或家属所做出的自主选择(如绝育、流产等)在很大程度上受到医生见解的左右。如果医生的诊断、风险估计及遗传分析方式有误的话,又该怎么办呢?而实际上这种对遗传病的诊断、遗传方式的推测、风险估算等都是非常复杂的,有时也是相当困难的,差错也难以完全避免。因此,遗传咨询是件非常复杂的事情,常常使得医生的遗传分析和咨询者的自主选择感到非常为难。

12.4.3.5　产前诊断

产前诊断(antenatal diagnosis)又称为宫内诊断,即妊娠女性在妊娠4~5个月期间,采用影像学(如B超声波诊断仪、胎儿镜)、生物化学(如测定某些特异性酶活性)或遗传学方法(如组织活检、羊水细胞染色体分析、基因杂交、DNA探针、PCR等),了解胎儿是否患有先天性遗传疾病或先天性发育缺陷,以便适时地做出是否流产的选择,最终达到优生的目的。目前已经诊断出的遗传病有500多种,大致可分为3大类:染色体病占出生婴儿的0.5%;先天性代谢性病占出生婴儿的0.8%;神经管畸形占出生婴儿的0.5%。

是否所有的孕妇都需要进行产前诊断?当然不是。多数学者认为,需要做产前诊断的指征主要有:① 高龄孕妇;② 亲属中有严重遗传疾病患者(如有血友病家族史或男方患血友病等)或近亲结婚者;③ 夫妇一方患有遗传疾病或已生过有遗传病患儿的孕妇;④ 孕妇是致病基因的携带者;⑤ 有3次以上的自然流产发生史或原因不明的死产、新生儿死亡的孕妇;⑥ 妊娠早期接触过有害化学物质、射线或严重病毒感染孕妇等等。对此医学和相关法规上都有明确的定义。

目前,世界各国设立产前检查中心已经很普遍,并且每年都已诊断出数以千计的严重先天畸形和先天愚型儿,有效地阻止了他们的出生。国内1977年开始开展这项工作,现在许多城市医院和县级人民医院都已设立了产前门诊和实验室。1990年,辽宁省率先在中国为产前诊断立法,颁布了《辽宁省防治劣生条例》,条例中明确规定:"发现有下列情形之一的,必须到卫生行政部门审批的遗传咨询门诊接受产前诊断:① 有血友病家族史或男方患血友病;② 生过严重缺陷儿的;③ 妊娠羊水过多或过少的;经过检查认为不宜生育的,必须终止妊娠。"1995年颁布实施的《中华人民共和国母婴保健法》以国家法律的形式确定了必须进行产前诊断的人群,即"发现或怀疑胎儿异常的孕妇",指出"有下列情况之一的,医生应向夫妇双方说明情况,并提出终止妊娠的医学意见:① 胎儿患有严重遗传性疾病的;② 胎儿有严重缺陷的;③ 因患严重疾病,继续妊娠可能危及孕妇生命安全或严重危害孕妇健康的"。

12.4.4　婴幼儿喂养与儿童早期教育

婴幼儿期是儿童生长发育的关键时期,也是人生的起点。此期所获得的情况将直接关系到婴幼儿将来体格发育和心理发育。这一切的决定因素就是婴幼儿时期的养育情况,即婴幼儿时期的喂养和教育情况。

12.4.4.1 婴幼儿喂养

营养是维持生命与生长发育的物质基础,婴幼儿生长发育迅速,是人一生中身心健康发展的重要时期,需要大量的营养素,营养与热量的供给合宜与否,对体力、智力的发育有直接明显的作用。婴幼儿各种生理机能尚未发育成熟,消化吸收功能较差,对食物的消化吸收及排泄均有一定限制。所以,婴幼儿膳食有一定特殊要求,食物供给不仅要保证营养需要,且要适合婴幼儿的生理特点,合理喂养。

1 婴幼儿营养需要 蛋白质以占摄入总热量的 15% 为宜。初生至 1 岁婴儿蛋白质摄入量为 2~4 g/(d·kg)体重(母乳 2 g/kg;牛乳 3.5 g/kg;部分或全部代乳品 4 g/kg)。脂肪摄入量为 4 g/(d·kg)体重(1~6 岁 3 g/(d·kg)体重),约占总能量的 30%~35% 为宜。碳水化合物一般占摄食总热量的 50%~55% 为宜。4 个月大小的婴儿能较好地消化淀粉食品,早期添加适量淀粉可刺激唾液淀粉酶分泌。充足的碳水化合物对保证体内蛋白质有效利用非常重要,婴儿碳水化合物摄入量约为 10~12 g/(d·kg)体重,2 岁以上幼儿约 10 g/(d·kg)体重。婴幼儿膳食中应特别注意维生素 A、维生素 D、维生素 B_1、维生素 B_2、PP、维生素 C 等维生素适量供给。婴幼儿极重要又较易缺乏的无机盐主要有钙、铁、碘、锌、铜等,应注意补充。

2 婴儿喂养 婴儿喂养通常分为母乳喂养、混合喂养和人工喂养。

母乳喂养是指除母乳外,不给婴儿吃任何其他液体或固体食物,包括水。健康母亲的乳汁是婴儿最佳的营养品,可供婴儿食用 4 个月而不会出现营养不良。母乳营养成分最适合婴儿生长发育需要,蛋白质、脂肪、碳水化合物比例适宜,易消化吸收;母乳中必需氨基酸含量与组成都优于牛乳;母乳中牛磺酸(含量大大高于牛乳)利于婴儿生长发育,特别是大脑的生长发育;亚油酸含量高(约占脂肪酸组成的 12.8%),并有较多的脂肪酶,脂肪颗粒小、易消化吸收;乳糖含量约 7.09%,易于被婴儿吸收而利于大脑发育,乳糖还可促进肠内乳杆菌生长、抑制大肠埃希菌繁殖,有效调节肠道生态平衡;Ca:P = 2:1 最为适宜,易被吸收。初乳中含大量抗体(SgA)附在肠黏膜表面,可抵御感染和过敏源的侵入,增强新生儿抗病力;成熟乳中含特异性抗体,具有抗胃肠道感染和抗病毒活性的作用。母乳中溶菌酶具有抵抗细菌感染的作用。此外,母乳喂养还可促进儿童智力发育,母乳喂养儿童的发育商或智商高于非母乳喂养儿童。母乳喂养对儿童心理发育的促进作用,可能与哺乳时婴儿经常听到在宫内早已熟悉的母亲心跳及母亲爱抚、母子目光交流、母子语言交流等非营养因素有关。对母亲而言,能使母亲从孕期状态向非孕期状态成功过渡,伴随吸吮而产生的催产素可促进子宫收缩、减少产后出血、促使子宫复原。由于正常的母乳喂养能产生"哺乳期闭经",使母亲在此期间体内蛋白质、铁和其他营养物质消耗减少,既有利于母亲产后的康复,亦有利于延长生育间隔,起天然避孕作用。母乳喂养还可能减少乳腺癌和卵巢癌发生的危险。

混合喂养和人工喂养:凡不能用母乳喂养,以牛、羊奶或植物性代乳品喂养婴儿的称人工喂养。人工喂养时,提供的必需营养成分和能量应尽可能与母乳相似,易消化吸收,清洁卫生。母乳与牛乳等同时喂养婴儿称混合喂养。牛奶是人工喂养中应用最普遍的,与母乳所供热能大致相等,但营养成分差异大。牛奶喂养 3~4 个月大的婴儿,需用水稀释降低蛋白质和无机盐浓度,添加 5%~8% 糖类使热能接近人乳,成为良好的代乳品。全脂奶粉可为婴儿提供所需营养素,是较好的婴儿主食品,稀释到牛奶的浓度营养成分与鲜乳同。由于在加工中热敏性物质损失,长期食用全脂奶粉的婴儿应注意补充维生素 B、维生素 C、赖氨酸等营养素。豆浆蛋白的营养价值低于牛奶,但取材方便、价格便宜;其他代乳品如鸡蛋、米粉等可因地制宜。

无论用人乳、牛乳或代乳品喂养,随婴儿发育都将逐渐不能满足婴儿正常生长发育的需要,需及时增加各种辅食以弥补奶类营养素的不足。添加时无论品种和数量都必须由少到多,循序渐进,并随时观察婴儿的消化适应情况。各种辅食添加主要原则如下:① 婴儿身体健康、消化正常,结合月龄适时添加(4~6 个月开始添加辅助食品,目的是补充母乳的不足、生长发育的需要、为断乳作准备);② 一种辅食应少量开始,适应后逐渐增加;③ 每次只能添加 1 种辅食,习惯后再加(在喂奶前婴儿有高度饥饿感时较易接受);④ 维生素 C、维生素 D 含量较多的食品首先补充;其次是含铁丰富的食物;含淀粉丰富的食物如稀粥等半岁后才添加;7~8 月可喂烤馒头片、面包片;蛋白质丰富的食物如鱼肉、肉末、豆腐和碎菜等 8 个月后逐渐添加。

3 幼儿膳食 1~3 岁的正常幼儿以软食为主,膳食中应优先保证富含蛋白质、维生素、无机盐等保护性食品。牛奶是首选食品,每日牛奶 250~500 ml,或瘦肉类(畜禽鱼兔)25~50 g/日,或鸡蛋 1~2 个;动物肝或血液 1~3 次/周;常吃豆腐或豆干;动物蛋白质占总蛋白质量的 1/3 以上(或动物及豆类蛋白占 1/2 以上)。多食黄绿色蔬菜,有条件的摄入新鲜水果,以提供必需的维生素 A、维生素 C、Fe、Ca 等营养素。适量摄入碳水物及油脂等产能食品。烹调时注意方法,既要保证营养,又要色香味美,多样化,要细软煮烂。

4~6 岁的正常幼儿可逐渐由软食过渡到普食,饮食品种及烹制方法不必限制太严。每日 3 餐外,可加餐 1~2 次。

牛奶仍是 4 岁以上幼儿首选食品,每日至少 250 ml、蛋半个到 1 个、瘦肉 50～75 g、动物肝脏或血液 100～125 g/周、豆制品 50～75 g、蔬菜 250 g 左右,以保证蛋白质、维生素的需要。

12.4.4.2　儿童早期教育

早期教育(early education)是指面向所有儿童(0～6 岁),特别是 3 岁以前小儿,根据小儿体格发育规律以及神经心理发育的特点,利用外界丰富的环境和某些教育训练,有组织、有目的、有计划,系统地对儿童各种器官(特别是各种感觉器官和大脑)进行刺激和训练,帮助儿童自然地发展,让每个儿童都能发展其潜能,成为一个健康、快乐、自信的人。

教育具有双重目的,第 1 种是生物学的目的,即希望教育能帮助个体自然地发展,通过教育使个体各种感觉器官系统尽可能发挥其功能,促进多元智力的发展;第 2 种是社会学方面的目的,即培养个人适应环境能力或生存能力,包括学习一些知识、如何利用环境、如何与人交往、如何适应环境的变化等。早期教育的目的重点应是发挥教育的生物学目的。然而,教育的第 1 种目的最容易被人忽视,效果也是最不容易被人察觉的;因为教育的第 2 种目的效果明显并且实用,所以人们往往只愿接受教育的第 2 种目的。在孩子很小的时候,就让孩子参加很多的学习,如在孩子眼手尚未协调的时候就让孩子参加什么美术班,在孩子尚未能很好平衡的时候就让孩子参加什么舞蹈班等等,从而扼杀了孩子的童心。诚然,经过一定时期的训练,孩子在某些方面也许的确有很大的进步,但孩子在无形中付出了巨大的代价,即孩子丧失了自然成长的机会,综合发展的机会是父母无法察觉的。现代的幼儿早期教育要从培养"特长型"、"竞争型"、"知识型"过渡到素质教育;要从单一智能开发到多元智能的培养。

有些人的智商没有问题,但童年或少年时受到不良的刺激,使其情商(emotional quotient,EQ)或其他智能发展有了问题,从而阻碍其进一步发展。情商是人类心理活动另一个重要组成部分,可概括为人对自己情绪的认识与处理能力,即人的情感和社会技能。情商发展有缺陷的人,走向社会后会成为一个"低能儿",不会应付复杂的环境,不能经受一点挫折,在某种场合或情景中可能发生行为失调,甚至犯罪,这样的例子无论在哪里都是屡见不鲜的。所以情商的发展和智商同样重要,甚至比智商更为重要。有人说一个人的成功＝80%情商＋20%智商。这说明了在进行早期教育时应该培养儿童的综合智力(多元智力)。

1　早期教育的原则　早期教育一个总的原则是帮助孩子的身心自然发展。教育活动中应遵循以下原则。

1) 量力性原则:即根据儿童心理、体格发育特征和可接受程度开展早期教育;同时,积极创造条件,把教育活动略提前儿童平均发育水平。国外曾有学者对几对同卵双生子做过"爬梯试验"研究,一组是让孩子在刚学走路的时候(12个月)就让其学爬梯,另一组是在学走路后 2 周进行爬梯训练,再过 2 周后(第 1 组训练 4 周,第 2 组训练 2 周),他们爬梯动作一样熟练,没有明显的差异。

2) 直观性原则:让儿童直接接受多种感觉刺激,把感知与语言结合起来。

3) 主动性原则:孩子由于运动能力比较弱,无法主动来寻找需要的刺激,家长应主动为儿童的成长提供丰富的环境刺激。

4) 启发性原则:以启发、诱导为主,尽量避免直接灌输。

5) 连续性原则:有连续过程,有专人负责,家长与专业人员互相配合。

6) 因人施教原则:结合儿童的爱好与特长,琴、棋、书、画的培训不可贪多求全,或强制硬压。

2　早期教育的类型与方法　早期教育的类型主要有三种:① 直接针对婴儿个体进行促进发育的刺激,或将婴幼儿集中在训练中心,集体进行教育训练。② 通过指导家长,间接对受教育对象进行教育训练;从婴儿出生后开始对家长指导,以促进亲子之间相互作用,改善亲子关系,然后进一步指导家长如何合理、有效地促进婴幼儿智能发育;③ 对婴儿直接教育和指导家长进行教育相结合,这种方法是最有效的方法,在指导者训练婴幼儿时通过观察其目前各方面的能力和缺陷,指导家长如何进行家庭训练。

早期教育的主要方法如下:

1) 丰富的环境刺激:婴幼儿通过自身的能力所接受的外界刺激是非常有限的,父母和带养者要为儿童提供丰富的环境刺激,让其有更多的接受刺激的机会。在环境寂静和孤独生活中长大的儿童,语言、运动和智力发育明显落后。印度"狼孩"事件提示,儿童在生命早期失去人类社会环境的刺激,就会丧失语言和思维能力。随着幼儿运动能力,特别是走的能力和手的操作能力的发育,幼儿的活动范围不断扩大,接触外界事物增多,对事物探索的好奇心增加。提供儿童更多的积木、简单的拼插玩具、活动性玩具,培养儿童手眼协调能力,激发儿童认识与探索事物的能力。幼儿是语言发育的最快时期,也是学习语言的敏感时期,尽可能多地给予言语刺激,如给幼儿读图片、讲故事、唱儿歌以促进儿童语言发展,对幼儿发音要准确。父母与儿童之间的交流不仅可促进儿童智能的发展,还能促进儿童与父母之间的亲子关系;儿童与儿童之间的游戏是促进儿童社会行为发育的重要途径。

2) 观察：观察是感知的手段，是儿童在认识事物过程中取得直接经验的重要途径，具有目的性、计划性、系统性和持久性。家长在指导观察时要明确任务和方法，加强语言指导作用，提出需要进一步观察的问题，引导儿童观察后用语言加以描述。

3) 游戏：游戏在婴幼儿和学龄前儿童生活中占有重要的地位，是儿童认识和再现世界的基本形式，也是儿童获得积极的情绪体验、培养良好个性，如协作与共享、控制和遵守纪律等个性品质的重要活动，对儿童的运动协调能力培养也有积极意义。不同年龄儿童游戏参与性、游戏内容和深刻性都不同。婴儿基本处于一种被动接受状态，家长是游戏的主导者；幼儿游戏基本是一种平行游戏，两个儿童之间游戏没有协作性；3 岁后，儿童游戏的协作性、参与性、表演性成分增加。5～6 岁的孩子会经常在一起玩过家家游戏。根据儿童的年龄特点，提供不同的玩具，逐渐培养儿童的合作性。

4) 示范：根据 Bandura 的社会学习理论，模仿是一种无尝试、更直接的学习，可快速而有效地掌握大量而整合的行为。教育者自己或其他儿童通过操作或表演各种动作、发音等，使儿童直接模仿，经过反复练习掌握操作方法和技巧。

5) 提问：提问可启发儿童积极参与各项活动，引导儿童有目的地观察和思考。在儿童教育中，提问要有明确的目的，一次最好只提问一个具体问题，所提问题在儿童理解的限度和知识的范围内。

6) 试误：尝试学习是另一种学习方式，心理学家 Thorndike 通过动物实验发现，动物的学习是通过尝试与错误的过程，经反复纠正，错误减少，成功概率增加。儿童在与世界接触过程中，也是不断尝试与错误的过程，鼓励儿童积极尝试，在错误中思考和解决问题，所获得的经验更深刻。一切由大人包办代替，只能扼杀儿童的求知欲。

7) 发现：发现法强调儿童是学习的主体，教育者不必把答案告诉儿童，而是鼓励儿童能通过自己的探索、比较来寻找答案。这样既培养儿童的独立性，又培养了儿童思维的广阔性、灵敏性和深刻性。

总体来看，这一切的早期教育方法都离不开一个"玩"字。玩是孩子的天性，现代心理学研究证明，玩也是一种学习，学习也是一种玩，它们之间根本不存在严格的界线，完全可以在玩中快乐地学习。

3　早期教育的内容　儿童早期教育，实际上是尽可能为儿童创造接触自然的条件，促进其自然地成长，帮助发展儿童特定技能，鼓励儿童对外部世界的兴趣，而不能简单地理解为知识的传播和特殊技能的训练。早期教育的内容和教具的选择应符合上述目标。早期教育的内容在不同的年龄阶段是不同的。

一般来说，刚出生至 2 个月是婴儿视、触、嗅、听、味等感觉训练的最佳期。婴儿出生后就具有一定的视、听能力，如见到光亮会眨眼、闭眼；听到较大的声音能引受惊似的拥抱反射；温度、疼痛等感觉也已出现；味觉发育良好，对酸、甜、苦、辣、咸等常常以紧缩或舒展眉间、伸舌或挣扎等表示欢迎或拒绝。所以婴儿出生后就应和婴儿多交流，让婴儿听和谐悦耳的音乐，看色彩鲜艳、形象单一的图片、玩具，适当地抱、拍，经常抚摩婴儿的皮肤。满月后可喂些乳类以外的果、菜汁，逐渐培养其口味的多样化。随着月龄增长，应多引导他对周围环境和事物的感觉能力。

6 个月是婴儿习惯是多种食物的味觉形成期和学习咀嚼的关键期。辅食品种应多样化，除泥状、糊状食物，再配些味道鲜美有渣的碎菜末粥或烂面条，否则他以后就会对这些食物不再感兴趣。有的 8～9 个月的婴儿还只能吃糊状食物，吃点有渣的东西就呛，这就是没有适时培养咀嚼能力的结果。

2～3 岁是学习口语的关键期，这时应要求婴儿用语言表达自己的要求，而不是用手势或哼哼。尽量让婴儿学习讲述简单的图书，复述简短的故事、朗诵儿歌等，家长可用语言指导幼儿完成某些任务，不要轻易给予帮助。

早期教育的具体内容包括：运动能力的训练，包括大运动、精细运动、感觉运动；语言能力训练；协调能力训练；兴趣培养；注意力培养；生活习惯培养；人际关系培养等。不同阶段的儿童训练的重点内容不同，具体参考相关儿童教育书籍。

总之，儿童早期教育目的主要是为儿童构筑有益的生活环境和成长环境，帮助个体自然地发展，使各种器官功能更趋完善，让每个儿童都能发展其潜能，成为一个健康、快乐、自信的人。早期教育主要承担者是自己的父母、抚养者和幼儿教育人员。

（华　萍）

第三篇
生活与健康

在自胎儿期开始至身高停止生长、性功能成熟的整个生长发育阶段中,青春期以其复杂的身体和心理变化而备受关注。青春期(adolescence,puberty)是指由儿童逐渐成长为成人的过渡时期,以生长突增、性发育及生殖功能成熟为突出表现,同时伴有心理与社会功能的成熟。从生理上看,青春期是体格上出现神奇般变化的时期;从心理变化看,青春期是怀着孩提的梦想,情窦初开的时期;对家长来说,青春期是儿女难以管教的时期;对青少年本人来说,青春期则是充满神秘与冲动的时期。这些都从各个方面反映出青春期是身心骤变的人生阶段。

青春期的开始年龄、发育速度、成熟年龄等都有很大的个体差异,一般女孩比男孩早 2 年左右开始发育。群体的开始与结束年龄也受种族、性别、社会经济状况及自然因素的影响。1980 年,WHO 在西太平洋地区青春期卫生会议上,把青春期范围定为 10～19 岁。按发育特点,有学者将青春期发育分为 3 期:① 早期(early adolescence),指女孩月经初潮或男孩首次遗精出现前的生长阶段(相当于 12 岁前后);生长发育迅猛,持续时间 2～3 年。② 中期(middle adolescence),即性征出现后 3～4 年(相当于 12～16 岁),以第二性征发育为特点,同时伴有月经和遗精。③ 晚期(late adolescence),指第二性征逐渐发育至成人的阶段,一般为 2～3 年。换句话说,青春期从生长突增、第二性征发育开始,经月经初潮或首次遗精,至生殖功能基本成熟为止,是机体的形态和功能、心理行为及人格等方面全面发育和发展的时期。青春期的身心健康对于个体一生的健康状态具有关键意义。

13.1　青春期(男、女)身体发育特点

男、女出生后一段时间内,除生殖器区别外,从外观上基本上没有太大的区别。经儿童向成人期过渡的发育阶段后,男、女性差异日益明显,逐渐显露出明显的性别特征。无论男孩或女孩,10 岁以前性发育都相对缓慢,进入青春期后,性发育迅速增加并逐渐趋向性成熟、具备生殖能力。青春期不仅是性发育最快的阶段,也是全身各器官、系统迅速发育的阶段。因此,青春期发育是以性发育、性成熟为特征的全身心发育,核心是性成熟。在青春期结束时,身体的形态和机能基本上达到成人水平。女性青春期身体发育以复杂的内分泌变化、生长突增、乳腺发育及月经初潮等为显著标志;男性青春期身体发育以内分泌变化、生长突增、喉结形成、声音变粗及遗精等为明显特征。

13.1.1　青春期内分泌变化

青春期生长突增及生殖系统的发育、成熟等一系列变化都是在神经、内分泌系统的控制下进行的,特别是与内分泌腺的激素变化有密切的关系。现已公认,下丘脑-垂体-性腺轴(hypothalamus-pituitary-gonad axis)的发育成熟及其功能的发挥,是青春期神经内分泌变化的关键。在青春期,下丘脑的神经内分泌细胞受到中枢神经系统及其他有关因素的影响,产生并分泌出多种释放激素或释放抑制激素,调节垂体前叶(即腺垂体)多种促激素的分泌,再影响体内性腺及其他靶组织的功能,使青春期的生长发育顺利进行。在青春期,许多内分泌腺如垂体、性腺、肾上腺、甲状腺的重量与容积都有明显增长;体内各种激素水平如促卵泡激素(FSH)、黄体生成素(LH)、睾酮(T)、雌二醇(E_2)等较青春期前显著上升,同时生长素(GH)、甲状腺素等与性激素配合作用,共同促进青春期发育。

13.1.1.1　青春期发动机制

在青春期以前,体内促性腺激素、性激素等都处于低水平状态,生殖系统发育基本处于幼稚阶段,明显滞后于其他各系统发育。进入青春期后,男、女生体内促性腺激素、性激素分泌量明显提高,在促性腺激素、性激素作用下,生殖系统迅速发育,与其他系统共同步入成熟阶段。

关于青春期发动的机制曾提出过十几种观点。目前大多数学者认为,中枢神经系统、下丘脑-垂体-性腺轴的功能状态直接决定青春期的发动。要点如下:① 中枢神经系统对内分泌系统功能起着调节整合作用。在 10 岁之前,中枢神经系统对性发育起抑制作用,生殖系统的发育几乎处于静止状态,由于基因的时空调节作用,接近青春发育期后,这种抑制作用逐渐减弱或消失;② 松果体分泌的褪黑素可抑制下丘脑-垂体-性腺轴体系的作用。松果体在生命早期分

泌活跃,接近青春期开始时活动减弱,褪黑素分泌量下降,对下丘脑的抑制作用逐渐解除,促使青春期发动。③ 在青春期前,下丘脑-垂体-性腺轴对体内存在的少量性激素极为敏感,通过负反馈调节机制,使该轴心体系处于静止状态。在即将进入青春发育期时,下丘脑对外周血中性激素敏感性降低,其分泌的促性腺激素释放激素明显增加。垂体对下丘脑释放的促性腺激素释放激素的敏感性增强,使促卵泡激素、黄体生成素的释放增加,从而大大促进了性腺的发育。④ 在青春期开始的前2年左右,体内肾上腺皮质开始分泌雄激素,对青春期男、女第二性征发育与骨骼的成长起促进作用。⑤ 瘦素(leptin)可作为生殖系统的一种代谢信号,当体内的营养状态达到一定的临界水平,足以满足生殖需要时,瘦素能启动下丘脑-垂体-卵巢轴,触发青春期的开始。

13.1.1.2　促性腺激素与性激素的变化

1　促性腺激素　促性腺激素(gonadotropin hormone, GTH)由腺垂体嗜碱性细胞分泌,包括黄体生成素(luteinizing hormone, LH)和促卵泡激素(follicle stimulating hormone, FSH)。它们在青春期分泌急剧上升。FSH在女性可促进卵泡发育,在男性促进精子形成。LH在女性促进排卵与黄体形成,在男性促进睾丸间质细胞分泌雄性激素。

2　性激素　性激素主要由性腺分泌,少部分由肾上腺皮质网状带分泌,包括雌激素、孕激素和睾酮。其中雌激素和孕激素合称为雌性激素,睾酮又称为雄性激素。

雌激素(estrogen):青春期前,女性的雌激素大部分由肾上腺皮质激素转化而来,青春发育开始后主要由卵巢中成熟的卵泡和黄体分泌(男性体内雌激素由肾上腺源性雄激素在末梢血中转换而来)。雌激素化学成分为18碳类固醇,真正由腺体分泌的有3种,按活性强弱依次为雌二醇(estradiol, E_2)、雌酮(estrone, E_1)、雌三醇(estriol, E_3)。女性在青春期前,血中E_2浓度处于低水平,进入青春期开始上升,在14~15岁时达到成人水平。在月经开始后,雌激素呈周期性变化,在排卵期及黄体期中段有两个浓度高峰。雌激素的生理功能主要是促进乳房、子宫、阴道及其腺体发育,促进骨盆生长以及脂肪的沉积,使女性生殖器官发育成熟、功能完善,并具有独特的女性外表特征。此外,雌激素对体格的发育也有作用。一般认为,E_2水平的轻度上升有助于骨骼的生长;但E_2达到高水平时,则使骨骼生长变慢;一定剂量的E_2还能促骨骺软骨的愈合,加速骨的成熟。目前多数学者认为,低水平的雌激素有助于长高,高水平时则会抑制生长。

孕激素(progestogen):人体内真正的孕激素是孕酮,孕酮主要由黄体分泌。在青春期前处于极低水平,女性月经初潮后孕酮含量持续上升。雌激素与孕激素协同作用,可促进子宫内膜增生、乳腺组织发育增生;受孕后,使子宫便于受精卵着床和生长,维持妊娠,防止子宫收缩。

雄性激素(testosterone, T):雄激素包括由睾丸分泌的睾酮(testosterone, T)、雄烯二酮、去氢表雄酮(DHEA)和肾上腺皮质分泌的雄激素。T由睾丸间质细胞分泌,是活性最强的雄性激素,有促进男性生殖器官发育、精子形成、激发和维持男性第二性征等作用。同时与生长激素协同作用,促进蛋白质合成以及促进骨钙沉积。女性卵巢也分泌少量睾酮,但女性的雄激素主要来源于肾上腺皮质,称之为肾上腺源性雄激素,包括DHEA、雄烯二酮等。资料显示,血中DHEA随年龄增加而上升,但女性在青春期上升更为明显,尤其在青春发育早期更为显著,在12~15岁左右处于平台期,以后又持续上升。雄烯二酮在女孩8~10岁时显著上升,其变化与DHEA相似,但上升幅度较小。在女性,雄激素与雌激素协同作用,控制阴毛及腋毛的生长与分布。肾上腺源性雄激素上升较早,阴毛发育也较早,且女性DHEA与阴毛发育的相关性更强,几乎是男孩的2倍。临床研究发现,给予性腺发育不全少女大剂量雌激素后,促进阴毛发育,提示雌激素也可能与阴毛发育相关。但垂体摘除的女性,单用雌激素治疗,阴毛与体毛分布与女性性征不符。如加少量雄激素即可恢复正常分布,但过量雄激素可引起阴毛及体毛的男性分布,提示雄激素与雌激素配合对女性阴毛及体毛分布有重要影响。青春期女性肾上腺源性雄激素的另一作用是促进骨的生长加快和促进少女阴蒂的发育。分泌过多时,有骨龄提前和男性化等表现。

13.1.1.3　其他激素的变化与生长发育

1　生长素　生长素(growth hormone, GH)是调控人体从出生到成年的正常生长所必需的物质。在儿童期和成人期含量低,在婴儿期、青春发育前和青春期含量高,在骨龄13~14岁时达高峰。GH由腺垂体分泌,其分泌有一定节律,总体上是在睡眠时分泌增多;但在青春期,白天也有几次分泌。GH对生长的作用主要有三条途径:① 促进氨基酸进入细胞,加速蛋白质合成,减少尿中尿素、肌酸和氮的排出,即体内蛋白合成和贮存增加,分解减少,呈正氮平衡。② 刺激骨内蛋白质和胶原的合成,促进骨组织对循环中氨基酸的摄取,加快躯干和长骨的生长;促进软骨细胞的氨基酸转运及蛋白质合成而加强硫酸软骨素的形成,促进软骨生长和骨质生成。③ 抑制葡萄糖的利用,从而升高血糖,刺激胰岛素分泌,使之与GH协同作用促进蛋白质合成。当GH分泌不足时,可形成垂体性侏儒;而GH分泌过多,又可造成儿童期巨人症和成人期的肢端肥大症。

2　甲状腺激素　甲状腺激素(thyroxin)由甲状腺分泌,并受垂体分泌的促甲状腺激素调控。甲状腺激素主要包括甲状腺素(T_4)和三碘甲腺原氨酸(T_3)。T_3在血中及甲状腺内含量甚微,但活性相当于T_4的3～5倍。甲状腺激素在体内具有广泛的生理作用,对人体的生长发育、神经系统与心血管系统的功能状态以及某些物质代谢也起一定调节或促进作用。在胎儿和初生时,对大脑细胞的蛋白质合成和神经细胞大小与数量均有重要作用,但大脑发育成熟以后,其作用降低。青春期,甲状腺激素与 GH 协同作用,促进骨的生长和成熟。甲状腺激素可影响 GH 的分泌,当甲状腺素缺乏时,垂体对各种药物刺激试验的 GH 分泌反应均下降。甲状腺功能低下时可影响身高的增长。

3 催乳素 催乳素(prolactin,PRL)由腺垂体分泌,直接作用于体细胞,其分泌受下丘脑产生的催乳素释放因子(PRF)和催乳素释放抑制因子(PIF)控制。青春期前男、女催乳素含量几乎一致。青春期,约在女性乳房发育达Ⅲ～Ⅳ期时催乳素明显上升,初潮前后或初潮后不久可达成人水平;而男性在整个青春期催乳素水平几乎无变化。

催乳素呈脉冲式分泌,入睡后1～1.5 h 开始上升,在早晨5～7时达高峰,醒后急剧减少。妊娠和哺乳是促进催乳素分泌的重要影响因素。PRL 主要生理作用包括:① 发动并维持泌乳。在正常生理情况下,PIF 对 PRL 分泌的抑制作用始终占优势,故在女性青春期后,虽然乳腺已发育成熟,但并无乳汁生产;② 在女性发育的后期,与其他激素协同作用促进乳腺发育与成熟。雌激素只促进乳头、乳晕的增大及部分乳腺的发育,其成熟则有赖于 PRL。此外,PRL 对人类卵巢功能也有一定的影响,小量的 PRL 对卵巢雌激素和孕激素的合成有促进作用,而大量的 PRL 则有抑制作用。

13.1.2 青春期体格及生理功能发育

13.1.2.1 生殖系统发育

1 女性生殖系统发育与第二性征形成 卵巢:女孩8岁前卵巢很小、表面光滑;8～10岁开始发育、增大,以后直线上升;到月经初潮时尚未发育成熟,重量仅为成熟卵巢的30%左右;以后继续发育逐渐增大,皮质内出现不同发育程度的卵泡;表面因排卵而逐渐变得凹凸不平。月经初潮(国内平均年龄13.38岁)为女性青春期的重要标志之一,但初潮时卵巢功能还不稳定、初潮后月经不规律,约1年后才逐步有规律地按月来潮。初潮后1年内排卵者仅有18%,故此阶段称为生理不孕期。成熟卵巢具有周期性排卵和分泌性激素双重功能。青春期因卵巢发育、性激素分泌量增加,在性激素作用下,内、外生殖器均发生明显变化。

子宫和阴道:经青春期发育后,子宫长度约增加1倍、子宫体增大、子宫颈相对变短,子宫内膜呈周期性变化,产生月经。阴道变宽变长、颜色变深,黏液腺发育并产生一定分泌物。

外生殖器:从幼稚向成人形转变,阴阜隆起,阴毛出现,小阴唇长大,大阴唇变肥厚,并有色素沉着。

第二性征出现为女性青春期发育的又一重要征象,主要包括乳房发育,阴毛、腋毛生长等。乳房发育在三者中最早出现。多数在13岁左右开始发育(少数可提前到8岁)。发育开始时,乳房和乳头隆起呈小丘状,乳晕直径增大;以后5～6年,乳房隆起、乳晕逐渐增大,形成光滑圆形轮廓。阴毛出现的年龄大致与乳房开始发育的年龄相似,开始时阴毛稀疏细软、以后逐渐增多稠密,多数呈倒三角形分布,底边平行于耻骨联合。腋毛发育晚于乳房2年左右。

2 男性生殖系统发育与第二性征形成 男性生殖器官在青春期前也几乎处于静止状态。

睾丸:是男性重要的生殖器官和内分泌器官。青春期以前,睾丸容积不足3 ml,仅略大于婴儿期,发育很不完全,生精小管呈条索状。进入青春期后,睾丸体积迅速增大,容积可达12 ml 以上;生精小管延长、曲折增多,管腔(10岁时逐渐出现)增粗,精原细胞增殖活跃,可产生精子;在垂体促性腺激素作用下,生精小管上的间质细胞分泌大量雄激素和少量雌激素。

附睾:随睾丸雄激素分泌增加,附睾、输精管、射精管不断增粗、逐渐成熟;随性发育成熟,主要附属腺(前列腺、精囊腺、尿道球腺)也发生明显变化;随着性器官发育的不断成熟,自然出现遗精现象。男孩初次遗精多发生在夏季,年龄多在14～16岁,初期的精液中几乎无成熟精子。

外生殖器:从幼稚向成人形转变,阴阜隆起,阴毛出现,阴茎增长、增粗,阴茎包皮逐渐向龟头后退缩露出龟头。

在男性生殖器官逐渐发育成熟的过程中,男性第二性征悄然出现,主要表现为毛发(阴毛、腋毛、胡须)增多、变声、出现喉结等。15岁以前多数男孩开始出现阴毛,最早见于阴茎根部与耻骨联合部,先稀少细软、以后逐渐增多稠密,多数形成菱形或盾形,部分也可为倒三角形。腋毛发育大约比阴毛发育晚1年,多数约在16岁出现。约在腋毛出现后1年开始出现胡须。喉结突起为男性特有的表现,一般约在12岁出现;约13岁开始变声。青春发育初期,部分男孩(40%～50%)也可见乳腺发育(乳头突出、少部分乳晕下有硬结),但程度明显不及女孩,通常1～2年后消失。可能与雌激素分泌有关。

13.1.2.2 青春期形体发育

无论男孩或女孩,进入青春期后身体都会迅速发育,在生殖器官发育和第二性征出现的同时,男、女身高、形体的差异也越来越明显,生理功能、运动素质和身体成分等诸多方面也呈突增变化,最后发育形成真正的男、女个体。青春期形体发育主要表现在以下方面。

1　生长突增　青春期生长突增的起止年龄、突增幅度、突增侧重部位等都有明显的性别差异。突增起始年龄,男性起始于 12~14 岁,女性起始于 10~12 岁;男性在身高、体重、肩宽增幅较大,18 岁时绝对值超过女性。女性停止生长(20~24 岁)后,男性还可继续生长多年(28~30 岁)。经过青春期增长后,形成男性身材高大、肩部较宽、肌肉发达;女性身材相对较矮、臀部较宽、体形丰满等不同特点。

(1) 身高增长

女性进入青春期生长突增前,身高以每年 4~5 cm 的速度增长。10 岁时,汉族城市女生的身高均值为 140.9 cm,乡村女生为 136.8 cm,与同年龄、同地区男性的身高接近。因为女性生长突增开始年龄比男性早 1~2 年,在 12~14 岁期间女性身高高于男性。突增开始时,身高增长速度明显加快,第 1 年增长约 6.0 cm,第 2 年 8.0 cm,以后随之下降,第 3 年 6.0 cm,第 4、5、6 年分别增长为 3.0 cm、2.0 cm、1.0 cm。整个突增期平均 5 年,增长总量达 25.0 cm。18 岁时,女性身高达成人身高的 99% 以上。

女性身高生长高峰(peak height velocity,PHV)与月经初潮年龄之间关系较为密切。一般月经初潮出现在 PHV 之后的 6~24 个月,平均为 1.24 年。由于个体间身高生长突增的开始与终止年龄差别较大,可根据身高突增时间分为早熟型、一般型和晚熟型三种发育类型。早熟少女在 10 岁即达 PHV,而晚熟少女则在 14 岁以后达到 PHV。早熟者有较高 PHV,但生长停止也早;晚熟者 PHV 较低,但突增起始点身高已处于较高水平,因此三种发育类型的最终身高比较接近。

构成身高的足、小腿、大腿、脊柱等部分的生长突增不同步,而且保持一定的时间差,一般遵循自下而上的"向心律",表现为足→小腿→大腿→脊柱的生长顺序。与之相对应,坐高/身高值随年龄增长而减小,中期降至最低点,随后由于脊柱生长相对较快,坐高/身高值增大。

(2) 体重增长

体重是反映组成人体各部分总重量的指标,易受环境因素的影响。青春期前,平均年增长体重 2~3 kg,男、女之间体重水平较接近,城市女生在 10 岁时平均为 32.32 kg,最终体重 51.44 kg(以 20 岁计)。进入青春期后,女性体重增加明显加快,但其突增高峰不如身高明显,而且在成年后仍可继续增长。体重生长高峰值(peak weight velocity,PWV)为 7~9 kg,稍低于男性(8~10 kg),其高峰年龄(peak weight age,PWA)在 12 岁组,比男性早约 1.5 岁,5 年增长总量约为 20 kg。无论早熟型、一般型或晚熟型,其体重高峰值接近。PWA 与月经初潮关系甚为密切,月经初潮多发生在体重高峰值之后的一年内,平均为 0.63 年,部分发生在体重增长高峰前或同时。

2　形体变化　青春期前男、女肩宽与骨盆宽差异较小,青春期末,女性肩宽明显不足男性,但骨盆宽与男性接近。我国城市女生 20 岁时肩宽平均 34.85 cm,男生平均为 38.46 cm;而女性骨盆宽为 27.11 cm,男性为 27.12 cm;女性肩盆宽指数 [(骨盆宽 cm/肩宽 cm)×100] 随年龄增长而加大,表现女性臀部比较丰满的体形特点,而男性肩盆宽指数随年龄增加而减少,这种差异可能与两种性激素作用部位不同有关。

女性胸围在青春期增加约 20 cm,增加幅度低于男性。大腿围女性始终大于男性,这与体脂分布的性别差异有关。

3　机体成分变化　体内各种成分性别特点:人体的主要成分可分为瘦体重和脂体重 2 大类。身体瘦体重包括肌肉、细胞外液、骨骼,主要是蛋白质、无机盐和水;脂体重主要是脂肪。青春期前两性体脂百分比只有微小差异,进入青春期后,身体瘦体重(lean body mass,LBM)和体脂肪(body fat,BF)也发生深刻变化;随年龄增加,瘦体重明显增加,并具有显著的性别特征。

女性在青春早期体脂即迅速增加,10~18 岁期间总体脂以每年 1.14 kg 的增长率增加,到成人期进一步蓄积。女性体脂多贮存在腰骶部、臀部、大腿及胸部,形成女性特有的体型。女性瘦体重突增没有男孩明显,增长相对较慢,而且持续的时间短,约 18 岁达最大值。整个青春期,女孩瘦体重总量增加约 16 kg。15 岁时女性瘦体重仅占同龄男性的 81%,20 岁时下降至 68%。此外,男女之间脂体重量差别也很大,女性体内脂肪含量(15%~25%)明显多于男性(10%~20%)。

4　生理功能和运动能力的变化　青春期发育后男女各系统的发育及生理功能也存在一些差异,表现出男女体能、耐力、生理功能等诸多方面功能的不同。

青春期伴随着心血管及胸廓、肺形态学方面的生长发育,心肺功能相应逐渐增强。心率随年龄增加而下降,但女性在各年龄组的心率均高于男性。血压则随年龄增加而逐渐上升。伴随着生长突增,血压明显上升,每年以 3~4 mmHg 速度增加,持续 3~4 年后速度减慢,至青春期末,基本达到青年女性的血压水平。女性收缩压和舒张压在 10~14 岁多高于男性,以后女性血压低于男性。女性肺活量在青春期前稍低于男性,青春发育早期增加较快,但 15 岁以后增加缓慢,18～19 岁后趋于稳定,明显低于男性。

肌力增加女性也明显低于男性。女性运动能力如立定跳远、50 m 及 800 m 跑等,均随年龄增长而增加,但增加速度极其缓慢或早期明显增长,以后相对稳定。对于需要克服自身体重的屈臂悬垂、仰卧起坐等项目的测试成绩则在青春期有一段时间有所下降,这可能与体重特别是脂肪增加明显而肌肉力量增加并不明显有关。但女性运动耐力方面优于男性。

13.2　青春期心理行为特点

青春期少年在身体急剧变化的同时,心理和行为也发生深刻的变化。表现为从半幼稚、半成熟的状态发展为成熟状态,在社会生活中扮演适当的性别角色,为未来的职业选取奠定基础。然而,青春期又是独立性和依赖性、自觉性和幼稚性错综复杂的时期,青春期少年是需要帮助的人群。

13.2.1　青春期心理活动与个性发展特点

13.2.1.1　青春期心理活动特点

1　认知特点　在绝大多数研究中,一般的智力能力,如通过标准化测验所得智商,少年男女之间没有明显差别,而在某些特殊能力上各有千秋。女性在语言能力方面要优于男性,但空间能力差于男性;数学能力在青春期女孩相对略逊一些;推理能力因材料性质而有差别,女性在涉及诸如和语言有关的推理能力强,但在涉及数学内容时表现略差。

青春期少年在感知、记忆和语言能力迅速发展的基础上,思维能力从具体形象思维逐渐向逻辑思维发展,并产生最初的辩证思维,开始认识到特殊与一般、归纳与演绎、理论和实践的对立统一关系,使他/她们能够学习和理解复杂的数学、化学和物理问题,开始领会一些哲学概念和哲学原理。同时,青春期少年的思维具有更大的组织性、深刻性、批判性,独立思考的能力得到高度发展。他/她们在学习书本知识时,逐步学会有意识地进行逻辑分析与综合活动,找出本质的规律,在学习中喜欢怀疑和争论,喜欢探求事物现象的根本原因。

2　情绪发展　青春期少年情绪常带有冲动性,不太善于进行自我控制。这可能和青少年的神经系统兴奋性较强而抑制性较弱有关。少年人这种不稳定的情绪常常会毫无掩饰地展露出来,但有时也会掩藏起来。他/她们可能会因自己取得一点点成绩而高兴异常,或因某个小小的失败而懊恼颓丧。

少年们对待父母和教师的情感也在逐渐变化。随着其认知水平的提高,昔日崇拜、敬重的师长不再那么完美,因而在依恋、信任他们的同时,有时也会反对、否定他们。

13.2.1.2　青春期个性发展特点

青春期是自我意识发展最重要时期,自我意识开始指向自己的内心世界和个性品质。在社会、文化、家庭、伙伴和学校教育的影响下,青春期少年逐渐发展稳定的个性特征,逐渐适应成人的社会要求,成为一个社会成熟的个体。

1　自我意识的发展　自我意识是指个体对自己的认识和态度,包括自我认识、自我体验和自我调节等。是个性形成的标志,也是个性结构中的控制系统,推动个性发展。伴随青春期发育,青少年日益自觉地认识和评价自己的个性品质,自己的内心体验越来越强烈,从而更能独立地支配和调节自己的行为。由于学校教育集体生活向少年人提出了更高的要求,使他们必须学会认识自己的品质、自己的优缺点以及如何正确地对待自己的优缺点,发展独立精神与其他的优良个性品质。其发展主要表现有以下三个特点:

1) 对内心世界、内心品质发生兴趣。青春期少年们逐渐开始希望了解别人的和自己的个性特点,了解自己的体验并评价自己;在认识和评价事物时,对人的精神世界和个性品质发生兴趣。同时开始进行自我反省,相信自己控制着自己的思维活动,把自我看作是思维和行为的操纵者。

2) 自觉地评价别人和自己的个性品质。随着与周围的人发生更为复杂的联系,青少年在起初学会评价别人的个性品质的同时,也逐步学会评价自己的个性品质。青春期前,儿童对父母和教师尊敬,师长的威信是不可置疑的。随着青春期发育以及心理的成熟,师长这种以地位和身份赢得的威信,逐渐被他们的个性品质所取代,因而一些大人在少年中失去威信,而另一些人却获得威信。青春期少男少女在认识自己过程中,首先是以别人为"镜子"来评价自己,然后学会用自己的眼光看待自己,把别人和自己比较,把自己同他人及社会要求比较,并且这种评价从简单或片面逐渐发展到全面和完善的水平。

3) 自我意识从低级到高级,从不稳定到稳定。青春发育初期的少年对人的评价或自我评价常是不客观的,而且评价别人时比较清楚,评价自己时则较模糊。对自己或别人评价也不全面,或者只看到一点优点就忽略所有缺点,或者只看到一点缺点,就抹杀全部优点。在青春发育早期,少年们的自我意识还极其不稳定,有时过分夸大自己的能力,以致觉得自己了不起;有时又过分低估自己,显得非常消沉。到高中阶段,他/她们对他人和对自己的认识已具有一定的概括性,不单纯以优点或缺点为指标来进行评价,学会从本质、甚至从思想品质上来分析。这时,少年的自我评价态度已经基本形成。青春期少年良好的、积极的自我认识的发展,对成功适应各种社会情景和成人社会有重要作用,消极的自我认识的概念则可导致失败或逃避。研究表明,不良的自我意识是青少年犯罪的原因之一。

2　理想和世界观形成　青春期是理想和世界观形成的重要时期,这是青春期个性发展的另一个重要表现。在此阶段,从不确定的、具体形象式的理想逐步向清晰的、抽象概括性的理想发展;从不稳定志向逐渐向稳定的理想发展。随着少年自我意识、自我塑造能力的发展,逐渐开始形成对人生和世界的基本看法。世界观、人生观的形成受许多因素的制约,主要和个人对世界全面认识的程度及个人的思想感情、生活态度相关。青春期的世界观易受外界环境影响而发生变化,随着成长的经历逐步趋向完善和成熟。

3　性意识的发展　性意识是自我意识的重要组成部分。青春发育期前,儿童已经认识到性别的不可逆性,并注意到性别的定型特征,开始按自己的性别选择相应活动。到青春发育期,随着性发育的逐渐成熟,性意识发展迅速。与同龄男性比较,少女的性意识觉醒早于男性。少女从自己身体的急剧增长和第二性征的出现,明显地意识到两性的差异,开始与男性分群活动,其活动方式也开始变得越来越符合自己的性别特点。与此同时,女(男)性开始注意到男(女)性的变化,在关心自己性变化的同时,探究异性的变化。随着性意识进一步发展,少年男女对异性的好奇心也随之增强,希望与异性接触和交往。这时青春发育初期的对男性/女性的否定情感差不多完全消失,绝大多数少年男女性能跨越性别界线而与异性建立友谊。一些少年在青春发育中、晚起会形成对某一异性的爱恋。

13.2.2　青春期社会化发展

在个性形成和发展的同时,青春期少年至少必须完成以下三个心理发展任务:① 谋求获得独立;② 接受与适应成人的性别角色;③ 适应成人的社会要求,做出职业选择。

13.2.2.1　谋求获得独立

独立性是社会化的任务之一。青少年在身体外部形态、内部功能及性发育与成熟的同时,开始更多地关心自己,感觉自己不再是小孩子。随着青少年身心发展,他们应付周围事件的能力大大增强。由于日常生活几乎不再需要父母帮助,这种自立能力增强了他们谋求独立的信心。同时,青少年体格的增强,社会对他们独立要求的压力也在逐渐增加。

少年们在谋求获得独立的过程中,首先表现出来的是抵抗大人把他们当作小孩对待,迫切希望从被监护、被指导、被压抑的地位中挣脱出来;希望扩大自己权利,要求成人尊重其个性和尊严,与成人平等;希望自己的想法和行为得到大人的赞许。如果不是这样,冲突就会经常发生。研究表明,初中生在情感的亲密度上与父母较为疏远,但女性比男性要好一些。青春期少年谋求获得独立并不意味着要脱离父母,这除了经济上不能独立外,在做出个人决定,采取某种价值上还要依靠成人帮助。此一阶段,成人既要鼓励他们的独立性发展,同时也要采用积极的方式给予教育、指导,使他们逐渐从心理上、生理上获得独立。

13.2.2.2　接受与适应成人的性别角色

性别角色是社会文化对男性、女性的期望而形成的相应的动机、态度、价值观和行为的总和。性别角色的获得实际上是一种长期的社会化过程。传统上,人们认为女性是被动的、依赖的、非攻击性的和有教养义务的;而男性则相反,他们应该是主动的、独立的、自信的、竞争性的、居于控制地位的。在青春发育中期,少年男女就已经获得稳定的性别角色,此后性别角色处于一种稳定的巩固阶段。随着时代的变迁,出现所谓中性化性别角色,即女性既具有传统上女性性别角色的特点,同时又有男性传统性别角色的特点。研究提示,随着青春期年龄的增长,中性化的女性下降,中性化男性增多,大多数女性向着女性性别角色发展。一般认为,这种差异是因为女性获得男性特质化更加困难,而男性获得女性特质相对更容易。

青少年性别角色的习得和适应与思维发展,特别是抽象的逻辑思维发展有关。他们从社会环境中通过观察与学习,概述出自己的性别和异性的行为规则和特征,自觉地或不自觉地规范自己的行为,以适应社会文化要求。

13.2.2.3　适应成人的社会要求,做出职业选择

青春期的人们必须学习各种各样的、为成人社会所接受的行为,目的是更好地适应成人社会的要求。他们要从青

春早期开始学习新的社会行为,抛弃儿童期旧有的社会行为,特别是适应新的社会环境所必需的自立与自尊。适应不好,会使一些少年在进入新的学习、生活环境时感到茫然与不知所措。

解决价值观方面的问题也是少年成为成人所要遇到的重要问题。因为成人所特有的价值观可能与社会要求有所不同,甚至相悖,但他们有能力约束自己行为。而青少年还难以克服自我中心性,形成并保持自己的价值观还要经历一段时间。

青春期少年还要适应同伴关系的性质变化。因为进入成年期以后,青少年的同伴关系在某些方面发生变化,同伴之间会谈到工作、配偶等。因此,少年们有必要通过父母提供的这方面的榜样,学习有效而适当的行为,以免发展形成与正常状况相去甚远的成人同伴关系的概念。

青春期青少年适应成人社会所面临的另一任务是职业选择。实际上,青少年对未来工作的兴趣从青春发育早期到晚期逐渐升高,甚至把职业选择作为第 1 位感兴趣之事。但在青春发育早期,对职业选择的方式是任意的、随机的;一般要到高中阶段,才能根据自身的兴趣、能力、价值观以及性别制约因素等方面选择一个较为清晰的职业目标。

13.3　性心理发展与特点

青春期男女性心理活动主要围绕性征、性欲和性行为而展开,并受生理发育和生活环境的影响。性心理由性意识、性观念、性知识、性经验等构成;青春期性心理的核心问题是性欲的满足与社会化要求的冲突和平衡。

性意识(sexual awareness)指个人对性存在的感受、自认、作用和价值等主观感知过程的体验与认识。性意识包括性别意识、性欲意识和性观念。性观念(sexual attitude)指对性的主观认识,是在社会政治、经济、文化发展过程中逐渐形成的带有系统性、传统性和群体性的性意识。性观念影响人类性行为及行为的选择。性知识(sexual knowledge)是关于性生理和性心理及其保健知识。性经验(sexual experience)指对性行为的感性认识,是个人从以往的性生活经历中获得的感受、记忆和行为方式等主观体验。痛苦的性经验会降低性行为动机水平,产生消极甚至抵制的心理定势。

13.3.1　青春期性心理一般特点

少年时期是个体从生物学的不成熟到成熟的过渡期,性的逐渐成熟是此期的主要内容。处于少年时期的人们随着身体生理上的变化,性心理上也表现出自身的特点。

13.3.1.1　心理与生理的不相适应状态

少年们最初表现出来的常常是一种生理与心理的不适应状态,对自己的性别不甚满意,甚至反感(多见于女孩,由于月经带来的烦躁与不安,缺乏男孩的优越感等);对异性有了逐步加强的性兴趣;性定向已完全明确。体内开始孕育着真正的生理性性冲动,并逐渐加强(此时的性冲动尚不具有生殖意义);心理与生理性快感需求已经相互联系起来。

13.3.1.2　泛化模糊的生理性冲动

少年期的生理性冲动并不涉及到性器官兴奋,但有了明确的生理性快感体验,性欲模式被固化;所发生的直接和间接的性行为多为自主性或自慰性的。直接刺激生殖器官的活动明显增加(如有意识或无意识的手淫并获得快感),部分人通过刺激身体其他部位来获得性快感,或出现性梦或性幻觉等。

13.3.1.3　渴望了解异性并与异性交往,对性问题兴趣浓厚,内外不一致

青春初期,少年们在心理上出现了对异性了解和交往的欲望,对性差别非常敏感,对性问题兴趣浓厚。男孩内心深处隐藏接近女性的倾向,对女性生殖器官产生了极大的兴趣,并开始关注性交的具体方式与体位(受非成熟性欲支配,不是求知欲作用,与儿童期的好奇感截然不同)。当有异性在场或感觉到某些行为可以对异性伙伴有所刺激时,会表现出高涨热情,希望会得到她们的青睐。但是,由于儿童时期同性认识的影响,外表行为却显示对异性某种程度的排斥、疏远、蔑视、厌恶,有关性行为仅限于与异性无肉体接触范围。这一阶段的少年开始表现出明确身体形象和自信心方面的感受,开始注重衣着打扮(女孩尤为突出)。少女们愿意在异性面前表现自己,希望引起异性的注意和好感,但同时也容易产生一种害羞和恐惧的心理。所以,男女相处总具有一定的界限,即使是童年时期亲密无间的异性伙伴,到了青春期也都极不自然地相互躲避。尽管内心希望被异性注意和爱慕,但真的有人发出爱的表示,她会倨傲不睬,或让他在众人面前感到难堪,以表示自己的天真无邪。少年男孩也有类似的心态和行为,以维护自己的自尊心和防止被同伴取笑。

13.3.1.4　心理上充满动荡和不确定

充满动荡和不确定性是青春期心理主要特点。在接近性成熟年龄,少年心里充满兴奋、骚动、困惑、烦恼,对突如其

来的性冲动莫名其妙,内心世界动荡莫测,对异性的情感既想流露又极力掩饰,对异性的思慕不由自主(往往有单相思的味道)。在跨越异性鸿沟时凭自我感觉和主观愿望,并充满了美妙的憧憬。如以自己的想象力观察异性,愿意有人对自己示爱,或揣摩有异性对自己的爱慕,想象异性爱慕自己到什么程度,见到对方时颇感不自然;当想法被否定时会感到痛苦和失望(多数情况下对某人或几人的好感随环境变化而淡化)。

对自我和世界充满好奇和探索意识。但因尚未形成固定的心理模式,很容易受外界影响。如女孩多喜爱读爱情小说或故事,对故事中性形象描写及表现手法极为敏感,并情不自禁地将自己想象成故事中的女主角。如果所读的作品格调高雅、具有文学价值,她们就可从中受益;但如果作品格调粗俗,她们就可能受到不良影响。青春期是少女的危险期,性冲动是困扰青春期少女的重要心理因素。这种激情如受不良思想支配,常常会导致种种罪错。

13.3.2　青年期(25岁前)性心理一般特点

女性出现规律性月经、男性出现射精标志着性成熟的到来,标志着少年期结束。初潮和初次遗精的情景会长时间遗留在他们脑海中。

青年期,随着性成熟而出现成熟的性欲。成熟性欲指企图与异性进行肉体接触的欲望,是正常性爱的基础。成熟性欲通常十分明确地指向成熟的异性成员,带有强烈的肉欲和生殖器中心性。性成熟的个体生理性冲动已具有明确的生殖意义。成熟的生理性性冲动是人体最强烈的冲动之一,当与成熟的性欲结合时,就形成了男女爱恋、婚姻、性生活的基本动力。成熟性欲支配的性冲动是两性正常性交。

13.4　青春期常见的健康问题

青春期生长突增以及伴随而来的性器官和第二性征的发育是在神经、内分泌系统,特别是性激素作用下的结果。青春期发育过程中,还有一些常见的生理和心理的健康问题困扰着青春期的少男少女们。

13.4.1　性早熟与青春期延迟

13.4.1.1　性早熟

性早熟是指第二性征早于青春期出现。一般认为,男孩9岁以前、女孩在7岁以前开始青春期发育即为性早熟;也有人认为男孩10岁前、女8岁前出现第二性征为性早熟。性早熟者生殖系统的发育秩序与正常的青春期发育秩序相似。第二性征提前出现,同时具有生殖能力者为真性性早熟;不具备生殖能力者为假性性早熟。产生真性性早熟的原因很多,下丘脑-垂体-性腺轴中任何一个环节发生障碍都可导致性早熟。真性性早熟发生的男女比例大约为8:1。大约80%的女性病例和40%的男性病例病因不明,称特发性性早熟。大脑损伤、甲状腺功能减退、使用外源性促性腺激素类药物等也是性早熟的原因。

假性性早熟多由摄入外源性性激素(如避孕药)及含性激素的药物或化妆品,性腺或肾上腺皮质肿瘤等疾病所致的性激素分泌过多等原因引起,不伴有下丘脑-垂体-性腺轴的提前发动。临床表现可以是同性性早熟,如女性的过早女性化;也可以是异性性早熟,如肾上腺肿瘤引起的假性性早熟,可出现女性男性化或男性女性化。

性早熟儿童骨骼生长迅速,身体明显高于同龄儿童。但当其同龄伙伴进入青春期时,性早熟儿童由于较早地停止生长,最后身材反而略显矮小。性早熟儿童生理发育与心理发育及社会适应能力不一致,从而带来种种问题。尤其是性早熟女孩由于体型及第二性征的发育过早,使这些少女在感到神秘和震惊的同时,常伴随出现害羞和自卑心理,有的甚至出现严重的情绪障碍。

13.4.1.2　青春期延迟

与性早熟相反,青春期延迟的青少年性发育和身体发育比其同龄人要慢得多。判断青春期延迟的标准目前尚未统一,多数学者认为,男孩14周岁睾丸不发育、女孩13周岁无第二性征出现,可考虑为青春期延迟。导致青春期延迟的原因很多,多数人认为是由于体质性的原因所致。下丘脑-垂体-性腺轴功能障碍、甲状腺功能低下、长期缺锌、性发育不良、全身性慢性疾病等都可导致青春期延迟。

性发育延迟的青少年表现为身材较正常同年儿童矮小,骨龄明显低于时间年龄,但生长速度与骨龄相符,有全身性生长落后表现。晚熟少女由于身材矮小而出现焦虑、自卑、退缩等行为。对于生理性性发育延迟患者,一般不需特殊治疗,以心理治疗为主,必要时可用激素替代治疗。而对于病理性性发育延迟者,则应按其病因作相应的治疗,病因祛除后,症状会逐渐缓解,若效果不显著时,也可用性激素替代疗法。

13.4.2　单纯性肥胖

肥胖(obesity)是指脂肪在身体中过度贮存或(和)分布异常,体重明显超标,可因为营养过剩、缺乏运动以及遗传因素共同作用引起的代谢性疾病,现已成为影响青少年健康的主要问题之一。据估计,美国青少年中$16\%\sim20\%$有肥胖,女性多于男性。我国尚无系统的流行病学资料,总的情况是,青春期少年肥胖患病率一般不高于5%,但呈逐年增高趋势。由于青春期肥胖$50\%\sim80\%$发展为成人期肥胖,因此,肥胖不仅影响青少年的身心健康,也对他/她们终生的生命质量产生深远影响。

肥胖分为单纯性肥胖和继发性肥胖两类,后者主要是指内分泌代谢性疾病引起的,儿童青少年肥胖中绝大多数为单纯性(原发性)肥胖,见9.3.1肥胖症。

13.4.3　青春期女性内分泌失调

月经初潮后,少女常常经历一段月经不规律时期,多数会逐渐自行规律,不需治疗。但有些少女初潮后月经失调比较严重,不仅影响身体健康,也影响心理健康。青春期女性月经失调最常见的是功能性子宫出血、痛经和闭经等,见8.3.2女性生殖内分泌疾病。

13.4.4　少女妊娠

少女妊娠(teenage pregnancy)一般指$13\sim17$岁少女的妊娠,又称青春期妊娠(adolescent pregnancy)。少女妊娠不论在发达国家还是发展中家都相当普遍,而且发生率呈上升趋势。

据统计,美国每年有100万人次的少女怀孕,其中30%发生在15岁以下,而且资料显示,$16\sim19$岁少女怀孕未见明显升高,但15岁以下少女怀孕则急剧上升。在我国,少女妊娠已急剧增加,特别是社会对恋爱年龄的低龄化以及婚前性行为容忍态度,使这种趋势不断加速。

13.4.4.1　危害

由于少女的生殖器官和生理功能仍处在逐步成熟过程,心理和社会的条件也都不成熟,此时期怀孕会给少女的身心健康带来很大损害。主要表现有:

1) 过早性生活造成生殖器官的损伤、感染:青春期少女的生殖道发育不成熟,与成人相比阴道相对较短且表面组织薄弱,过早的性交可造成处女膜严重撕裂、阴道撕裂伤而发生大出血。同时,由于生殖器官的损伤可能并发感染,严重者可造成婚后不孕或终生的疾患。少女过早发生性行为,增加了性传播性疾病(sexually transmited disease, STD)的机会。少女由于有关的生物、文化及社会等因素都处于不利条件,发生性行为更易患STD。少女在感染上STD后,有的由于自己不知道已感染,有的因为害羞或经济原因而未能及时就医,从而贻误诊治导致慢性感染,引起更多的并发症,对健康产生极其不良的影响。

2) 妊娠对身体危害:少女一旦怀孕,主要的结局是施行人工流产手术。研究表明,人工流产可增加以后妊娠分娩的危险,如产后出血、宫外孕等。人工流产后还可能引起子宫内膜损伤、宫腔粘连、输卵管粘连或内分泌紊乱而导致不孕。此外,少女怀孕后容易发生子痫、贫血、难产、产褥感染、产后大出血等合并症,以及中期引产或非法药物堕胎等引起妊娠少女的死亡。根据WHO资料,$15\sim19$岁年龄组的孕产妇死亡率高于$20\sim34$岁组。少女妊娠若以分娩为结局,同样会给婴儿带来危害,出现早产、低出生体重、出生缺陷、精神发育迟滞和高死亡率等。

3) 心理健康的危害:少女发生性行为,多是在紧张、偷偷摸摸的状态下进行,性行为过程中造成的疼痛等可引起少女对性生活的恐惧,甚至产生厌恶情绪,对婚后正常的性生活造成负面影响。由于社会道德、规范反对婚前性行为,少女在发生性行为或发生妊娠后往往产生担心、懊悔、自责,心理上有沉重的负罪感,有的出现失眠、精神失常,甚至导致自杀。同时,少女大都处于学习阶段,妊娠后还可能面临辍学、组织家庭困难、家庭破裂、弃婴、生活贫困等一系列社会问题。

13.4.4.2　预防措施

进入青春期的少女,随着性生理的发育,性心理也开始发展。从性意识的觉醒到出现性的冲动和性欲的要求都是成长过程中正常的现象。通过适时、适度的性教育,让少女了解相关的性知识、性伦理、性道德;加强法制教育、普及有关性传播疾病知识教育;充分认识婚前性行为和少女妊娠给个人、家庭及社会带来的不良后果。帮助青春期少女形成正确的性观念,培养良好的道德观,建立正常的友谊,提高自我行为能力,引导青少年健康成长。

13.4.5 手淫

用手或其他物品刺激玩弄外生殖器以满足性要求的现象称为手淫(masturbation)。男性手淫通常是摩擦阴茎,而女性手淫则可以有多种方式,如通过抚摸阴蒂、阴道、子宫或乳头等使自己产生性兴奋。手淫是性成熟男女的一种非常常见的行为,青春期和成年期手淫属于心理意识支配下的一种性的实践活动(部分人甚至成为一种习惯性行为),虽然极大部分人不会公开承认或谈论这种行为。国外的相关研究报道显示,约有90%的男性和60%以上的女性都有过手淫史;从青春期开始后(12~13岁开始)手淫频率急剧增多,在14~16岁达到高峰期,以后直线下降,维持在一个较为稳定的频度范围波动;结婚后手淫行为频率明显减少。20世纪90年代上海对大学生进行的一项调查结果显示,86%的男生和55%的女生曾有过手淫,发生手淫平均年龄为14岁。由此可见,手淫的出现率较高,是性成熟男女的一种常见现象。

一般而言,手淫并不是一种病态,偶尔手淫或未婚男女每月有规律的少量的手淫对人体健康不会造成不利影响。不论男女,在性成熟后就开始有最初的性冲动和性要求,青春期积蓄的性量处于最高时期。从生物能量学角度来看,能量在不断积蓄后必须及时释放,有节制的手淫可以一定程度地满足性要求和释放性能量,性紧张得到解除,这样精神反而舒畅、体力反而充沛;适当手淫可以促进一个人的性反应和性意识的发展,并且是为今后与性交伴侣共享快乐做好准备的自然方式。研究表明,偶尔手淫的人通常都具有较好的自我控制能力,绝大多数都不会发展到恣意手淫的程度,也不会过于沉湎于色情,很少因体力消耗而出现食欲减退、精神倦怠、头昏眼花和四肢软弱等症状。偶尔手淫也不会引发由于频繁手淫而导致的男性不射精、无菌性前列腺炎、尿道炎等和女性的盆腔瘀血、性欲高潮缺乏等。随着性医学的发展,性行为疗法悄然兴起,在广泛传播性知识的基础上,还以将此作为治疗男性阳痿、早泄的一种重要的治疗方法。

然而,过度的手淫则会对身体产生诸多的不利影响。主要表现在于以下几个方面:

1) 在心理方面,手淫的主要不良影响主要是手淫者对手淫的自责、犯罪心理和恐惧心理造成的心理阴影与精神损害。特别是有些心理状态不甚稳定、敏感的人,受到社会上的"手淫就是罪恶"、"手淫对身体产生严重不利影响"等不正确观念的影响,一旦发生手淫后,在心理上产生内疚和自责感,虽然决心改正,但心理上的冲动有可能使其重新发生手淫,使得其从善的心理受到挫折,导致恶性循环。这种反复出现的矛盾心理引起心理精神损害,导致多种性心理症状。

2) 在身体方面,过度的手淫可导致多种中枢神经和全身症状。主要表现有意志消沉、记忆减退、注意力难以集中、理解力降低、失眠、多梦、头痛、耳鸣、心悸、腰膝酸软、步履不健、面色无华;少数可导致严重而频繁的梦遗。

3) 性兴奋方面,过度手淫可引起性兴奋异常。主要表现为对于一般人不会引起性兴奋的行为、图片、动作等会诱发过度手淫者的性冲动和射精。过度手淫还有可能造成对婚后性功能的负面影响。由于手淫刺激强度往往过于强烈,长期频繁的手淫可能造成性兴奋中枢和射精中枢兴奋过度而产生疲劳,从而由兴奋转为抑制,造成男性阳痿和勃起不坚,女性婚后正常的性生活难以达到性高潮等。

4) 对生殖系统本身而言,过度的手淫常会造成一些泌尿生殖系统疾病,如男性产生前列腺炎、精囊炎、尿道炎、精索静脉曲张等疾病,女性引起月经失调、痛经、下背部和/或小腹部坠胀、会阴部不适等症状。

对于过度手淫者应该纠正其手淫的习惯,而纠正手淫习惯必须增强自身的意志力和自我制约能力,并辅以适当的心理教育或治疗。对青少进行科学的性知识教育和正确的心理引导,使手淫青少年认识到手淫是青春期一种正常的生理现象,不必为此感到羞愧、悔恨和紧张;但过度手淫则会损伤身体、荒废学业,应加以克服。应养成良好的生活习惯和卫生习惯,如避免穿过紧的衣裤、按时睡眠和起床、避免刺激性食物,注意保持外阴部清洁等。同时,因该鼓励男女青少年进行广泛的正常接触和交往,使青少年了解性别差异并减少对异性的神秘感和对异性的遐想等。对于过度手淫引起的某些身体疾病,也不必过于羞怯、紧张和恐惧,应勇敢地到医院寻求医生的帮助。

13.5 性卫生与性传播疾病

13.5.1 性卫生

13.5.1.1 新婚期

洞房花烛夜是所有青年男女梦寐以求的幸福时刻,多年的凤愿变成了现实,幸福即在眼前。喧闹的、前来祝福人群的逐渐离去后,夜静人稀洞房花烛,绡锦帐里春意融融,鸳鸯合卧龙翻凤舞。然而,如此良辰美景也常常可能有不尽如人意之处,新婚夫妇应有一定的心理和生理准备才能尽享人间之乐。

洞房花烛之夜,对于没有性经验的新郎新娘来说心情是很复杂的,既兴奋又有些顾虑,既想急于求成又有些担心失败;新娘还会害怕处女膜破裂带来的疼痛,但同时也期盼着眼前出现想象中的那番美妙景象。此时此刻,作为丈夫绝不可忽视事前的爱抚和温柔,抚摸、拥抱、亲吻都要充分体现出对妻子的关爱。当阴茎插入阴道穿过处女膜时,动作要轻柔,切忌粗暴(虽然处于性兴奋期的女性对于处女膜的破裂并不会感到太大的痛苦)。第一次性交中由于男性的兴奋程度较高,通常持续的时间会比较短,女性可无性高潮,但有一定程度的性满足。新婚之夜发生多次性交是普遍现象,但由于双方缺乏性经验,应尽量避免使用一些较为复杂的性技术。新婚后的一段时间内的主要任务是性和谐,使女性出现性高潮,提高性兴趣,避免出现性冷淡和性反感。新婚期暂时的不和谐状态是很正常的,但现代青年男女多数能很快达到性的和谐状态,也有少数人需要较长一些时间。

13.5.1.2 性生活频率

性生活的频度是人们较为关注的问题。人们对于性生活通常都有一种矛盾的心理,既希望尽可能多地体验性生活的快乐,又担心过度的性生活给身体带来不良影响。中国的传统文化一直对所谓的色欲伤精、房劳所伤等问题非常重视,甚至有人还提出避色如避仇的观点。这些传统的文化有其积极的方面,也有消极的因素。从生理学角度来看,性生活应该中庸适度,既不可过度纵欲,也不可刻意压抑。究竟什么样才是适度?这与个人体质、年龄、种族、情绪、季节、社会文化背景等有关。对于个体而言,适度的性生活应该是性生活的第2天精神饱满、身心愉快,不出现全身倦怠、精力不集中和腰膝酸软等情况。值得注意的是,人们不应单纯地追求性交的次数,更要重视力求使每一次性交尽可能的达到完美的程度,一次完美的性生活比两次不完美的性生活更加令人满足。

13.5.1.3 体外射精

有些人为了避免怀孕,在性交过程中临时将阴茎抽出阴道,在体外排精。这种方法只能作为临时应急措施,因为在射精之前可能会有少量的精液流出而导致避孕的失败。体外射精对于男性和女性的性感受都会产生一些不良的影响。对男性而言,许多男性在生理和心理上不能接受体外射精的方法。为了恰到好处地抽出阴茎而不得不随时留意,某些男性在这种紧张的精神压力下有可能会导致阳痿或早泄。对女性而言,体外射精同样会产生很大影响。当女性的性紧张和性兴奋达到临界高潮状态时中断正常的性交,高潮就再也不能出现,生殖器官充血和神经刺激稍有下降,但长时间维持在一个较高的水平。这种没有性高潮的性行为在生理和心理上的性紧张比射精前要大很多,需要很长的时间心理和生理才能恢复正常;同样,对女性来说是一个很难耐的过程。因此,尽可能不要采取体外射精方式避孕。

13.5.1.4 女性三期

女性有三个特殊的时期,即月经期、妊娠期、产褥期,称为女性三期。

1 月经期 由于月经期内子宫内膜有创面形成,容易导致感染,应注意经期卫生。在月经期间应做到以下几点:① 保持会阴部清洁,勤用温开水清洗或淋浴,不宜坐浴,以避免污水进入阴道;② 选用合格、清洁的月经用品(最好不用月经棉条),勤换内衣裤和月经用品;③ 避免受凉,尤其是腹部、腰部和下肢,因为寒冷的刺激可引起子宫和盆腔血管收缩,而诱发月经减少、停经或痛经的发生;④ 防止因过度运动或不适当的体育锻炼而致盆腔充血,甚至造成子宫位置的改变;⑤ 保持正常、规律的生活,积极参加适宜的集体活动和娱乐活动,转移注意力;⑥ 注意饮食卫生及合理营养,多吃清淡和富含营养的食物,如瘦肉、鸡蛋和牛奶等,少吃或不吃刺激性食物,如冷饮冷食及辛辣食品;⑦ 保持乐观、开朗的情绪,正确认识月经这一正常的生理现象。此外,应建立月经卡,记录月经的周期、行经期、血量及白带的变化,以及时发现异常情况。

女性的月经期通常是不宜性交的。从生理角度来看,处于月经期的女性全身不适,情绪不稳定;生殖器官充血而对刺激敏感,容易导致疼痛和出血量增加;由于月经期子宫内膜脱落的伤口尚未愈合,很容易造成感染(如子宫内膜炎、输卵管炎、盆腔炎等),不仅痛苦,还可能导致不孕不育。在心理方面,月经对性交美感的影响会使男、女双方都自然避免进行性接触。

2 妊娠期 妊娠期时段较长,在妊娠期间夫妻的性生活是不可避免的。妊娠期的准母亲性兴奋增加、性欲旺盛,需要更多的关心和爱抚。但是,妊娠期的性交要特别小心谨慎,注意保持生殖器官的清洁,避免过于强烈地刺激外阴和阴道,并采用适当的体位。妊娠的头3个月尽可能避免性交,尤其是有流产史或有先兆流产征兆(阴道不规则出血、小腹部疼痛等)的女性,否则容易导致流产。妊娠的最后2个月(特别是最后1个月)应避免性交,以免引起早产。

3 产褥期 产褥期(产后至少1个月)原则上应禁止性交,以免引起大出血和感染。产后开始恢复性交时的频率和刺激强度应逐渐增加,至产后3~4个月后恢复到正常水平。

13.5.1.5　清洁

个人的清洁卫生,尤其是生殖器官局部的清洁卫生有助于性生活的完满和消除性交伴随的不良影响。注意事前和事后清洗会阴部以及事后排尿,能有效避免或减少与性交相关的尿道炎、膀胱炎等泌尿系感染发生。

13.5.2　性传播疾病预防与治疗

性传播疾病指的是通过性生活接触而感染上的传染性疾病。近年来,随着社会条件的变化和医学的发展,国际上列为性病的病种在不断增加。学者们将梅毒、淋病、软性下疳、性病淋巴肉芽肿、非淋菌性尿道炎、腹股沟肉芽肿、生殖器疱疹、尖锐湿疣、滴虫性阴道炎、嗜血杆菌阴道炎、巨细胞病毒感染、疥疮、阴虱病、乙型病毒性肝炎、艾滋病(AIDS,包括 HIV 携带者)等疾病都统称为性传播疾病。

性传播疾病的主要传染途径包括接吻、触摸、性行为等;患有性传播疾病的母亲可通过产道使新生儿感染;少数人可通过接触患者的衣物、被褥、物品、用具、便器等传染上疾病;还可通过血源性感染(如输入带有乙型肝炎病毒、HIV病毒的血液可使受血者罹患乙型病毒性肝炎或 AIDS);医护人员在检查和处置患者时,如果防护不严,也可能因医源性感染而染上性传播疾病。

13.5.2.1　性传播疾病的防治原则

性传播疾病的防治原则主要有以下两点:预防为主的;早期诊断、彻底治疗。

有效减少性传播疾病的发生,最重要的措施是预防疾病。性传播疾病的预防应注意以下方面的问题:① 加强公民的思想道德教育,使每个公民都懂得自尊、自爱、自重,自觉抵制婚前和婚外性行为;② 注意起居和饮食卫生,不与性传播疾病患者同床共眠和共用碗筷;性传播疾病患者用过的衣物、物品应进行消毒;③ 注意性生活卫生,尤其是保持生殖器官的清洁(男性应经常清洗阴茎、龟头和冠状沟、阴囊表面;女性应注重清洗和保持外阴部清洁);尽量避免在女性不适宜性交的时期发生性交;④ 对婚前男女、孕妇、服务行业人员(尤其是新招收的人员)进行相关健康检查;⑤ 公共场所(浴池、旅店床铺、被褥等)在每位客人使用过后应进行彻底消毒;⑥ 打击性犯罪活动及贩毒吸毒等犯罪行为,杜绝性传播疾病的传染来源;⑦ 加强海关检疫,防止性传播疾病从国外流入;⑧ 对采集的供临床使用的血液进行严格的病原检查,防止血源性传染;⑨ 加强医护人员安全防护措施,有效防止医源性感染。

一旦发现自己可能患有性传播疾病,应尽早到医院进行相关检查,尽可能做到早期诊断;确诊为患有性传播疾病时,应进行彻底的治疗。近年来,随着医学微生物学、免疫学、药物学等发展,性传播疾病的治疗也取得了长足发展,很多的性传播疾病有了疗效很好的治疗药物,多数性传播疾病都是可以彻底治愈的。在进行性传播疾病的治疗时,应遵循以下原则:① 确诊前不盲目用药;② 确诊后立即治疗;③ 正确选择药物和方法,全面、足量、彻底的治疗;④ 对性传播疾病患者夫妻同时进行治疗;⑤ 严格考核疗效,坚持治愈标准;⑥ 认真做好复查随访。

13.5.2.2　几种常见的性传播疾病

1　淋病　淋病是由淋球菌通过性接触而传染的一种性传播疾病,其发病率居性传播疾病之首。

(1)病原体与传播途径

淋病的病原体为淋球菌或称为淋病双球菌,对外界理化因子抵抗力较弱,干燥环境中经过 1～2 h 就可完全死亡,不完全干燥的条件下生存时间较长一些(附着在衣裤、被褥上可生存 24 h 左右,浓厚的脓液或湿润的物体上可存活几天);55℃环境中 5 min 即可死亡(可以通过曝晒进行消毒);在 1% 石炭酸溶液中约 1～2 min 即死亡。对青霉素类、头孢菌素类和磺胺类药物敏感,但近年来耐药菌株有日益增多的趋势。

淋病主要通过性关系直接接触而传染,也可通过污染的器械、带菌衣物、用具等间接接触而传染;淋病孕妇可通过产道传播感染新生儿。淋球菌感染不一定要有黏膜破伤,可以直接附着在黏膜上生长繁殖。由于性行为方式的不同,可引起肛门、直肠、口咽部淋球菌感染。

(2)临床表现

男性淋病患者可表现为急性或慢性淋病性尿道炎、前列腺炎、附睾炎、尿道狭窄等。急性淋病性前尿道炎在淋球菌侵入后,经过 3～5 d 的潜伏期即出现尿道瘙痒、灼热感和轻微疼痛,并有少量稀薄无色黏液从尿道口流出,早晨起床时可将尿道口封闭;尿道口红肿明显,有黄绿或乳白色脓液流出;尿频并伴有刀割样疼痛;因尿道炎性刺激,常引起阴茎勃起和剧痛(夜间尤甚),并可因阴茎勃起时撕裂发炎的尿道黏膜而发生出血现象(血尿)。通常经过 2～3 周后症状逐渐好转,脓性分泌物减少并转稀,尿痛轻微,晨起时少量脓液分泌物黏着在尿道外口结成薄痂。再经过数周症状可以全部消退。

如果没有进行适当的治疗,急性淋病性前尿道炎在发病后的 1～3 周内,70% 以上的患者因淋球菌侵入后尿道而引起后尿道炎症,主要表现有尿频、尿急、尿浊、尿不尽、尿量很少;排尿时尿道与会阴部烧灼感并伴有疼痛。一般在 2～3 周内症状可自行消退。若急性期的治疗不合理,或患者身体虚弱、酗酒、性生活过度等,则可能转入慢性期。慢性期患者自觉症状表现轻重不一,一般仅有轻度的尿路刺痛、灼热感、痒感和蚁行感等;晨起可见少量淡黄色或灰色黏液封住尿道口,指压尿道深处可有少量分泌物流出;病程可迁延几年甚至几十年。

淋病性后尿道炎者常并发前列腺炎。急性前列腺炎主要表现为发热、尿频、尿急、尿痛,直肠和会阴部有膨胀或紧张感,严重时可形成前列腺脓肿,直肠指诊前列腺明显变大并伴有压痛。慢性前列腺炎多由急性者转化而来。淋病性附睾炎者常会表现出突然发热,尿道脓性分泌物突然消失;附睾肿大疼痛、触痛明显,阴囊多伴有红肿。淋病性尿道狭窄者会出现排尿困难,尿流很细,膀胱中较多尿液潴留使膀胱壁弹性减弱导致尿失禁。

女性淋病症状多不甚明显,很容易漏诊,急性期和慢性期也不容易区分。主要表现有淋病子宫颈炎(子宫颈口红肿,宫颈周围组织糜烂,白带增多并常有脓性、有时略带血,有臭味,患者偶感腹痛或腰痛)、淋病性尿道炎(尿道口红肿、有脓性分泌物流出,多伴有尿频、尿急、尿痛)。并发症主要有淋病前庭大腺和尿道旁腺炎、子宫内膜炎、淋病性输卵管炎、淋病性盆腔炎等。

(3) 治疗

无并发症的男、女急性淋病患者,可选用青霉素类加磺胺类药物、头孢菌素类药物或喹诺酮类药物等抗生素进行治疗。慢性淋病患者除采用抗生素治疗外,还应进行局部治疗,如高锰酸钾局部清洗、1％硝酸银尿道注入。尿道狭窄者要进行尿道扩张术,并发前列腺炎者可采用理疗、热疗等措施,必要时应进行外科手术治疗。此外,还可采用中医药进行辨证治疗。

2　非淋菌性尿道炎　由淋球菌以外的其他病原体引起的尿道炎统称为非淋菌性尿道炎,也是主要的性传播疾病之一。引起非淋菌性尿道炎的病原体主要有衣原体、支原体、阴道毛滴虫、疱疹病毒、白色念珠菌、包皮杆菌等;最为多见的是沙眼衣原体和分解尿素支原体感染。沙眼衣原体是一种寄生于腺上皮细胞质内、大小介于细菌和病毒之间、具有细菌特征的微生物,一般细菌培养不能检测出来;不耐热,室温环境即迅速失去传染性,50℃ 30 min 或 50～60℃ 5～10 min 即可将其杀死;0.1％甲醛或 0.5％石炭酸溶液在短时间内可将其灭活。分解尿素支原体菌落呈针尖状,通常寄生在人体尿道上皮细胞内,具有将尿素分解为胺的功能;抵抗力差,45℃ 15 min 就可杀灭,0.05％乙酸铵可以抑制其生长。主要通过性关系直接接触而传染,也可通过污染的器械、带菌衣物、用具等间接接触而传染。

(1) 临床表现

男性患者被感染后经 1～3 周潜伏期即出现尿道刺激征(尿道刺痒、轻重不等的尿急、尿痛、排尿困难),尿道口有少量至中等量的浆液性、黏液性或脓液性分泌物。有时也可仅表现为痂膜封口或裤裆污秽。女性患者主要感染部位是子宫颈,表现为急/慢性子宫颈炎和宫颈糜烂,排尿轻度困难和尿频,可出现白带增多,也可以没有症状。因发病缓慢、不少患者症状不明显,临床上约有 50％的患者初诊时被误诊。

如果没有彻底治愈,男性衣原体感染的患者可并发急性附睾炎,或表现为尿道炎与附睾炎同时并存;女性患者可并发前庭大腺炎、阴道炎、宫颈炎、急性输卵管炎、盆腔炎等并发症,有些可导致宫外孕和不育症。

(2) 治疗

临床主要采用敏感的抗生素(四环素、红霉素、磺胺)进行治疗;还可采用中医药进行辨证治疗。患者的性伴侣要同时进行治疗。

3　生殖器疱疹　生殖器疱疹是由疱疹病毒引起的性传播疾病,在西方国家生殖器疱疹在性传播疾病中的发病率仅次于淋病,在病毒引起的性传播疾病中名列第一,并且可以引发重要的并发症。

本病的病原体为疱疹病毒,其中 10％为Ⅰ型疱疹病毒感染,90％为Ⅱ型疱疹病毒感染。人类是疱疹病毒唯一的宿主,病毒经生殖器皮肤、黏膜进入人体;患者的血清中有针对病毒的抗体存在。部分人群可携带病毒而不发病。

生殖器疱疹的主要传播途径为直接传播,多由患者或病毒携带者的分泌物经过鼻、咽、口、眼结膜、生殖器黏膜或皮肤破损处传染;有时也可通过污染的餐具或衣物等间接传染。

(1) 临床表现

原发性生殖器疱疹在病毒感染后经 3～10 d(平均 6 d)产生症状。男性的好发部位主要在龟头、冠状沟、尿道口或阴茎;女性多好发于阴唇、肛门、阴道或子宫。病症开始时局部有灼热、痒感,然后在红斑的基础上迅速出现群集性小红丘疹(可一簇或多簇),接着进一步发展成小水疱。破溃后形成糜烂面和浅溃疡,有疼痛,最后结痂。整个病程持续 15～25 d。通常情况下自觉症状不甚明显,仅有局部灼热、瘙痒、疼痛等。患者一般没有明显的全身症状,也有部分患者有发热、全身不适、头痛、食欲不振、白带增多、排尿困难、局部淋巴结肿大等表现。

生殖器疱疹在发热疾病或胃肠道功能障碍时容易复发,复发感染时通常伴有全身症状,但比原发感染的症状轻,通常 10 d 左右即可痊愈。感染发生部位多在原发部位,诱因多为发热、性交、月经、刺激、受冷等。

患有生殖器疱疹的孕妇在分娩时可引起胎儿Ⅱ型疱疹病毒感染。一般在婴儿出生 4～6 d 后发病,表现为口腔、皮肤、眼结膜有疱疹;部分严重者可引起中枢神经系统和全身各内脏血行传播。

(2) 治疗

临床一般采用抗病毒治疗或增强免疫方法进行全身治疗,同时采用局部抗病毒治疗。中医药辨证论治也能取得一定的疗效。

4 艾滋病(AIDS) 人类获得性免疫缺陷综合征(acquired immune deficiency syndrome,AIDS)是由人类免疫缺陷病毒(human immunodeficiency virus,HIV)感染引起的严重病症。自 1981 年美国发现首例 AIDS 患者以来,一直以极快的速度在全世界蔓延,目前全球有 6 000 多万人感染,给人类健康带来了极大的威胁。我国于 1985 年在浙江发现第一例 AIDS 患者开始,被感染的人数呈现出逐年增加之势;截至 2006 年,我国被 HIV 感染的人数已经达到 1 000 多万。

艾滋病的病原体 HIV 分为两个类型。HIV-1 致病能力很强,目前的 AIDS 患者多数是由于 HIV-1 感染引起的;HIV-2 致病能力较弱。艾滋病的传染源为艾滋病患者、病毒携带者,病毒主要通过血液、性、母婴间的垂直传播而感染。病毒感染后潜伏期可达 7～8 年,潜伏期内有大量病毒复制。

HIV 病毒在细胞内大量增殖而导致被感染细胞破裂(直接杀伤作用),其中最容易被感染的细胞是 CD4 T 细胞(辅助 T 细胞)。因此,HIV 感染后宿主免疫能力低下,CD4 T 细胞数量急剧下降。研究表明,虽然 HIV 感染的 CD4 T 细胞仅占全部 CD4 T 细胞的 2.5% 左右,但患者体内的 CD4 T 细胞数量却可以降到很低水平。科学家们由此认为,HIV 不但具有直接杀伤能力,而且还有间接杀伤作用。

(1) 临床表现

临床表现可分为三个时期:

感染早期:感染艾滋病毒后 4～6 周,血清中即出现大量抗体,此期大多数感染者没有症状或仅微感不适;部分人可出现免疫功能降低,出现全身不适、体重减轻、低烧、淋巴结肿大等症状(类似于感冒症状)。

艾滋病前期:患者有较为严重的 CD4 T 细胞破坏,产生一系列可识别的全身症状、淋巴结病变和免疫系统功能改变。全身症状主要表现为发热、盗汗、头痛、全身无力和麻木,经常发生感冒、扁桃体炎,腹痛、腹泻等消化道表现;体重基本无改变,也没有精神症状。全身淋巴结肿大,淋巴结活体检查可发现淋巴细胞增生、滤泡样变、浆细胞增多,以后淋巴组织逐渐萎缩。HIV 抗体阳性,CD4 T 细胞减少;部分人由于血小板减少而发生紫癜。

艾滋病发病期:患者有大量的 CD4 T 细胞破坏,形成严重的、不可逆的免疫缺陷。主要表现为发生各种非条件致病菌和条件致病菌感染,各种原发性和继发性恶性肿瘤等。患者可出现高热、咳嗽、盗汗、贫血、神经错乱,视力减退、瘫痪、吞咽困难,持续腹泻、恶病质,经久不愈的口腔、外生殖器、肛门处疱疹与溃疡性感染,以及皮肤溃疡等症状。

艾滋病患者中,肺囊虫性肺炎(PCP)患者约占初诊的 60%,起病急,表现为肺炎的各种症状,包括发热、咳嗽、呼吸困难和缺氧等各种征象。

(2) 治疗

AIDS 治疗可采用抗病毒药物治疗或(和)增强免疫功能药物治疗。对 AIDS 治疗药物的研究已引起人们广泛的关注,有多种治疗药物(抗 HIV 药物:苏拉明、AZT、三氮唑核苷、三钠磷酸加酸盐等;免疫增强剂:胸腺素、白细胞介素、转移因子等)已经被批准上市。但是,随着 AIDS 治疗药物研究的发展,HIV 也在药物的压力下不断变异而产生耐药性,至今对艾滋病仍然没有特效药物治疗。1996 年,美籍华裔学者何大一教授提出"鸡尾酒疗法",并成功地应用于临床。这种方法虽然比较昂贵,但能有效控制患者血液中 HIV 的数量。然而"鸡尾酒疗法"主要是降低血液中的 HIV,对进入细胞中的病毒,尤其是与细胞染色体整合后的前病毒则有些鞭长莫及。学者们认为,从长远观点而言,疫苗是治疗 AIDS 的最好办法。AIDS 疫苗的研究也是目前国际上基因工程疫苗研究投入最大的项目之一。

5 尖锐湿疣 尖锐湿疣亦称生殖器疣、性病疣,是由人乳头瘤病毒引起的一种良性皮肤、黏膜损害;在性活跃的人群中发病率很高,多数是通过不洁性交引起。性接触追踪观察资料显示,与患尖锐湿疣者发生性接触的人至少有70% 会被感染。近年来,尖锐湿疣发病率在全球范围内逐年增高,并且存在个别癌变的可能性而日益受到医学工作者的重视。

尖锐湿疣主要是通过不洁性交引起传播,生殖器部位病毒可通过疣体自接种传播到非生殖器部位(其他部位疣体自体接种传播到生殖器部位现象非常少见)。患有尖锐湿疣的妊娠女性在分娩时可感染新生儿使之发生喉头疣。

(1) 临床表现

尖锐湿疣病毒感染后潜伏期为 1～12 个月,平均 4 个月。首先在皮肤表面出现皮肤色或粉红色丘疹,然后逐渐扩大、增多、融合,常可迅速增大呈菜花状或鸡冠状赘生物,基底有蒂,表面有少量分泌物,有恶臭味,触之容易出血,有时可发展成为巨大肿瘤状。

男性常见于冠状沟、龟头、尿道口,有时见于阴茎体及周围皮肤,但少见于阴囊。男性同性恋者可发生于肛门周围。女性患者常见于阴蒂、阴唇、肛门周围、会阴部及子宫颈。

(2)治疗

在治疗上,可根据损害部位及损害大小选用抗病毒药物治疗,或选用电凝、冷冻、激光等方法治疗。如形成巨大肿块则可采用外科手术予以切除。

6 梅毒 梅毒最早发现于1493年,是由苍白螺旋体主要通过性接触而传染的一种慢性传染病。目前梅毒流行于世界各地,占性病发病率的第2位,危害性仅次于AIDS。1964年,我国大陆已经基本消灭此病,然而近年来梅毒又死灰复燃,在国内开始流行。

梅毒螺旋体离开人体后的生命力非常脆弱,很难在自然界存活。在干燥和阳光照射条件下立即死亡,用1:5000的氯化高汞消毒液可将其杀死,肥皂也是良好的消毒剂;高温60℃、80℃、100℃都可作为有效杀死梅毒螺旋体消毒措施之一。

根据传染方式的不同,梅毒可分为获得性梅毒和先天性(胎传)梅毒两种。获得性梅毒主要是通过不洁的性交而感染,接吻、输血、医生给梅毒患者检查或手术时被损伤也可被感染。胎传梅毒并不是由于遗传因素而导致发病,父亲的梅毒不能直接传给胎儿,必须是母亲感染梅毒后,梅毒螺旋体经胎盘侵入胎儿才能发病(传染时间通常在妊娠4个月后,常造成流产或死产,受损害较轻的也可足月生产)。

(1)临床表现

根据发病经过与表现,获得性梅毒大致可分为Ⅰ期、Ⅱ期和Ⅲ期梅毒。

Ⅰ期梅毒:典型的损害称为硬下疳,在感染后经过2～4周的潜伏期出现,多发生于外生殖器部位(男性阴茎、龟头、冠状沟、包皮、尿道外口;女性阴唇、阴蒂、子宫颈等部位),少数发生在生殖器以外部位(口唇、舌、乳房等处)。初发损害多为1个(1/4左右患者出现多个)绿豆至黄豆大小的红色丘疹,接着即发生溃烂或浅表性溃疡,边缘整齐,基底部有明显的浸润和硬结(硬如软骨),无触痛和压痛。愈后不留瘢痕或微小瘢痕。

Ⅱ期梅毒:多发生于感染8～10周后,患者常有头痛、眩晕、低热、全身不适、关节酸痛、食欲不振等全身症状,并且以皮肤、黏膜损害为主,少数可有骨、关节、眼等损害。皮肤损害常分为斑疹性梅毒疹、丘疹性梅毒疹和脓疱性梅毒疹三种类型。斑疹性梅毒疹较为常见,初起为粉红色,后为紫色,黄豆至指甲大小的,圆形或椭圆形,好发于躯干和生殖内侧,2～6周自行消退,遗留暂时性色素沉着。丘疹性梅毒疹是高出皮面的、粟粒至蚕豆大小的红色或红铜色丘疹,好发于面部、前臂屈侧、手掌、脚底等处。脓疱性梅毒疹可发生于面部、躯干和四肢。最常见的黏膜损害为黏膜斑,多见于口腔,起为豆粒大小的深红或灰白色斑块,数目不定,有浸润后糜烂。梅毒性脱发多发生在Ⅱ期梅毒时期,抗梅毒治疗后脱落的毛发可重生,不留疤痕。本期梅毒血清反应100%为阳性,可通过血清反应进行梅毒的诊断。

Ⅲ期梅毒:除侵犯皮肤黏膜外,还可引起内脏器官和神经系统的严重病变或危及生命。

(2)治疗

青霉素治疗梅毒有特效,青霉素过敏者可选用头孢菌素、四环素或红霉素治疗。

13.6 性与社会、家庭

人是有性别的,男性和女性共同构成完整的人类;人是性结合的产物,又终身追求性满足。在生命存在的过程中,人和其他动物一样也有两种最基本的需要和两种主要的本能:一是个体生存的需要,由此而有了服务于个体的本能(包括觅食、自我保护等);二是物种延续的需要,体现为繁育、哺育和保护下一代的本能,其中繁育本能处于核心地位。只有不断地繁育后代,才能保证物种的延续,而性活动在生命繁衍过程中起着非常重要的作用。人类中由于意识的介入,性行为已经突破了生理功能的界限发展,成为一种能独立于生理功能之外的享乐功能。

人类的性行为具有生殖功能,是生命延续的基本纽带,同时又具有享乐功能,是生活乐趣的重要形式之一。人类性行为的双重属性体现了自然界生命发展的客观规律,性观念又与人类社会进化发展相互影响。可以说,性在人类社会进化发展过程中起着非常重要的作用,人类对性的认识也经过了曲折的发展历程。不同的民族、文化对性的认识所走过的道路各不相同,但大体上都经历了迷信、崇拜、禁欲、宽容和享乐等历程。性的自然属性和社会属性决定着性实践的发展,而这两种属性的矛盾又决定了人类社会中性观念的"放"与"禁"思潮的交替出现和不断自我进化。生殖功能是人类性行为的自然属性,决定了人和社会的存在和维系都离不开性。而享乐功能则体现了性行为的社会属性,性的享乐功能决定了任何社会都必须对性行为进行某种限制。因此,以社会需要为基础的各种性道德、法律应运而生。纵观历史,世界上许多国家都曾经历过的对性的禁与纵的否定之否定,各个种族的进化、社会发展、国家的兴衰和社会道德的演变都或多或少地能找到性影响的痕迹。可以说,性影响着个体和物种,也影响着社会的存在和发展;客观存在的性要在社会意识中寻求表现,而性文化发展的本身也是社会文化与文明发展状态的标志之一。

13.6.1　性行为功能与性行为心理

13.6.1.1　性行为的功能

1　生殖功能　从生命繁衍的角度来看,生殖功能是两性结合最基本的功能。从某种意义上来说,没有繁衍后代的个体其一生也就没有完成其自然使命。人的生理功能、性交时的快感、妊娠期的幸福体验、与亲子相处时的天伦之乐等等都是使生殖功能得以完成的条件。

性交是一种神圣的行为。令人遗憾的是,在我国的传统文化中最受到重视的是生殖结果而忽略了性交本身。这种生殖崇拜使人们将多子视为人生幸福的最高表现,甚至使得男性以能否多生子女为选择妻子的首要条件;生殖祷告也是结婚庆典上不可缺少的内容。由于片面地追求生殖,使物质享受、精神享受、性美感享受都在次要地位,多子女所带来的责任也使得人们无暇顾及性行为的美感享受。生殖崇拜还导致了人口剧增,当人口剧增到达一定程度时会危害人类自身的生存。随着社会不断发展和国人文化程度的提高,这种生殖崇拜的束缚正在逐渐下降。

2　享乐功能　根据一般人的生育数量,人的一生当中只要有几次甚至一次性交就可以完成生殖。人类的大多数的性交行为都是为了满足生理和心理需要,是其享乐功能的体现。造物主赋予生物以生殖功能,然而,生殖对于个体(特别是女性)来说是某种程度的牺牲;如果性交是一件令人痛苦的事情,人们则唯恐避之不及,生殖功能也就无法实现了。因此,大自然创造了人类进行性交时的最诱人、最令人满足和感觉最为强烈的快感,并以此作为完成生殖功能的原动力。由于精神意识的介入和文明的发展进化,人类的性周期消失,人类的性行为逐渐成为可以不受时间限制的经常性、稳定性行为,使人类的性行为从以生殖为唯一目的成为融愉悦、享受和生殖为一体的文明性生活。人类有追求性享乐的本性,而性行为的享乐是建立在性爱基础之上的,完美的性爱艺术可以使人充分体验到性的快乐。然而,即使在当今的社会,性爱艺术在很多夫妻的生活中仍然是一个亟待加强的薄弱环节。

3　维护身心健康功能　性行为的享乐功能使人产生良好的情绪,性快感不仅可以获得生理感官的满足,还可以获得精神上的满足。性的感受可以调节人们的精神状态,影响个人的气质。性生活美满的人大多性格开朗,对未来充满信心和希望,对各种活动都充满热情;性爱的振奋作用甚至还可以激发人的灵感。适当享受性快乐可使人精神焕发。长期压抑性交的本能需求是与人类寻求快乐的合理愿望相背离的,会引导人们走向精神失调和虚幻的歧途,使人过分拘谨、性情古怪,产生错位的同情和离奇的想象。

性行为享乐功能对人的身体本身所带来的影响也是很大的,剥夺性行为的享乐引起的身体上的不完美同样难以评价。有人将愉悦的心情、合理的饮食和有规律的性生活视为保持女性青春美的主要方法。总而言之,适度的性爱可以使人身心健康充满活力,即使只能得到部分性满足,比起那些缺乏性生活的人生活要好得多。

13.6.1.2　男女性意识及性行为差异

大自然赋予男女两性的性欲望和性能力是平等的,从某些生理特点而言,女性的性能力还在男性之上。在人类早期的母系社会,女性对性生活起主导作用;到了男性社会,女性逐渐沦落为生育工具和男性的附属物。在当今高度文明的社会中,仍然存在着一些人为制造的男女两性在性欲、性意识、性冲动、性行为及性反应等诸多方面的差异。这些人为制造的差异仍然妨碍着两性的完美结合,扭曲了人性。认识和消除这些差异,将会极大地提高性生活质量。

性欲在男女两性都是客观存在的,但两性思维和表达方式不尽相同。男性的性欲强烈而外露,思维能直接被性问题所吸引,表达性欲坦率而直接;女性的性欲平稳而节制,表达含蓄或含蓄地表示自己的性欲要求并不很强(同样的表达方式在男性被看作是缺乏大丈夫气概),经常存在有压抑性欲的做法。在传统文化的影响下,人们认为男性对性的要求和欲望是完全正当的,理想的伴侣应该是没有性激情的女性,女性在任何时候都没有性要求,在婚姻中只能被动接受男性的要求。这种文化背景使很多女性害怕和不愿意承认自己的性感和抑制自己的性欲。

人类从裸体时代进化到穿衣遮体的同时,也逐渐培养了人类对自身生殖器官的羞耻感,生殖器官被视为最为隐秘的部位,在非特定的环境不能轻易示人。并且由于社会和家庭的影响,女性的羞耻感比男性更重一些。女性的性羞耻感由羞涩、怯弱而表现为羞怯或娇羞,这也被视为女性的美德和魅力所在。女性这种悦人的气质不但对自身起到了保护作用,也为其性伴侣提供了遐想的空间。娇柔的女性在其情人面前只要用行动便可表达其羞涩之情,对性欲的掩饰是女性产生娇羞的原因之一。男性的主动性和女性的生理周期性使女性在无意识当中表达了要限制性交的事实,这从某种程度上来说抑制了人类无止境的性欲望和反社会的行为。

在性活动中,男性担任主动角色是男人性本能的主要标志。当一个男性向一个女性发起"进攻"时,女性通常处于被动角色,但这并不意味着女性在正常的性生活中没有性要求和性感觉。实际上女性对性的要求和感觉与男性完全一样,未婚女性对性的兴趣和已婚女性对性的正常需要是相似的;女性与男性一样以积极的态度对待与异性的接触。由于女性通常不会表现出惹人注目的"进攻"姿态,因此在感觉上女性似乎是被动的。而这种感觉上被动的姿态正是女性本能的体现,它保护了女性敏感的害羞心理。

女性的性欲平稳而节制,性冲动也没有男性那样强烈和外露,但由于女性生理特点和性本能的影响,女性的性行为表现得更为多样化。通常情况下,女性没有寻求特殊表现和张力释放的强烈冲动,也不像男性那样将目标直接集中于性交的愿望上。女性往往将性行为前的爱抚看得比性交本身还要重要,她们的性行为较男性更广泛,并且性感部位越扩散,女性就越容易产生激动。绝大多数女性都需要肉体上的接触作为触发性欲高潮的准备,而以某种适当的方式完成这种准备是男性的职责,任何粗暴的肉体接触都是有害的。大多数女性产生性兴奋不仅需要肉体上的接触,精神上的感应同样是极其重要的。在性关系中,女性主要愿望是通过肉体的结合来达到精神与灵魂的结合,灵魂的结合存在于肉体结合之中。

女性的生理解剖结构与男性不同而使女性的性感范围比男性广泛,通常男性只有一个性唤起部位,而女性至少有三个性唤起中心(阴蒂、阴道、乳房)。由于女性性感具有阶段性和复杂性,女性的性欲望和性兴奋比男性更需要被频繁的唤起,性高潮比男性来得晚些。由于女性的性兴奋有扩散的特点,因此往往可以将性激情寄托在其他类似的感情上。女性可以找到不同形式的满足方法而又不涉及性行为,心理状态可以在远离生殖器官的焦点上建立快感机制,因此女性比男性更注重精神上的恋爱,可以在非性行为中获得一定的快乐。

女性性高潮后基本没有不应期,能连续进行多次性交并且获得多次性高潮;男性在经历一次性高潮以后,短时间内对性的刺激不能做出性反应。绝大多数男性在性高潮后即思睡,而女性则希望每次性交的时间能持续更长一些。

通常情况下,正常的男女性冲动强度和对性的要求会不断变化。性成熟初期强度差异不甚明显,但随着性体验的不同,这种强度差异就会明显表现出来;那些经常受到性刺激和极大色情刺激的人通常更容易产生性兴奋。此外,男性和女性的性需求都存在周期性的改变,男性尤其应该注意避开女性的性低潮时期,切忌在女性性低潮期强迫其性交。

人类是有意识、有感情的,人类的性反应既有生殖器官局部的反应,又有全身生理和精神心理上的反应。性反应在男女之间、不同个体之间都存在差异。年龄、体质、精神状态、文化背景、配偶状况等都会影响到性反应的强度和持续时间。女性的性高潮体验有时是习惯性的,男性在射精时获得性高潮,而女性有时并不一定是在性交时获得高潮快感。

性行为的基本要求和特征是性交,感情的共鸣是完满性交的基本条件。人们进行性交活动的主要目的是领略性生活的享乐功能,这种性享乐功能体现在性交过程中。和谐的性行为是男女双方在性交前都有了充分的生理准备与心理准备、都有迫切要求性交的愿望、性交过程中双方配合默契、相互呼应,双方都能达到性高潮,双方都在性交中获得最大满足。然而并非每一对性伴侣都能如愿以偿,性生活不和谐的伴侣并不少见。调查显示,至少有10%左右的已婚妇女从来没有出现过性高潮,偶尔出现性高潮的妇女比例约占20%。

性生活不和谐的受害者首先是女性。由于男女两性在性唤起、性感受方面的差异,女性的性反应阶段比男性要慢得多。如果在女性的性欲刚刚被唤起或兴致正酣时,男性的溃败就会大煞风景,久之会出现性冷淡甚至性厌恶。从生理上来说,男性的性兴奋是女性性满足的前提,而女性的性兴奋和性快乐都不是男性性满足所必需的。女性即使在没有性满足的主观要求和结果的情况下,也能履行性的生理功能,但如果缺乏女性的性快感和性高潮,对于男性来说也只是获得了部分的性满足。因此,女性的性高潮和性满足是圆满性行为的必要条件。

获得性快感是性交的直接目的,但性快感的产生除了生理因素外还有精神上的影响,而双方感情的共鸣才能获得最大的性满足。男女两性在爱的基础上如果具备适当的性生理和性心理知识,经过不断体验和相互交流,多数能够得到和谐美满的性爱。婚姻中女性性反应大致可以有以下几种情况:① 妻子在生理上和情感上都有很强的性欲,在任何时候都可以对丈夫的拥抱和爱抚做出积极的反应,并且能自然地完成性交。这种情况常出现在夫妻关系极为密切的婚姻中,然而所占的比例较少;② 妻子通过自己的努力,或快或慢地达到性高潮,以满足各种条件下的性需要。她们认为性关系是神圣的,这种类型的女性所占比例较高;③ 妻子能适当地进行性生活,但不能在心理和生理上产生自发的性高潮,性交时有时会产生性兴奋,这类情况也不少见;④ 妻子的性欲不能被唤起,不能从性交中得到快感,没有任何性感受,性生活完全处于被动地位,她们所进行的性活动仅仅是一种本能或义务。

13.6.2　性与婚姻

婚姻是性爱的社会形式或法律形式,然而遗憾的是婚姻与性爱还远远没有达到统一。婚姻是爱情的归宿,但只有婚姻而没有爱情的组合也为数不少,不少以爱情为基础的婚姻也常常会出现性爱危机。因此,不少人诅咒婚姻是爱情的坟墓。无爱的婚姻是如此之多,婚姻制度正面临着严重的冲击。然而,人们仍然找不到替代婚姻的最佳途径,因此在今后很长的一段历史时间内,婚姻还是一种理想的选择;婚姻仍然是一种美好的人际关系。婚姻可以给人以安全感,有利于男女双方的相互依赖,有利于爱情的不断发展和更新,有利于身心健康和下一代健康成长。然而,从某种意义上来说婚姻也是一种妥协,男女双方都需要大量的忍耐、同情与相互理解。由此,有人认为婚姻是一种束缚、一种冒险、一种压抑,婚姻使人失去自由和自主等。但是,既然人们选择了婚姻,就应该尽最大努力使婚姻的形式中不断充实性爱的内容,以达到婚姻和性爱的统一,创造一个理想的婚姻。理想的婚姻可以使人终身受益,而性的满足和情感的共鸣是理想婚姻的基石。

夫妻间的性生活是否和谐,能否在生理、心理、感情上进行全面的交流和沟通,关系到夫妻关系的和谐、家庭生活的幸福与美满。性生活是夫妻感情的自然基础,是保持婚姻稳定的重要因素;性的满足是婚姻幸福的重要保证。性的满足反映了夫妻生活的和谐与融洽,使夫妻双方的爱情得到升华,同时也体现出婚姻所具有的种种优越性。在婚姻中,夫妻双方的肉体和精神由于这种满足而变得更加健康,使双方都得到一种获得人生最大乐趣的幸福感觉。

成年男女在自然发生的性生活过程中所得到的快乐比起其他任何一种快乐都更加强烈、更加迷人。夫妻性生活不和是导致婚姻解体的深层原因,或者说婚姻的成败在很大程度上是由于性问题和与性有关的其他方面的问题所决定的。在很多情况下,一方或双方的性要求得不到满足,可引起双方的冲突、不和及心情不舒畅,并常常会使双方失去对未来性生活的渴望。调查结果显示,至少有50%以上的夫妻离婚都是由于性生活的失意;其他方面的问题对婚姻关系的影响也最先从性生活上表现出来。性生活如漆似胶、情深意笃的夫妻日常的摩擦都可以隔夜而散;而性爱不和谐的夫妻则可能因琐事而反目,这类婚姻从表面上来看解体的原因是感情不和,但在感情不和的外表下,婚姻解体的导火索实际上是性生活的不协调。可以这样认为,"感情不和"可能是一方或双方拒绝性生活。

13.6.3　性行为与社会伦理、法规(性行为准则)

人类性行为的社会属性决定了任何社会都必须对性行为进行某种限制。因此,以社会需要为基础的各种性道德、法律应运而生,以保护婚内性生活,限制婚外性生活。从某种意义来说,性文化发展是社会文化与文明发展状态的标志之一。

所谓的性行为准则是指在一定的社会条件下,评价和指导人们性行为的客观要求、善恶标准和道德规范等。其中性道德是性行为准则的重要组成部分。符合这些性行为准则的思想和行为被认为是善的,而违背这些准则的性行为则被认为是恶的。道德是通过社会舆论、传统习俗、内心信念来维系并发挥作用的行为原则和规范的总和;性道德是其中一种特殊的规范调节方式,是人的一种观念,并以一种特殊的社会意识形态存在。性行为准则的内涵主要包括性禁忌、婚姻、性爱、生育、性审美等方面。

13.6.3.1　性禁忌

性禁忌是随着人们对自身的性活动而逐渐发展形成的,其合理的部分被纳入法律(如《婚姻法》《刑法》)之中。性禁忌和性法律存在的目的主要在于:① 保护女性的性自由选择权利;② 保护全社会成员能均等的享有性的权利;③ 维护社会秩序和公共安全;④ 对不法性行为加以惩罚;⑤ 禁止对后代、对民族健康带来不良后果的婚姻等。

中国社会的性道德主张的禁忌与国家婚姻法中规定的禁止结婚的条件是一致的,主要包括禁止结婚(性交)血亲关系、禁止结婚(性交)的疾病两个方面的内容。基于优生学理论和性伦理观念,禁止近亲结婚(性交)是古今中外法律的通例。从优生和遗传学角度来看,近亲结婚(性交)很容易将双方的生理遗传缺陷传递给下一代,给民族健康带来不利影响。各国法律都有直系亲属血亲之间不得结婚的规定,对于旁系亲属血亲之间禁止结婚的规定各国不尽相同。我国婚姻法规定:禁止三代之内的旁系血亲结婚;禁止患有精神方面疾病和其他不宜结婚的顽固性疾病者结婚;禁止重婚和刑法所不允许的婚姻等。因此,全体社会成员都应该遵守性禁忌和性法律,正确选择性对象。

13.6.3.2　婚姻

婚姻是男女两性结合的一种法律形式,其结果是形成当时法律认可的夫妻关系。现代社会中婚姻原则是调节两性关系的基本伦理规范,然而随着社会的发展,现代社会中婚姻对性行为的约束力有弱化的倾向,很多青年人对婚姻的重视程度不断减弱,婚外性关系也逐渐增多,这是不符合婚姻原则的。

13.6.3.3　性爱

没有性爱的内涵而光有婚姻的形式是远远不够的。性爱是男女性欲与爱情的结合,不仅仅是一种本能的欲望和两性在交往中纯生理的享受,也是按和谐的规律将自然性欲和升华的爱欲、生理规律和精神准则交织在一起的行为。只有性爱才能维持婚姻和保证婚姻的美满。随着社会的发展,人们对性爱的重视程度日益增加,或许将来有可能超过婚姻原则而成为判断性行为是否符合伦理的道德标准(换句话说也就是性爱是性行为的基础);对于原来的性爱已经消失或新的情感已经产生而希望离婚的人,社会不应该笼统的指责为不道德。但是,就目前的阶段来说,社会对性关系的道德评价不能以单纯的性爱为依据,也不能仅以婚姻本身为依据,而应该将两者统一起来,按照性爱建立的婚姻为依据。

13.6.3.4　生育

人类性行为的自然属性和基本功能之一就是生育,因此,生育也是社会公认的性行为准则之一。目前人们对那些不愿与生育的夫妇或多或少的有些不理解,然而早生、多生、无限生育同样是不可取的。因为生育不仅仅是生的问题,更为重要的是养育问题,过多的生育不利于养育。人口的生育速度还要考虑到自然环境和社会的承受能力,所以社会根据需要有时会鼓励生育,有时会限制生育。

13.6.3.5　审美

性行为的美感是性行为快感的升华。性行为快感是人们的生理体验,而性行为美感则是高尚的心理体验。对性行为美感的追求会提高人们的性生活质量,有利于创造健康向上的生活。性审美观也是性行为的准则之一。

(吕　虎)

第 14 章　家庭急救

人类所处的生活环境中,存在一些危害身心健康的因素,如物理(高/低温、高/低气压、电流、淹溺等)、化学(农药、药物、乙醇、CO 等)、生物(如生物毒素等)因素等。本章将讨论日常生活中一些常见的简易检查与救护方法、常见的急发性损害及救护。

14.1　常用简易检查与抢救技术

体温、脉搏、呼吸、血压是机体活动的客观反映,是衡量人体状况的依据。在健康状况下,它们的变化很小,当人体患病时即可发生不同程度的变化,尤其在急症时变化更是明显。在家庭或现场发现急症患者以后,通过对患者的体温、脉搏、呼吸、血压及瞳孔等检查,便可初步了解分析病情,为及时正确抢救提供依据。

14.1.1　几种常用的简易检查技术

14.1.1.1　体温测量

1　体温表　测量体温通常使用摄氏(℃)体温表,其刻度为 34～42℃。按用法不同分为口表和肛表 2 种;口表表头(装水银部分)细长,肛表表头为圆形或椭圆形或较粗的圆柱形。

2　体温测量方法　体温测量常用方法有口腔测量法、肛内测量法和腋下测量法。口腔测量用口表,肛内测量用肛表,腋下测量时用口表或肛表均可。具体测量程序如下:

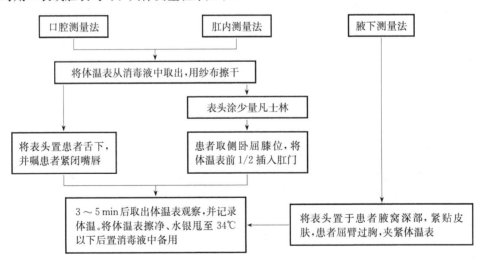

图 14.1　体温测量方法

三种方法中,腋下测量方便、卫生、患者易于接受,因而应用普遍。鼻塞、昏迷、精神病者和小儿不宜用口表测温;饭后、喝热水或面部、喉部热敷后,需经过 15 min 后才能用口腔法测量体温。肛门测量适合于小儿、重症患者及昏迷患者等,但患者灌肠后 20 min 内不宜用肛门法测量体温;肛门阻塞、痢疾、腹泻等患者也不宜用此法测温。每次测量体温后或测量体温前应将体温表水银甩到 34℃ 以下备用。

3　体温观察　正常体温为口腔体温 36～37.2℃;肛门体温 36.5～37.7℃;腋下体温 36～37℃。正常情况下人的体温一般在午后较高,清晨较低,但昼夜温差不超过 1℃。小儿体温稍高,老人体温略低,剧烈运动后体温可暂时升高。

异常体温可见于以下两种情况:① 发热指体温超过正常范围。38.0℃ 以下为低热,38～39℃ 为中热,39～41℃ 为高热,41℃ 以上为超高热。② 低温指体温低于 36℃,常见于大出血、休克和极度衰弱的患者。

常见的热型有以下三种。① 滞留热,高热达 39℃ 以上,持续数日至数周,昼夜波动范围 1℃ 以内;见于细菌性肺炎、伤寒等。② 弛张热,体温高低不一,昼夜变化较大,有时可达 40℃ 以上或降至 38℃ 以下,昼夜波动范围 2℃ 以上;见于化脓性疾病、败血症、渗出性胸膜炎等。③ 间歇热,体温突然升高至 39℃ 以上,经几个小时后很快降至正常,但间歇期后又突然升高,如此反复发作;常见于疟疾。

发热患者体温可在几天内降至正常,这种降温过程称渐退;病情一般不会出现特殊变化。有时患者体温可在很短时间内突然下降至正常以下,这种降温过程称骤退。提示患者情况发生变化,如虚脱、休克等,应予以警惕。

14.1.1.2　脉搏检查

脉搏跳动次数与强弱可反映心脏功能状态,是早期发现危重患者的简易方法。多选用较为浅表的动脉,如桡动脉、颞浅动脉、足背动脉等。危重患者,尤其是怀疑心跳已经停止者,应检查颈动脉(图 14.2)。因为颈动脉离抢救者最近、动脉粗大,最为可靠。

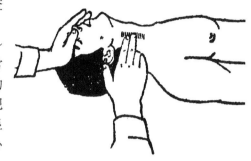

正常人的脉搏与心跳一致,男性每分钟 60～80 次,女性每分钟 70～90 次,新生儿每分钟 130 次,儿童每分钟 90 次,老年人脉搏较慢。通常情况下,发热时体温每升高 1℃,脉搏加快 10～15 次,如不能出现相应的增加,称为相对缓脉,常见于伤寒。运动或情绪激动等均可使脉搏出现暂时的加快、加强,因此应在患者安静状态下检查脉搏。某些疾病能显著影响脉搏频率,出现脉搏加快或减慢。脉搏每分钟超过 100 次,称心动过速;常见于发热、心衰、贫血、甲亢、休克等症。每分钟低于 60 次者,称心动过缓,经常体育锻炼或某些疾病可出现此种现象。

图 14.2　颈动脉检查法

14.1.1.3　呼吸检查

正常的呼吸次数因年龄不同而有所差异,一般年龄越小呼吸越快。每呼一吸为 1 次呼吸,正常成人呼吸 16～20 次/min,节律均匀。老年人较青壮年慢,小儿较青壮年快。新生儿为 40～44 次/min,6 个月至 1 岁幼儿 30～35 次/min,1～3 岁儿童为 25～30 次/min,3～5 岁儿童 25 次/min 左右;运动或情绪激动可使呼吸暂时加快。通常情况下,每呼吸 1 次心跳 3～4 次。

检查时应使患者处于安静状态、自然呼吸,观察患者胸部和腹部起伏。通常女性、青年人以胸式呼吸为主,男性、小儿以腹式呼吸或胸、腹混合式呼吸为主。检查呼吸时通常与脉搏检查同时进行,但危重患者应随时观察。很多危重患者呼吸频率、深度、节律常发生变化,观察呼吸变化、及时识别危重病患指征对早期救治有重要意义。

14.1.1.4　血压测量

血压可反映心血管系统功能状况,可因心输出量、循环血量、动脉弹性度、血管外周阻力的影响而改变。正确测量血压在急症抢救、诊断、治疗和高血压自我监测与预防控制中有重要意义。

测量血压可采取腘动脉或上肢肱动脉,因肱动脉离心较近、位置浅表、动脉较粗、便于检查,临床及家庭多采用此法。目前市场上出售的自动电子血压计使血压家庭检测更为方便。

正常情况下,血压可因年龄、性别、体位、运动及精神因素等而发生变化。在安静状态下,正常成人血压(收缩压/舒张压)＜120/80 mmHg;血压为 120～139/80～89 mmHg 时,为临界高血压;血压≥140/90 mmHg 时,即为高血压;血压≤90/60 mmHg 时,称为低血压。

很多疾病都可引起血压升高,其中最为常见的原因是原发性高血压、急慢性肾炎、肾盂肾炎、前列腺肥大、脑肿瘤、脑水肿、颅内压升高、妊娠中毒等。引起血压降低的常见原因主要有各种慢性消耗性疾病、甲减、肾上腺皮质功能减退症、急性心衰、休克等。此外,某些药物可引起体位性低血压。

14.1.1.5　瞳孔检查

在急症患者检查中,瞳孔检查是一项重要的内容。瞳孔变化不仅仅限于眼部疾病,也可反映全身性疾病状况,尤其是对中枢神经系统病变定位、病情性质和严重程度的判断具有很高的价值。

瞳孔检查应在室内光线下进行(以免将强光所致的瞳孔缩小误认为是病态)。检查主要包括三方面内容:① 观察患者两侧瞳孔大小、形态,两侧瞳孔是否对称;② 检查瞳孔对光反射,检查时患者向远方平视,检查者将手电筒对准瞳孔突然打开,观察瞳孔收缩反应。③ 瞳孔调节反射检查,将先放于远处的物体突然移至患者鼻前,正常时两眼球应向内斜视,瞳孔应同时缩小。

某些危重疾病、中毒等均可使瞳孔变化发生异常。

双侧瞳孔缩小,常见于吗啡、巴比妥类药物、有机磷农药中毒,也可见于尿毒症、脑室或脑桥出血等。

双侧瞳孔散大,常见于阿托品类药物、氯仿等中毒和生命垂危时。

双侧瞳孔不等大,一侧瞳孔散大见于动眼神经麻痹(同侧散大)、大脑半球前脑病变(对侧散大);一侧瞳孔缩小,常见于脑炎、脑膜炎、铅中毒、酒精中毒、高热、精神病等。

对光反射,浅昏迷时可存在对光反射,深昏迷时对光反射消失。

14.1.2　急症常用抢救与治疗技术

为抢救危重病者生命,常需要采取一些现场急救措施。以下就几种常用现场急救技术进行讨论。

14.1.2.1　人工呼吸

人工呼吸是抢救呼吸停止患者的重要措施之一,具有疗效肯定、简便易行、便于掌握等特点,适合家庭及现场救护应用。常用的有口对口人工吹气法、口对鼻人工吹气法和口对口鼻人工吹气法3种。

1　口对口人工吹气法　使患者仰卧,松解腰带和衣扣,打开气道,清除口腔内痰液、呕吐物、血块、泥土等,使呼吸道保持畅通;救护人员用一手将患者下颌托起,使其头部尽量后仰,另一手捏住患者两侧鼻孔(防止漏气),并用托下颌的手将患者口唇撑开;救护人员深吸一口气,对准患者口用力吹气(同时观察患者胸口是否有起伏)。吹气后立即离开患者的口,并松开捏鼻的手指,以便吹入肺内的气体自然排出(图14.3)。吹气频率为成人16～18次/min,儿童18～24次/min,婴儿30～40次/min。吹气力量大小适中,用力均匀一致。不宜过大、过猛,以免咽部压力超过食管内压,使胃胀气而导致呕吐引起误吸;也不宜过小,以免气体供应不足而达不到急救目的。施行人工呼吸时须连续而有节奏,保持一定频率;发现极微弱的自然呼吸时,人工呼吸应与自然呼吸节律一致,绝不可相反。如同时伴有心脏骤停,应同时进行胸外心脏按压,一般每心脏按压4～5次,人工吹气1次。

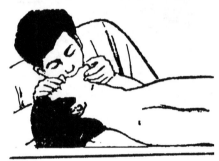

图14.3　口对口人工吹气法

2　口对鼻人工吹气法　当患者牙关紧闭不能采取口对口人工呼吸时,可采用口对鼻吹气法。方法与口对口吹气法基本相同。用手捏住嘴唇,对准鼻孔吹气。吹气的力量较口对口法稍大一些、吹气时间稍长一些。

3　口对口鼻人工吹气法　适用于幼儿抢救,抢救者用口将患儿的口和鼻一同包住后吹气。吹气频率,婴儿20次/min,幼儿15次/min。

14.1.2.2　心前区叩击术与胸外心脏按压术

当心跳突然停止后,如不能及时抢救,就会造成患者死亡。心前区叩击术与胸外心脏按压术是就地抢救心跳停止患者的有效方法之一。救护者用拳(中等力量)连续叩击患者左侧胸部3～5次,如无效果,立即改用胸外心脏按压术。

1　成人按压法　将患者仰卧于地板或地上(必要时可抬高下肢以促进静脉回流),抢救者双臂绷紧,双肩约在患者胸骨正上方(身体可略前倾以便抢救者省力),将一只手的手掌根置于患者胸骨下1/2处(手掌长轴与胸骨平行,手指心翘起不接触胸部),垂直向下按压胸骨,按压深度为4～5cm(图14.4)。按压必须平稳而有规律地进行,不能间断,也不能猛压、猛松。按压频率为成人60次/min;向下按压和松开时间必须相等;按压之间不能使胸部受压。

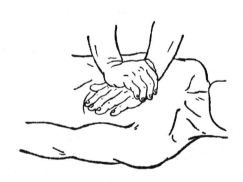

图14.4　成人胸外按压法

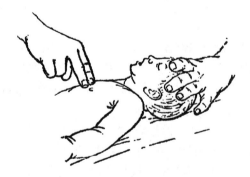

图14.5　婴幼儿胸外按压法

2　婴儿与儿童按压法　8岁以上儿童按压法与成人相同。8岁以下儿童及婴儿按压方法与成人按压法略有不同。

婴儿按压部位在胸骨中部,两乳头之间的连线上,儿童按压部位比婴儿略低。救护者采用食指和中指进行按压,胸骨按压深度为1.5～2.5cm,按压频率100次/min(图14.5)。儿童则用一只手掌根按压,按压深度为2.5～4cm,按压频率为80次/min。

3 心跳呼吸停止抢救方法 对于心跳、呼吸停止者,胸外心脏按压和口对口人工呼吸应同时进行,才能有效抢救患者生命。

(1) 单人抢救法

单人抢救时,如心脏尚未停搏,无需作胸外心脏按压,只需口对口人工呼吸即可。按12~15次/min频率吹气,同时观察患者胸部起伏,以保证吹气效果。1分钟后检查脉搏,如无搏动,则需人工吹气与胸外心脏按压同时进行,按压与人工吹气的比例为15:2,即每按压心脏15次,吹气2次交替进行(图14.6)。婴儿和儿童不论单人或双人抢救,人工吹气与胸外心脏按压比例为1:5,即每按压心脏5次,人工吹气1次。

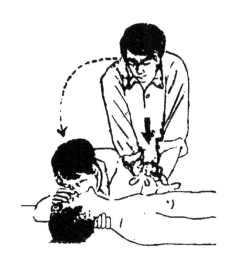

图14.6 单人抢救法

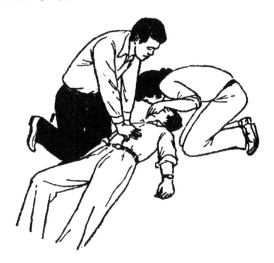

图14.7 双人抢救法

(2) 双人抢救法

双人抢救法指2人同时进行抢救,其中一人进行心脏按压,另一人进行人工吹气。抢救的关键在于两人默契配合,其效果好于单人抢救。按压与吹气的比例为5:1,两者交替进行,在按压者数完第5下正值松手时进行吹气。如此反复进行(图14.7)。

急救时应注意观察,患者皮肤、嘴唇黏膜颜色逐渐转为红色、瞳孔由大变小、可摸到动脉搏动或恢复自主呼吸,都表示抢救有效。如经过几分钟抢救后不见好转,应检查原因,及时纠正。

14.1.2.3 简易吸痰与催吐

1 吸痰 吸痰的目的是保持呼吸道畅通,解除因阻塞所造成的呼吸困难、肺不张、窒息等现象。适用于昏迷或咽喉部和气管内有痰液或呕吐物阻塞情况。

注射器吸痰法,患者取卧位或半坐位,头稍向后仰,并偏向一侧。抢救者用50 ml或100 ml注射器接上粗而多孔的鼻导管。如喉头有分泌物,鼻导管应由鼻腔插入。

口对口吸痰法,当患者因痰液突然堵塞,发生窒息,而手边又没有任何救护设备的情况下,救护者可采用此法抢救患者生命。具体做法是:救护者一手托起患者下颌使其头部后仰,另一手紧捏患者鼻孔,用自己的口对准患者的口,用力将分泌物吸出。

2 催吐 当误服药物、毒物时,通过催吐可使进入胃内的毒物及时排出体外,减少吸收,使中毒者得救。方法是用筷子、鸡毛或手指轻触中毒者咽后壁而引起呕吐,使中毒者将食入的毒物吐出;然后给予大量饮水,再采用以上方法催吐,反复多次,直至将胃中内容物吐尽。也可采用拳击(中等力量)中毒者胃部引发呕吐。当患者昏迷、抽搐或惊厥时,以及误服腐蚀性毒物等,不可进行催吐;服毒时间较长,有毒食物已经进入肠道者,不必再进行催吐。

14.1.2.4 冷敷与热敷

1 冷敷 冷敷可使毛细血管收缩,减少局部充血,降低局部组织新陈代谢,抑制组织细胞活动,降低末梢神经敏感性。因此,冷敷可起到止血、止痛、消炎、退热等作用。常用的冷敷方法主要有以下四种:

1) 冰袋法:先用锤子将冰块砸成核桃大小的冰块,倒入盆内用冷水冲去冰块上的泥土和锐角;再将冰块装入不漏水的塑料袋中(填充度约2/3),然后加少量的冷水;排尽袋中气体后将塑料袋扎紧,毛巾擦干冰袋表面的水珠;加套或裹上一层布后放到需要冷敷的部位。用于退热时,可将冰袋置于患者的前额或头顶部,也可置于腋窝、腹股沟、腘窝等处。用于鼻部止血时,将冰袋吊起来,以袋底接触鼻根,以减轻压力,不至影响患者呼吸。

2)湿冷敷法：在盆内放入冷水或冰块，将毛巾浸湿后拧干放在需要冷敷的部位；2～3/min更换一次，每次冷敷持续20～30 min。敷罢，用干毛巾将湿敷部位擦干。

3)酒精擦浴法：本法多用于高热患者降温，由于酒精在皮肤上蒸发较快，可带走人体大量的热，同时酒精可使局部皮肤毛细血管扩张，而利于散热。具体做法是取酒精1份加水2份，或白酒1份加水1份，擦浴前在患者头部放置冰袋1个、足部放置热水袋一个(以防止头部充血)，用纱布蘸配好的酒精逐步擦浴全身，擦浴时先从四肢开始。擦浴过程中应注意观察患者情况，防止患者着凉。如患者出现寒战、面色苍白等现象，应立即停止擦浴。擦浴30 min后测量体温，观察降温效果。

4)温水擦浴法：本法多用于高热患者降温，擦浴方法与酒精擦浴法基本相同，擦浴水温在32～34℃左右为宜。

在进行冷敷时应注意以下事项：① 大片组织受伤、局部血运不良、皮肤颜色青紫时，不可冷敷，以防组织坏死；② 慢性炎症时不可冷敷，以免影响炎症吸收；③ 较长时间使用冰袋时，应注意防止局部冻伤；④ 应用酒精或温水擦浴降温时，不宜擦浴前胸、腹部、后颈部等部位，因为这些部位对冷刺激较敏感，常可引起心动过缓、腹泻等不良反应。

2 热敷 热敷可使肌肉迟缓，减轻肌肉痉挛而缓解疼痛。热敷还能使局部血管扩张、循环旺盛，白细胞增加，从而促进化脓，帮助炎症产物吸收，而起到消炎、消肿等作用；能帮助患者提高体温，使之感到温暖舒适。常用的方法有热水袋法和湿敷法。

热水袋法：将60～70℃的温水灌入热水袋(填充1/2左右)，排尽袋内气体后拧紧盖，擦干表面的水，再用布或干毛巾包好后放到需要热敷的部位。对婴幼儿、循环不良、局部知觉麻痹者使用热水袋时，热水袋应放在离皮肤稍远处，并注意观察局部皮肤变化，以防烫伤。

湿热敷法：将毛巾折成方块状浸入80℃左右(以手背能忍耐为度)的温水，在需要热敷的部位涂少许凡士林，再加盖一层纱布，将拧干的热毛巾轻轻放在其上面，然后在热毛巾上加上一层棉垫或塑料布(防止毛巾散热过快)，每3～5 min更换一次毛巾，热敷持续20～30 min。热敷完成后将皮肤上的油脂擦净，患者不宜马上外出，以免受凉。

14.1.2.5 患者护送入院

护送危重患者去医院抢救，方法是否正确直接关系到病情预后好坏，对此应有足够的重视。护送时应遵循静、稳、快、妥的原则。

1)静：救护者应保持冷静，做到忙而不乱，尽量使患者处于安静状态。在进行一般急救后，如患者急需送医院作进一步治疗时，注意带上患者相关资料为医生提供线索。

2)稳：尽可能不要动摇患者身体，搬运患者动作要轻柔，上下楼梯或爬坡时尽可能使患者保持平稳。近距离运送可用担架或躺椅等工具，较远距离可用三轮车运送，远距离应用汽车或救护车运送。

3)快：对危重患者，应以就近治疗为原则，使患者尽早得到救治，切不可舍近求远。

4)妥：即妥善安排患者体位，在患者运送过程中非常重要，运送时患者体位不当常可使病情恶化。

大量咯血、呕血、昏迷并伴有频繁呕吐者，应将患者的头偏向一侧，以吐血或呕吐物阻塞气管而造成窒息。

中风患者可取头高脚低卧位，尽量减少震动，搬运动作要轻柔。

心衰患者应取头高脚低体位，可减少下肢静脉血液回流量，而减轻心脏负担，改进因心功能不全引起的呼吸困难。

咯血患者应向已知患病的一侧卧，以压迫患侧肺部，使患侧呼吸运动减弱而减轻咯血。

腰部外伤怀疑有腰椎骨折者，应用硬板床运送患者，以防止骨折压迫脊髓而引起截瘫。四肢骨折者，在运送前应进行简单固定，避免骨折肢体移位，损伤血管、神经。

护送途中应注意观察病情，妥善处理紧急情况。对加有止血带的患者，每隔20 min应松开止血带1～2 min，以免造成被绑扎肢体坏死。

14.2 常见急性中毒与救护

14.2.1 急性煤气(CO)中毒

现实生产与生活中，含碳物质不完全燃烧可产生CO。CO是无色、无臭、无味的气体，空气中CO浓度达到12.5%时，有爆炸的危险。吸入过量的CO引起的中毒称CO中毒，俗称煤气中毒。急性CO中毒是极为常见的职业中毒和生活中毒。CO中毒主要是引起组织缺氧。CO对Hb的亲和力比O_2大240倍，吸入体内后85%与血红蛋白(Hb)结合形成稳定的 COHb。COHb 不能携带氧气,且不易离解,而且还能使 O_2-Hb 的 O_2 不易释放到组织,造成组缺氧。CO 抑制细胞色素氧化酶活性,影响细胞呼吸和氧化过程,阻碍氧的利用。中毒时心、脑最易遭到攻击。

工业上,高炉煤气和发生炉含 CO 30%～35%,水煤气含 CO 30%～40%,失火现场 CO 浓度高达 10%,煤炉产生的气体中 CO 含量达 6%～30%,如不注意防护可发生中毒。每日吸烟 1 盒,可使血中 COHb 浓度升至 5%～6%,连续大量吸烟也可导致 CO 中毒。

14.2.1.1　中毒表现

正常人血液中 COHb 含量可达 5%～10%。急性 CO 中毒症状与血液中 COHb 浓度有密切关系,同时也与患者中毒前的健康状况有关。按中毒程度可分为 3 级:

轻度中毒时,血液中 CO 浓度为 10%～20%。患者有不同程度的头痛、头晕、恶心、呕吐、心悸和四肢无力等。患有冠心病者会有心绞痛。脱离中毒环境或吸氧治疗,症状很快消失。

中度中毒时,血中 CO 浓度为 30%～40%。患者出现胸闷、气短、呼吸困难、幻觉、视物不清、判断力降低、运动失调、嗜睡、意识模糊或浅昏迷。口唇黏膜可呈樱桃红色(临床罕见)。氧疗后可恢复正常,且无明显并发症。

重度中毒时,血液中 CO 浓度达 40%～60%。迅速出现昏迷、呼吸抑制、肺水肿、心律失常,或心力衰竭等。

14.2.1.2　急救与预防

发现后立即将中毒者转移到空气新鲜处,终止 CO 继续吸入。卧床休息、保暖和保持呼吸道畅通。对呼吸心跳停止者,应现场进行人工呼吸和胸外心脏按压术抢救。并尽快请医生抢救或就近送往医院救治。

吸氧或高压氧舱治疗,迅速纠正缺氧状态。呼吸停止时应进行气管内插管,100%吸氧,使用呼吸机机械通气。严重中毒后应给予脱水治疗以防止脑水肿发生,并给予能量合剂促进脑细胞代谢。同时防治并发症及后发症等。

加强 CO 中毒宣传,居室内生活炉应安装通气管道,防止管道漏气;燃烧煤气时应打开排风扇加强室内通风等。

14.2.2　急性乙醇中毒

酒是含乙醇的饮品,谷类或水果发酵制成的酒含乙醇浓度较低,常以容量浓度(L/L)计。啤酒为 3%～5%,黄酒为 12%～15%,葡萄酒为 10%～25%;蒸馏形成的烈性酒如白酒、白兰地、威斯忌、伏特加等含乙醇 40%～60%。酒是人们经常饮用的饮料,大量饮用含乙醇量高的烈性酒容易引起乙醇中毒。一次饮入过量的酒精或酒类饮料引起兴奋继而抑制的状态称为急性乙醇中毒(acute alcohol poisoning)。

14.2.2.1　乙醇代谢与中毒机制

1　乙醇代谢　乙醇经胃和小肠在 0.5～3 h 内完全吸收,分布于机体所有的含水组织和体液中,包括脑和肺泡气中。血中乙醇浓度可直接反映全身浓度。经肾和肺排出的乙醇至多占总量的 10%,90%乙醇在肝内代谢、分解。乙醇在肝内由醇脱氢酶转化为乙醛,乙醛经乙醛脱氢酶转化为乙酸,乙酸再转化成乙酰辅酶 A 进入三羧酸循环,最后代谢成 CO_2 和 H_2O。乙醇的代谢为限速反应,清除率约为 100 mg/(kg·h),成人每小时可清除乙醇 7 g(相当于 100%乙醇 9 ml)。血中乙醇浓度下降速度约为 20 mg/(dl·h)。虽然血中乙醇浓度升高的耐受程度个体差异很大,但血液乙醇致死浓度并无差异,大多数成人致死量为一次饮酒相当于纯酒精 250～500 ml。

2　中毒机制

(1)急性毒害作用

急性毒害作用主要包括中枢神经系统抑制作用和导致代谢异常。

乙醇具有脂溶性,可迅速透过大脑神经细胞膜,并作用于细胞膜上的某些酶而影响细胞功能。随酒精剂量增加,中枢神经系统抑制作用由大脑皮质向下,通过边缘系统、小脑、网状结构到延髓。由于乙醇作用于大脑细胞突触后膜的二苯氮罩-GABA 受体,抑制了 GABA 对脑的抑制作用,小剂量时出现兴奋作用。大剂量的乙醇作用于小脑,引起共济失调(如走路蹒跚、平衡不稳等);作用于网状结构,引起昏睡和昏迷。极高浓度的乙醇抑制抑制延髓中枢,引起呼吸、循环衰竭。

乙醇在肝内代谢生成大量还原型烟酰胺腺嘌呤二核苷酸(NADH),使 NADH 与 NAD 的比值增高,相继发生乳酸增高、酮体积蓄导致代谢性酸中毒以及糖异生受阻的低血糖。

(2)耐受性、依赖性、戒断综合征

饮酒后产生轻松、兴奋的欣快感觉。继续饮酒后产生耐受性,需要增加饮酒量才能达到原有的效果。为了获得饮酒后特殊的快感,渴望饮酒,这就是精神依赖。生理性依赖是指机体对乙醇产生适应性改变,一旦停止饮酒会产生难以忍受的不适感。由于长期饮酒形成的身体依赖,一旦停止或减少饮酒量,可出现与酒精中毒相反的症状。其机制可能是戒酒使酒精抑制 GABA 的作用明显减弱,同时血浆去甲肾上腺素浓度升高,出现交感神经兴奋症状,如多汗、战栗等。

（3）长期酗酒的危害

酒精中含热量,但不含维生素、矿物质和氨基酸等必需营养成分,因此酒是高热量但无营养成分的饮料。长期大量饮酒时进食减少,可造成明显的营养不良,如维生素 B_1 缺乏、叶酸缺乏等。因此,长期饮酒时应补充糖分和多种维生素。

乙醇对黏膜和腺体分泌有刺激作用,可引起食管炎、胃炎、胰腺炎等。乙醇在体内代谢产生的自由基可引起细胞膜脂质过氧化,造成肝坏死、肝功能异常等。

14.2.2.2 急性中毒表现与戒断综合征

1 急性中毒表现 一次大量饮酒中毒可引起中枢神经系统抑制,症状与饮酒量、血液乙醇浓度及个人耐受量有关。临床分为三期。

兴奋期:当血液乙醇浓度达到 50 mg/dl,即刻感到头痛、欣快、兴奋;当乙醇浓度超过 75 mg/dl 时,出现健谈、饶舌、情绪不稳定、自负、易激怒,可有粗鲁行为或攻击行为,也可能沉默、孤僻;乙醇浓度达到 100 mg/dl 时,驾车容易出现车祸。

共济失调期:血液乙醇浓度达到 150 mg/dl,肌肉运动不协调,行动笨拙,言语含糊不清,眼球震颤,视力模糊,复视,步态不稳,出现明显共济失调。浓度达到 200 mg/dl,出现恶心、呕吐、困倦。

昏迷期:血液乙醇浓度达到 250 mg/dl,即进入昏迷期,表现为昏睡、瞳孔散大、体温降低。血液乙醇浓度达到 400 mg/dl,则陷入深昏迷,心率快、血压下降,呼吸慢而有鼾声,可出现呼吸、循环衰竭而危及生命。

醉酒醒后可有头痛、头昏、无力、恶心、震颤等症状。如已经形成酒精耐受,症状可能会轻一些。此外,中度酒精中毒还可并发轻度酸碱平衡失调、电解质紊乱、低血糖、肺炎和急性肌病等。个别人甚至在醒酒后发现肌肉突然肿胀、疼痛,可伴有蛋白尿,甚至出现肾功能衰竭。

2 戒断综合征表现 长期酗酒者在突然戒断后会出现以下四种不同类型的戒断综合征:

单纯性戒断反应:在戒酒后 6～24 h 发病,出现震颤、焦虑不安、兴奋、失眠、心动过速、血压升高、大量出汗、恶心、呕吐。多在 2～5 d 内自行缓解。

酒精性幻觉:以幻听为主,也可见幻视、错视及视物变形等,多为被害妄想;但患者意识清晰、定向力完整。通常持续 3～4 周缓解。

戒断性惊厥:常与单纯性戒断反应同时发生,也可在其后发生癫痫大发作。多数只发作 1～2 次,每次几分钟。

震颤谵妄:患者精神错乱、全身肌肉出现大震颤。谵妄是在意识模糊下出现生动、恐怖的幻视,可有大量出汗、心动过速、血压升高等交感神兴奋症状。

14.2.2.3 治疗与救护

轻症者无需治疗,兴奋躁动者必须加以约束。共济失调者应休息,避免活动,以免发生意外。由于醉酒后皮肤血管扩张,应注意保暖。

中毒早期,可采用简易催吐法将胃内的酒尽量呕出。

出现昏迷或呼吸衰竭、休克等危症,应及时送往医院救治。如出现呼吸、心跳停止,应及时实施人工吹气和胸外心脏按压术抢救。

昏迷者应注意是否服用其他药物。入院后救治重点是维持呼吸、循环等生命脏器功能。保暖维持正常体温,维持水、电解质、酸碱平衡等。纳洛酮静脉注射保护大脑功能。严重中毒者可采用血透促使体内乙醇排出。

有戒断综合征者应安静休息,保证睡眠。加强营养(补充 B 族维生素)。重症者可适当选用短镇静剂(如地西泮)。

也可采用以下简易疗法之一帮助解酒:① 食醋适量口服;② 鸡蛋 2 个,取蛋清生服;③ 鲜柿子去皮后食用;④ 柑橘皮 10 g,水煎服;⑤ 冬瓜适量,煎汤后饮用;⑥ 白菜心适量切丝,加醋、白糖凉拌,当菜吃;⑦ 豆豉 30 g,葱白 10 根,用水 2 大碗煎成 1 碗,去渣后饮用。茶可加重酒精对胃黏膜的损害,因此不宜饮茶解酒。

14.3 常见意外伤害与救护

14.3.1 中暑

中暑(heat illness)是在暑热天气,湿度大和无风的环境下,表现出以体温调节中枢功能障碍、汗腺功能衰竭和水、电解质丧失过多为特征的疾病。

对高温环境适应不能充分是致病的主要原因。促使中暑的主要原因有：① 环境温度过高,人体由外界环境获取热量;② 人体产热增加,如从事重体力劳动、发热、甲亢和某些药物作用等;③ 散热障碍,如湿度过大、过于肥胖、穿衣不当等;④ 汗腺功能障碍。中暑损伤主要是由于体温过高(>42℃)对细胞的直接损伤作用。高温引起酶变性、线粒体功能障碍、细胞膜稳定性丧失和有氧代谢中断,导致多器官功能障碍或衰竭。

14.3.1.1　中暑表现

中暑可分为热痉挛、热衰竭和热射病,三种情况可顺序发展,也可交叉重叠。热射病是一种致命疾病,死亡率较高。

热痉挛是在高温环境下进行剧烈的运动大量出汗,活动停止后常发生肌肉痉挛,主要累及骨骼肌,持续几分钟后缓解,无明显的体温升高。肌肉痉挛可能与严重体钠丢失(大量出汗和饮用低张液体,如白水)和过度通气有关。

热衰竭常发生于老人、儿童和慢性病患者。严重热应激时,由于体钠和体液丢失过多,引起循环容量不足所致。表现为多汗、乏力、无力、头昏、头痛、恶心、呕吐和肌痉挛;可有明显的脱水征:心动过速、直立性低血压或晕厥。体温轻度升高,无明显中枢神经系统损伤。检查可见血细胞比容增高、高钠血症、轻度氮质血症和肝功能异常。热衰竭是热痉挛和热射病的中介过程,如治疗不及时,可发展成热射病。

热射病主要表现为高热(直肠温度$\geqslant 41$℃)和神志障碍。早期受影响的器官依次为脑、肝、肾和心脏。临床上分为劳力型和非劳力型两种。劳力型为高温环境下体内热源产生过多所致,多在高温、湿度大和无风的环境中进行中体力劳动或剧烈的体育运动时发病。患者多为平素健康的年轻人,在从事中体力劳动或剧烈运动后数小时发病,约 50% 大量出汗。非劳力型为高温环境下体温调节功能障碍引起散热减少所致,多见于居住拥挤和通风不良的城市年老体弱的居民。

14.3.1.2　救护与预防

1　救护　不论何种中暑类型和病因,治疗基本措施相同。

首先应对患者进行降温处理,高热患者应在 1 h 内使直肠温度降至 37.8~38.9℃。可采用体外降温、体内降温和药物降温等措施救护。将患者转移到通风良好的低温环境,脱去衣服,同时进行皮肤按摩以促进散热;无循环虚脱的患者可用冷水擦浴或将躯体浸入 27~30℃冷水中散热降温;对有循环虚脱者采用蒸发散热降温,如使用 15℃冷水反复擦拭皮肤,同时使用电风扇或空调降温。体外降温无效者可用冷盐水进行直肠或胃灌洗。出现并发症,按相关疾病进行处理。

2　预防　强化暑期卫生教育,改善年老体弱者、慢性病患者及产褥期女性的居住环境。有慢性心血管、肝、肾疾病和年老体弱者避免从事高温作业。在高温环境中停留 2~3 周时,应饮用含钾、镁和钙盐的防暑饮料,或/和口服解暑药物(如人丹、十滴水等)。炎热夏季穿着宽松透气的浅色服装,避免穿紧身绝缘的服装。经常饮用绿豆汤、鲜苦瓜去瓤后煎水服用等预防中暑。中暑恢复后数周内,避免室外剧烈活动和暴露阳光。

14.3.2　淹溺

人浸没于水或其他液体后,液体充满呼吸道及肺泡或反射性地引起喉痉挛发生窒息和缺氧,处于临床死亡状态(呼吸和心跳停止)称为淹溺(drowning)。浸没后暂时性窒息,尚有大动脉搏动,经处理后至少存活 24 h,或浸没后经紧急处理后心肺复苏存活者称近乎淹溺。约 90% 淹溺者发生于淡水,其中 50% 发生于游泳池。淹溺是世界上最常见的意外死因之一。在国内,淹溺是意外伤害死亡的第 3 位原因。

14.3.2.1　表现

淹溺者出现神志丧失、呼吸停止或大动脉停止搏动,处于临床死亡状态。近乎淹溺者表现个体差异较大,与溺水时间长短、吸入水量多少、吸入介质性质和器官损伤严重程度有关。近乎淹溺者可有头痛或视觉障碍、剧烈咳嗽、胸痛、呼吸困难和咯粉红色泡沫样痰。溺入海水者口渴感明显,最初几小时可有寒战和发热。淹溺者口腔和鼻腔内充满泡沫或泥污、皮肤发绀、颜面肿胀、球结膜充血和肌张力增加;有烦躁不安、抽搐、昏睡和昏迷等精神状态改变;呼吸浅表、急促或停止;腹部隆胀、四肢厥冷;心律失常、心跳微弱或停止;肺部可闻及干、湿啰音。

14.3.2.2　急救与预防

对淹溺者首先应进行现场急救。尽快将溺水者从水中救出;采取头低俯卧位进行体位引流,迅速清除口腔、鼻腔中的污水、污物、分泌物及其他异物;拍打背部促使呼吸道液体排出,保持呼吸道畅通。

必要时控水(指采用头低脚高体位,将溺水者呼吸道和消化道中的水控出来)。方法是将溺水者俯卧,用衣服卷(或小木凳、大石块、反扣的铁锅等)垫于溺者腹下,可达到控水目的。如手边无任何设备或工具,可采用简易控水法,即救护者一膝跪地,另一腿屈膝,将溺者腹部置于抢救者膝盖上,在溺者背部按压几次(图 14.8),如无水吐出,应立即进行人工呼吸。

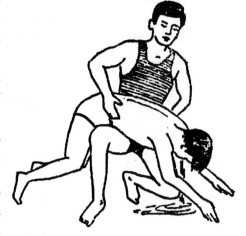

对心跳呼吸停止者,立即现场施行心肺复苏(如胸部挤压、人工呼吸等)。心肺复苏期间常会发生呕吐,应注意防止呕吐物被误吸。有条件时进行气管内插管或吸氧。

尽快将溺水者送院救治,转移运送过程中应继续进行心肺复苏。进入医院后,给予进一步生命支持,如供氧(吸氧或酌情使用呼吸机机械通气)、复温、脑复苏;并对并发症予以适当处理。

为预防淹溺发生,对从事水上作业者应进行体格健康检查;有慢性病或潜在疾病者避免从事水上工作或运动;下水作业前不应饮酒;经常进行游泳、水上自救等训练;下水前充分做好准备活动;避免在情况复杂的自然水域游泳,或在浅水区潜泳或跳水等。

图 14.8　简易控水法

14.3.3　电击

电击(electrical injury)是指一定量的电流或电能(静电)通过人体,引起不同程度的组织损伤或器官功能障碍,甚至死亡,俗称触电(electrical shock)。电击包括低压电(≤380 V)、高压电(>1 000 V)和超高压电或雷击(电压>10^8 V 或电流>$3×10^5$ A)。其中 500 V 以下的交流电流比直流电流的危害更大。绝大多数电击发生于男性青年或电工。电击常见的原因是人体直接接触电源,或在高压电、超高压电场中,电流或静电电荷经过空气或其他介质电击人体。雷击多发生在农村旷野。

14.3.3.1　表现

轻度电击者出现惊恐、心悸、头晕、头痛、痛性肌肉收缩和面色苍白等。高压电特别是雷击者,常发生意识丧失、心搏和呼吸骤停。如不及时复苏常发生死亡。触电部位皮肤组织烧伤。电击后 24～48 h 常出现如心肌损伤、严重心律失常和心动功能障碍、吸入性肺炎或肺水肿;消化道出血或穿孔、麻痹性肠梗阻等多种并发症及后遗症。大约半数电击者有单侧或双侧鼓膜破裂,听力丧失等。孕妇电击后常发生流产、死胎或宫内发育迟缓。

14.3.3.2　急救与预防

发现电击后立即切断电源,用绝缘物将患者与电源隔离。对心跳、呼吸停止者立即进行人工呼吸和胸外心脏按压,挽救患者生命。昏迷或休克时,可针刺人中、十宣、涌泉、合谷等穴位抢救。在急救的同时,应尽快就近送往医院进一步救治。对所有电击者应连续 48 h 心电监测,以便发现迟发性心律失常。心律失常者选用心律失常药治疗。同时注意急性肾衰的防治和外科问题处理。

普及宣传用电常识。经常对所用电器和线路进行检查和维修。雷雨天气不宜打伞、骑摩托车或自行车外出,不应进行游泳或其他水上运动,切勿站在高处或在田野上走动或在树下避雨,不能接触天线、水管或铁丝网,远离带电设备等。

14.3.4　烧伤与烫伤急救

烧伤与烫伤在日常生活中极为常见,处理不当,常会导致严重的并发症。

14.3.4.1　烧伤分级

根据烧伤程度不同,临床上将烧、烫伤分为三级:Ⅰ度烧伤,仅伤及表皮,伤部皮肤发红、肿胀、感觉火辣辣的疼痛;Ⅱ度烧伤;烫烧伤深达真皮层,伤部皮肤可出现水泡、发热,感觉疼痛难忍。Ⅲ度烧伤;烧伤深度可达肌层或更深,受伤部位皮焦肉烂。

14.3.4.2　烧伤现场急救

在急救烧烫伤患者时,应按灭、查、治、防、送等步骤进行。

1　灭(火) 灭是指采用各种有效措施灭火,使伤员尽早脱离热源,缩短烧伤时间。热水烫伤者应立即脱去被热水浸渍的衣服,将烫伤部位迅速置于冷水中浸泡降温,以减少组织损害。化学烫伤者,立即用大量的流动水冲洗,以除去或稀释身体上的化学物质,防止继续损害皮肤和吸收中毒。

2　查(病情)　查即检查伤员烧烫伤部位、程度、有无并发损伤等。

3　治(烫伤)

(1) 急救处理

不论伤情轻重,都要及时救治。常用的急救方法有冷水冲洗、饱和氯化钠(食盐)溶液湿敷、刺破伤部水泡等。

冷水冲洗:适用于Ⅱ度及以下、中、小面积的烧烫伤,尤其适合于四肢烧烫伤紧急处理;大面积深度烫伤禁用此法。发现有人被烫伤后立即用冷水冲洗伤部,会使烧伤程度有不同程度的改善(烧伤后 30 min 内有效)。将烫伤部位置于自来水龙头下或流水中浸泡,水温以 20℃左右为宜。

饱和氯化钠(食盐)溶液湿敷:饱和氯化钠溶液用于烧伤、烫伤创面,不仅能防止创面感染,还能保护受伤的组织细胞,有利于伤口愈合。如在伤后立即用饱和氯化钠溶液湿敷创面,可明显减轻伤情,使浅Ⅱ度烧伤不起水泡,并有明显止痛作用。家庭或现场,饱和氯化钠溶液配制方法是用凉开水或自来水 2 份加氯化钠(食盐)一份,混匀即可。小面积烧烫伤,可选用适当大小的纱布(厚 4~6 层)在饱和氯化钠溶液中浸湿后敷在创面上,再用无孔的油纱布覆盖其上(减慢水分蒸发),然后用无菌敷料包扎。每天更换 2~3 次盐水敷料。稍大面积的烧烫伤,早期先行湿敷,并随时更换,待渗出期过去后再行包扎。

刺破伤部水泡:Ⅱ度烧烫伤创面出现大的水泡时,可先用生理盐水(0.9%氯化钠溶液)或自来水洗净创面,再用已在火焰上消毒过的针刺破水泡,在局部涂上紫药水,干后再涂 1 次,共计 4~5 次后再行包扎。对于手、脚部位烫伤,包扎时须将指(趾)分开包扎或在指(趾)间夹上无菌纱布,以防指(趾)相互粘连。创面包扎后,如没有异味、患者无发热,说明创面未发炎、无化脓,经 7~14 d 后打开包扎检查。

(2) 简易治疗

对一般轻度烧烫伤,不需住院治疗者,可酌情选用以下简易方法之一予以治疗。

1) 寒水石 9 g、生石膏 15 g、川军 9 g、杜仲炭 9 g、生黄柏 9 g 共碾细分,用香油调成糊状涂于创面。

2) 高粱米用砂锅炒成焦黄色后碾成细粉,加水少许,用香油调成糊状。用时先以 1/1 000 新洁尔灭溶液消毒创面,形成水泡时应先将水泡刺破,较大的水泡可剪除泡皮充分暴露创面,再将药膏涂于创面。创面可不包扎,已化脓的创面每日或隔日清洗、换药 1 次。

3) 大黄碾末,用香麻油调成糊状,每日早晚敷于创面。

4) 当创面发生感染时,可选用内托生肌散(处方:生黄芪 20 g、生甘草 60 g、乳香 4.5 g、没药 4.5 g、生杭芍 60 个、天花粉 90 个、丹参 45 g 共碾细末、混匀,9 g/次,每日三次)口服治疗或口服抗生素治疗。

4　防(并发症)　应注意防止其发生休克、窒息、创面污染等。烧烫伤后,患者常可因疼痛、恐惧而发生休克,可酌情给予镇痛药。伤员口渴要水,可给予少量淡盐水多次饮用;忌单喝大量白开水或糖水,以防发生胃扩张或脑水肿。呼吸道烧伤者应注意口腔、鼻腔清洁,及时清除口腔和鼻腔内的异物,随时清除分泌物,保持呼吸道畅通。

5　送(医院救治)　将伤员迅速送离现场,重伤员送往医院救治。护送时随时注意病情变化,心跳、呼吸停止的伤员应及时进行人工呼吸和实施胸外心脏按压术抢救。如伤员神志清醒,可口服抗生素预防感染。

14.3.5　气管异物急救

气管内异物多因在进食、口含物品时说笑或小儿哭闹深吸气时将异物吸入,也可发生于昏迷、醉酒等患者。异物可以是外来物,如花生米、豆、米粒、果核等,也可来自本身,如血块、呕吐物、假牙等。

14.3.5.1　表现特点

当异物进入气管时,患者可出现呛咳、咳血、气急、气喘、声嘶、呼吸困难,如呼吸道完全阻塞时可立即窒息死亡。

14.3.5.2　急救方法

1　成人气管异物排出方法

(1) 立姿

如患者神志清醒,可选择立姿,迅速按以下方法抢救:① 叩背法:抢救者立于患者一侧偏后处,一手置患者胸部,用另一只手掌根在患者肩胛骨之间的脊柱上迅速叩击 4~5 下。叩击前尽量使患者头低于胸部,以利于异物排出(图14.9)。② 腹部挤压法:抢救者立于患者背后,双臂合抱患者腰部,一只手紧握住另一只手的拳头,使拳拇指指向患者腹部;抢救者双臂用力向内上连续挤压 4~5 次(图 14.10)。③ 冲击胸部法:对肥胖和晚期妊娠者,可采用胸部冲击法。抢救者立于患者后背,双臂通过患者腋下直接抱住患者胸部,一只手的拇指侧位于患者胸骨中部,另一只手握拳,猛然向后给予4～5次冲击(图14.11)。

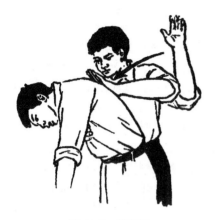
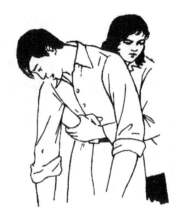
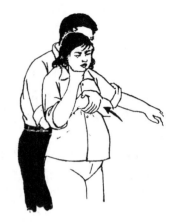

　　　图14.9　叩背法　　　　　　　　　图14.10　腹部挤压法　　　　　　　图14.11　冲击胸部法

(2)卧姿

　　对于丧失神智的患者,应采取卧姿排出气管异物。① 叩背法:使患者侧卧位,面向抢救者,抢救者一手固定患者肩部,另一手掌根在患者肩胛骨间的脊柱上猛叩4～5次(图14.12);② 腹部挤压法:置患者于仰卧位,抢救者跪于患者髋部一侧,畅通患者气道之后,一只手掌根顶住患者上腹部,另一只手重叠其上,向上内猛冲挤4～5次(图14.13);③ 冲击胸部法:置患者于仰卧位,双膝屈向腹侧,打开患者气道。抢救者一只手掌根置患者胸骨下1/2处,另一只手重叠其上,向下连续冲挤4～5次(图14.14)。

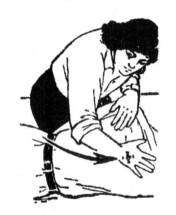
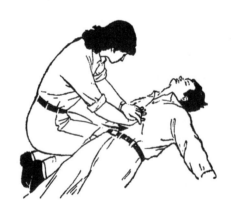
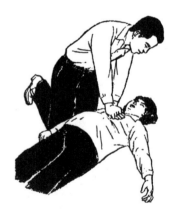

　　　图14.12　卧姿叩背法　　　　　　图14.13　仰卧腹部挤压法　　　　　　图14.14　仰卧冲击胸部法

　　2　婴幼儿气管异物排出方法　使婴幼儿头部低于躯干、俯卧于抢救者前臂上,抢救者的手必须围绕婴儿的下颌与胸部(用以支持婴儿、防止失手),另一只手的食指和中指在婴儿两肩胛骨之间迅速拍击4～5次;然后将婴儿翻转,仰卧在另一手的前臂上,连续快速冲击胸部4～5次(图14.15)。

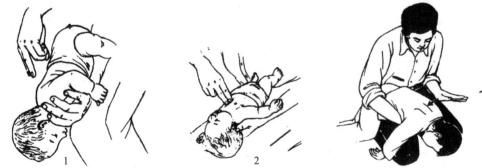
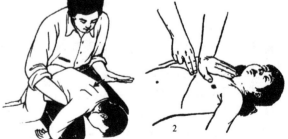

　　　图14.15　婴幼儿气管异物排出法　　　　　　图14.16　儿童气管异物排出法

　　3　儿童气管异物排出方法　抢救者跪地,将儿童横放于大腿上,使患儿头部低于躯干,再用比婴儿稍大的力量拍击背部 4～5 次;然后抢救者扶住患儿头部和背部,将儿童翻转过来仰卧于地板上,以类似婴幼儿胸外按压手法,用一只手掌根连续冲击胸部 4～5 次(图 14.16)。

14.3.6　急性腰扭伤

急性腰扭伤也称闪腰岔气,是一种由于活动姿势不正、用力不当、过度负重、外力撞击等原因引起的软组织损害上性疾病。

1　临床表现　扭伤后腰部出现疼痛、活动受限、咳嗽、活动时疼痛加重。检查可见患部肌肉紧张,有明显压痛及牵涉痛;扭伤部位无瘀血、血肿及肿胀现象。

2　治疗方法　较重的急性腰扭伤者需卧硬板床休息,在不加重腰部损伤的情况下,可适当进行活动。

可采用针灸、内服外敷、穴位按压、药酒穴位按摩、推拿等方法治疗。

内服药物可选用跌打丸、云南白药、沈阳红药等舒筋活血中药口服,外敷消炎镇痛膏、活血止痛散、跌打红花油等。

也可采用指压姜灸法治疗。具体做法为:① 先在痛区找到明显的压痛点,然后用拇指按压于痛点上(指面与按压部位呈 45°～90°角),按压时由轻渐重,当患部感到酸胀时,再持续按压 1～2 min,将手指缓慢放松,稍停后再次按压,反复 5～7 次;② 用拇指指尖实施掐法,操作逐渐加重但不要突然用力,持续 1 min 后逐渐减轻,并用手指按揉片刻以缓解掐后带来的不适;③ 取铜钱厚生姜 1 片,用粗针刺若干小孔,将姜片放在痛点,再取黄豆大小的艾炷放在姜片上点燃施灸(如姜片被烤干皱缩可更换一片),一般 4～6 片;④ 灸毕,用手掌或大、小鱼际在痛点缓和揉动片刻,伤者即可下床活动。

(徐爱玉)

第 15 章　生活与健康

　　所谓健康,实际上不单纯指躯体的强壮和没有疾病,或者没有营养不良的虚弱现象,而应该是具有身体的健康,心理健康和精神世界的健康。由此可见,生活方式、饮食营养、心理状态、生活环境等都会对人们的健康产生一定的影响。

15.1　人体的营养需求与健康

　　食物在体内经消化、吸收、代谢,促进机体生长发育、益智健体、抗衰防病、益寿延年的综合过程称营养(nutrition)。营养素(nutrient)是指食物中一些维持机体正常生长发育、新陈代谢所必需的物质(营养物质)。食物(food)是指各种供人食用或者饮用的成品和原料,以及按照传统既是食品又是药品的物品(不包括以治疗为目的的物品)。营养价值(nutritive value)是指食物中所含热能和营养素能够满足人体需要的程度,包括营养素是否种类齐全,数量是否充足和相互比例是否适宜,并且是否易被人体消化、吸收和利用。平衡膳食指膳食中所含营养素不仅种类齐全、数量充足,且配比适宜,既能满足机体生理需要,又可避免因膳食构成的营养素比例不当,甚至某种营养素缺乏或过剩所引起的营养失调。

　　人类对于食物共同的、最基本的营养要求,也是食物所具备的营养功能,包括:① 供给能量、维持体温,并满足生理活动和从事生活劳动的需要;② 构成细胞组织、供给生长发育和自我更新所需要的材料,并为制造体液、激素、免疫抗体等创造条件;③ 保护器官机能、调节代谢反应,使机体各部分工作能协调地正常运行。人体所需的营养素有几十种,可概括为七大类,即蛋白质、脂肪、碳水化合物、无机盐、维生素、水和食物纤维。各类营养素主要功能如下:

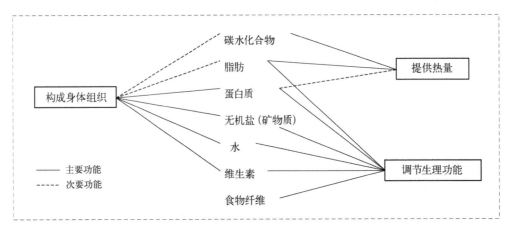

图 15.1　各类营养主要功能

　　合理营养就是在卫生的前提下,合理地选择食物和配膳食物,合理地贮存、加工和烹调食物,使食物中营养素的种类、数量及比例都能适应人们的生理、生活和劳动的实际需要。其核心是营养素要"全面、平衡、适度"。因此,合理的营养应包括:① 按照热量和营养素的供给标准选择食物种类和数量,组成平衡膳食,充分满足机体的需要;② 食物的色、香、味、形、质和多样化来满足人们不同的嗜好和要求,并从中得到美的享受;③ 一定的容积和饱腹感;④ 配膳应注意季节变化和照顾饮食习惯。

　　营养不良(nutritive disorder)指由于一种或一种以上营养素的缺乏或过剩或各种营养素比例失衡所造成的机体健康异常或疾病状态。营养失衡、过度或不足都会给健康带来不同程度的危害,如饮食无度、营养过剩可导致肥胖病、糖尿病、胆石症、高血压及其他心血管疾病,还可成为某些肿瘤和多种疾病的诱因,严重影响健康。而营养缺乏所产生的影响更为复杂、严重而深刻,涉及优生优育、劳动能力、免疫功能、预期寿命等各个方面。

　　营养状况可决定人体的机能状态,关系到脑力和体力劳动能力、竞技状态和运动成绩等方方面面。营养与健康的关系日益为人们所重视,并已成为现代营养学的一项重要内容。越来越多的研究表明,一些慢性病如心脑血管疾病、糖尿病等与膳食营养关系密切,膳食因素是这些疾病的重要成因,也是预防和治疗这些疾病的重要手段。因此,WHO强调在社区中采用改善膳食和适当体力活动为主的干预措施来防治多种慢性病。

15.1.1 人体需要的基础营养

15.1.1.1 能量

能量需要量是指维持机体正常生理功能所需要的能量,即长时间保持良好的健康状况、具有良好的体形、机体构成和活动水平的个体达到能量平衡,并能胜任必要的经济和社会活动所需要的能量摄入。能量的食物来源为碳水化合物、脂肪、蛋白质,这些营养素普遍存在于各种食物中。动物性食物一般比植物性食物有较多的脂肪和蛋白质,植物性食物中粮食以碳水化合物和蛋白质为主;油料作物有丰富的脂肪,其中大豆含大量油脂与蛋白质;水果、蔬菜类一般含能量较少(坚果例外),但含有丰富的维生素、膳食纤维和无机盐。

1 基本概念 能量系数:以每克产能营养素在体内充分氧化时所释放的热量来表示。3种产能营养素的生理有效能即能量系数为,糖类=4 kcal/g,蛋白质= 4 kcal/g,脂肪= 9 kcal/g。

基础代谢:指当机体处于清醒、静卧(不受肌肉活动和神经紧张的影响)和空腹状态下(饭后 12～14 h,不受食物特殊动力作用)以及一定环境温度(20℃±)下维持生命所必需的最低热能需要量。

基础代谢率(BMR):即单位时间内,人体每平方米体表面积所消耗的基础代谢能量。通常女性 BMR 约比男性低5%。一般情况下 BMR 所消耗的能量为 1 kcal/(kg·h);因而基础代谢的简单计算方法为:1 kcal × 24 h ×kg 体重。

食物特殊动力作用:指由于摄取食物而引起机体能量代谢额外增加,即进食后机体向外散失的热量比进食前有所增加的现象。

2 决定人体能量消耗的因素与能量需要 人体的能量需要主要取决于以下因素:① 维持基础代谢所需要的能量。影响基础代谢能量消耗的因素包括体表面积和体形、年龄及生理状态、性别因素、种族、营养状态、疾病及内分泌等。② 体力活动的能量消耗(运动的生热效应)。体力活动一般包括职业活动、社会活动、家务活动和休闲活动等。③ 食物特殊动力作用的能量消耗。食用普通混合膳食时,食物特殊动力作用相当于每日基础代谢的10%或全日总能耗的 6%,约150～200 kcal 的能量。④ 正在生长发育的机体需额外能量维持机体的生长。

人体的能量[kcal/(kg·d)]需要量大致如下:3 个月内的婴儿为 120,3～5 个月婴儿为 115,6～8 个月婴儿为 110,9～11 个月婴儿为 105;1～3 岁幼儿为 100;大于 3 岁后,每增加 3 岁,每千克体重所需热能减去 10 kcal;成年人所需能量为 42。成年期在 20～39 岁时段基础代谢比较稳定,一般以这个时期热能供给量为标准。年龄大于 40 岁,一般以 10 年为一段,依次分别递减 5%、10%、20%和 30%。

3 能量代谢失衡 长期能量摄入不足,机体会动用储存的糖原、脂肪及蛋白质产能,发生蛋白质产能消耗性营养不良,主要表现为消瘦、贫血、神经衰弱、皮肤干燥、脉搏迟缓、工作能力与注意力下降、体温降低、抵抗力减弱、儿童出现生长停顿等。

长期能量摄入过多,多余的能量转化成脂肪,会造成人体超重或肥胖,血糖升高、脂肪沉积、肝脂增加、肝功能下降;过度肥胖可造成肺功能下降,易导致组织缺氧。肥胖并发症主要有脂肪肝、糖尿病、高血压、胆结石、高血脂、多种心脑血管疾病及某些癌症。

15.1.1.2 各种营养素的生理作用及适宜摄入量

1 碳水化合物 碳水化合物(糖类)通式为$(C_1H_2O_1)_n$,是谷类、薯类、某些豆类及蔬菜水果的主要组成分,对人体有多种重要的生理功能,是人类主要的供能物质。食物中的碳水化合物可分为两大类:一类是人类机体的消化能力可利用的碳水化合物,如葡萄糖、果糖、蔗糖、麦芽糖、乳糖、淀粉、糖原等;另一类很难或不能为人体所利用,如果胶、树胶、海藻酸盐、半纤维素、纤维素,这类碳水化合物对人类的消化过程具有重要而有利的影响。

糖类的主要功能:① 为机体提供生命活动所需的能量,一般供能约占全日总能的55%～65%。② 抗生酮作用,缺乏碳水化合物,脂肪在体内大量不完全氧化代谢而形成酮体(包括丙酮、β-羟丁酸和乙酰乙酸),酮体在体内达到一定浓度即发生酮症。③ 当蛋白质与碳水化合物一起被摄入时,可增加 ATP 的形成,有利于氨基酸的活化以及合成蛋白质,节省蛋白质消耗。④ 摄入足够的碳水物可增加肝糖原的贮存,提高机体对毒物的解毒能力,保护肝脏少受化学药品的毒害。⑤ 提供膳食纤维,膳食纤维吸水力很强,可促进胃肠蠕动;吸附肠道中胆酸使之由粪便排出,从而使血清胆固醇下降、减少胆固醇沉积在血管壁的量,利于防止动脉硬化;可使糖尿病患者血糖含量降低及改善症状。⑥ 有些低聚糖(由 2～10 个单糖通过糖苷键连接形成)具有调节肠道微生物群结构与功能的作用,增强机体免疫力,防止肥胖症和预防龋齿。人们将这些低聚糖称为功能性低聚糖(如水苏糖、棉籽糖、异麦芽酮糖、乳酮糖、低聚果糖、低聚木糖、低聚半乳糖、大豆低聚糖、香菇多糖、茶多糖等)。

2 脂肪和其他脂类 脂类是一大类疏水化合物,包括中性脂肪(三酰甘油)和类脂(包括磷脂、鞘脂、糖脂、固醇和脂蛋白等),也包括脂溶性维生素)两大类,在活细胞结构中有极其重要的生理作用。脂肪是自然界最丰富的脂类,日常食用的动植物油脂如猪油、牛油、豆油、花生油、棉籽油和菜籽油等脂肪含量占 98%。

人体内的脂类物质包括贮存脂、结构脂和血浆脂蛋白。贮存脂主要是存在于人体皮下结缔组织、腹腔大网膜、肠系膜等处的三酰甘油,是体内过剩能量的贮存形式。脂肪细胞贮存的三酰甘油可达细胞体积的 $80\% \sim 90\%$。人体长期摄能过多、活动少少,可使贮存脂增加,人体发胖。结构脂存在于细胞膜和细胞器中,主要成分为磷脂、鞘脂及胆固醇等,在各器官和组织中含量比较恒定,即使长期饥饿也不会被动用。磷脂是所有细胞的组成分,胆固醇是人体细胞的重要组成分,在体内有重要生理功能。血浆脂蛋白也称载脂蛋白,在血浆中起到脂类运输作用。

有几种多不饱和脂肪酸在人体内不能合成,必须由食物提供,因而称为必需脂肪酸。目前确认的是亚油酸和 α-亚麻酸。必需脂肪酸是组织细胞的组成成分,合成前列腺素的前体(花生四烯酸),与类脂代谢关系密切,是维持正常视觉功能不可缺少的物质,与动物精子形成有关,有保护由于 X 射线、高温引起的一些皮肤伤害作用。

脂类是机体的"燃料仓库",饥饿时机体首先消耗糖原、体脂,保护蛋白质不被消耗。人体细胞除红细胞和中枢神经系统外,均能直接利用脂肪酸作为能量来源。脂类为机体提供必需脂肪酸,构成身体组织细胞结构成分,协助脂溶性维生素吸收利用。

油脂中必需脂肪酸含量高、脂溶性维生素高,其营养价值也高。植物油是亚油酸的主要来源。膳食中脂肪的推荐摄取量因年龄、季节、劳动性质和生活水平而定,一般认为油脂提供的能量至少应占每日总能量的 20%。油脂主要来源于各种植物及动物脂肪,一般认为动物油脂与植物油混合使用有利于健康。原则上应提供适量的必需脂肪酸。

3 蛋白质 蛋白体生命体存在的形式。蛋白质是构成生物细胞的重要成分,是完成各种生命活动不可缺少的组成部分。成年人体内约含 16.3% 的蛋白质,机体生长发育需要蛋白质组成新的细胞组织,生物体内起催化和调节机能作用的绝大部分酶是蛋白质,含氮激素(如生长激素、促甲状腺激素、肾上腺素、胰岛素等)的成分也是蛋白质或其衍生物,机体体液免疫主要由蛋白质(抗体和补体)来完成,体内各种物质的运输离不开蛋白质,遗传信息的表达同样受到蛋白质的控制。当碳水化合物或脂肪供能不足,或蛋白质摄入量超过体内蛋白质更新的需要时,蛋白质也是热能来源。因此,蛋白质是人体不可缺少的营养素。

各种食物中蛋白质的组成成分不同,因而其营养价值也不一样。总的说来,评价食物中蛋白质营养价值高低是从"量"和"质"的角度来进行综合评价。通常将营养价值较高的蛋白质称为完全蛋白质或优质蛋白质(氨基酸组成比例与人体蛋白相似,含有全部必需氨基酸,作为膳食中唯一的蛋白质来源时能维持动物的生存并能促进幼小动物的生长发育),如蛋、乳、鱼、肉和大豆等。将营养价值较低的蛋白质称为不完全蛋白质(缺乏部分或全部必需氨基酸,氨基酸组成不平衡,作为膳食中唯一的蛋白质来源时可维持动物生存,但不能促进生长发育),如一般植物性食品及由结缔组织而来的胶原蛋白等。人体蛋白质主要由 20 余种氨基酸组成,其中有 8 种氨基酸(亮氨酸、异亮氨酸、赖氨酸、蛋氨酸、苯丙氨酸、苏氨酸、色氨酸、缬氨酸)是人体不能合成而必须由食物供给,称之为必需氨基酸。

蛋白质生理需要量是指维持生命和保证生长发育所需要的蛋白质量。人体摄入的蛋白质量最少应保持蛋白质生理需要量水平,才能维持人体正常的生理功能。膳食中蛋白质供给量应在生理需要量上加一定的安全系数,以消除个体差异和食物蛋白品质优劣不同,维持机体高度的健康水平和工作能力。WHO 推荐蛋白质安全摄取量(以优质蛋白计)为 0.75 g/(kg·d)(可满足人群中 97.5% 个体的需要)。我国膳食蛋白质来源多为植物性,其质量和消化率不如动物蛋白,推荐标准为 $0.9 \sim 1.2$ g/(kg·d)。

4 无机盐(矿物质)和水 人体具有一定的化学组成,这些元素在体内按严格的规律和方式,有条不紊地进行一系列互相联系的生物化学反应,其中 C、H、O、N 构成有机物质和水(约占体重的 96%),其余为人体功能所必需的无机元素,称无机盐。无机盐既不能在人体内合成,也不能在体内代谢过程中消失(除排泄外)。基于在体内的含量和膳食中需要不同,人们将无机元素分为两类:① 常量元素(Ca、P、S、Na、K、Cl、Mg 等)体内含量 >0.01%,需要量 >100 mg/d;② 微量元素(Fe、I、Cu、Zn、Se、Mo、Co、Cr、Mn、F、Ni、Si、Sn、V 等)仅含微量或超微量。其中 Fe、I、Cu、Zn、Se、Mo、Co、Cr 目前被认为是人体必需的微量元素。

钙(Ca):一般成人体内含钙量 $1\,200 \sim 1\,500$ g,其中 99% 与磷形成骨盐集中于骨和牙齿;是构成骨、齿的主要成分。其余的 1%,小部分与柠檬酸螯合或与蛋白质结合,大部分以离子状态存在于软组织、细胞液及血液中;具有调节多种生理功能的作用。身体的需要量、膳食摄入量、食物中其他成分、肠道功能状态、维生素 D 及甲状旁腺素对钙的吸收都有不同程度的影响。一般认为,维生素 D 和机体对钙的需要是决定钙吸收的主要因素。维生素 D 缺乏、钙磷比例不平衡、食物中植酸、草酸、脂肪过多等都可影响钙的吸收。正常情况下,机体可根据其需要增强或减弱对钙的吸收与排泄,使体内钙维持平衡;正在生长发育的机体应补充足量的钙质维持正钙平衡。儿童缺Ca、P、维生素D严重时可导致佝偻病,成人膳食中长期缺Ca、P、维生素D可导致骨质软化症。骨质疏松症常见于50岁上老人,特别是绝经期后妇女由于体内激素代谢失调或成年早期长期低钙膳食引起,与中老年人缺乏必要的体力活动也有关。血清钙的异常下降可导致手足抽搐症。另外,缺钙使血钙浓度降低,神经肌肉兴奋性增加,导致肠壁平滑肌强烈收缩而引起腹痛。

磷(P):正常人体含磷1%,成人体内骨中含600~900 g(约占机体总磷的80%)。磷是体内软组织结构的重要成分,作为核酸(DNA、RNA)、磷脂及辅酶的组成分,参与非常重要的代谢过程;参与形成ATP、C-P等供能贮能物质,在能量产生、传递过程中起非常重要的作用;磷酸盐组成缓冲系统,参与维持体液渗透压和酸碱平衡等。磷的吸收、代谢过程与钙相似(吸收率约为45%)。Ca/P适当,约70%可被小肠吸收。

铁(Fe):健康成人体内含铁3~5 g,其中60%~75%在血红蛋白中,约3%在肌红蛋白中,各种酶系统中不到1%,其余为贮存铁、运输铁等。铁在体内的代谢中可反复被利用,一般情况下,铁的绝对丢失量很少。铁的丢失主要通过肠黏膜和皮肤脱落的细胞,其次随汗和尿排出;女性月经也会造成铁的丢失。铁是组成血红蛋白的主要原料,还是肌红蛋白、细胞色素酶、过氧化物(H)酶的组成分,在生物氧化过程和呼吸中起重要作用。食物中供给不足会发生机体缺铁,使血红蛋白下降,引起营养性贫血和许多器官组织的生理功能异常。食物铁受胃酸作用,释放出Fe^{2+}后与肠内维生素C、某些糖及氨基酸等形成螯合物在小肠上部吸收。食物中有机酸、蛋白质、果糖、山梨醇、维生素C都能促进铁的吸收。动物铁较植物铁易吸收,食物中铁的良好来源为动物肝脏、全血、肉类及某些蔬菜(油菜、小白菜)等。牛奶是贫铁食品,蛋黄含铁丰富但吸收率不高,是婴儿良好的辅助食品。铁供给量不仅包括生长所需,也包括补偿丢失的部分。

锌(Zn):在人体含量及存在仅次于铁的微量元素,在人体中为1.4~2.3 g。一切器官都含锌;皮肤、骨骼、内脏、前列腺、生殖腺和眼球的锌含量都很丰富。血液中锌主要以含锌金属酶形式存在。发锌量可反映膳食锌的长期供给水平。锌是体内许多金属酶的组成分或酶的激活剂,与核酸、蛋白质的合成,碳水化合物和维生素A的代谢及胰腺、性腺和脑下垂体的活动都有密切关系;能维护消化系统和皮肤的健康,并能保持夜间视力正常。锌缺乏可导致生长发育停滞,食欲减退,性成熟受抑制,伤口愈合不良等。轻度缺锌状态比较常见,可从患者毛发含锌量作出诊断。

碘(I):成人体内约含碘25 mg,其中约15 mg存在于甲状腺中,其他则分布在肌肉、皮肤、骨骼中,以及其他内分泌腺和中枢神经系统。碘缺乏时甲状腺激素分泌不足,甲状腺功能减退,典型症状为甲状腺肿,头发粗糙、肥胖及血清胆固醇增加。严重缺碘不仅可发生黏液性水肿,还可遗传,使后代生长停滞、发育不全、智力低下、聋哑矮小,形似侏儒,即"呆小症"。

硒(Se):是谷胱甘肽过氧化物酶的重要组成分,与维生素E协同作用保护细胞免受过氧化作用的损伤,参加CoA、CoQ的合成,在机体代谢、电子传递中起重要作用,能调节维生素A、维生素E、维生素K和维生素C的吸收与消耗,对某些化学致癌物有拮抗作用,可提高血中抗体含量,起免疫佐剂的作用。

水(H_2O):水对人类生存的重要性仅次于氧气,成人50%~70%是水分。水是细胞的重要组成分,体内重要的溶剂、良好的体温调节剂和润滑剂。绝食者失去体内全部脂肪、半数蛋白质还能勉强维持生命,但如果失去体内含水量的20%,很快就会死亡;人体内只要损耗5%的水分而未及时补充,皮肤就会萎缩、起皱、干燥。

5 维生素 维生素(vitamin)是维持机体正常生理功能必需的一大类物质,它们化学结构不同、生理功能各异,既不能在体内合成,也不能在体内充分储存,每种维生素履行着特殊的功能,但都具以下特点:① 是天然食物的微量成分;② 是维持机体生长与健康所必需的微量成分;③ 在体内不能合成或合成数量较少,也不能充分贮存,必须经常由食物来供给;④ 当膳食中缺乏维生素或吸收不良时,可产生特异的营养缺乏症。

维生素A(抗干眼病维生素)与视觉有关,可保护夜间视力;维护上皮组织健康、增强对疾病的抵抗力;促进人和动物的正常生长;有促进生长发育、维护骨骼健康及正常嗅觉和听力,抗癌与促进动物生殖力的作用等。

维生素A缺乏最常见的临床体征是夜盲症(夜间视力下降、暗适应力下降)和干眼病。此外,缺乏时还可影响女性卵巢功能使排卵下降,男性睾丸萎缩和精子发育不良等。维生素A不足常与蛋白质-能量营养不良、脂肪摄入过低、脂质吸收不良综合征和发热疾病等相伴。

长期或一次摄入过量维生素A可在体内蓄积引起慢性或急性中毒。维生素A仅存在于动物食品中,以肝、蛋、奶和鱼为最好的来源,鱼肝油中含量很高,可作为婴幼儿的补充来源。植物性食物中,红黄色、绿叶菜和某些水果(如胡萝卜、黄色南瓜、深绿色叶菜、玉米、番薯、木瓜和柑橘等)都有丰富的胡萝卜素,在体内可转化为维生素A。

维生素D(抗佝偻病维生素)是类固醇的衍生物,具有活性的化合物约10种,以维生素D_2和维生素D_3最为重要。维生素D生理功能主要是参与钙磷代谢,促进其在体内的吸收,作用于骨骼组织,影响钙磷在骨组织的沉积。膳食中缺维生素D或人体缺乏日光照射,钙磷的吸收受影响,血中钙磷下降,不但骨骼生长发生障碍,同时也影响肌肉和神经系统的正常功能。严重时儿童发生佝偻病,成人缺维生素D可发生骨质疏松症等。

　　主要存在于动物肝脏、鱼肝油和禽蛋中，及含脂肪丰富的海鱼和奶油中。奶类和瘦肉中维生素 D 不高，以奶类为主食的小儿需适当补充鱼肝油，以利生长发育，但不可过量。维生素 D 的需要量取决于膳食中的钙磷浓度、个体生长发育的生理阶段、年龄、性别、日照程度以及皮肤的色素沉着量。

　　维生素 E(生育酚)是高效抗氧化剂：可抑制不饱和脂肪的氧化，保护生物膜免遭过氧化物的损害；与硒协同作用保持细胞膜和细胞器的完整性和稳定性；能保护某些含巯基的酶不被氧化；影响性器官成熟及胚胎发育；能提高免疫力，预防衰老；维护骨骼肌、心肌、平滑肌和心血管系统的正常功能。如长期缺乏维生素 E，血浆中维生素 E 浓度下降，RBC 溶解和寿命缩短，出现溶血性贫血。摄入大量维生素 E 可能干扰维生素 A 和维生素 K 的吸收。

　　维生素 K(凝血维生素)是一类能促进血液凝固的甲基萘醌衍生物。缺乏维生素 K 时，肝脏所产生的凝血酶原、血中几种凝血因子均下降，致使出血后血液凝固发生障碍，轻者凝血时间延长，重者可有显著出血情况(皮下出现紫斑或瘀斑、鼻衄、齿龈出血、创伤后流血不止，有时还会出现肾脏和胃肠道出血)。长期注射维生素 K 可增加甲状腺分泌活性，患甲状腺毒症的人，血中凝血因子含量下降，给予维生素 K 可纠正。

　　维生素 B₁(硫胺素)广泛分布于整个动植物界，并以多种形式存在于食品中。一般烹调温度下不易破坏(损失 25%)，但在压力锅和碱性溶液中极易破坏，酸性液中加热至 120℃亦不失生理效能。干烤或油炸食品损失较多。亚硫酸盐可破坏维生素 B₁。谷类过分碾磨精细或烹调前淘洗过度都会造成维生素 B₁ 的大量损失。饮入大量酒精也会影响维生素 B₁ 的吸收与利用。缺乏症典型症状为脚气病，可分为成人型脚气病和婴儿型脚气病；主要症状为多发性神经炎、消瘦或水肿及心脏功能紊乱。由于酗酒引起的维生素 B₁ 严重缺乏症为脑性脚气病综合征(Wernicke 脑病)，主要症状为神经组织受损、出现记忆力消失、眼球震颤、精神错乱等症状，如未及时治疗，常死于心力衰竭(死亡率达 90%)。

　　维生素 B₂(核黄素)身体内贮存维生素 B₂ 的能力有限，每日需从膳食中摄取一定量。排泄基本上通过尿，并与摄入量成正比。此外，汗液中也可排出少量维生素 B₂。维生素 B₂ 在自然界中分布不广，动物肝肾心等内脏组织较其他食物多。维生素 B₂ 烹调损失大，应注意食物选配。维生素 B₂ 与特定蛋白集合形成黄素蛋白，促进蛋白质、脂肪和碳水物的代谢；促进生长，维护皮肤和黏膜的完整性。对眼的感光过程、晶体和角膜呼吸过程具有重大作用。缺乏时，会妨碍细胞的氧化作用，物质和能量代谢发生障碍，可引起多种病变如唇炎、舌炎、角膜炎、口角炎、脂溢性皮炎、巩膜充血、视力疲劳(影响夜间视力)等。

　　烟酸(Vit PP)包括烟酸和烟酰胺，在生物氧化中起递氢体作用。可维护皮肤、消化系统及神经系统的正常功能；可降低血胆固醇。缺乏时糖代谢受阻，神经细胞得不到足够的能量，使神经功能受影响；发生癞皮病，症状为皮炎、腹泻及痴呆。

　　维生素 B₆ 包括吡哆醇、吡哆醛和吡哆胺。磷酸吡哆醛与蛋白质、脂肪代谢关系密切，是能量产生、中枢神经系统、血红蛋白合成及糖原代谢中所必需的辅酶。维生素 B₆ 缺乏会引起蛋白质、氨基酸代谢异常，表现为贫血、抗体下降、皮肤损害(特别是鼻尖)、婴幼儿惊厥等。

　　叶酸主要功能是作为一碳单位的载体参加代谢。叶酸具有造血功能，对氨基酸代谢、核酸合成及蛋白质的生物合成均有重要影响，对正常 RBC 形成有促进作用。缺乏叶酸时，RBC 中核酸合成受阻，发育成熟产生障碍，造成幼巨红细胞性贫血症；此外还可引起口炎性腹泻、智力退化和精神病。

　　维生素 B₁₂(氰钴素或钴胺素)是唯一含金属钴的维生素。维生素 B₁₂ 可提高叶酸利用率，增加核酸和蛋白质合成，以利 RBC 发育和成熟。饮食摄入不足、胃全切除、胃壁细胞不能分泌内因子，造成维生素 B₁₂ 吸收障碍，体内缺乏 B₁₂，RBC 不会正常成熟，形成大而未成熟的细胞，产生恶性贫血(巨幼红细胞性贫血)。维生素 B₁₂ 在维护神经髓鞘的代谢与功能中发挥重要作用；缺乏维生素 B₁₂ 时可引起神经、脊髓变性，并引起严重的精神症状。年幼患者可出现呕吐、嗜睡、精神抑郁、智力下降和生长发育迟缓、身材矮小等。

　　维生素 C(抗坏血酸)新鲜蔬果中含量很高，动物食品中一般较少。缺乏时表现为血管壁脆弱，通透性增加，易出现出血，还会影响骨、牙、软骨和结缔组织的功能使骨松动，易发生骨折等坏血病的典型症状；可使骨髓萎缩、生血功能下降。缺铁性贫血和巨幼红细胞性贫血用维生素 C 作辅疗，可取得良好的效果。具有抗感染和防病作用，大剂量维生素 C 作为防治感冒、长期发烧、急性克山病、大面积烧伤、急性风湿性心脏病的辅疗。在防治癌症方面有独特功用，能阻断致癌物亚硝胺生成，能合成透明质酸酶抑制物阻止癌扩散，并能减轻抗癌药物的副作用，对防治癌症有良好效果。可减轻砷(As)和重金属对肝功能的损害，常用来缓解 Pb、Hg、As、Co、甲苯等慢性中毒，被称为万能解毒剂。维生素 C 与肾上腺皮质激素的合成有关，并能降低血液中胆固醇的含量，对治疗高胆固醇血症、防止动脉粥样硬化和胆石症有一定疗效。

　　生物素(VH、VB₇ 或 CoR)是哺乳动物乙酰 CoA 羧化酶、丙酮酸羧化酶、丙酰 CoA 羧化酶等的必需辅助因子，对于细胞的生长、三大能量物质的代谢、DNA 的生物合成及各种免疫细胞正常功能起重要作用。药理剂量可降低 2 型糖尿病患者的血糖水平。临床缺乏症状主要有红斑性皮疹、鳞状脱皮、脱毛等；大多数成年患者有抑郁、嗜睡、幻觉和极端的感觉异常等精神症状；婴幼儿还可表现为生长发育迟缓。

维生素 B_3（遍多酸）作为 CoA 的成分在体内发挥作用，在物质和能量代谢中有十分重要。人体缺乏维生素 B_3 时可出现过敏，足底灼痛、肌肉痉挛、容易疲劳、胃肠道不适及肾上腺功能不全等症。

人体各种营养素适宜摄入量见表 15.1。

表 15.1　人体主要营养素适宜摄入量

	婴　儿	幼　儿	儿　童	青 少 年	正 常 成 人
碳水化合物					
脂肪					$1.0\sim1.5$ g/(kg·d)
蛋白质	$2.5\sim3.0$	$2.0\sim2.5$	$1.5\sim2.0$	$1.2\sim1.5$	$0.9\sim1.2$ g/(kg·d)
水（额外饮水）					$\geqslant1\,200$ ml/d
食盐					<6 g/d
镁					$310\sim420$ mg/d
钙	400 mg/d	600 mg/d	800 mg/d	1 000 mg/d	$800\sim2\,000$ mg/d
磷					700 mg/d
铁	100 μg/(kg·d)	100 μg/(kg·d)	$15\sim20$ mg/d	$15\sim20$ mg/d	$15\sim20$ mg/d
锌	300 μg/(kg·d)	100 μg/(kg·d)	$11.5\sim15$ mg/d	$11.5\sim15$ mg/d	$11.5\sim15$ mg/d
碘					150 μg/d
硒					50 μg/d
铜					$0.3\sim0.5$ μg/d
维生素 A	200 IU/d	400 IU/d	500 IU/d	1 000 IU/d	$600\sim1000$ IU/d
维生素 D	40 IU/(kg·d)	40 IU/(kg·d)	40 IU/(kg·d)	200 IU/d	200 IU/d
维生素 E	0.7 IU/(kg·d)	0.7 IU/(kg·d)	$10\sim14$ IU/d	$10\sim14$ IU/d	$10\sim14$ IU/d
维生素 K					$50\sim70$ μg/d
维生素 B_1	0.12 mg/d	0.12 mg/d	0.12 mg/d	$1.3\sim1.4$ mg/d	$1.3\sim1.4$ mg/d
维生素 B_2	1.1 mg/d	1.1 mg/d	1.1 mg/d	$1.2\sim1.4$ mg/d	$1.2\sim1.4$ mg/d
维生素 PP					$13\sim14$ mg/d
维生素 B_6	$0.05\sim0.1$ mg/(kg·d)	$0.05\sim0.1$ mg/(kg·d)	$0.05\sim0.1$ mg/(kg·d)	1.2 mg/d	1.2 mg/d
叶酸			50 μg/d		400 μg/d
维生素 B_{12}					2.4 mg/d
维生素 C					100 mg/d
生物素	15 μg/d	20 μg/d	30 μg/d	30 μg/d	30 μg/d
胆碱					500 mg/d
维生素 B_3（泛酸）					5 mg/d
膳食纤维			$24\sim40$ g/d	$24\sim40$ g/d	$24\sim40$ g/d

15.1.2　不同人群的营养要求与合理膳食

15.1.2.1　孕妇营养需要与合理膳食

妇女从妊娠开始到哺乳终止期间，由于孕育胎儿、分娩及分泌乳汁的需要，母体要经受一系列的生理调整过程，对多种营养素的需要较正常时增加。孕妇及乳母的营养不仅与本身健康有关，还直接影响到胎儿、婴儿、青少年直至成人体力、智力的全面发展。此外，孕期的营养合理才能适应孕妇因妊娠引起的各器官、系统发生的重大生理变化。若孕期热能摄入不足，蛋白质、脂肪、维生素、无机盐等营养素普遍缺乏，孕妇不能适应孕期的重大生理变化，容易出现呼吸道、泌尿系统感染等，严重时可引起妊娠毒血症、子痫症等。孕妇的合理膳食是指每餐或每份膳食中，各营养素之间合理的比例关系，既要使摄入的热量适宜，又要使各热源质营养素之间比例适当，同时供给富含各种维生素及无机盐的食物。

1　孕妇营养需要　热能：妊娠 4 个月起可增加 200 kcal/d，一般认为体重增加以 0.3～0.5 kg/周为宜。膳食中碳水物仍应占 55%～60%热能，膳食中应有一定量的膳食纤维，以促进排便。不宜过分摄取油腻食品，脂肪摄入量一般占总热能的 20%～25%为宜，但要注意不饱和脂肪酸的摄入。

蛋白质：蛋白质是构造、修补机体组织与调节正常生理功能所必需的营养素,摄入量应占总热能的 15% 左右。足月胎儿体内含蛋白质 400~500 g,加上胎盘及孕妇其他有关组织增加的需要,共需蛋白质约 900 g;这些蛋白质均需孕妇在妊娠期间不断从食物中获得。WHO 建议,妊娠后半期每日应增加优质蛋白质 9 g(相当于牛奶 300 ml 或鸡蛋 2 个或瘦肉 50 g)。我国人群因摄入植物性食品较多,在妊娠中期应每日增加蛋白质 15 g,相当于干黄豆 40 g 或豆腐 200 g 或豆干 75 g;妊娠后期以每日增加蛋白质 20 g 为宜。注意适量补充钙、铁、锌、碘等无机盐和适量补充维生素 A、维生素 D、维生素 B_1、维生素 B_2、维生素 PP、叶酸、维生素 B_6、维生素 B_{12} 和维生素 C。

2　孕妇的合理膳食　妊娠早期(1~3 月)膳食:早期胎儿生长发育缓慢,平均体重增加 1 g/d,孕妇膳食中热能及各种营养素的需要量可与孕前基本相同。饮食宜清淡、易消化、少吃多餐。

中末期(4 个月以后)膳食:妊娠 3 个月后胎儿生长较快,体重增加平均 10 g/d,孕妇对各种营养素及热能需要随之增加;妊娠晚期胎儿发育更快,其中又以 32~38 周最快(约 30 g/d)。母体也开始在体内贮备蛋白质、脂肪、钙、铁等多种营养素,以备分娩及泌乳的需要。特别是妊娠最后 3 个月,膳食中要提供优质蛋白质和富含钙、铁的食物。

15.1.2.2　乳母的营养需要与合理膳食

母乳是婴儿生长发育最理想的食品,产后有条件哺乳的母亲应力争母乳喂养,保证婴儿健康成长。乳母膳食直接影响乳汁的质和量;当乳母膳食中某些营养素供给不足时,母体首先动用体内的营养贮备来稳定乳汁成分;如果乳母营养继续不足,将导致母体营养缺乏,乳汁分泌量也随之下降。在哺乳期中应重视乳母的合理营养,保证母婴健康。

热能:授乳期妇女基础代谢率增加 10%~20%,相当于增加 250~300 kcal/d 热能消耗。通常每产生 100 ml 奶耗 90 kcal 热量,按每日泌乳 850 ml 计,则需多耗 765 kcal/d 热能。

蛋白质:母乳蛋白质平均含量为 1.2%,按每日泌乳 850 ml 计算约需 10 g 高生物价优质蛋白质。膳食蛋白质转变为乳汁蛋白质时转变率 70%,植物性蛋白质食品较多则更低。我国建议乳母蛋白质摄入量较成年女子增加 20 g/d。

脂肪:膳食中脂肪低于 1 g/kg 体重时泌乳量下降,乳中脂肪量也降低。乳脂肪酸种类与膳食有关,膳食中脂肪类所含必需脂肪酸多时乳汁中必需脂肪酸相应也多。

无机盐:增加钙,铁和铜摄入。

维生素:维生素 A 可少量通过乳腺,食物富含维生素 A 则乳汁中维生素 A 增加(最高可达 250 IU/ml);水溶性维生素大多能自由通过乳腺从乳汁中分泌,也能自我调节,达饱和后乳汁中含量不会继续增加。

水分摄入不足直接影响乳汁分泌量,除每日多饮水外,还应摄入一定量的骨头汤、肉汤、菜汤和粥等。

乳母的合理膳食就是选用营养价值较高的食品调配成平衡膳食。为保证母婴健康,每天可 4~5 餐,特别注意经常提供一些催乳的汤类如鸡、鸭、鱼、肉汤,豆类及豆制品,花生仁熬汤,还可加入川芎、当归、木通、王不留行等各 9 g 加猪蹄炖汤。

15.1.2.3　学龄儿童和青少年的营养要求与膳食

1　学龄儿童的营养与膳食　7~12 岁学龄儿童活泼好动,大脑活动量剧增,应保证能量供给量充足(2 000~2 200 kcal/d)。根据我国学龄儿童实际情况,一日三餐在能量分配上也有问题,建议在上午加课间餐(约占总能量的 10%),早餐为 25%,午餐 35%,晚餐 30%。膳食中应有一定数量的动物及豆类食品和新鲜蔬菜水果,按供给标准注意搭配 Ca、Fe、Zn、维生素 A、维生素 B_1、维生素 B_2、维生素 C 丰富的食品。

2　青少年的营养与膳食　青少年热能需求相对成人高,蛋白质热比建议为 13%~15%;由于体重、身高增长加速,应摄入充足的 Ca、Fe、Zn、I、维生素等营养素。一日主食应包括谷类 400~600 g,瘦肉类 100 g,鸡蛋 1~2 个,大豆制品适量、蔬菜 500~700 g,烹调用油 30~50 g。膳食安排基本与成人相同,早、午、晚餐摄食百分比分别为 30:35~40:30~35。在热能供给充分的前提下,注意保证蛋白质的足量摄入和提高利用率,主副食合理搭配,充分发挥蛋白质的互补作用;注意保证富含 Ca、Fe 及维生素 A、维生素 B_2、维生素 C 的食物摄入。建议摄食鲜牛、羊奶(富含 Ca、Pro、Vit A、Vit B_2 等),并经常供给黄绿红色蔬菜以保证各种维生素及无机盐供给;力争膳食多样化,粗细搭配、干稀适度;培养良好的饮食习惯,饮食定时定量,不乱吃零食,不偏食,不暴饮暴食。

15.1.2.4　大学生的营养与膳食

大学生处于生长发育的最后阶段,营养供给也十分重要;其营养与膳食大致与青少年类似。近年一些高校膳食调查发现,大学生的膳食结构不合理,维生素 A、维生素 B_2 明显不足,优质蛋白比例偏低,部分女生热能达不到应有水平,部分学生脂肪摄入过高,高年级学生不重视早餐、甚至有不吃早餐的习惯。这些都大大影响了学生的健康状况和全面发展。

15.1.2.5　老年营养要求与膳食

生理性老化(衰老)是机体细胞及器官随年龄增加而变化的过程,影响生理性老化进程的主要因素是遗传基因。病理性老化(早衰)是肌体受各种因素影响而加速老化的现象,影响病理性老化进程的重要因素之一是环境因素,其中营养是一个重要方面。

人一生可分为几个不同的时期,40 岁前是发育成熟期,身体和经历都日趋旺盛;40~50 岁身体形态和功能逐渐出现衰老现象。一般认为,45~65 岁为初老期,65 岁上为老年期;随年龄增长,在形态和机能方面均有一系列老化性改变。体细胞数目有下降趋势,组织再生能力相对低,功能性实质细胞功能降低、数量减少;细胞代谢的减慢,细胞对营养物质的吸取下降;机体代谢的改变,基础代谢率降低,对葡萄糖的氧化能力降低,脂肪合成、分解及排泄下降,代谢性不活跃的脂肪成分随年龄增长而增加;体内水分随年龄增加而下降,各脏器组织所需营养物质的补给、废物的排除均受一定影响;免疫力下降,易感染疾病。随年龄增长,胃肠蠕动减慢、消化液和酶分泌降低;结缔组织老化、胶原蛋白硬化;牙齿缺损;听觉、味觉、嗅觉降低;身高、体重下降等;血清总脂质、三酰甘油及胆固醇升高。老年期代谢特点主要表现在组织蛋白质以分解代谢占优势,易出现负氮平衡;代谢脂肪的能力下降,糖类代谢力下降,重要的无机盐(如 Ca)、维生素在体内含量降低等。

一般认为,由于基础代谢率降低和体力活动的减少,老年人能量摄取量应相应减少(50~60 岁减少 10%、61~70 岁减少 20%、71 岁上减少 30%)。老年人对食物蛋白质利用率下降,对蛋白质的需要量应比正常成人略高,特别应保证营养价值高、易于消化的优质蛋白质食品(鱼、豆和瘦肉)。老年人对葡萄糖耐受差,糖类过多易发生糖尿病及诱发糖源性高脂血症,糖类供给要适宜,使之占总热能的 60%~65% 为宜。老人膳食中碳水物可包括较多的果糖,果糖在机体内易被利用、在体内转变为脂肪的可能性比葡萄糖小,并可经氨基化和转氨基作用合成氨基酸,对老年人最为适宜。膳食中应有适量的粗粮、水果和蔬菜以提供膳食纤维。老人不宜过多进食脂肪,尤其动物性脂肪;一般占 20%~25% 热量(约 1 g/kg 体重)即可满足需要,以豆油、芝麻油、花生油与动物油脂混用为好。老年人对钙、铁等的吸收、利用和储存能力降低,应注意补充 Fe、Ca 和维生素 D,多吃富含铁、钙的食物。食物应切碎煮烂或选较柔软的食物,少吃油炸或过于油腻的食品;在膳食制度上少吃多餐或在主餐之间加一次点心或睡前、起床后加一些易消化的食物等。WHO 营养专家小组对老年人饮食营养提出了七个方面的新标准:脂肪占 15%~30%(其中饱和脂肪 0%~10%、多不饱和脂肪 3%~7%);蛋白质 10%~15%;游离糖(GF)<10% 食物总量;食物纤维 16~24 g/日;食盐<6 g;食物胆固醇<300 mg。

15.1.3　食物营养价值的评价

食物的营养价值是指食品中营养素能满足人体需要的程度。食品种类很多,营养素组成千差万别,除个别食品如母乳(婴儿食品)、宇航员特殊食品外,食物的营养价值都是相对的。日常膳食的食物有两种来源——来自植物的食物(谷类、豆类、硬果类、植物油、蔬菜、水果等)和来自动物的食物(肉类、脏腑类、鱼虾类、禽类、蛋类、乳类及动物油脂等)。

不同种类的食物所具有的营养密度各不相同。营养密度是指食物中以单位热量为基础所含重要营养素的浓度(维生素、矿物质和蛋白质等三类)。乳、肉等所提供的营养素既多又好,故营养密度较高;脂肪的营养密度则较低,因其每热能单位所提供的上述营养素很少。

营养素的生物利用率是指它们实际被机体吸收利用的情况,营养素利用率高的食物营养价值相对较高。机体对营养素的吸收利用,依赖于食品提供的营养素总量及可吸收程度,并与机体的机能状态有关。影响营养素生物利用率的因素主要包括以下几个方面:① 食物的消化率(不同来源的脂肪、糖类和蛋白质消化率不同);② 食物中营养素的存在形式(如 Fe^{2+} 比 Fe^{3+} 更易被机体利用);③ 食物组成(如维生素 C 促进铁的吸收,而磷酸盐、草酸盐、植酸盐等可使铁吸收降低;菠菜含草酸影响钙的利用等);④ 食物加工(如高温可破坏大部分维生素);⑤ 人体机能状态对营养素的吸收利用影响很大(如缺铁性贫血患者对食品中铁的吸收增加,女性铁吸收高于男性,儿童随年龄增加铁的吸收下降等)。

15.2　心理因素与健康

一个完整的健康概念不仅包括生理学的健康,还包括心理学、社会学和道德等方面的完满状态。前些年国家和社会不够发达,人们更多的精力集中在注意身体健康上。即便仅仅关注身体健康,我们应该也有这样一个概念——心理状态也会影响躯体的健康。

在工业革命和科技革命的大潮影响之下,很多先进的技术应用于人体的健康与疾病研究领域。结果,人们发现了细菌、发现了抗生素,后来又发现了病毒。一些科学家提出了人的生理功能、血液循环等很多的学说。这就促使科学家们想办法研究新的技术手段,特别是生物医学的技术手段去解决人们的疾病问题,并由此建立起来了生物医学模式。

生物医学模式对人类最大的贡献就是在地球上消灭了烈性传染病;感染性的疾病对人的生命的威胁也大大减小。抗生素的大量使用就是生物医学模式的对于人类健康最积极的贡献之一。

随着人类的社会进步和经济发展,原有的生物医学模式越来越不适应现代社会人们的实际需要,很多学者就提倡要进行医学模式的转变。其中罗切斯特大学的恩格尔教授所推荐的生物-心理-社会医学模式尤为重要。这种医学模式在研究人的疾病和健康问题时,不仅关注人的身体器官、组织、细胞哪里发生了病变,有哪些细菌、病毒感染;同时也注意有哪些不良的心理、社会因素作用于这个患者;在治疗方面也同时兼顾生物学、心理学、社会学三方面。我们现在已经熟知,当前人类所患有的疾病,特别是威胁人类生存、造成死亡的主要疾病已经由 20 世纪的感染性疾病逐渐地转化成为慢性的、由心理、社会因素引起来的疾病为主。目前,人类大多数威胁人类生命安全的疾病都与心理、社会因素有密切的关系,我们将这类疾病称之为心身疾病。中医认为百病生于气,这是很有科学道理的。中医最重要的特点就是它是用整体观、辩证观来看待人体健康和疾病问题。中医认为人患病有两方面的因素:一是外感六淫(风、寒、暑、湿、燥、火);二是内伤七情,就是喜、怒、忧、思、悲、恐、惊这七种情致的某一种情致过于强烈,就会导致人生理功能的紊乱而患病。

在医学心理学表述中,身心疾病是由心理社会因素引起的,并且在其发生发展过程中起主导作用的躯体疾病;或者说是由于不正确的思维方式、不良的情绪状态、不利的人格特点所导致的不良心境,通过神经系统、神经内分泌系统和免疫系统的功能改变影响身体健康。身心疾病的特点就是由心理、社会因素引起的,但最终在我们的躯体上可以观察到病理变化。因此,在这些疾病的治疗过程当中,就不能单纯采用生物医学方法,而同时要兼顾心理学治疗和社会学的调整。

确定为心身疾病需要满足下列五个条件:① 发病原因以心理、社会因素为主。② 有明显的躯体症状和体征,并且好发于植物神经支配的血管、内脏和腺体。③ 与人格因素和情绪因素关系密切。④ 与生理性薄弱器官有关。所谓生理性薄弱器官,就是在家族或者遗传特征性状上,身体的某一个器官或系统的功能或结构就有某些脆弱性。当发生心身疾病的时候,不良的心理因素、社会因素作用使哪个器官或系统发病,往往与那些薄弱的、脆弱的器官或系统有密切的关系。⑤ 单纯生物医学治疗效果不好。符合这样五条标准的疾病就可以称之为身心疾病。

在身心疾病的发生过程中,心理应激起着很大的作用。心理应激(stress)是指人对与外界有害的威胁或挑战,经过自己主观评价这种刺激(不良的事件或者客观事物)可能会给自己的生存和地位造成威胁,并由此所产生的一系列的生理、心理和行为反应。心理应激是由应激源引起来的,当人们遭遇到应激源时就会进入应激状态。美国心理学家拉扎洛斯曾经将人类所遭遇的应激源分成三大类:第 1 大类为灾难性事件,第 2 大类是个人应激源,第 3 大类是背景性应激源。灾难性事件是指刺激强度比较大,对人们的精神上的创伤比较严重,而且影响的范围比较广的那些事件,如火山、地震、战争等,当事人不可避免地会产生心理的创伤,或者是遭受心理的挫折。个人应激源对于人精神活动影响也很大,但与灾难性事件相比它涉及的范围较狭窄、影响的人较少,如失学、失业、失恋等构成个人应激源。背景性应激源,如噪音、拥挤、空气污染等刺激强度虽然不大,但作用时间长。此外,人际关系的不协调也构成一种背景性应激源,久而久之会使人长期处于慢性的低水平应激的状态,也容易诱发身心疾病。并不是所有的应激源作用到人体都会导致人产生心理应激反应的,大致还有以下五类因素共同作用,导致对同样一个应激源产生不同的个体反应:① 个性特征(如性格外向或是内向、喜欢静还是喜欢动等)影响一个人的认知评价,从而间接地影响一个人对应激的反应程度;② 个人的经历和经验不同,出现应激反应的强烈程度也不相同;③ 应激源的可预期性和可控制性;④ 如何解释应激源也对人们应激反应的强度影响很大;⑤ 社会支持系统也影响人们应激反应的强度。是否有好朋友、是否有特别关爱自己的家人等,有这些社会支持系统的人对于应激源的认知评价比缺乏支持的人要好一些。

在应激状态下出现的心理反应、情绪变化往往是一些消极的情绪,如焦虑、恐惧、抑郁、愤怒等等。灾难化的认知评价就是这回完了,这回要处于十分不利的境地了,这种不利的情况是无可挽回的了等等。在应激反应强烈的状态之下,人们倾向于对负性事件的潜在后果过分强调,或者说对它的后果有夸大的倾向。当处在一种不利的情境的时候就会产生不良的情绪,而不良的情绪对人们认识和评价一个事物会有一定的消极影响。

在身心疾病的发生过程中人体防御反应同样不可忽视,防御反应可以分成有意识层和潜意识层两种层次。例如,当我们面临考试失败、异性朋友跟自己分手导致失恋等种种情况下,嘴里可能会说这没什么、我会处理、会过去的等等。当在公众面前说这些话的时候,实际上是有意识地用防御因素作用于可能会使我们出现失态、出现严重的消极反应;但在潜意识层里则体会到痛苦。在潜意识当中,人的精神活动内部就有一种防御不良反应的机制来使自己痛苦减轻。比如高考落榜,他可以解释说没考上大学更好,正好不用上学了,找一份工作挣钱,考上大学还得苦读好几年。表面上看,自己给自己目前状况找一个合理化的理由,然后就减轻了内心的痛苦。再如女朋友跟自己分手了,他就说,本来我对她就不满意,她有几个什么毛病,其实我早就想和她吹了等等。这些就是潜意识的防御机制。这种潜意识的防御机制是不是一种好的心理状态？用这种方式减轻痛苦是否有助于心理健康？在某些场合和时间条件之下，少量的使用潜意识的心理防御机制，如酸葡萄心理，如合理化作用或者阿Q精神之类的东西有助于减轻内心的痛苦，有助于缓解不良的心理状态。但是，如果一个人长期大量地使用这种心理防御机制，就像阿Q那样，今天被人打了一个嘴巴，你就说儿子打老子，明天人家又打你一个嘴巴，你说这孙子真不像话；久而久之你与现实之间就隔离了，特别不利于你适应现实生活，特别不利于你的生存和发展。如果一个人长期大量地使用心理防御机制，其实就是神经症的状态。

在应激反应过程中，伴随着心理反应、心理变化还会产生一系列的生理变化，即心理反应作用于躯体，引起躯体的生理功能的变化。人体所有的生理功能都在大脑皮层和各级神经中枢的控制之下，大脑皮层是心理发生的主要的场所，如果在大脑皮层出现了恶劣情绪和不良心境反应相关的活动，就可能影响或破坏大脑皮层正常的调节功能，使我们身体的某些生理功能出现紊乱。这些生理功能紊乱主要表现在自主神经系统、内分泌系统和免疫系统。

植物神经系统的功能紊乱时会出现心血管系统的反应或/和者消化系统的反应。植物性神经系统由交感神经和副交感神经两个相互拮抗的神经系统组成，如果植物神经调节失常，有可能出现交感兴奋过度，或副交感兴奋过度的情况。交感神经系统兴奋过度往往会伤害心血管系统的功能，如患冠心病的人常常是那些性子较急、要求较高、较追求完美、竞争性较强的人。这种类型的人在应激反应当中，其生理反应偏向于交感兴奋。消化系统的反应则常常是那些当大脑皮层调节失调的情况下副交感兴奋过度的一类人。胃肠消化系统生理功能主要由副交感神经支配。正常情况下，不吃饭的时候胃肠道消化液的分泌较少；而在紧张状态、副交感兴奋过度的时候，胃肠道的消化液就会增加。由于副交感神经兴奋的结果就是消化液分泌增加，而此时人的胃和肠中又没有足够需要吸收消化的食物，过量的消化液就会作用于胃壁和肠壁，于是就会发生胃肠炎和胃肠溃疡。当大脑皮层处于紧张状态、调节功能减弱的时候，是交感神经兴奋为主还是副交感神经兴奋为主，与某一个人神经系统的活动类型特点和个性特点有关。一般地来说，比较外向的人在处于紧张状态的时候，容易出现交感兴奋过度的反应；比较内向的人则容易出现副交感兴奋过度的反应。

在应激反应状态下还可能会导致内分泌系统的功能失调。如糖尿病和甲状腺功能亢进症是大家都熟知两种疾病，它们是典型的内分泌系统的身心疾病，是在应激源、不良的心理社会因素作用下使内分泌系统功能失调的结果。当然还有其他的一些内分泌疾病也是如此。长期处于应急状态下，人类个体不仅会出现神经系统的反应、内分泌系统的反应，还会出现免疫系统的反应。人体免疫系统由体液免疫和细胞免疫两大部分构成。如果体液免疫功能下降，人体对于外界的病原微生物、外界的致病物质侵入的抵抗能力就下降了；如果细胞免疫功能下降，人体则不能及时发现和杀灭自己身体中出现的一些突变、变异或者恶性化的细胞，就容易导致肿瘤的发生。

对于形形色色的生活事件、紧张性的应激源，我们该如何应对？如果通过合理地、恰当地应对这些应激源来保持我们身心健康状态？一般来讲有这么五种方法：

1）回避或远离应激源。然而，有时候生活中的紧张事件、一些不良的刺激不是因为我们的主观努力就可以改变的。在这样的情况种下，我们的主要任务不是去改变那些令人感到不满和愤怒的事件，而是尽可能地不去受到这样一些事件的刺激，避开应激状态。

2）恰当地、合理地使用心理防御机制。在意识层通过恰当的自我评价和对情境的评价，使我们不良的心理反应保持在合理的范围内，同时在某些时候，某些情况下恰当地、适量地使用一些潜意识的心理防御机制，把不良的心理反应降到最低。

3）重新评价事件或情境。有的时候当遇到某个不利的生活事件，或受到一个消极的或创伤性事件的影响，我们很可能长期陷于一种认知的误区中；会觉得我怎么那么倒霉，觉得这事全是坏的。中国有句古话就是"塞翁失马，焉知非福"，这就是重新评价事件或情境。另外，有的时候可以转换一个角度来看待问题。如我拿着一个半红半黄的苹果让你看，你看到这个苹果是什么颜色的？因为黄的冲着你那面，你就说是黄色；而红的冲着我这边，我就说是红色。这样我们之间就出现了认识上的不一致和分歧，我们可能会吵起来，说明明这是一个红的苹果，你为什么说它是黄的；而你看到的黄的那一面，就会说我看到这个苹果就是黄的。实际上，这时候仅仅把苹果稍微旋转一点看看就会发现这个苹果是半红半黄的。这样一来，关于这件事情的那种挫折感、紧张和不一致就会消除。同样，当我们面临不利的生活事件或不良情境的时候，用一种认识方法去看待这个问题可能导致消极的评价，但转换一个角度或者从另外一个观点去看待这个问题的时候，我们的心理紧张度和不良情绪就会降低。因为任何事情都有多重意义，所以重新评价事件或情境对保持身心健康是非常重要的。

4）寻求支持。遇到一些不好、不愉快、不痛快的事情，应适当地去求助，如找亲戚、找朋友，或求助心理医生。这样寻求到一些从专业方面的或情感方面支持，有助于我们降低紧张度，减弱不良的情绪反应。

5）适当地运动。医学心理学专业工作者特别主张，当一个人处于不良的心理状态或者不良的心境时，不要坐在那里冥思苦想、发愁、哀叹，最好出去散散步或者是打打球、跑一圈等。发愁或者生气也是需要能量的，一定运动量的、一定强度的运动本身就可以宣泄掉体内多余的能量。如果我们通过运动把这些多余的能量发泄出去的话,生气的劲都不足了。

以肿瘤为例,发生肿瘤的主要心理社会因素有三方面:应激(包括心理和生理两个方面),重要的情感丧失(如失恋、家里的亲人丧亡、好朋友背叛等)和人格特点(某个人与其他人不同的那些反应方式)。一般而言,肿瘤患者有以下六方面的心理特点:① 与别人过分合作,主要表现为经常原谅一些他人不该原谅的行为;② 生活和工作中缺乏目标;③ 对别人过分地耐心;④ 害怕跟人发生冲突而尽量回避各种冲突;⑤ 不表现负性的情绪,特别是愤怒;⑥ 屈从权威。那么,心理、社会因素是怎样导致肿瘤发生的? 长期的心理社会紧张因素会破坏大脑皮层对于躯体功能的调节,由于神经系统功能的紊乱而影响人体的免疫系统功能,免疫系统具有免疫防御(抵抗外来病原物入侵)、免疫稳定(清除体内死亡和衰老的细胞)和免疫监视(发现和杀灭体内异常的、变异的、恶性化的细胞)三大功能。当人体的免疫监视功能失调的时候,机体就不能够及时发现变异的恶性化的细胞,这些细胞就会过度增生而导致肿瘤的发生。

以上归纳了一些人格和行为特点与疾病的相互关系,这些关系也见诸很多医学心理学,或身心医学的教材中。读者可以对照一下,自己有哪些行为特点、哪些人格特点有可能会导致某些心身疾病。例如,患冠心病的人常常是那种 A 型行为类型的人(A 型行为的特点是急躁、冲动、忙碌、时间紧迫感,具有攻击性、高竞争性等)。美国心血管病学会已经确认 A 型行为和冠心病高度相关,所以又把 A 型性格叫作冠心病易患性格。高血压病患者经常压抑愤怒和不满,而且雄心勃勃、办事特别认真等。溃疡病患者多比较被动、顺从,情绪不稳,过度关注自己等。癌症的患者习惯于自我克制,情绪压抑,过分合作,其行为具有 C 型行为的特点(关于这一点,学术界还有争论,是不是这样性格的人和癌症有直接的相关关系)。糖尿病的患者具有情绪不稳定,紧张、焦虑,抑郁等性格特点。偏头痛(病因不明),有人推测主要导致人们头部疼痛的原因是一些紧张因素或心理和行为特点导致的异常的紧张,使头部的肌肉异常收缩,血管被压,供血供氧不足,局部组织释放组胺、5 - HT、缓激肽之类的致痛物质而产生疼痛;这些患者的人格特点具有攻击性,比较固执、任性,对现实不满,而且拘泥于细节等。人们经常会说,哎,这事让我头疼。当人们面临一个冲突、难以决策事情中,或面临紧张局面的时候,可能某些部位的肌肉收缩,异常收缩就会产生疼痛。有的人心理状态不佳的时候,可能不是头痛而可能是其他的部位疼,如一些年纪比较大的老年妇女经常抱怨腰疼腿疼等(老年人骨质增生,神经受到压迫产生异常的疼痛可能性也有)。但如果留心观察就会发现,一些老年妇女在心情、情绪不佳,或跟家人发生矛盾的时候,这样的主诉和抱怨就增多;这实际上是由于不良的心理因素作用使她们体会到更多的疼痛。

各位读者如果有类似这样一些不太好的、不太完善的、不利于我们身体健康的性格和行为特点,希望大家在生活实践当中或求助于专业人员(如心理医生)加以改造。性格具有稳定性,但如果有意识地加以改造,性格可以不断地得到完善。那么什么样的心理状态是健康的呢? 健康的心理状态具有以下六条标准:① 思维能够正确地反映现实;② 情绪愉快稳定;③ 意志坚强;④ 人格健全(指个体的行为特点具有某种协调性、开放性、稳定性。表现为不特别地外向或特别内向,不是特别好静或特别好动,不是特别地喜欢老跟大家聚在一起或特别愿意一个人独处;善于从别人身上学习到一些优秀的东西而排除掉自身人格和个性结构当中一些消极东西);⑤ 人际关系协调;⑥ 对事件反应适度。尼赫鲁曾经说过,生活就像是玩扑克,发到哪手牌是定了的。我们生成什么样,生在哪里,在很大程度上是不能改变的;但我们怎么样生活是可以改变的,就像摸到扑克牌就是已经存在的现实,而怎么打好扑克牌就是你自己可以创造的现实。拿破仑·希尔曾经说这样一段话,播下一个行动,你将收获一种习惯;播下一种习惯,你将收获一种性格;播下一种性格,你将收获一种命运。这个命运包括我们个人的生存现实、我们的身体健康状况。我们做了什么事情实际上是在播种,播种一个行动收获一种习惯,经常这样行动习惯就巩固下来,诸多的习惯就构成一个人的性格;而个人的性格在很大程度上决定了他的生存现实和健康状况。

(邓荣根)

主要参考文献

柏树令.2004.系统解剖学.第 6 版.北京：人民卫生出版社

陈文彬,潘祥林.2006.诊断学.第 7 版.北京：人民卫生出版社

高崇明,张爱琴.1999.生物伦理学.北京：北京大学出版社

高英茂.2005.组织学与胚胎学.第 6 版.北京：人民卫生出版社

姜乾金.2004.医学心理学.第 4 版.北京：人民卫生出版社

乐　杰.2007.妇产科学.第 2 版.北京：人民卫生出版社

陆在英,钟南山.2007.内科学.第 7 版.北京：人民卫生出版社

吴在德,吴肇汉.2007.外科学.第 7 版.北京：人民卫生出版社

徐淑云.1999.临床药理学.第 2 版.北京：人民卫生出版社

赵堪兴,杨培增.2007.眼科学.第 7 版.北京：人民卫生出版社

杨期东.2002.神经病学.北京：人民卫生出版

杨绍基.2007.传染病学.第 7 版.北京：人民卫生出版社

张学军.2007.皮肤性病学.第 7 版.北京：人民卫生出版社